Onder redactie van:
Gijs Hiltermann
Monica Grummels

Bedrijfskundige aspecten in de zorg

Onder redactie van:
Gijs Hiltermann
Monica Grummels

Bedrijfskundige aspecten in de zorg

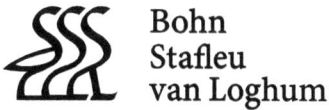
Bohn
Stafleu
van Loghum

Houten, 2016

Eerste druk, Elsevier gezondheidszorg, Maarssen 2009
Tweede druk, Reed Business Education, Amsterdam 2013
Derde (ongewijzigde) druk, Bohn Stafleu van Loghum, Houten 2016

ISBN 978-90-368-1636-6   ISBN 978-90-368-1637-3 (Ebook)
DOI 10.1007/978-90-368-1637-3

© 2016 Bohn Stafleu van Loghum, onderdeel van Springer Media BV
Alle rechten voorbehouden. Niets uit deze uitgave mag worden verveelvoudigd, opgeslagen in een geautomatiseerd gegevensbestand, of openbaar gemaakt, in enige vorm of op enige wijze, hetzij elektronisch, mechanisch, door fotokopieën of opnamen, hetzij op enige andere manier, zonder voorafgaande schriftelijke toestemming van de uitgever.

Voor zover het maken van kopieën uit deze uitgave is toegestaan op grond van artikel 16b Auteurswet j° het Besluit van 20 juni 1974, Stb. 351, zoals gewijzigd bij het Besluit van 23 augustus 1985, Stb. 471 en artikel 17 Auteurswet, dient men de daarvoor wettelijk verschuldigde vergoedingen te voldoen aan de Stichting Reprorecht (Postbus 3060, 2130 KB Hoofddorp). Voor het overnemen van (een) gedeelte(n) uit deze uitgave in bloemlezingen, readers en andere compilatiewerken (artikel 16 Auteurswet) dient men zich tot de uitgever te wenden.

Samensteller(s) en uitgever zijn zich volledig bewust van hun taak een betrouwbare uitgave te verzorgen. Niettemin kunnen zij geen aansprakelijkheid aanvaarden voor drukfouten en andere onjuistheden die eventueel in deze uitgave voorkomen.

NUR 882
Omslagontwerp: Gerda Mulder

Bohn Stafleu van Loghum
Het Spoor 2
Postbus 246
3990 GA Houten

www.bsl.nl

Inhoud

	Voorwoord	9
1	**Trends en ontwikkelingen in de zorg**	11
	Christine Holtkamp	
	1.1 Inleiding	11
	1.2 Bekostiging van de zorgsector	14
	1.3 Ondernemerschap, governance en vastgoed	17
	1.4 Verzakelijking van de zorgsector	23
	1.5 Solidariteit in de Nederlandse gezondheidszorg	27
	1.6 Onderzoek, technologie en ethiek	30
	1.7 Internationalisering	34
	1.8 Enkele ontwikkelingen per sector	36
2	**Strategie**	43
	Dafir Kramer	
	2.1 Inleiding	43
	2.2 Strategie: iets mythisch?	43
	2.3 Iedereen doet aan strategie	44
	2.4 Basiskenmerken van strategievorming	44
	2.5 Het stellen van strategische vragen	48
	2.6 Strategie in brede en enge zin	49
	2.7 Het verschil tussen strategie en beleid	50
	2.8 Niveaus van strategievorming	51
	2.9 Strategieformulering en strategische analyse	54
	2.10 Externe analyse	60
	2.11 Interne analyse	65
	2.12 Confrontatie: SWOT-analyse	71
	2.13 Opties en keuze	74
	2.14 Hoe verder: operationalisering en implementatie	80

3	Marketing en cliëntgerichtheid	83
	Janet Turkstra en Jurjen de Jong	
	3.1 Inleiding	83
	3.2 Marketingstrategie	86
	3.3 Marketingbeleid	87
	3.4 Marketingdoelstellingen	89
	3.5 Marketing als ondernemingsfilosofie	89
	3.6 Dienstenmarketing	96
	3.7 Marketinginstrumenten	97
	3.8 Marketingplan	109
	3.9 Communicatiemanagement	109
	3.10 Corporate communicatie	118
	3.11 Marketingcommunicatie	119
	3.12 Interne communicatie	121
	3.13 Naar een cliëntgerichte zorgorganisatie	124

4	Financieel management	127
	Gijs Hiltermann	
	4.1 Inleiding	127
	4.2 Jaarverslaggeving in de zorgsector	128
	4.3 Investeren	144
	4.4 Managementaccounting	150

5	Organiseren en management	165
	Wendy Jansen en Marian Frijters	
	5.1 Inleiding	165
	5.2 Primair proces	166
	5.3 Organisatiemodellen	167
	5.4 Coördinatie in organisaties	173
	5.5 Procesgericht werken	184
	5.6 Duaal management	191
	5.7 Conclusie	197

6	Organisatieverandering: van managen naar faciliteren	201
	Mario Kieft en Jeroen Winkelhorst	
	6.1 Inleiding	201
	6.2 Houden managers verandering tegen?	204
	6.3 Standaardreflexen bij veranderingen	206

6.4	Perspectieven op veranderen	216
6.5	De binnenkant van veranderen	218
6.6	Richtingwijzers voor de veranderpraktijk	223
6.7	Afronding: speel het dubbelspel	231

7 Human resource management **235**
Evelien Ketelaar

7.1	Inleiding	235
7.2	Human resource management (HRM)	237
7.3	Strategisch HRM in de zorg: vier invalshoeken	239
7.4	Arbeidsmarkttrends die de inzet van HRM in de zorg beïnvloeden	242
7.5	De inrichting van HRM in de zorg: dominante thema's	244
7.6	Ken- en stuurgetallen voor HRM	247
7.7	Tools voor HRM	250
7.8	HRM vertaald in de praktijk: beleid en concrete activiteiten	256
7.9	Planning en control van de HR-functie	265

8 Informatie- en communicatietechnologie **271**
Wendy Jansen en Rob Bots

8.1	Inleiding	271
8.2	ICT in de zorg: een zorgenkindje?	273
8.3	ICT en de zorgproducten	274
8.4	ICT ondersteunt de zorgprocessen	278
8.5	ICT en zorginnovatie	283
8.6	Informatieplanning in de zorg	292
8.7	Beheer van de informatievoorziening	304
8.8	Conclusie	307

9 Logistiek management **311**
Lars Nieuwenhoff

9.1	Inleiding	311
9.2	Patiëntenlogistiek	312
9.3	Sturing van capaciteiten in het zorgproces	317
9.4	Goederenlogistiek	322
9.5	Het inkoopproces	335

10	Gezondheidsrecht	347
	Peter Simons	
	10.1 Inleiding	347
	10.2 Overheid en gezondheidszorg	347
	10.3 De driehoek in de gezondheidszorg	350
	10.4 De zorginstelling nader beschouwd	364
	10.5 De zorgmanager en de zorgprofessional samen verantwoordelijk voor goede zorg	374
11	Leiderschap en (zelf)management	379
	Monica Grummels en Janet Turkstra	
	11.1 Inleiding	379
	11.2 De cliënt centraal	379
	11.3 De uitdaging	379
	11.4 Resultaat versus perceptie	382
	11.5 Drie rollen: leider, manager en coach	385
	11.6 Leiderschap en zelfmanagement volgens Covey: inleiding	391
	11.7 Stadium 1: Overwinningen op jezelf	394
	11.8 Stadium 2: Overwinningen op je omgeving	401
	11.9 Stadium 3: Vernieuwing	406
	Over de auteurs	409
	Register	415

Voorwoord

Als manager in een zorginstelling is het van belang kennis en inzicht te hebben in alle bedrijfskundige aspecten van de organisatie. De manager in de zorg is vaak inhoudelijk deskundig op één of soms twee gebieden en heeft kennis van en inzicht in de andere bedrijfskundige gebieden nodig voor een optimale bedrijfsvoering. Bedrijfskunde houdt zich vooral bezig met de organisatie en marktomgeving, maar heeft ook aandacht voor sociale en psychologische processen. Dit is nodig om de klant te kunnen begrijpen én het is van invloed op het ontwerp van effectief personeelsbeleid. Kortom, een manager in de zorg heeft belang bij een boek dat snel en to the point informatie en inzicht verschaft over bedrijfskundige aspecten waar hij dagelijks mee te maken heeft.

Onder bedrijfskunde wordt verstaan de wetenschap die zich bezig houdt met het besturen van een bedrijf. Doelstelling van dit boek is om managers kennis bij te brengen van de verschillende besturingsaspecten die van belang zijn in een zorgbedrijf.

Binnen de zorgsector werken veel professionals als manager, dikwijls monodisciplinair opgeleid, die steeds meer integraal verantwoordelijk worden voor de bedrijfsvoering. Dat betekent dat er een verbreding van bedrijfskundige kennis moet plaatsvinden. Daarnaast verandert er veel in de zorg. Toenemende marktgerichtheid, commercieel werken, interne verzakelijking, diagnosebehandelcombinaties en DOT's zijn daar voorbeelden van. Dat betekent dat de zorgmanager van nu niet alleen breed bedrijfskundig geschoold moet zijn, maar tevens begrijpt wat de veranderende wereld betekent voor zijn/haar functioneren.

Dit boek is ontwikkeld voor leidinggevenden in het midden en hoger management die verantwoordelijk worden of zijn voor een deel van de bedrijfsvoering in een zorginstelling. Tevens is dit boek nuttig voor managers afkomstig van buiten de zorgsector die in de zorg gaan werken of met de zorgsector te maken hebben.

Na afloop van dit boek is de lezer beter in staat om:
- het aanbod van de zorginstelling beter te richten op de wensen van de zorgconsument;
- de doelstellingen en strategie te formuleren en tot uitvoer te brengen van de eigen afdeling of instelling;
- de marktgerichtheid van de markt vorm te kunnen geven;
- efficiënter om te gaan met de materiële middelen van de instelling;
- invloed uit te oefenen op het financiële beleid van de instelling en te communiceren met het hoofd van de financiële afdeling;
- een informatieplan te formuleren en daarover te communiceren met ICT-specialisten;
- om te gaan met kennismanagement en innovaties in kennisintensieve organisaties;
- kwaliteit te handhaven of te verbeteren op basis van een resultaatgerichte bedrijfsvoering;
- een goed personeelsbeleid te voeren;
- op motiverende en inspirerende wijze leiding te geven aan een afdeling of instelling in een wereld die snel verandert zowel wat betreft de buitenwereld als ook de interne organisatie.

Dit boek begint met een inleidend hoofdstuk over de ontwikkelingen in de zorgsector. Dan volgen er acht hoofdstukken bedrijfskundige aspecten, specifiek voor de zorgsector. Deze hoofdstukken zijn: strategie, marketing, financieel management, organiseren en management, verandermanagement, human resource management, informatie en communicatietechnologie en last but not least, logistiek management. Met het vergroten van kennis en inzicht in deze acht gebieden is de manager in de zorg nog beter in staat mensen en processen aan te sturen. Het boek wordt afgesloten met twee contexthoofdstukken: gezondheidsrecht in de zorg en leiderschap en (zelf)management. De hoofdstukken zijn geschreven door ervaren managers en opleiders uit de zorgsector.

In deze tweede druk zijn alle hoofdstukken aangepast aan de veranderingen in de zorgsector. Bovendien zijn twee hoofdstukken toegevoegd: verandermanagement en gezondheidsrecht.

Wij houden ons aanbevolen voor op- of aanmerkingen.

Amsterdam, januari 2013.

Gijs Hiltermann
Monica Grummels

1 Trends en ontwikkelingen in de zorg

Christine Holtkamp

1.1 Inleiding

Trends en ontwikkelingen in de zorgsector gaan zo snel en zijn onderhevig aan voortdurende maatschappelijke en politieke meningen en invloeden, dat het vraagt om een bredere en meer 'houdbare' kijk op hoe de gezondheidszorg zich zal gaan ontwikkelen de komende decennia. Het is echter onmogelijk om alle trends en ontwikkelingen hier te bespreken. Voortdurend verschijnen er rapporten en boeken over de toekomst van de zorg op de markt. Hierop komen zowel uit de politiek, als ook uit maatschappelijke hoek vele verschillende reacties, die allemaal in de richting van de werkelijkheid kunnen evolueren of een stille dood sterven. De tijd zal leren hoe de zorg er in 2025 uit zal zien.

Tot ongeveer het midden van de twintigste eeuw leek de gezondheidszorg weinig gecompliceerd. Zorg was nauwelijks professioneel georganiseerd. Huisartsen zochten een geschikte vestigingsplaats; religieuze groeperingen en notabelen riepen stichtingen in het leven die ziekenhuizen bouwden waar specialisten hun praktijk konden uitoefenen; kruisverenigingen en consultatiebureaus complementeerden het beeld. De gezondheidszorg bestond uit een dunne laag van machtigen, bestuurders en artsen, en een groot aantal uitvoerenden. Vanuit de politiek kreeg de gezondheidszorg geen belangstelling, en omdat de provinciale overheden niet functioneerden, kreeg de bevordering van gezondheid weinig ruimte zich te ontwikkelen.

Dit veranderde door de geneeskundigen zelf. Binnen het bonte scala van beroepsbeoefenaren in de zorg (van aderlaters en piskijkers tot vroedvrouwen en heelmeesters) sloten de natuurwetenschappelijk georiënteerde, academisch geneeskundigen zich in 1849 aan bij de Koninklijke Nederlandse Maatschappij ter bevordering van de Geneeskunst (KNMG). De Gemeentewet uit 1851 legde de gemeenten de verplichting op verordeningen te maken ten behoeve van de openbare gezondheidszorg. Hierbij moet onder andere gedacht worden aan preventieve maatregelen en de bestrijding van besmettelijke ziekten.

Na de wereldoorlogen werden de Gezondheidswet, de Ziekenfondswet en de Algemene Wet Bijzondere Ziektekosten (AWBZ) ontworpen, vooral omdat zich ontwikkelingen voordeden zonder enig verband of coördinatie. Ook de kostenbeheersing van de zorg werd een feit, de Wet op de Zorgtoeslag (Wzt) werd ontwikkeld. Hier kwam het Centraal Orgaan Ziekenhuistarieven (COZ) uit voort, waarin het veld van de gezondheidszorg zelf verantwoordelijkheid ging dragen voor de kosten van de zorg. In 1986 werd de commissie-Dekker ingesteld, die het rapport *Bereidheid tot verandering* schreef. Dit rapport kwam voort uit een geheel nieuwe denkwijze; niet het maatschappelijke middenveld, niet de overheid, maar marktprincipes moesten de dynamiek in de zorg gaan bepalen. Hiermee werd bestuurlijk het initiatief bij individuele instellingen, verzekeraars en burgers gelegd om via diverse markten de gezondheidszorg haar huidige vorm te geven.

De World Health Organization (WHO), die werd opgericht in 1948, heeft een internationale verklaring opgesteld. Het begrip 'gezondheid' is in de oprichtingsverklaring gedefinieerd als een staat van volledig fysiek, geestelijk en sociaal welbevinden en niet alleen als de afwezigheid van ziekten en kwalen. De WHO wordt bestuurd door 192 lidstaten. Nederland is een van deze lidstaten en heeft zich aan de bovenstaande verklaring gebonden. Dat betekent dat gezondheidszorg over de Nederlandse grenzen reikt. Ook de Europese Unie speelt hierin een steeds prominentere rol. Hoewel de verantwoordelijkheid voor zorg in de eerste plaats bij de individuele lidstaten berust, lijkt voor veel volksgezondheidsproblemen een gecoördineerde Europese aanpak het meest effectief.

In het brede veld van gezondheidszorgvoorzieningen, zowel op het gebied van de cure en de care zijn veel organisaties actief, de belangrijkste spelers in deze velden zijn ziekenhuizen, verpleeghuizen, geestelijke gezondheidszorg, zorg voor verstandelijk gehandicapten, thuiszorg, openbare gezondheidszorg, ouderenzorg, huisartsen, gezinsverzorging, tandartsen, apothekers, verloskundigen, paramedische beroepen en alternatieve geneeskunde. Naast formele professionele zorg, bestaat er informele zorg, zoals zelfzorg, mantelzorg en vrijwilligerswerk.

De gezondheidszorg staat voortdurend in de publieke belangstelling. Voor politiek en media is deze sector belangrijk. Daarbij speelt kostenbeheersing een prominente rol. Momenteel gaat ongeveer 13% van het nationale inkomen naar de zorgsector. In 2040 zal dat naar verwachting 30% zijn. De afgelopen zestig jaar zijn de zorguitgaven ieder jaar fors gestegen. Anno 2012 wordt 95 miljard euro aan de gezondheidszorg uitgegeven. We betalen met ons allen zo'n 70 miljard euro voor verplicht verzekerde zorg. De toename van de kosten wordt vaak toegeschreven aan de vergrijzing, echter de vergrijzing is voor slechts 15% verantwoordelijk voor de stijging. De oorzaak van de stijging moet eerder gevonden worden in het huidige zorgstelsel dat zorgaanbieders kan aanzetten tot maximaliseren van omzet en productie en de verbetering van geneeskundige mogelijkheden.

De volksgezondheid in Nederland is gedurende de afgelopen decennia aanzienlijk verbeterd. De levensverwachting is enorm snel toegenomen, mannen worden gemiddeld 5,5 jaar ouder en vrouwen 3,1 jaar dan enkele decennia geleden. We leven langer en gezonder dan ooit tevoren. Wel is er een toename van chronische ziekten. Dit is vooral terug te voeren op de terugdringing van infectieziekten, de verbetering van diagnostische en therapeutische mogelijkheden, en de vergrijzing van de bevolking. Daarnaast worden ziekten beter geregistreerd, bijvoorbeeld door het Centraal Bureau voor de Statistiek. De meest voorkomende aandoeningen zijn: astma, COPD, diabetes, gewrichtsaandoeningen, nek- en rugklachten, kanker en hart- en vaatziekten. Ook depressie kan aan dit rijtje worden toegevoegd. Miljoenen worden uitgegeven om medicijnen te ontwikkelen en hiermee wordt de farmaceutische industrie ook een belangrijke speler in het veld.

De belangrijkste trends en ontwikkelingen komen als volgt aan de orde:
- bekostiging van de zorgsector (paragraaf 1.2);
- ondernemerschap, governance en vastgoed (paragraaf 1.3);
- verzakelijking van de zorgsector (paragraaf 1.4);
- solidariteit (paragraaf 1.5);
- onderzoek, technologie, ICT en ethiek (paragraaf 1.6);
- internationalisering (paragraaf 1.7);
- enkele ontwikkelingen per sector (paragraaf 1.8).

1.2 Bekostiging van de zorgsector

De steeds maar stijgende kosten van de zorg zijn reeds sinds decennia een belangrijk politiek punt. Naast factoren als vergrijzing en betere geneesmethoden is de wijze waarop de zorgsector wordt bekostigd mede van invloed op de hoogte van de kosten. Er zijn meer behandelmethodes en we leven langer, en de kans op (chronisch) ziek worden is daardoor groter. Tot 1983 was er in Nederland een systeem waarbij de zorgaanbieder werd betaald op basis van de geleverde prestaties. De hoogte van de tarieven werd bepaald door het Centraal Orgaan Tarieven Gezondheidszorg (COTG, later genaamd College Tarieven Gezondheidszorg, CTG). CTG is sinds 1 januari 2006 overgegaan in de Nederlandse Zorgautoriteit (NZa). Een van de gevolgen van dit systeem was overconsumptie; als bijvoorbeeld ziekenhuizen meer geld wilden hebben, moesten er meer prestaties worden geleverd. Er is sprake van outputbekostiging: meer activiteiten uitvoeren leidt tot meer budget.

Vanaf 1983 is er een systeem van functiegerichte budgettering waarbij zorginstellingen een vooraf vastgesteld jaarbudget krijgen. De hoogte van dit budget is afhankelijk van een aantal parameters, zoals een vast bedrag op basis van capaciteit, een bedrag op basis van gemaakte afspraken over het aantal verrichtingen en een bedrag als vergoeding voor afschrijvings-, en rentekosten. Bij deze functiegerichte budgettering wordt per zorginstelling onderhandeld met ziektekostenverzekeraars over de hoogte van het budget; de NZa stelt deze vervolgens definitief vast. Gevolg van deze systematiek is dat een grotere productie dan vooraf begroot niet leidt tot meer inkomsten; een lagere productie leidt niet tot minder inkomsten voor de instelling. Gesproken wordt van inputbekostiging: het budget is vooraf vastgesteld en wijzigt niet door meer of minder productie. Voordeel van dit systeem is dat vooraf bekend is wat het komende jaar aan ziektekosten aan instellingen wordt betaald; instellingen moeten zorgen dat zij met dit toegekende budget uitkomen, dus sturen op kostenbeheersing. Nadeel is het ontstaan van wachtlijsten; overproductie loont immers niet. Het wegwerken van wachtlijsten leidt niet tot meer inkomsten voor de instelling, wel tot hogere kosten. En er is weinig prikkel voor efficiënter werken.

Voor de bekostiging van specialisten gold tot 1993 een betaling per verrichting. Wie veel deed, verdiende veel. Omdat de productie alsmaar steeg, werden halverwege de jaren negentig, indien specialisten meer productie draaiden dan was afgesproken, het jaar erop de tarieven voor de verrichtingen verlaagd.

In 1993 werd voor specialisten de zogenoemde lumpsumbekostiging ingevoerd. Specialisten konden kiezen tussen tariefdaling (bij budgetoverschrijding) of een vast honorarium (lumpsum).

Als gevolg van het rapport van de commissie-Dekker is de bekostiging van de zorgsector ingrijpend gewijzigd. Kernbegrippen in dit rapport zijn:
- solidariteit, tot uitdrukking gebracht door invoering van een verplichte basisverzekering voor alle ingezetenen;
- flexibiliteit, tot uitdrukking gebracht door de mogelijk om zich boven de basisverzekering aanvullend te verzekeren op basis van vrijwilligheid;
- marktoriëntatie, waarbij tussen zorgaanbieders en zorgverzekeraars wordt onderhandeld over kwaliteit en prijs en verzekeraars niet meer verplicht zijn om met zorginstellingen contracten af te sluiten.

Sinds 1 januari 2006 is er één zorgverzekering voor iedereen. Ziekenfonds en particuliere verzekeringen bestaan niet meer. Deze basisverzekering bevat een verzekerd pakket dat bepaald wordt door de overheid. Verzekeraars moeten iedereen voor dit pakket accepteren en mogen geen hogere premies vragen aan mensen die ouder of ziek zijn. Niemand kan uit de basisverzekering geroyeerd worden en verzekeraars hebben een acceptatieplicht. Het nieuwe zorgstelsel gaat uit van marktwerking. Er is met name concurrentie tussen de zorgverzekeraars. Daardoor kan de premie voor hetzelfde basispakket tussen verzekeraars verschillen. Om de zorgverzekering ook voor de lage inkomens betaalbaar te houden, is er een zorgtoeslag, die door de Belastingdienst wordt verzorgd.

Sinds 2005 is er weer outputbudgettering, maar nu op basis van een systeem van diagnosebehandelingcombinaties (DBC). Een DBC is een unieke codering die de zorgverlener gebruikt om gegevens over de patiënt, zijn diagnose en de behandeling in een speciaal computerprogramma in te voeren. In elke DBC wordt omschreven wat een patiënt met een bepaalde diagnose aan zorg krijgt en wat de totale gemiddelde kosten zijn (van ziekenhuis en specialist). Bij elke DBC is dus een gemiddelde kostprijs berekend. De verzekeraars betalen dat bedrag aan de zorgverlener na afloop van de gehele behandeling. Na de diagnose wordt ieder contact met de patiënt geregistreerd. In 2005 is het DBC-systeem ingevoerd voor alle ziekenhuizen en zelfstandige behandelcentra. Categorale instellingen werken sinds 2006 met DBC's. Ook registreren de aanbieders van geestelijke gezondheidszorg hun productie in termen van DBC's per

1 januari 2006; de bekostiging hiervan is ingegaan op 1 januari 2008. Inmiddels zijn er meer dan 30.000 DBC's ontwikkeld.

Het positieve gevolg van de invoering van DBC-bekostiging zou moeten zijn dat dit systeem verzekeraars en zorgaanbieders vrij laat onderhandelen over volume en prijs van DBC's en leidt tot een betere verdeling van de middelen en een betere afstemming van vraag en aanbod. Het resultaat is dat zorginstellingen goedkopere en meer doelmatige zorg kunnen leveren en zorgverzekeraars voor een behandeling betere afspraken kunnen maken over de prijs en de kwaliteit van de zorg. De registratie volgens de DBC geeft de zorginstelling meer inzicht in de kosten van een behandeling. Door de invoering van de DBC's wordt verwacht dat de administratieve lasten afnemen, dit omdat er een uitgebreidere basisregistratie in de zorginstellingen komt waar alle benodigde gegevens uit kunnen worden gehaald. De patiënt staat centraal, er wordt meer naar de zorgvraag gekeken. Als gevolg van onderhandelingen tussen ziekenhuis en verzekeraar is de verwachting dat de ziektekostenpremies op langere termijn minder snel zullen stijgen.

De wijze waarop ziekenhuizen en Zelfstandige Behandelcentra (ZBC's) vanaf begin 2012 bekostigd worden, heet prestatiebekostiging. Tot nu toe krijgen ziekenhuizen een groot gedeelte van de inkomsten (ongeveer 65%) uit het functiegerichte budget. De rest komt uit de productie van DBC's uit het vrije segment (B-segment). Over dit gedeelte van de zorg is marktwerking van toepassing. Ziekenhuizen maken met zorgverzekeraars afspraken over het volume en de prijzen van deze B-segment DBC's. Hierdoor wordt over dit gedeelte van de geleverde zorg een financieel risico gelopen. Met de invoering van de prestatiebekostiging wordt het B-segment tweemaal zo groot. Het grootste gedeelte (ongeveer 70%) van de inkomsten komt dan niet meer uit een budget, maar uit de productie. De basisregistratie moet dus op orde zijn. Met een basisregistratie die niet op orde is, loopt een instelling het risico dat productie, en daarmee inkomsten, worden gemist. Eventuele tekorten in het vrije segment worden immers niet meer gecompenseerd via allerlei budgetafspraken. De overheid heeft een vangnet gecreëerd rondom de systeemrisico's. Elk ziekenhuis krijgt in 2012 en 2013 een garantiebedrag van respectievelijk 95% en 70% van het functiegerichte budget. Dit vangnet geldt alleen voor het huidige A-segment. Tegelijk met de introductie van de prestatiebekostiging wordt het zogenaamde DOT (DBC's Op weg naar Transparantie) ingevoerd. De DOT-systematiek is een verbeterde versie van de DBC-systematiek (DBC versie 2) met andere zorgproducten en een andere wijze van bepalen van die zorgproducten. De NZa stelt dat de nieuwe DBC-zorgproducten essentieel zijn voor de invoering van de prestatiebekostiging.

1.3 Ondernemerschap, governance en vastgoed

Omdat er van echte marktwerking in de zorgsector geen sprake is, spreken we liever van ondernemerschap. De zorgaanbieder dient zich bewust te zijn van het feit, dat de klant veel meer weet en andere eisen stelt aan de geleverde zorg. Het begrip (gereguleerde) marktwerking wordt wel vaak gebezigd en moet in de juiste context worden geplaatst. Marktwerking is een manier van prikkelen van de gezondheidszorgmarkt om hierdoor effectiever de vraag en aanbod op elkaar te laten reageren, met het doel dat de gebruiker van de goederen of diensten profiteert van een toegenomen keuzevrijheid en/of verbeterde prijs-kwaliteitverhouding en/of meer en betere producten. Marktwerking is hierbij geen doel op zich, maar een middel voor meer welvaart van een zo groot mogelijk groep.

1.3.1 Gereguleerde marktwerking

Marktwerkingsbeleid kan als volgt aansluiten bij de aanbodzijde van de markt, bij de vraagzijde en/of bij de prijsvorming (dit tekstgedeelte is ontleend aan het Onderzoek Marktwerkingsbeleid, Ministerie van Economische zaken, februari 2008).
- Wanneer het overheidsbeleid aansluit bij de aanbodzijde kan concurrentie op de markt worden bevorderd door het verlagen van toetredingsdrempels voor nieuwe toetreders (liberalisering). Concurrentie om de markt kan worden bevorderd door veilingen, aanbestedingen, concessieverlening en/of managementaanbestedingen.
- Wanneer overheidsbeleid aansluit bij de vraagzijde kan sprake zijn van het financieel mondig maken van c.q. budgetverantwoordelijkheid geven aan cliënten/consumenten door het verstrekken van vouchers of persoonsgebonden of persoonsvolgende budgetten. Ook kan de cliënt/consument op een niet-financiële manier bewust of mondig worden gemaakt, bijvoorbeeld door transparantie te vergroten of overstapkosten te verlagen.
- Bij het aansluiten bij de prijsvorming valt te denken aan het vrijgeven van prijzen (liberalisering), het stellen van minimum- of maximumprijzen of het instellen van maatstafconcurrentie of benchmarking (regulering).

De doeleinden van marktwerkingsbeleid zijn eenvoudig te verwoorden in de volgende termen: doelmatigheid, kostenbeheersing, maatwerk, kwaliteit, doeltreffendheid, samenhang en voorzieningszekerheid.

Marktwerkingsbeleid dient te worden onderscheiden van privatisering en het staatsdeelnemingenbeleid, omdat eigendomsoverdracht (privatisering)

op zichzelf niet hoeft te leiden tot een betere afstemming tussen vraag en aanbod. De nieuwe private monopolist heeft immers dezelfde marktpositie en ervaart vanuit diezelfde marktverhoudingen geen andere prikkels dan de eerdere publieke monopolist.
Het marktwerkingsbeleid laat zich beschrijven aan de hand van figuur 1.1. In het nieuwe systeem kopen zorgverzekeraars zorg in bij zorgaanbieders op de zorginkoopmarkt. Verzekeraars concurreren op de zorgverzekeringsmarkt om de gunst van de verzekerde, door het aanbieden van verzekeringen met een aantrekkelijke verhouding tussen premie en kwaliteit. De kwaliteit voor de verzekerde wordt bepaald door a) de serviceverlening van de verzekeraar op de zorgverzekeringsmarkt en b) de kwaliteit van de zorg die hij via de zorgverleningsmarkt ontvangt van de zorgaanbieder. Binnen kwaliteit van de verleende zorg onderscheiden we medische kwaliteit (veiligheid en effectiviteit) en kwaliteit van de verleende service (bejegening, secundaire faciliteiten). Medische kwaliteit en service door de aanbieder spelen een rol op de zorgverleningsmarkt, maar ook op de zorginkoopmarkt en de zorgverzekeringsmarkt.

In het nieuwe stelsel is het de bedoeling dat de concurrentie tussen verzekeraars op premie en kwaliteit wordt omgezet in concurrentie tussen zorgaanbieders. Aanbieders moeten via concurrentie op de zorginkoopmarkt geprikkeld

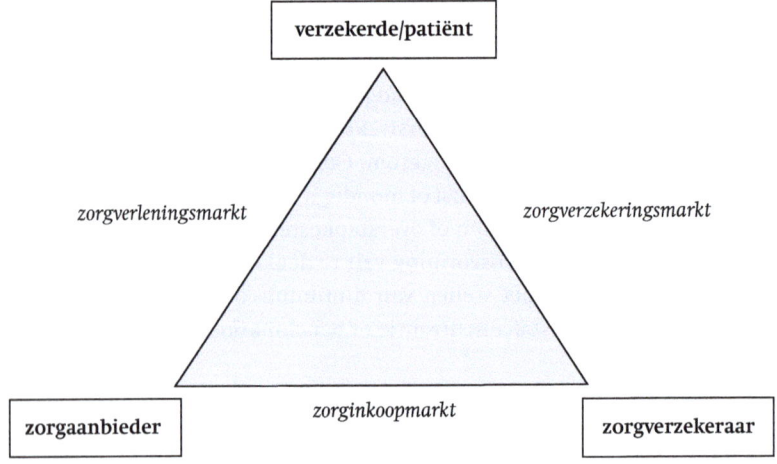

Figuur 1.1   Marktwerkingsbeleid

worden tot het leveren van kwalitatief goede zorg tegen een betaalbare prijs. De volgende drie factoren zijn hierbij van belang.
1. De mate waarin verzekeraars en zorgaanbieders bedrijfsrisico lopen. Concurrentie op de zorgverzekeringsmarkt en zorginkoopmarkt kan plaatsvinden als verzekeraars en zorgaanbieders voldoende risico lopen op hun activiteiten. Ze ondervinden dan een prikkel om zich van elkaar te onderscheiden. Op dit moment is concurrentie mogelijk, maar zijn de risico's van beide gedempt door mechanismen in het risicovereveningssysteem (verzekeraars) en de prijsregulering van het zorgaanbod via de Wet Marktordening Gezondheidszorg (zorgaanbieders).
2. Transparantie over kwaliteit en prijs. Het is de bedoeling dat de concurrentie tussen zorgaanbieders en tussen zorgverzekeraars niet alleen op inkoopprijzen respectievelijk premies voor verzekerden plaatsvindt, maar ook op kwaliteit. Hiervoor moeten verzekeraars en verzekerden, naast inzicht in prijzen en premies, voldoende inzicht hebben in (verschillen in) kwaliteit om te kunnen inkopen en kiezen op kwaliteit. Dit geldt in het bijzonder voor de transparantie van de medische kwaliteit, maar ook zichtbaarheid van de serviceniveaus van aanbieders en verzekeraars kan van belang zijn.
3. Voorkeuren van de consument. Deze voorkeuren hebben invloed op de mate van actief inkoopbeleid door verzekeraars. Verzekeraars hebben weinig belang bij een actief inkoopbeleid wanneer niet een voldoende aantal verzekerden een voorkeur heeft voor polissen met gecontracteerde zorg, waarbij de zorgverzekeraar vooraf zorg inkoopt. Bij het alternatief, polissen met niet-gecontracteerde zorg, hoeft de zorgverzekeraar namelijk zelf niet in te kopen, maar kopen patiënten de zorg in en declareren zij de kosten achteraf bij de verzekeraar. Een kanttekening die bij de werking van het stelsel moet worden gemaakt, is dat deelmarkten in de medisch-specialistische zorg verschillen wat betreft de kansen voor effectieve concurrentie. De kansen voor effectieve concurrentie zijn anders op de deelmarkt voor electieve (uitstelbare) zorg dan op de deelmarkt voor spoedeisende hulp of de deelmarkt van academische topzorg. In het geval van spoedeisende hulp is er op het moment dat de zorgvraag zich voordoet vaak niet de gelegenheid om zorgaanbieders te vergelijken en te kiezen tussen zorgaanbieders. Bij academische topzorg zijn er beperkte keuzemogelijkheden, omdat vaak sprake is van één of een zeer beperkt aantal zorgaanbieders in Nederland dat de zorg kan leveren. Verzekeraars hebben daardoor in deze gevallen nauwelijks mogelijkheden om scherp in te kopen op de Nederlandse markt, omdat het niet contracteren van de betreffende zorgaanbieders geen reële optie is.

Gereguleerde marktwerking in de medisch specialistische zorg kenmerkt zich dus door de invoering van concurrentie tussen zorgverzekeraars én tussen zorgaanbieders.

1.3.2 Van aanbodgerichte naar vraaggestuurde zorg

De gezondheidszorg werd tot voor kort gekenmerkt door aanbodgerichte zorg. Door alle veranderingen in het zorgstelsel, waarin de patiënt zelf meer keuzes kan gaan maken, is er een kentering in het aanbieden van de zorg te zien. Vraaggerichte zorg is te omschrijven als een aanbod dat zo veel mogelijk is afgestemd op de behoeften van de zorgvrager. Klantgerichtheid kenmerkt zich door het geven van een hoge prioriteit aan tevredenheid van klanten of interne medewerkers en aan het verlenen van service of hulp en daarnaar handelen. Vraaggestuurde zorg is een aanbod dat wordt aangestuurd door de zorgvrager. Deze neemt belangrijke beslissingen over wat er geboden wordt en hoe dat gebeurt. Op deze wijze kan er tussen de zorgvrager en de zorgaanbieder een betere samenwerking ontstaan. Enkele voorbeelden van de uitwerking van vraaggestuurde en vraaggerichte zorg zijn groepsspreekuren, mammapoli, zorgcoördinatie en joint care. Om deze andere manier van werken in de sector te realiseren, is er ook een andere leiderschapsrol van de beleidsbepalers en managers nodig. De medewerkers dienen zich bewust te zijn van hun klantgerichte rol, dus niet meer het aanbod zelf bepalen, maar echt naar de behoeften van de klant luisteren. De zorgsector kenmerkte zich langdurig door het van binnen naar buiten denken, de verandering door van buiten naar binnen te kijken, vraagt om een andere manier van denken en andere competenties van alle betrokkenen in het systeem. De hoofdstukken 2 (Strategie) en 11 (Leiderschap en (zelf)management) van dit boek helpen u verder op weg om ook daadwerkelijk op een nieuwe manier aan het werk te gaan. Ook het zogenaamde 'nieuwe werken' zal hierin een belangrijke rol spelen. De werkers in de zorg zelf hebben andere behoeften om de balans tussen werk en privé op een goede manier op te vangen. En door het anders organiseren van zorginstellingen volgt er ook een verschuiving op de arbeidsmarkt. Er zijn minder mensen nodig voor het leveren van de zorg.

1.3.3 Governance in de zorg

De roep om meer transparantie in de sector is groot. De aandacht voor besturen neemt toe. Soms als gevolg van falend optreden, met schandalen als resultaat, maar steeds vaker als blijk van een groeiend besef dat verantwoord besturen belangrijk is: goed bestuur is een voorwaarde voor verantwoordelijke en effectieve organisaties. De brancheorganisaties in de zorg ActiZ, GGZ Nederland, NVZ en VGN hebben in januari 2010 de verantwoordelijkheid genomen om zelf regels op te stellen voor goed bestuur en toezicht voor zorginstellingen. Deze regels zijn vastgelegd in de Zorgbrede Governancecode. Naleving van deze code geldt als lidmaatschapsverplichting voor de aangesloten brancheorganisaties. Ook de code-Tabaksblat beoogt ondernemingen transparant te maken. De keerzijde van deze voorschriften is echter dat managers zich erop beroepen en dat daarmee flexibiliteit, innovatie en onderscheidend vermogen verdwijnen. Slechts organisaties die veel redenen hebben om de richtlijn niet te volgen, hebben potentie in een veranderende omgeving. De vele richtlijnen maken voor de overige organisaties alleen transparant waarom zij steeds verder achterblijven. Velen menen dat aan de voorwaarden is voldaan als de bestuursstructuur is ingericht en ervaren bestuurders de zetels bezetten. Eerder lijkt het wenselijk dat een bestuur juist dan de condities moet gaan scheppen voor goed bestuur. Het vastleggen van bestuurlijke spelregels in codes goed bestuur heeft pas resultaat als een ondubbelzinnig antwoord wordt gegeven op vragen als:

- Hoe kan een groep mensen verantwoordelijkheid nemen voor besluiten en activiteiten die zij aan anderen moeten overlaten en die zij onmogelijk kunnen overzien?
- Hoe kan zo'n groep een dergelijke verantwoordelijkheid dragen zonder nodeloos de professionaliteit en de creativiteit van die anderen te beperken?
- Waar moet zijn aandacht zich op concentreren terwijl duizenden beslissingen om zijn aandacht vragen?

Om de verantwoordelijkheid voor de kwaliteit van zorg te kunnen waarmaken, moet een Raad van Bestuur de processen en professionals in de organisatie centraal, vanuit de lijn, kunnen aansturen en er moet verantwoording aan hen worden afgelegd over het handelen in het primaire proces. Dit is in zorginstellingen vaak niet vanzelfsprekend. Bijvoorbeeld in ziekenhuizen ziet men vaak een disbalans in de verhouding tussen Raad van Bestuur en medisch specialisten en hierdoor heeft het bestuur vaak onvoldoende mogelijkheden om dit zo nodig af te dwingen. Dit is een ernstig probleem, omdat daarmee het interne kwaliteitssysteem niet sluitend is en de interne governance niet goed kan functioneren. Het bestuur van een zorginstelling is (eind)verantwoordelijk voor de kwaliteit van zorg. De Raad van Toezicht ziet toe op de volle breedte van het bestuurlijk handelen en dus ook op de kwaliteit. Het onafhankelijk van welk deelbelang dan ook uitoefenen van intern toezicht is een belangrijk uitgangspunt dat blijvende bescherming verdient. Naarmate zorginstellingen meer financieel risico lopen, zullen externe kapitaalverschaffers meer invloed willen hebben op het reilen en zeilen van de instelling. Volgens critici is er bij de invoering van de marktwerking onder andere in de zorgsector in de jaren negentig niet goed nagedacht over het bijbehorende toezicht. Modellen uit het bedrijfsleven, zoals het instellen van een Raad van Commissarissen, met vier tot zes vergaderingen per jaar, controle op hoofdlijnen werden klakkeloos gekopieerd naar de publieke sector. De instellingen zitten ergens tussen markt en overheid in en moeten rekening houden met allerlei belangen, partijen en geldstromen. Ook is er regelmatig sprake van een verantwoordingsvacuüm; toezichthouders weten niet altijd voor wie ze werken. Voor de patiënten of voor de onderneming? Verder loopt het contact met het externe toezicht, de inspecties, niet altijd goed en er gaapt een informatiekloof; de bestuurders weten veel meer dan de Raad van Toezicht die hen moet controleren. Risico's op dit gebied zijn moeilijk helemaal uit te bannen, het blijft ook mensenwerk. De toenemende aandacht voor dit onderwerp in de gehele publieke sector (onderwijs, de overheid), maar ook de private sector (banken, woningbouwcorporaties) geeft inzicht in de problematiek en kan ertoe bijdragen dat er ook maatschappelijk veel meer wordt toegezien op hoe het toezicht in de zorgsector functioneert.

1.3.4 Vastgoed

De grote vraag is hoe het zorgvastgoed er de komende jaren uit zal gaan zien. Er is een ontwikkeling te zien van publiek bezit naar privaat bezit. Zorginstellingen moeten zelf aan vastgoedmanagement gaan doen. Dit betekent dat er andere kennis in huis moet zijn om het vastgoed te beheren. Helaas waren er de afgelopen jaren onverstandige bewegingen op dit gebied waar te nemen. Met van oorsprong publiek geld werden megalomane projecten opgekocht. Dit heeft in een aantal gevallen tot excessen en zelfs faillissementen van zorginstellingen geleid. Er werden ingewikkelde financiële producten gebruikt om het vastgoed te financieren. De gebouwen worden in kostprijs omgerekend, en niet gekoppeld aan bijvoorbeeld individuele zorgzwaartepakketten (ZZP's). Voor veel zorginstellingen een hoofdpijndossier, want ga je het vastgoed zelf beheren, of besteed je dit uit. Het is uiterst belangrijk dat degene die verantwoordelijk is voor het gebouw, ook hart hiervoor heeft. Het zorgvastgoed dient dus niet alleen in vierkante meters te worden berekend, maar er moet vooral gekeken worden naar de efficiency en het woongenot.

De ruimte die vastgoed wordt genoemd, ontstaat door muren en plafonds. In de zorg was jarenlang een stabiele situatie rondom het vastgoed, het vastgoed was grotendeels in eigendom of werd gehuurd. De overheid formuleerde het kwaliteitsniveau van het vastgoed en stelde op basis van normen budgetten vast voor nieuwbouw, beheer en onderhoud. Zoals eerder genoemd is hier met de Wet Toelating Zorginstellingen (WTZi) verandering in gekomen. De instelling werd dus zelf risicodrager en er ontstaat ruimte voor initiatief, optimalisatie en keuzes, en zelfs voor (beperkt) ondernemerschap. Huisvesting is daarmee een strategische capaciteit geworden van een zorginstelling. Het zogenaamde vastgoedmanagement moet een brug slaan tussen de zorgvisie van een instelling en de keuze voor patiëntenlogistieke structuur. Ruimte in zorginstellingen is schaars. Deze schaarste is ontstaan door de bouwnormen en bouwvoorschriften die gelden bij nieuw- of verbouw van instellingen.

Er zijn twee belangrijke invalshoeken te noemen die vanuit de zorgprocessen zijn terug te zien in de bouw, dit zijn de doelgroepenbenadering en de patiëntenstromenbenadering.

1.4 Verzakelijking van de zorgsector

Zoals in paragraaf 1.3.1 al beschreven wordt, is er een trend die enkele jaren geleden is ingezet en steeds belangrijker wordt, namelijk de verzakelijking van de zorgsector. Onder verzakelijking wordt hier verstaan dat organisaties in de zorgsector worden geleid als waren zij een bedrijf. In de vorige paragraaf rondom governance wordt al beschreven dat dit niet een-op-een gekopieerd kan worden, maar in de bedrijfsvoering zie je steeds meer elementen terug, die ook in het bedrijfsleven worden toegepast. Zo is het in het bedrijfsleven gebruikelijk dat de besturing van de organisatie is gericht op het realiseren van gestelde doelen. Daarbij worden verschillende managementtechnieken toegepast. Resultaatgerichtheid, het werken met prestatie-indicatoren en competentiemanagement zijn daar voorbeelden van.

1.4.1 Het economisch belang van gezondheidszorg in Nederland

Goede gezondheidszorg geeft de mate van ontwikkeling en economische welvaart in een land weer. Naast het feit dat een goede gezondheid belangrijk is, spelen economische belangen natuurlijk ook een rol bij het organiseren van de zorg. Er werken in Nederland ruim een miljoen mensen in de zorgsector, dat is 20% van de totale beroepsbevolking. Hiermee is de zorgsector de grootste werkgever van Nederland.

Meer dan 80% van de mensen die in de zorg werken is vrouw. Vrouwen werken veelal in deeltijd en stoppen een periode met werken als zij kinderen krijgen. De verwachting is dat het aantal arbeidsplaatsen in de zorgsector alleen maar zal toenemen, met ongeveer 2,5% per jaar, een groei van 20.000 tot 25.000 banen in aanvulling op de vervangingsvraag van 90.000 banen. Jaarlijks moeten er dus 110.000 tot 115.000 vacatures worden vervuld. De Raad voor de Volksgezondheid en Zorg heeft becijferd dat er 700.000 mensen extra nodig zijn om de vergrijzende babyboomers op te vangen. Met de economische crisis in het vizier, zullen deze cijfers in de nabije toekomst aan verandering onderhevig zijn. Door het efficiënter inrichten van zorgorganisaties en de verantwoordelijkheid die steeds meer bij de burger wordt gelegd, zal de vergrijzende groep klanten van de zorg, zelf ook voor deze zorg moeten gaan betalen.

Een belangrijke maatschappelijk gerespecteerde visie op zorg luidt:
Respect voor de behoefte van burgers moet leidend beginsel zijn bij de organisatie van de zorg. Dit maakt dat instellingen op een andere manier moeten gaan werken. Dit betekent dat een flexibele inzet van personeel en organisaties op menselijke maat nodig is. Dit vraagt om deregulering en financiering op basis van prestaties, waardoor ruimte ontstaat voor efficiencyverhoging, maatoplossingen en vernieuwing. Burgers moeten weer vertrouwen krijgen in de sector. Werknemers moeten weer plezier krijgen in hun werk, zodat zij gestimuleerd worden tot maximale prestaties voor de mensen voor wie zij zorgen.

1.4.2 Resultaatgerichtheid

Doordat de maatschappij steeds meer eist en de burgers steeds mondiger worden, is de overheid genoodzaakt om transparanter en efficiënter te gaan werken. Het afleggen van rekenschap aan de burgers en de maatschappij over het gevoerde beleid, de gerealiseerde maatschappelijke effecten en de daarvoor gemaakte kosten staan daarbij centraal. De overheid ontplooit hiertoe nieuwe initiatieven die gericht zijn op meer bedrijfsmatig en resultaatgericht werken. Hierdoor komt resultaatgericht management bij steeds meer overheidsorganisaties hoog op de agenda te staan.

De groeiende vraag naar zorg moet zorginstellingen aanzetten tot steeds grotere efficiëntie en productiviteit. De invoering van onder andere onafhankelijke, objectieve en integrale indicatiestelling en van DBC's en DOT's vraagt daarbij om flexibele zorgregistratie en om resultaatgerichte(re) sturing. Immers, productie en budgetten zullen geheel afhankelijk worden van de indicatie en de geleverde zorg.

In de zorgsector zal zoals gezegd een verschuiving plaatsvinden van aanbodgerichte zorg naar vraaggerichte zorg. De overheid zal zich steeds meer als regisseur terugtrekken en de sturing overlaten aan organisaties als zorginstellingen en verzekeraars.

Al deze ontwikkelingen bij elkaar leiden tot een grotere behoefte aan transparantie bij bestuurders en tot een noodzakelijke resultaatgerichte instelling.

De leiding van een zorginstelling zal ervoor willen zorgen dat iedereen in de organisatie zich bezighoudt met het realiseren van de doelstellingen van de organisatie. Die doelstellingen, afgeleid uit missie en strategie, zullen onder andere liggen op het vlak van kwaliteit van de dienstverlening, klantvriendelijkheid, personeelstevredenheid en financiën. Om te zorgen dat iedereen in de organisatie bezig is met de organisatiedoelstellingen, is het nuttig om ieders gedrag zodanig te beïnvloeden, dat personeel zich bezighoudt met de voor de instelling belangrijke zaken en geen 'verborgen agenda' heeft. Een hulpmiddel hierbij is resultaatgerichte bedrijfsvoering. Dit wordt in hoofdstuk 5 (Organiseren en management) verder beschreven.

1.4.3 Kennis, kwaliteit en veiligheid

Het kwaliteitsdenken in Nederland is vooral ontstaan in industriële productieorganisaties. In de periode kort na de Tweede Wereldoorlog is een belangrijke impuls gegeven aan het kwaliteitsdenken. Daarbij lag in de beginperiode de nadruk op beheersing en controle van het eindproduct. De laatste jaren is de invalshoek voor het kwaliteitsdenken verschoven naar het voldoen aan de verwachtingen van de klant. In het begin was kwaliteitszorg een zaak voor speciaal daartoe aangetrokken functionarissen, in de huidige situatie geldt de opvatting dat kwaliteitszorg een zaak is van alle medewerkers in de organisatie, van hoog tot laag. Zo is het aantal medische fouten de afgelopen periode met een kwart gedaald. Verscherpte kwaliteits- en prestatie-indicatoren liggen hieraan ten grondslag. Zo zijn preventiemaatregelen in diverse sectoren van de ziekenhuiszorg vergroot en wordt er meer aan scholing en toetsing gedaan.

De belangstelling voor kwaliteitszorg is de afgelopen jaren in dienstverlenende organisaties, en dus ook binnen de gezondheidszorg, in snel tempo toegenomen. Tal van functionarissen, zoals leidinggevenden, kwaliteitsadviseurs en medewerkers houden zich bezig met de zorg voor de kwaliteit van de dienstverlening. Kwaliteit is het geheel van eigenschappen of kenmerken van een dienst dat van belang is voor het voldoen aan vastgelegde of vanzelfsprekende behoeften. Of kwaliteit is: datgene leveren wat de klant vraagt en de kwaliteit van een organisatie waarborgt. Kwaliteitszorg is te definiëren als het opzetten van een systeem om de kwaliteit van de dienstverlening te meten en vervolgens te verbeteren. Het moge duidelijk zijn dat kwaliteitszorg een grote invloed heeft op veranderingen en verbeteringen in de gezondheidszorg. Regelmatig komt naar voren dat verbeteringen in de kwaliteit van de zorg niet door de marktwerking en concurrentie komen, maar door allerlei kwaliteitsprogramma's, al dan niet opgelegd door de overheid, om de kwaliteit van de geleverde zorg te meten. Daarnaast wordt ook de interne kwaliteit op vele aspecten gemeten en gecontroleerd. De bedoeling hiervan is ook dat men van elkaar gaat leren, helaas staat dit mogelijke samenwerken soms haaks op concurreren. En natuurlijk is er ook een economische factor die een rol speelt, kwalitatief goede zorg hoeft niet meer te kosten. Om kwaliteit te toetsen zijn er prestatie-indicatoren ontwikkeld. De Inspectie voor de Gezondheidszorg hanteert als definitie: prestatie-indicatoren zijn meetbare aspecten van de zorg die een aanwijzing geven over bijvoorbeeld de kwaliteit, de veiligheid, de doelmatigheid en de toegankelijkheid van de zorg. Voor financiële en productie-indicatoren bestaat die minimale dataset vaak al, maar voor kwaliteitsindicatoren nog niet.

Bij kwaliteitsindicatoren gaat het om de gegevens die verzameld moeten worden om een valide oordeel over de kwaliteit van diensten of zorgaanbieders te kunnen geven. Een voorbeeld is benchmarking waarbij gegevens over uiteenlopende zaken worden verzameld. Een ander voorbeeld is het verzamelen van gegevens uit het primaire proces die gebaseerd zijn op cliëntbeoordelingen en die een gevalideerd oordeel geven over de kwaliteit van een instelling of afdeling. Er is een niet gering verschil tussen indicatoren voor het gebruik van interne sturing en externe verantwoording.
Intussen is de Inspectie voor de Gezondheidszorg (IGZ) druk doende met het ontwikkelen van HKZ (Stichting Harmonisatie Kwaliteitsbeoordeling in de Zorgsector)-normen, dit betekent dat de geleverde zorg aan concrete kwaliteitsnormen voldoet. na controle krijgt de betreffende instelling een keurmerk, wat overigens niet verplicht is. Het in dit hoofdstuk eerder genoemde begrip veiligheid sluit naadloos aan bij het begrip kwaliteit. Patiënten en cliënten moeten er zeker van kunnen zijn dat de geleverde zorg veilig is. Veiligheidsprogramma's worden ingezet om het aantal vermijdbare fouten terug te dringen. Het invoeren van zogenaamde veiligheidsmanagementsystemen (VMS), zorgt ervoor dat instellingen risico's signaleren, verbeteringen doorvoeren, beleid vastleggen en evalueren.
Voor verschillende beroepsgroepen in de zorg komt steeds meer de nadruk te liggen op het ontwikkelen van kwaliteitsregisters, waar door middel van een

persoonlijk ontwikkelingsplan (POP) en een uitgebreid portfolio alle kennis en kunde wordt geregistreerd. Een kwaliteitsregister kan ook als ondersteuning werken voor het registreren binnen de Wet op de Beroepen in de Individuele Gezondheidszorg (BIG). Ook e-learning wordt steeds meer gebruikt als middel om kennis binnen verschillende beroepsgroepen op peil te houden. De basis van e-learning ligt in het maken van toetsen om te weten wat de huidige stand van zaken is op het gebied van vakkennis. Deze methode kan worden gebruikt als managementinformatie-instrument. De ontwikkelingen op dit gebied zijn binnen de gezondheidszorg in opmars en zullen over een aantal jaren niet meer weg te denken zijn als aanvulling op opleidingen en als toetsinstrument op de werkvloer. Daarnaast heeft het competentiegerichte denken zijn intrede in de zorg gedaan. Dit denken staat tegenover de functiegerichte en taakgerichte indeling. In hoofdstuk 7 (Human resource management) wordt uitgebreid ingegaan op de begrippen persoonlijke competenties en competentiemanagement.

1.4.4 Maatschappelijk Verantwoord Ondernemen (MVO)

Het begrip Maatschappelijk Verantwoord Ondernemen is ook niet meer weg te denken in de Nederlandse gezondheidszorg. Daar waar men eerst dacht, dat een zorginstelling al van nature voldoet aan haar maatschappelijke burgerplicht is er een extra dimensie bijgekomen. MVO heeft betrekking op de kernactiviteiten van de organisatie. MVO is een vorm van ondernemen gericht op economische prestaties (profit), met respect voor de sociale kant (people), binnen de ecologische randvoorwaarden (planet). MVO is niet vastgelegd in de wet. Wel zijn er richtlijnen voor MVO ontwikkeld door de Organisatie voor Economische Samenwerking en Ontwikkeling (OESO). Deze internationale richtlijnen zijn aanbevelingen van overheden aan de multinationale ondernemingen om zo verantwoord mogelijk te ondernemen.
Kernthema's op het gebied van MVO in de zorg zijn: goed en gezond werkgeverschap, ethiek, milieu, veiligheid, energiebesparing, afvalverwerking, transparantie, kwaliteit van zorg, inkoop en maatschappelijk betrokken ondernemen (MBO).

1.5 Solidariteit in de Nederlandse gezondheidszorg

Het Nederlandse zorgstelsel is gebaseerd op solidariteit; deelname is voor elke inwoner verplicht. Die solidariteit staat op een hoog niveau; alle inwoners hebben ongeacht hun gezondheidsrisico dezelfde rechten op een breed pakket met een uitgebreid aanbod. De individuele premielast is overwegend inkomensafhankelijk en de financiële drempels voor gebruik zijn bescheiden. Deze solidariteit heeft grote invloed op de kosten en baten van het stelsel en op hun verdeling. Verschraling van het zorgstelsel, met een minder gelijke toegang tot gezondheid en langer leven, is geen aantrekkelijke optie. Het verstandig vergroten van eigen risico en verantwoordelijkheid van burgers en van zorgaanbieders is wel het minste wat moet gebeuren. Is solidariteit nog houdbaar in de eenentwintigste eeuw is een belangrijke vraag binnen het maatschappelijke en politieke domein. En deze vraag zal de komende decennia prominent op de agenda blijven in het debat over kostenbeheersing en verantwoordelijkheid van de gezondheid voor alle burgers van Nederland. In dit hoofdstuk staan een tweetal ontwikkelingen beschreven, die kenmerkend zijn voor solidariteit in het volksgezondheidsstelsel.

1.5.1 De toekomst van de AWBZ

In 1968 werd de Algemene Wet Bijzondere Ziektekosten (AWBZ) ingevoerd, een volksverzekering tegen onverzekerbare risico's als verpleeghuiszorg of levenslange verzorging in een internaat voor verstandelijk gehandicapten.

In de jaren na 1968 werden door de populariteit van de AWBZ andere zorgvoorzieningen toegevoegd, zoals thuiszorg, (ambulante en intramurale) geestelijke gezondheidszorg, revalidatiecentra, verzorgingscentra, hulpmiddelen en zelfs de abortuskliniek. De AWBZ-premie is opgenomen in de loonheffing van de volksverzekeringen. Ook AOW'ers (Algemene Ouderdomswet) en ANW'ers (Algemene Nabestaandenwet) moeten de premie betalen. Voor rekening van de AWBZ kan de burger bepaalde zorg ontvangen. Er is een wettelijke verplichting om voor een deel mee te betalen aan de kosten van de zorg, de eigen bijdrage AWBZ. Deze bijdrage is afhankelijk van het jaarinkomen. Voor verblijf in een zorginstelling, zoals verzorgingshuizen, verpleeghuizen, gehandicaptenzorg, RIBW (regionale instelling voor beschermd wonen), psychiatrische ziekenhuizen en instellingen voor revalidatie dient een eigen bijdrage te worden betaald. Daarnaast is er een eigenbijdrageregeling voor de zogenoemde ambulante zorg: thuiszorg en psychotherapie. Ook werd het persoonsgebonden budget (PGB) geïntroduceerd. Het PGB is een geldbedrag waarmee de zorgvrager zelf de zorg of hulp kan inkopen die hij of zij nodig heeft. Er is een PGB voor zorg vanuit de Algemene Wet Bijzondere Ziektekosten (AWBZ) en een voor hulp en ondersteuning vanuit de Wet maatschappelijke ondersteuning (Wmo). De Wmo komt in het volgende onderdeel aan de orde. Binnen de AWBZ wordt een zorgzwaartepakket (ZZP)

vastgesteld, dit is een omschrijving van hoeveel en welk soort zorg en begeleiding iemand nodig heeft. Het Centrum Indicatiestelling Zorg (CIZ) stelt het ZZP vast.
Na jaren van uitbreiding blijkt dat de kosten van de AWBZ onbeheersbaar zijn geworden en is er momenteel een grote bereidheid om de AWBZ in te krimpen. De burger betaalt meer dan 12% van zijn inkomen aan AWBZ-premie, met een maximum van 4200 euro per jaar. De kosten voor de AWBZ dalen niet. De Raad voor de Volksgezondheid en Zorg (RVZ) pleit voor het opgaan van de AWBZ in de zorgverzekeringswet en de Wmo. Voor het grotendeels afschaffen van de AWBZ ontbreekt voldoende steun.
De Sociaal Economische Raad (SER) heeft in een rapport gepleit voor aanpassing met kleine stapjes. Inmiddels is het opschonen van de AWBZ begonnen. In 2007 is de huishoudelijke hulp uit de AWBZ gehaald, in 2008 de psychiatrie. Verder wordt voorgesteld om welzijn, huiswerkbegeleiding of gezelschap voor eenzame ouderen uit de AWBZ te halen. Diverse politieke partijen laten duidelijk horen dat de kwetsbare groepen verzekerd moeten blijven. De discussie hierover zal vanwege (politieke) belangen nog jaren duren.

1.5.2 Wet maatschappelijke ondersteuning (Wmo)

In 2007 is er een nieuwe wet: de Wet maatschappelijke ondersteuning (Wmo) geïntroduceerd. De Welzijnswet, de Wet Voorzieningen Gehandicapten en de huishoudelijke verzorging uit de Algemene Wet Bijzondere Ziektekosten zijn in de Wmo opgegaan. Via deze wet wordt een aantal zorgverleningfuncties (huishoudelijke hulp en delen van ondersteunende en activerende begeleiding) uit de AWBZ gehaald. Gemeenten krijgen de verplichting om individuele voorzieningen te treffen voor burgers die deze voorzieningen niet zelf kunnen betalen of organiseren. Voor gemeenten betekent dit dat zij als ketenregisseur voor diensten op het gebied van wonen, zorg en welzijn zullen gaan opereren. Mede als gevolg van de modernisering van de AWBZ mogen zorgaanbieders alle zorgfuncties aanbieden. Veel aanbieders zijn in verband hiermee intensiever gaan samenwerken of zijn zelfs gefuseerd om een integraal zorgaanbod mogelijk te maken.

Op dit moment zijn er nog te veel verschillende regels voor verschillende voorzieningen voor bijvoorbeeld mensen met een beperking en ouderen. Met de Wmo kunnen gemeenten al die regelingen bij één loket onderbrengen. Mensen kunnen er terecht voor informatie, advies en het aanvragen van hulpmiddelen en voorzieningen.

De Wmo heeft als doel dat iedereen kan deelnemen aan de samenleving. Maar meedoen is niet voor iedereen even vanzelfsprekend. Ouderdom, handicap, sociaal-economische klasse of 'moeilijkheden thuis' kunnen hindernissen opwerpen om volop in de maatschappij te participeren. De Wmo wil mensen in staat stellen om mee te doen, zodat mensen zichzelf beter kunnen redden.

De gemeente is met de Wmo verantwoordelijk voor de maatschappelijke ondersteuning. De gemeente moet ervoor zorgen dat iedere burger volwaardig kan deelnemen aan de maatschappij. Daarbij mogen ouderen en mensen met een beperking geen drempels ervaren. Elke gemeente mag zelf bepalen hoe ze de maatschappelijke ondersteuning organiseert. De gemeente kan de dienstverlening beter aanpassen op iemands persoonlijke omstandigheden. Er komen onvermijdelijk verschillen tussen gemeenten. Elke gemeente biedt immers maatwerk, afgestemd op de behoeften en mogelijkheden van haar burgers. Volgens het kabinet kunnen juist die verschillen gemeenten scherp houden. Als duidelijk is dat een buurgemeente betere voorzieningen biedt, kan iemand met dat gegeven naar zijn eigen gemeentebestuur stappen en om verbetering vragen. Gemeenten gaan burgers en cliëntenorganisaties betrekken in hun plannen voor de Wmo. De gemeente maakt elke vier jaar een plan over hoe ze de maatschappelijke ondersteuning organiseert. De gemeente is verplicht om haar inwoners te betrekken bij het opstellen van het plan. Als burgers het niet eens zijn met de manier waarop hun gemeente de Wmo uitvoert, kunnen ze de gemeenteraad vragen de wethouder ter verantwoording te roepen.

Vrijwilligers en mantelzorgers gaan straks een belangrijke rol spelen in de Wmo. Het kabinet wil de vrijwillige inzet en informele zorg beter verankeren in de Nederlandse samenleving. De Wmo geeft vrijwilligerswerk en mantelzorg voor het eerst een wettelijke basis. Nu is het nog zo geregeld dat een zorgvrager een PGB bij de gemeente kan aanvragen uit de Wmo, dit betekent dat de zorgvrager zelf hulp kan inhuren. Recent komen er kritische geluiden vanuit de politiek over de houdbaarheid van het PGB-systeem.

1.6 Onderzoek, technologie en ethiek

Er worden momenteel grote stappen gemaakt in onderzoek naar het bestrijden van ziekten door behandeling en medicatietoediening. Binnen deze technologische ontwikkelingen speelt ICT een prominente rol. Alles wordt opgeslagen en doorgegeven via het wereldwijde web. In de farmaceutische industrie worden miljarden uitgegeven om nieuwe geneesmiddelen te ontwikkelen.

1.6.1 Medische en technologische ontwikkelingen

Mensen willen langer leven en een goede kwaliteit van leven bereiken. De medische stand is in combinatie met commerciële (onder andere vanuit de farmaceutische industrie) en niet-commerciële onderzoeksinstituten zeer intensief bezig met onderzoek. Soms zitten er haken en ogen aan onderzoek, die dan uitgebreid worden uitgemeten in de media. Dit is een natuurlijke reactie van de burger, om grip te willen houden op wat maakbaar en niet maakbaar is. De ethische discussie rondom wat al dan niet is toegestaan, is geboren. Aan de andere kant wil de burger soms verder dan mogelijk worden behandeld voor allerlei aandoeningen. Soms blijft de innovatie binnen de medische technologie achter, door de kloof tussen kennisontwikkeling en -toepassing. Horizontale samenwerking en kennisuitwisseling kunnen een oplossing van dit probleem zijn. Los hiervan is veel meer geld nodig om de medische technologie op peil te houden. Dit zijn de keuzes waar VWS, maar ook de ontwikkelaars voor staan.

Zo zijn er allerlei ontwikkelingen op het gebied van aids; dit is inmiddels geen dodelijke ziekte meer. De hiv-patiënt leeft met virusremmers veel langer. De levensverwachting is in de rijkere landen inmiddels met dertien jaar toegenomen. Ook kanker is in veel opzichten beter te behandelen en hoeft vaak geen dodelijke afloop meer te hebben. Wel blijkt dat de genezingskans van kanker sterk per land verschilt. Dit varieert ook per kankersoort.

De discussie rondom embryoselectie wordt uitgebreid gevoerd. Binnen deze discussie spelen politieke en geloofsfactoren een prominente rol. Embryoselectie is een belangrijke zaak, die de nog ongeboren nieuwe generatie in een familie kan vrijwaren van ernstige erfelijke ziekten.

Het VU medisch centrum in Amsterdam heeft een kliniek voor vage klachten. Volgens de berichten zijn er naar schatting een half miljoen Nederlanders met onbegrepen klachten waarvoor artsen geen verklaring kunnen vinden. Deze burgers kunnen nergens meer terecht. Het oprichten van een dergelijk centrum past ook in het streven om de aparte positie van de psychiatrie in de zorg op te heffen.

Ook is er goed nieuws voor patiënten met de ziekte van Parkinson; er is een *deep brain stimulation* ontwikkeld, waarbij bij de patiënt elektroden in de hersenen worden geplaatst. Doel hiervan is de motorische problemen, die het gevolg zijn van de ziekte op te heffen. In Nederland lijden veertig- à vijftigduizend mensen aan Parkinson. Het nadeel van deze behandeling is dat mensen helaas vergeetachtiger kunnen worden.

Verder is uit onderzoek naar voren gekomen dat duizend patiënten per jaar overlijden aan een infectie door een ziekenhuisbacterie. Ondanks medische hoogstandjes blijkt dat 7% van de patiënten een infectie oploopt in het ziekenhuis. Mogelijke oorzaak is de hygiëne in een ziekenhuis, maar het kan ook liggen aan het type operatie en het type patiënt.

Uit onderzoek blijkt ook dat er veel zinloze rituelen door verpleegkundigen worden gehanteerd. Verpleegkundigen verrichten dagelijks handelingen die niet nuttig en soms zelfs schadelijk kunnen zijn. De verpleging is een jonge wetenschap, pas zo'n kwarteeuw geleden ontstaan. Verpleging bestaat voor de helft uit het emotioneel bijstaan en psychosociaal begeleiden van de patiënt. Dit deel van het werk komt nauwelijks voor academisering in aanmerking. Voorbeelden van zinloze handelingen zijn: het dagelijks temperaturen na een operatie, het routinematig scheren van patiënten voor operaties en het ontsmetten van de huid voorafgaand aan een injectie.

1.6.2 Geneesmiddelen, apothekers en de rol van de farmaceutische industrie

Zonder maatregelen van de overheid zouden de prijzen van medicijnen ieder jaar minimaal 10% stijgen. De kosten dienen dus beheerst te worden. Zorgverzekeraars mogen niet vanzelfsprekend alle nieuwe geneesmiddelen vergoeden. Hier speelt de minister van VWS een belangrijke rol in. Apothekers berekenen sinds een aantal jaar andere prijzen door aan patiënten en verzekeraars.
Vanaf 2006 staan de volgende twee veranderingen centraal.
1. *Convenant geneesmiddelen.* De farmaceutische industrie, apothekersorganisatie KNMP en Zorgverzekeraars Nederland hebben eind 2005, samen met de minister van VWS, nieuwe afspraken ondertekend voor 2006 en 2007 om te besparen op de uitgaven van geneesmiddelen. Voor 2006 moest dit een besparing opleveren van 843 miljoen euro. Een groot deel van de besparingen wordt bereikt door generieke varianten van uit patent gelopen geneesmiddelen 40% lager te prijzen dan de oorspronkelijke onder patent staande geneesmiddelen.

2. *Nieuwe Geneesmiddelenwet.* De Tweede Kamer heeft in april 2006 ingestemd met de nieuwe Geneesmiddelenwet. De Geneesmiddelenwet, die de Wet op de Geneesmiddelenvoorziening (WOG) vervangt, dereguleert en vereenvoudigt de geneesmiddelenvoorziening. De Eerste Kamer heeft in 2007 ingestemd met de nieuwe wet.

De Geneesmiddelenwet is een productwet en regelt niet meer de manier waarop de apotheker zijn beroep uitoefent. Met de wet worden EU-richtlijnen geïmplementeerd, geactualiseerd en vereenvoudigd. Daarnaast is de apotheker in de Wet Geneeskundige Behandelingsovereenkomst (WGBO) opgenomen. Het aantal vergunningen en de administratieve belasting moeten door de invoering van deze wet afnemen (besparing: 30 miljoen euro).

Bij amendement heeft de Kamer de regel 'één apotheker per apotheek' gehandhaafd, er komen strengere regels voor het voorschrijven van geneesmiddelen via internet en het melden van ernstige bijwerkingen van geneesmiddelen wordt verplicht gesteld voor artsen en apothekers.
Ook is in de wet geregeld waar en hoe zelfzorggeneesmiddelen mogen worden verkocht.

Apothekers hebben veel te lijden onder het beleid van verzekeraars. Dit heeft te maken met de enorme prijsdaling van sommige medicijnen waarop geen patent rust. Sinds 1 juli 2008 vergoeden de meeste zorgverzekeraars alleen de goedkoopste variant van medicijnen met dezelfde werkzame stof. Dit is het zogenoemde preferentiebeleid en het levert een financieel voordeel op voor zowel de patiënt als de verzekeraar. Ongeveer 36 medicijnen, zoals maagzuurremmers en cholesterolverlagers, vallen onder dit beleid. De prijzen van die middelen zijn de afgelopen jaren met tientallen procenten gedaald.

1.6.3 ICT-ontwikkelingen en gebruik van internet en sociale media

Het ministerie van VWS heeft opdracht gegeven tot een onderzoek naar het thema innovatie en ICT in de zorg. Over dit onderwerp zal in hoofdstuk 8 (Informatie- en communicatietechnologie) verdere uitleg gegeven worden.
De (potentiële) klant van een zorginstelling is een steeds grotere assertiviteit aan het ontwikkelen. Over zowel ziekte en behandeling als over de kwaliteit van zorginstellingen kan bijna alles op internet gevonden worden. Ook uitwisseling

van informatie tussen zorgvragers onderling via de sociale media neemt steeds meer toe. De klant van de zorg vindt steeds vaker dat hij of zij recht heeft op de beste zorg. De genoemde ontwikkelingen hebben veel voordelen, zo ontstaat er tussen de zorgvrager en de behandelaar een meer gelijkwaardig gesprek over de aandoening en de behandeling daarvan. Daarnaast kan de zorgvrager zo ook meer invloed uitoefenen op bijvoorbeeld de wachttijd in het ziekenhuis en kan hij meedoen aan internetfora, maar ook behandeling via het internet ondergaan, zoals dat steeds meer gebruikelijk wordt in bijvoorbeeld de geestelijke gezondheidszorg. De meeste ggz-instellingen bieden een internetbehandeling aan om aan diverse psychische klachten te werken. Doordat de zorgvrager zelf steeds meer kennis opdoet over klachten en problemen, kan het gebruik van internet ook nadelige gevolgen hebben. Zo kan er overconsumptie ontstaan in allerlei opzichten. De zorgvrager gaat sneller naar zijn arts vanwege het feit dat hij aan zelfdiagnostiek heeft gedaan of hij vindt bijvoorbeeld behandelingen van zijn aandoening op internet die in zijn geval niet worden toegepast. De rol van de behandelaar verandert hierdoor ook, de zorgvrager zal meer dialoog eisen en ook meer helderheid over zijn aandoening.

1.7 Internationalisering

Europese, maar ook bredere internationale contacten zijn uiterst belangrijk voor de Nederlandse gezondheidszorg. Hierbij valt vooral te denken aan uitwisseling van onderzoek en kennis op het gebied van bestrijding van ziekten en preventiemaatregelen. De wereld ligt letterlijk aan onze voeten. Het komt regelmatig voor dat patiënten voor een complexe operatie naar de Verenigde Staten of Azië afreizen. Ook zijn er veel internationale uitwisselingsprogramma's om bij elkaar in de keuken te kijken. Naast de westers georiënteerde geneeskunde, wordt er ook veel aan het verder ontwikkelen van de gezondheidszorg van minder rijke delen van de wereld gedaan. De EU wil het welzijn van de Europeanen verbeteren door een goede gezondheid te stimuleren. De doelstellingen van het EU-programma voor de volksgezondheid voor 2008-2013 zijn:
- betere bescherming van de gezondheid van EU-burgers;
- het bevorderen van een goede gezondheid en het terugdringen van ongelijkheid op gezondheidsgebied;
- het verzamelen en verspreiden van informatie en kennis over gezondheid.

In het Europese programma hebben de volgende thema's grote prioriteit: ziektepreventie en -bestrijding, milieu en gezondheid, roken en gezondheid, drugs en gezondheid, veilige geneeskundige behandelingen en overal toegang tot

medische behandeling. Deze thema's worden dan ook in de Nederlandse situatie gevolgd en uitgevoerd.
Voor een goede uitwisseling van informatie is informatietechnologie onontbeerlijk. Dankzij snelle gegevensverbindingen kunnen professionals uit de gezondheidssector in de hele EU een netwerk vormen en patiënten toegang verlenen tot specialisten ver weg. Door e-gezondheidsprogramma's te bevorderen en gerelateerd onderzoek te financieren, streeft de EU haar doel na om prioriteit te verlenen aan investeringen in de gezondheid van de patiënt.

1.7.1 Open grenzen en migratie

Ziekten trekken zich niets aan van grenzen. Met de toename van migratiestromen in de wereld en in het algemeen de toename van de mobiliteit van mensen neemt het belang van deze determinant van de gezondheidstoestand toe. Wat dat betreft kan bijvoorbeeld verwezen worden naar etniciteit als criterium voor gezondheidsverschillen in Nederland. Maar ook de toename van het aantal asielzoekers en vluchtelingen met hun specifieke gezondheidsproblemen is een voorbeeld van het belang van deze determinant van gezondheid. De toename van mobiliteit over de wereld, voor werk en vakantie – ook in het geboorteland – brengt risico's voor de gezondheid met zich mee, zowel in de sfeer van ongevallen en geweld, als in de sfeer van infectieziekten. Zo zijn tuberculose, maar ook hepatitis A en B de afgelopen jaren behoorlijk toegenomen.

De gezondheidszorg heeft de afgelopen jaren te maken met zeer diverse groepen migranten, die vanuit hun levensovertuiging en geloof op een andere manier aankijken tegen gezondheid en ziekte, en zo mogelijk ook andere eisen stellen aan de geboden zorg. Dit heeft geresulteerd in een andere aanpak binnen de gezondheidszorg. Diverse organisaties en instellingen in de zorg passen hun zorg aan om de migranten op een goede manier van dienst te zijn, daarnaast zijn er de laatste jaren initiatieven ontwikkeld om speciale centra voor diverse migrantengroepen op te zetten.

Daarnaast werken veel migranten in de gezondheidszorgsector. Exacte cijfers zijn niet bekend. Wel is bekend dat veel migranten in de lagere sectoren van de zorg werken, zoals in het verpleeghuis en als huishoudelijke hulp in de thuiszorg. De werkloosheid onder jonge migranten is hoog; 40% onder de jongeren in de grote steden heeft geen baan. De SER is bezig met het ontwikkelen van een advies om dit probleem aan te pakken. Mogelijk kan de zorg hier ook gebruik van maken.

1.7.2 De arbeidsmarkt in Europees perspectief

Vrij verkeer van werknemers binnen de EU leidt tot een hogere welvaart van de EU. Ook voor Nederland zijn er op de korte termijn voordelen van vrij verkeer, zoals het verminderen van knelpunten op de arbeidsmarkt, lagere prijzen voor de consumenten en het versterken van de internationale concurrentiepositie van de Nederlandse bedrijven. Daarnaast zijn er echter nadelen, zoals lagere lonen en mogelijkerwijs enige verdringing in de sectoren waarin de arbeidsmigranten gaan werken, en op de lange termijn het mogelijke beroep van migranten op de publieke voorzieningen en de leegloop van kennis in bepaalde Europese landen. De voor- en nadelen zullen bovendien niet gelijk verdeeld zijn over de Nederlandse bevolking. Bepaalde groepen Nederlandse werknemers kunnen erop achteruitgaan, met name de werknemers die nu werkzaam zijn in de sectoren waarin de arbeidsmigranten gaan werken. De nadelen op de lange termijn vormen geen argument tegen snelle invoering, omdat ze niet vermeden kunnen worden. Een aantrekkende arbeidsmarkt is een argument voor snelle invoering: de voordelen kunnen sneller gerealiseerd worden en de groepen die erop achteruitgaan hebben meer kansen zich aan de negatieve gevolgen te onttrekken.

1.8 Enkele ontwikkelingen per sector

De ziekenhuiszorg is in de eerdere paragrafen al uitgebreid aan de orde geweest, immers, dit is het onderdeel binnen de zorg waar het meeste geld in omgaat. Ook heeft deze sector de meeste medewerkers. Deze sector zal dan ook niet apart in deze paragraaf aan de orde komen. Ook andere sectoren zullen ontbreken in deze paragraaf. Dit heeft niet te maken met het belang van die sector, maar valt buiten het bestek van dit boek. De sectoren die wel aan de orde komen, zijn gekozen omdat ze in de media regelmatig worden genoemd en er dus nieuwsfeiten en ontwikkelingen te beschrijven zijn.

1.8.1 Geestelijke gezondheidszorg

Per 1 januari 2008 is een groot deel van de geestelijke gezondheidszorg (ggz) overgegaan van de Algemene Wet Bijzondere Ziektekosten naar de nieuwe Zorgverzekeringswet. Vanaf dat moment betalen de zorgverzekeraars de rekening voor de kosten van de geneeskundige ggz en niet langer het zorgkantoor. Daarnaast is in 2012 de eigen bijdrage voor de ontvanger van de zorg ingesteld. Op het moment van verschijnen van dit boek, zijn de gevolgen van deze maatregel nog niet in kaart. De verwachting is, dat de kwetsbare groep gebruikers van deze zorg af zullen zien van behandeling om sociaaleconomische redenen.

Nieuwe beroepen worden geïntroduceerd, zoals de praktijkondersteuner ggz. Dit is een functionaris die ambulant ggz-werk doet in de huisartsenpraktijk. En ook komt de focus van behandeling steeds meer te liggen op behandeling in de eerste lijn.

Daarnaast zijn er door de nieuwe indeling van de ggz en de invoering van de DBC-bekostiging grote problemen ontstaan voor de vrijgevestigde behandelaars, zoals psychiaters en psychologen. Door het achteraf betalen van soms langdurige behandelingen komen deze beroepsgroepen in financiële problemen. Zij zitten vaak maanden te wachten op de vergoeding, waardoor de bedrijfsvoering niet kan worden gecontinueerd. De DBC-structuur en de vernieuwde DOT-structuur maken dat de behandelaars op facturen een diagnose moeten vermelden. In het kader van de Wet op de Persoonsbescherming wordt de privacy van de patiënt hier geschaad. Zodoende ontstaat er een tweedeling in de zorg en kunnen vaak alleen betalende patiënten behandeld worden.

Recent komen er ook geluiden naar buiten om mensen met psychische problemen minder snel op te laten nemen in een instelling en vaker thuis moeten worden behandeld. Volgens het ministerie van Volksgezondheid ligt het percentage van mensen met psychische problemen die zijn opgenomen in Nederland een derde hoger dan in omliggende landen. Oorzaken die hiervoor genoemd worden zijn: klachten worden sneller geproblematiseerd, medicalisering, en huisartsen die patiënten gemakkelijker doorsturen naar de ggz. Deze maatregel kan grote positieve gevolgen hebben voor de patiënt, maar kan ook de druk op de rol van de huisarts vergroten.

Een positievere ontwikkeling is het feit dat de Wet Bijzondere opnemingen in psychiatrische ziekenhuizen (Bopz) is uitgebreid. Vanaf 1 juni 2008 is het mogelijk om psychotische patiënten gedwongen te laten opnemen (inclusief medicatie), ook als er geen direct gevaar is.

Daarnaast is er een tendens om ex-patiënten te laten meewerken in de psychiatrie. Deze ervaringsdeskundigen kunnen beter invoelen wat de patiënten doormaken en kunnen een brug slaan tussen patiënten en begeleiders.

1.8.2 Gehandicaptenzorg

De zorg voor mensen met een handicap bestrijkt een breed terrein van professionele en niet-professionele voorzieningen en diensten. Het begrip handicap kan op vele manieren worden omschreven en is vaak afhankelijk van de sociaal-culturele context. Er wordt een onderscheid gemaakt tussen lichamelijk en geestelijk (verstandelijk) gehandicapt. Bij lichamelijk gehandicapten valt te denken aan motorisch, zintuiglijk, orgaan-, taal- en spraakgehandicapten. Voor de meeste mensen met een lichamelijke handicap zijn vooral ambulante voorzieningen belangrijk. Bij verstandelijk gehandicapten dienen we te denken aan een ontwikkelingsachterstand. Voor verstandelijk gehandicapten zijn er bijvoorbeeld instellingen die, behalve een woonfunctie, verzorging, begeleiding, verpleging, diagnostiek en behandeling voor hun bewoners bieden, zowel voor kortdurend als langer verblijf. Er zijn ook verblijf- en overdagvoorzieningen en er is ambulante maatschappelijke dienstverlening.

Het aantal jonggehandicapten met een uitkering dreigt binnen tien tot vijftien jaar te stijgen tot een half miljoen. Deze jongeren krijgen een Wajonguitkering en dit kost de overheid 2 miljard euro per jaar. Natuurlijk wordt door de overheid ingegrepen om dit aantal terug te dringen.

1.8.3 Verpleeghuiszorg en verzorgingshuizen

De stijgende zorgvraag in de langdurige zorg wordt vooral veroorzaakt door demografische groei: steeds meer mensen worden steeds ouder. In 2040 zal het aantal ouderen zijn opgelopen tot 4,6 miljoen ten opzichte van 2,6 miljoen nu. Deze ouderen worden gemiddeld ook twee à drie jaar ouder dan de ouderen van eerdere generaties. Deze groep zal dan ook steeds vaker een beroep doen op instellingen voor langdurige zorg.

Verpleeghuizen zijn bedoeld voor mensen die niet (langer meer) zijn aangewezen op een ziekenhuis, maar wel verpleging en verzorging nodig hebben die thuis of in het verzorgingshuis niet geboden kunnen worden. Het verpleeghuis beoogt een integrale behandeling te geven aan mensen die door ziekte, invaliditeit of naderende dood een continue, systematische, veelal langdurige en multidisciplinaire zorg op zowel somatisch als psychogeriatrisch gebied behoeven. Naast klinische behandeling hebben dagverpleging en revalidatie een belangrijke plaats in de verpleeghuiszorg gekregen. Het verpleeghuis was aanvankelijk gebouwd als goedkoper alternatief voor het ziekenhuis ten behoeve van langdurig zorgbehoevende en herstellende patiënten. Verpleeghuizen worden gefinancierd vanuit de AWBZ en er is sprake van een maximale eigen bijdrage.

De kwaliteit van zorg in verpleeg- en verzorgingshuizen is een voortdurende bron van discussie. Verantwoorde zorg kan niet geboden worden door bezuinigingen op personeel. Ook de werkers in deze branche zijn de negatieve publiciteit beu. Zij zeggen zich vaak te schamen voor hetgeen zij minimaal kunnen bieden aan een grote kwetsbare groep patiënten en bewoners. Hoogopgeleide werknemers worden regelmatig ingeruild voor laaggekwalificeerd personeel. In veel huizen kan de basiszorg, zoals toezicht in de huiskamers en hulp bij het toiletbezoek, al niet worden gerealiseerd. De IGZ constateerde dat in minimaal vijftig instellingen de zorg nog niet op orde is. De regie van de zorg moet daadwerkelijk terugkomen bij het personeel.

In september 2008 is een site gelanceerd (www.kiesbeter.nl) om inhoudelijk te vergelijken aan welke eisen de verschillende ouderenzorginstellingen voldoen. Zowel de toekomstige bewoner als de familie kan op de site zien hoe de betreffende instelling omgaat met belangrijke aspecten in de zorg. Overigens zijn op deze site ook de thuiszorginstellingen opgenomen.

1.8.4 Thuiszorg

Een reële mogelijkheid om kosten van langdurige zorg voor ouderen te drukken, is inzetten op meer en goede thuiszorg. Zorg thuis laat cliënten langer thuis wonen, in hun eigen omgeving. Deze vorm van zorg is goedkoper dan verpleeghuiszorg. Goede investering in zorgprofessionals én in technologische ontwikkelingen is belangrijk. Een belangrijke ontwikkeling is Domotica. De integratie van technologie en diensten, ten behoeve van een betere kwaliteit van wonen en leven. De thuiszorgorganisaties leveren sinds 2003 zes van de zeven zorgfuncties: huishoudelijke verzorging, persoonlijke verzorging, verpleging, ondersteunende begeleiding, activerende begeleiding en behandeling; dit alles zonder verblijf als zevende functie. Inmiddels is er al een aantal functies uit het pakket van de thuiszorg gehaald. Dit heeft te maken met ingrepen in de AWBZ. Verder wordt de thuiszorg gefinancierd vanuit de AWBZ, de Wmo (PGB) en eigen betalingen.

In totaal haalden de 164 erkende thuiszorgorganisaties in 2002 een omzet van 3,3 miljard euro. Gemiddeld telde de thuiszorg in 2003 370.000 gebruikers. In datzelfde jaar werd gemeten dat circa 600.000 potentiële vragers van thuiszorg zelf voor een oplossing zorgden door middel van onder andere mantelzorg. De vraag zal naar verwachting tot 2020 met 18% toenemen naar ongeveer 435.000 gebruikers. Naar verwachting zullen dan 900.000 potentiële vragers zelf voor een oplossing moeten zorgen.

De thuiszorg heeft in economisch perspectief een groot belang. Niet alleen de omvang van de hulpvraag is gigantisch, ook het belang van het verzorgen van mensen thuis, en dus niet in de duurdere omgeving van een zorginstelling, is groot. De thuiszorg stond volop in de belangstelling van de media, helaas vooral in negatieve zin. Krantenkoppen als: 'Koekhappen in de thuiszorg', 'Veel geld voor hulpbehoevenden is al heel lang zoek', 'Onderzoek naar mogelijk miljoenenfraude', 'Zorgbestuurders worden massaal de laan uit gestuurd' en 'Door tekorten geen zorg in de zomer' zetten in het bijzonder de financiering van de thuiszorg in een merkwaardig daglicht. De Nederlandse Zorgautoriteit en het College Toezicht Zorgverzekeringen hebben onderzoek gedaan naar de financiering in de thuiszorg. Hieruit blijkt dat AWBZ-premies al dan niet opzettelijk verkeerd worden besteed. De marktwerking in de zorg lijkt hierbij een prominente rol te spelen. Er komen steeds meer commerciële aanbieders op de markt die via het PGB zorg kunnen leveren. Het is op het moment van verschijnen van dit boek nog niet duidelijk hoe dit zal gaan uitpakken en hoe de kwaliteit van diverse aanbieders is te vergelijken. Wel wordt de herintroductie van de wijkverpleegkundige genoemd.

1.8.5 Eerstelijnszorg

De versterking van de eerstelijnszorg is inmiddels tot stand gekomen. De komende jaren verandert de organisatie van de eerstelijnszorg. Huisartsen, fysiotherapeuten, verloskundigen en andere zorgverleners gaan meer samenwerken om meer samenhangende zorg in de wijk te leveren. Ook gaan artsen, verpleegkundigen en paramedici hun taken efficiënter verdelen. Er komen meer praktijkondersteuners in de huisartspraktijken. De nieuwe zorgverzekering en de nieuwe manier waarop huisartsenzorg wordt betaald, geven ruimte om de eerstelijnszorg zo in te richten dat die beter aansluit bij de behoeften van de bevolking. Dit is nodig om mensen sneller de zorg te kunnen geven die ze nodig hebben. Daarnaast kan het een oplossing bieden voor het tekort aan huisartsen, hierom zijn bijvoorbeeld ook huisartsenposten ingericht. Er zijn inmiddels nieuwe richtlijnen voor de financiering van de eerstelijnszorg geformuleerd. Zorgverzekeraars willen multidisciplinaire zorgketens een centrale plaats geven in de financiering van de eerste lijn en minder prioriteit leggen bij de ontwikkeling van vrije prijzen voor verrichtingen voor afzonderlijke beroepsgroepen. Het nieuwe beleid is vooral gericht op het verbeteren van zorg voor chronisch zieken en ouderen.

Als kenmerken van de eerstelijnszorg gelden het generalistische karakter van de geboden zorg, de in principe vrije toegankelijkheid van de hulpverlening, de situering dicht bij of te midden van de doelpopulatie, de gerichtheid op de mens in zijn thuissituatie en de ambulante wijze van hulpverlening.

Er is al langer bekend dat er veel meer mensen naar de huisarts zijn gegaan dan wordt begroot. De oorzaak ligt waarschijnlijk in het feit dat de huisarts door betere en uitgebreidere dienstverlening te leveren, meer mensen heeft gezien in de praktijk. Dit heeft behoorlijke consequenties voor het budget van de huisarts voor de komende jaren. Daarnaast bellen patiënten de huisarts steeds vaker. Individualisering en kleinere gezinnen leiden tot onnodige belasting van de arts. In meer dan de helft van de gevallen waarin een beroep wordt gedaan op de huisarts, vooral in avond-, nacht-, of weekenddiensten, zijn mensen eigenlijk alleen op zoek naar een geruststellend advies.

Literatuur

Beek, G. van (2009), *De cliënt centraal, wat nu?* Maarssen: Elsevier Gezondheidszorg.
Boot, J.M. & M.H.J.M. Knapen (2005), *De Nederlandse gezondheidszorg.* Houten: Bohn Stafleu van Loghum.
Bos, G.A.M. van den, S.A. Danner, R.J. de Haan e.a. (red.) (2000), *Chronisch zieken en gezondheidszorg.* Maarssen: Elsevier Gezondheidszorg.
Bruntink, R. & A. Cremers (2005), *Onzichtbare zwaarte van zorg, verpleegkundigen en verzorgenden aan het woord.* Maarssen: Elsevier Gezondheidszorg.
Idenburg, P.J. & M. van Schaik (2010), *Diagnose 2025, Over de toekomst van de Nederlandse Gezondheidszorg.* Schiedam: Scriptum.
Keuzenkamp, H.A. (2005), *Verzekeringskunde.* Amsterdam: Universiteit van Amsterdam.
Maas, J. & H. van Ravestein (2009), *Verantwoord Besturen.* Harmelen: Maas bestuursvraagstukken.
Raad voor de Volksgezondheid & Zorg, Den Haag (2009), *Governance en kwaliteit van Zorg.*
Spreeuwenberg, C., D.J. Bakker & R.J.M. Dillmann (2012), *Handboek palliatieve zorg.* Maarssen: Reed Business.
Veen, R.J. van der (2005), *Interventie en organisatie, een sociologische analyse van het veranderend vermogen tot maatschappelijke interventie aan de hand van de veranderingen in het gezondheidszorgbeleid.* Rotterdam: Erasmus Universiteit.
Verbeek, G. (2004), *Het spel van kwaliteit en zorg.* Maarssen: Reed Business.
Zoest, C. van (2010), *Kwaliteitszorg voor non-profit organisaties.* Den Haag: Boom Lemma uitgevers.

Websites

Beroepsorganisaties verpleegkundigen: www.nu91.nl en www.venvn.nl
Brancheorganisatie voor ondernemers in de verpleeghuis- en verzorgingshuiszorg: www.ActiZ.nl
Brancheorganisaties zorg (BOZ): www.brancheorganisatieszorg.nl
Centraal Bureau voor de Statistiek: www.CBS.nl
Centraal cultureel planbureau: www.scp.nl
Centraal Orgaan voor de Zorg: www.coz.nl
Centraal orgaan Tarieven Gezondheidszorg: www.ctgzorg.nl
Centraal Plan Bureau: www.cpb.nl
Centrale Indicatie Commissie: www.ciz.nl
Chronisch Zieken en Gehandicaptenraad: www.cg-raad.nl
College Bouw Zorginstellingen en ziekenhuisvoorzieningen: www.bouwcollege.nl
Eerste Kamer der Staten Generaal: www.eerstekamer.nl
Europese Raad voor de Volksgezondheid, via de rvz- en eu-site
Gezondheidsraad: www.gr.nl
Inspectie gezondheidszorg: www.IGZ.nl
Landelijk Expertisecentrum Verpleging en Verzorging: www.levv.nl
Koninklijke Nederlandse Maatschappij voor de Geneeskunde: www.knmg.nl
Kwaliteitsinstituut voor de gezondheidszorg: www.cbo.nl
Ministerie van Volksgezondheid Welzijn en Sport: www.vws.nl
Nederlands Huisartsen Genootschap: www.nhg.nl
Nederlands Onderzoeks Instituut voor de Zorg: www.nivel.nl Prismant: www.prismant.nl
Nederlandse Patiënten en Cliënten Federatie: www.npcf.nl
Nederlandse Zorg Autoriteit: www.nza.nl
Raad voor de Volksgezondheid en Zorg: www.rvz.nl
Rijksinstituut voor Volksgezondheid en Milieu: **www.rivm.nl**
Rijksoverheid: www.rijksoverheid.nl
Sociaal Economische Raad: www.ser.nl
Tweede Kamer der Staten Generaal: www.tweedekamer.nl
World Health Organization: www.who.int

Tijdschriften

The Lancet Oncology
Elsevier
Zorgmarkt
Zorgverzekeraars Nederland Journaal

2 Strategie

Dafir Kramer

2.1 Inleiding

Dit hoofdstuk gaat over strategie en strategievorming. Het belangrijkste doel is vertrouwd te raken met strategie als denkwijze, bekend te raken met strategische theorieën en begrippen en inzicht te krijgen in strategische analyse in het algemeen en voor de organisatie in het bijzonder.

Als eerste wordt ingegaan op strategie in zijn algemeenheid. Hierbij wordt bekeken wat strategisch denken eigenlijk is en welke betekenis het heeft voor organisaties. Hiermee wordt een algemeen begrip over het vakgebied gevormd en een vertrouwd gevoel gekweekt om de mogelijkheden en onmogelijkheden in de praktijk in te schatten. Vervolgens wordt strategievorming beschreven. Aan de hand van een helder strategisch planningsmodel komen de belangrijkste thema's, theorieën, modellen en instrumenten binnen het vakgebied aan de orde.

2.2 Strategie: iets mythisch?

Strategie is met de nodige mythen omgeven. Strategie zou iets zijn dat uitsluitend is voorbehouden aan het topmanagement of andersoortige mensen met bijzondere gaven (men spreekt zelfs over goeroes). Het is bovendien een vakgebied dat bol staat van ingewikkelde, vaak Engelse termen, die duur klinken, maar die velen maar weinig zeggen. Zelfs mensen die zich professioneel bezighouden met strategie (bijvoorbeeld wetenschappers en consultants) weten niet goed uit te leggen wat strategie nu eigenlijk behelst. En als ze het al kunnen uitleggen, dan verschillen die deskundigen ook nogal eens hartgrondig van mening. Veel mensen vinden strategie daarom iets vaags en ongrijpbaars.

Dit beeld is niet alleen onterecht, het is ook nog eens heel erg jammer dat dat bestaat. Strategie is namelijk van alle tijden en heel alledaags. We zijn er (onbewust) continu mee bezig. Wanneer we dat beseffen, komen we erachter dat strategie enorm veel voordeel kan hebben, zeker in organisaties.

2.3 Iedereen doet aan strategie

Als we hier even bij stilstaan, dan komen we erachter dat we vaak bezig zijn met strategie. Bijvoorbeeld wanneer we een huis kopen, verhuizen of een opleiding gaan volgen. Wanneer we nadenken over onze eigen situatie in relatie tot omstandigheden in onze omgeving en daarbij komen tot fundamentele keuzen voor de toekomst, zijn we in essentie bezig met strategisch denken. In zijn algemeenheid hebben die vragen betrekking op:
- Wat wil ik? (visie)
- Wat ga ik doen? (missie)
- Hoe ga ik dat doen? (strategie)

Strategisch denken is echter vaak een onbewust proces. Zo zijn veel strategische beslissingen meer gebaseerd op intuïtie dan op zuiver rationeel redeneren. Vaak worden de redenen voor een beslissing dan ook achteraf verzonnen. Maar wanneer we terugkijken naar het verloop van ons leven en de beslissingen die we namen die bepalend waren voor dat verloop, kunnen we daarin een patroon herkennen. En zo geredeneerd hebben we altijd een strategie. Of we ons daar nu van bewust zijn of niet. En dat geldt ook voor organisaties. Strategisch denken en strategisch management gaan nu over het bewust bezig zijn met deze alledaagse vraagstukken. Bewust strategisch denken helpt om te coördineren, anticiperen en effectief en efficiënt te handelen. De waarde van strategieën is er vooral in gelegen dat ze een basis voor het handelen verschaffen. Strategie is daarom misschien vooral het verhaal dat mensen in en rondom een organisatie kunnen delen over de betekenis van wat die organisatie doet en daarmee een gemeenschappelijk kader vormt voor hun handelen. Dat kan behulpzaam zijn. Voor organisaties, waar het handelen van soms duizenden mensen op elkaar afgestemd moet worden, is het noodzaak.

2.4 Basiskenmerken van strategievorming

Hoewel het moeilijk is een precieze definitie te geven van strategie, is wel een aantal kenmerkende aspecten aan te wijzen. Wanneer we een strategische discussie beluisteren, merken we dat een aantal onderwerpen altijd aan de orde zijn en dat als het daarom gaat, altijd op een bepaalde manier gesproken wordt.

2.4.1 De relatie tussen organisatie en omgeving staat centraal

Een eerste kenmerk van strategische discussies is dat het altijd gaat over de organisatie versus haar omgeving. Het gaat dan enerzijds om het verwerven van inzicht in de voor de organisatie relevante omgeving (*externe analyse*) en anderzijds om het vormen van een beeld over de aard van de organisatie zelf (interne analyse). Vanuit dit inzicht wordt vervolgens een oordeel gevormd over de mate waarin de organisatie aansluit op die omgeving (fit) en worden keuzes gemaakt voor het toekomstig handelen van de organisatie. Heel eenvoudig betreft het de vraag: Wat doen we voor wie en op welke manier? Vandaar dat het kernthema in strategische discussies de product-marktcombinatie (PMC) betreft. Een goede strategie is niet te formuleren, als hiervan geen precies beeld bestaat. In het (voornamelijk Engelse) jargon heeft men het dan over business strategy, waarbij business dezelfde betekenis heeft als productmarktcombinatie.

In feite is hierbij het klassieke economische model aan de orde waarbij het gaat om afstemming van vraag en aanbod. Een organisatie kan immers alleen bestaan als die in staat is een product of dienst aan te bieden waaraan in de markt een behoefte bestaat. Wanneer men dat niet goed doet, zal (op termijn) de klant wegblijven of zal de geldverstrekker (bij niet op winst gerichte ondernemingen) de financiële kraan dichtdraaien.

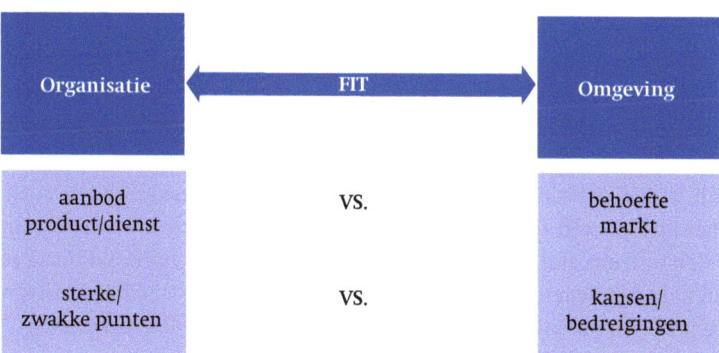

Figuur 2.1 De relatie tussen de organisatie en de omgeving

Het klassieke instrument dat hierbij gebruikt wordt is de SWOT-analyse; SWOT staat voor strengths (sterkte punten), weaknesses (zwakke punten), opportunities (kansen) en threats (bedreigingen). In dit model gaat het erom de interne sterke en zwakke punten af te stemmen op de externe kansen en bedreigingen. Het komt er uiteindelijk op neer dat men zich een oordeel vormt over de fit van de organisatie met haar externe omgeving en daarin keuzes maakt.

2.4.2 Strategie bevat altijd een veranderperspectief

Een tweede kenmerk van strategische discussies is dat het altijd gaat over het toekomstig handelen. Eenvoudig gesteld gaat het altijd over de vraag waar men op dit moment staat (ist-situatie), waar men naartoe wil (soll-situatie) en de wijze waarop men daar wil komen. Met andere woorden: in gesprekken over strategie is altijd aan de orde welke veranderingen men moet of wil doorvoeren.

Deze discussie kan men van twee kanten insteken. In het ene geval kan men beginnen bij de vraag hoe men er in de huidige situatie voor staat en zich vervolgens afvragen wat vanaf dat vertrekpunt een goede vervolgweg is. De realiteit van het heden (empirisme) en verwachtingen over hoe die realiteit zich in de toekomst zal ontwikkelen, vormen dan het vertrekpunt. In deze benadering zijn analyse- en voorspellingstechnieken erg belangrijk. De voorspellingen schrijven dikwijls voor welke strategische keuzes gemaakt moeten worden. Dit type strategieën heeft dan ook vaak een nogal dwingend karakter en deze manier van redeneren wordt doorgaans gehanteerd wanneer een bepaalde dreiging wordt gevoeld. De strategie is dan ook een voortzetting en extrapolatie van het heden naar de toekomst.

Wanneer de discussie ingestoken wordt vanuit een gewenste toekomstige toestand, is meer sprake van visionaire strategievorming. Niet de situatie zoals die is, vormt de basis voor de strategie, maar de situatie zoals men die wenst of wil. Dat kan een concrete droom van de ondernemer zijn, maar ook een maatschappelijk gedeelde visie. Die visie kan, wanneer die niet aansluit bij de realiteit van het heden, zelfs utopische vormen aannemen. Strategieën worden in dit geval dan ook meestal gemaakt door vanuit de gewenste toestand terug te redeneren naar het heden. De redenering is dan: Als we naar D willen, moeten we eerst naar C. En om bij C te komen moeten we eerst naar B, enzovoort.

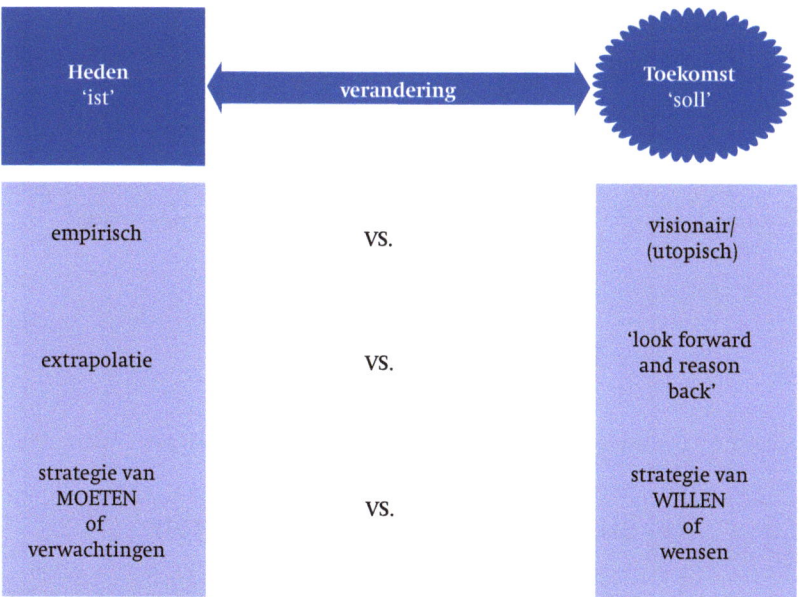

Figuur 2.2 Empirische en visionaire strategie

2.4.3 Strategie gaat altijd uit van intentionaliteit

Een derde kenmerk van strategische discussies betreft de vraag in hoeverre strategieën bewust vooraf gepland kunnen worden. In de praktijk is de gerealiseerde strategie (daadwerkelijke uitkomst) namelijk altijd een combinatie van intenties (wat je je voornam) en spontane invloeden (wat er al doende op je af komt). Daardoor is een volledige scheiding tussen planning en uitvoering bijna onmogelijk. Dat is een van de redenen waarom mensen de waarde van strategie betwisten. Toch blijkt in de praktijk dat mensen, maar vooral organisaties, meer kunnen bereiken en daarin succesvoller zijn wanneer ze bewust met strategie bezig zijn. Vandaar dat strategievorming altijd uitgaat van de gedachte van intentionaliteit. Hoewel de toekomst per definitie onvoorspelbaar is, wordt de aanname gehanteerd dat plannen maken nut heeft en dat het daarom de moeite waard is daar tijd, geld en energie in te steken. Ook maakt dit inzicht duidelijk dat strategievorming niet een eenmalige activiteit is, maar een doorgaand proces. Of, zoals Churchill stelde: 'Plans are nothing, planning is everything.'

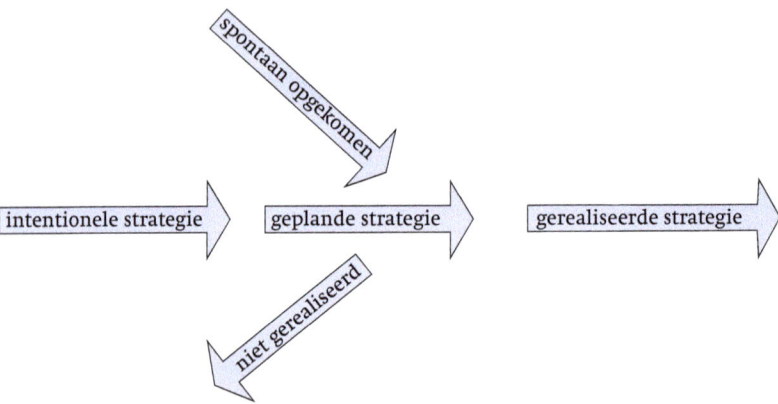

Figuur 2.3   Geplande en gerealiseerde strategie (naar: Mintzberg en Waters, 1985)

2.5   Het stellen van strategische vragen

In de praktijk is niet eenvoudig te bepalen wanneer vragen strategisch zijn. Dat heeft vooral te maken met de wijze waarop men de vragen stelt. In zijn algemeenheid kan men stellen dat 'problemen' binnen organisaties niet strategisch zijn. Het gaat dan om enkelvoudige vraagstellingen waarbij het probleem eigenlijk duidelijk is en de oplossing daarmee ook (wat niet betekent dat het oplossen dan makkelijk is). Wanneer men zegt dat de wachttijd te lang is, is er sprake van een probleem: een enkelvoudig vraagstuk waarbij het verkorten van die wachttijd de oplossing is. Het is dan een operationeel vraagstuk dat gewoon binnen de geldende strategie aangepakt kan worden. Tegelijk voelt men aan dat hier veel meer aan de hand zou kunnen zijn. De wereld van wachttijden zou wel eens een symptoom kunnen zijn van een totaal organisatiesysteem van reguleringen, doelstellingen, financieringsstructuren, belanghebbenden, organisatieinrichting enzovoort. In dat geval kan men beter niet spreken over een probleem, maar over een problematiek: een samenhangend stelsel van problemen die allemaal op elkaar ingrijpen. En dan is er al snel sprake van een strategisch vraagstuk. Het oordeel over de aard van de problematiek (waar het aan ligt) en de wijze van aanpak zijn dan immers van fundamentele invloed op de toekomst van de organisatie. Hoewel het dus moeilijk is precies aan te geven wanneer een vraagstuk strategisch is, kan gesteld worden dat strategische vragen zich kenmerken door hun complexe karakter, in die zin dat:
- het gaat om een samenstel van verschillende deelproblemen;
- deelproblemen op elkaar ingrijpen en elkaar beïnvloeden;

- de uitkomst van gebruikte oplossingen onzeker is;
- de aard van de problematiek onduidelijk is en op verschillende manieren uit te leggen;
- betrokken mensen verschillende belangen en wensen hebben ten aanzien van de oplossing;
- er sociale en materiële beperkingen zijn ten aanzien van haalbare oplossingen.

Of een vraagstuk strategisch is, heeft dus vooral te maken met de wijze waarop vragen worden gesteld. De kunst van strategisch denken is dan ook niet zozeer in gelegen strategische vragen te formuleren, maar veel meer in het herkennen van de strategische implicaties van veel vraagstukken.

2.6 Strategie in brede en enge zin

Iedere organisatie vindt haar bestaansrecht in het vermogen een aanbod te genereren dat aansluit op een externe vraag. De kern daarbij is dat een organisatie waarde moet creëren in de ogen van haar omgeving om bestaansrecht te hebben en te houden. Strategievorming gaat over keuzes ten aanzien van dat waardecreatieproces. Hierbij kan een onderscheid gemaakt worden tussen strategische keuzes in brede en in enge zin. In brede zin behelst strategie de vragen over visie, missie en strategie en beslaat daarmee het denkproces van 'wat willen we?' tot en met 'hoe doen we het?' Met andere woorden: bij strategie in brede zin gaat het niet alleen over de wijze van uitvoering om bepaalde doelen te bereiken, maar ook om het bepalen van die doelen zelf, die tot uitdrukking komen in het vaststellen van een organisatievisie en -missie.

In enge zin gaat strategie alleen over het bereiken van vooraf vastgestelde doelen. De missie staat in dit geval al vast en de vraag is veel meer op welke wijze die doelen bereikt kunnen worden. Meer in het bijzonder gaat het dan over welke middelen ingezet moeten worden en de manier waarop men dat doet om het gewenste doel te halen. Sommigen spreken in dit geval liever over tactiek.

In de praktijk is het verschil tussen strategie en tactiek kunstmatig. Wat op het ene niveau in de organisatie een tactische beslissing is (bijvoorbeeld bepaalde zorgtaken niet meer zelf doen, maar uitbesteden), kan op het daaronder gelegen niveau weer een brede strategische betekenis hebben (van fundamentele invloed op de toekomst voor dat organisatieonderdeel). In die zin is de relatie tussen strategie (in brede zin) en tactiek (in enge zin) er een als van de poppetjes van een Russische matroesjka.

Tabel 2.1

	Strategie	Tactiek
Gericht op	Kaders voor uitvoering	Wijze van uitvoering
Geformuleerde doelen	Breed, algemeen	Smal, specifiek
Geformuleerde acties	In algemene zin over de totale organisatie	Specifiek toegesneden op een bepaalde situatie

2.7 Het verschil tussen strategie en beleid

Tot nu toe wordt steeds over strategie gesproken. En dat is een begrip dat vooral gebruikt wordt in commerciële omgevingen. In de zorg zijn echter veel organisaties die geen commerciële grondslag hebben en binnen dergelijke organisaties spreekt men vaak liever over beleid. Maar beleid heeft wel verschillende betekenissen.

In non-profitorganisaties heeft het begrip 'beleid' vaak betrekking op het bereiken van specifieke externe doelstellingen. Beleid is in dat geval het antwoord op bepaalde maatschappelijke vraagstukken en wordt geformuleerd in termen van 'beleidsdoelstellingen'. Het rijksvaccinatiebeleid is bijvoorbeeld afkomstig van de doelstelling van het ministerie van Volksgezondheid, Welzijn en Sport om alle kinderen in Nederland te beschermen tegen gevaarlijke, soms dodelijke infectieziekten.

Bovendien wordt nogal eens onderscheid gemaakt tussen strategisch beleid, tactisch beleid en operationeel beleid. Dit onderscheid heeft voornamelijk te maken met de tijdshorizon die men gebruikt. Bij strategisch beleid gaat het om algemene doelstellingen voor de lange termijn (beschermen van kinderen). Tactisch beleid is gericht op de middellange termijn (voor welke ziekten wordt gevaccineerd) en operationeel beleid op de korte termijn (inentingsschema). Tegelijk kan beleid ook betrekking hebben op keuzes voor de organisatie zelf. In dat geval gaat organisatiebeleid over hetzelfde als organisatiestrategie, namelijk over de fundamentele keuzes voor de toekomst van de organisatie. Het is deze vorm van beleid die in dit hoofdstuk centraal staat.

In commerciële omgevingen heeft men het ook wel over beleid, maar dan gaat het vaak meer om uitgangspunten en ervaringsregels ten aanzien van het interne handelen rondom specifieke thema's. Zo kennen veel commerciële organisaties financieel beleid, personeelsbeleid, milieubeleid, enzovoort. Dat betreft meer de gedragslijnen met betrekking tot de behandeling van specifieke zaken die kunnen spelen in de organisatie.

2.8 Niveaus van strategievorming

Eerder werd gesteld dat het kernthema bij strategievorming gaat over de product-marktcombinatie (PMC). Hier immers wordt de fit tussen de organisatie en de omgeving gemaakt welke bepalend is voor het bestaansrecht van de organisatie. Men spreekt in dit geval ook wel over concurrentiestrategie, omdat op dit niveau de strijd om de gunst van de klant plaatsvindt. Daarom kan gezegd worden dat het hart van de strategievorming zich altijd bevindt op het niveau van de PMC. Er zijn echter nog meer niveaus van strategievorming.

Voor degene die met strategie aan de slag gaat, is het erg belangrijk om te beseffen op welk niveau hij bezig is. De vragen die op de verschillende niveaus gesteld worden, lijken weliswaar vaak op elkaar, maar ze hebben een wezenlijk ander karakter. Ook zijn op de verschillende niveaus verschillende vragen aan de orde. Maar belangrijker nog is te beseffen dat de verschillende niveaus op elkaar ingrijpen. De keuzes die op een hoger niveau gemaakt worden, vormen immers vaak de kaders waarbinnen de lagere niveaus hun keuzes moeten baseren.

2.8.1 Functionele strategie

Op het laagste niveau gaat het om afdelingen en eenheden binnen de organisatie met een specifieke taak. Soms hebben die afdelingen een functionele focus (bijvoorbeeld marketing of financiën), soms hebben ze een specifieke taak (bijvoorbeeld intake of kwaliteitsbewaking). Ook deze eenheden moeten voor zichzelf strategieën ontwikkelen, maar die hebben in de praktijk vaak een meer tactisch en/of operationeel karakter. Die resulteren bijvoorbeeld in marketingplannen, personeelsplannen, afdelingsplannen enzovoort, die normaal gesproken een verdere uitwerking zijn van de organisatiestrategie.

2.8.2 Concurrentiestrategie

Op een niveau hoger bevindt zich de PMC of business. Daarom wordt op dit niveau ook wel gesproken over businessstrategie of bedrijfsstrategie. Het gaat dan over eenheden waar verschillende functies zijn samengevoegd om een specifiek product of dienst voort te brengen. Hoewel niet altijd zo georganiseerd, heeft een goed gedefinieerde PMC de mogelijkheid om zelfstandig te bestaan. Wanneer een dergelijke eenheid min of meer zelfstandig wordt georganiseerd, spreekt men van een businessunit (bijvoorbeeld een centrum voor klinische psychologie binnen een ggz-instelling).

2.8.3 Concernstrategie

Binnen veel organisaties is sprake van samenvoeging van meer PMC's. In dat geval spreken we over een concern (in Engels jargon: corporation). Omdat een concern als zodanig niet actief is op de markt (men neemt geen 'ggz' af, maar psychologische zorg), gaat het hier niet zozeer over de concurrentiestrategie als zodanig. Veel meer gaat het over de samenstelling van verschillende PMC's en de relatie hiertussen binnen een geformaliseerd groter geheel. Vandaar dat in dit geval gesproken wordt over concernstrategie ('corporate strategy'). Door verschillende businesses binnen een concern samen te brengen, is het namelijk mogelijk een gezamenlijk voordeel te realiseren dat ervoor zorgt dat de individuele businessunits beter kunnen presteren in hun eigen markt, bijvoorbeeld door kostenvoordeel te behalen door de inkoop gezamenlijk te doen. Of door gezamenlijk gebruik te maken van gedeelde functies. De algemene strategische opgave op dit niveau is dan ook hoe men een geheel (aan PMC's) weet te realiseren dat meer is dan de som der delen (synergie).

In figuur 2.4 is het organisatieschema van Zorggroep Alliade weergegeven (bron: www.alliade.nl). Duidelijk is te zien dat de organisatie als concern is georganiseerd, waarbij er meerdere PMC's bestaan onder één raad van bestuur die bovendien gezamenlijk gebruikmaken van gemeenschappelijke ondersteunende diensten. >>

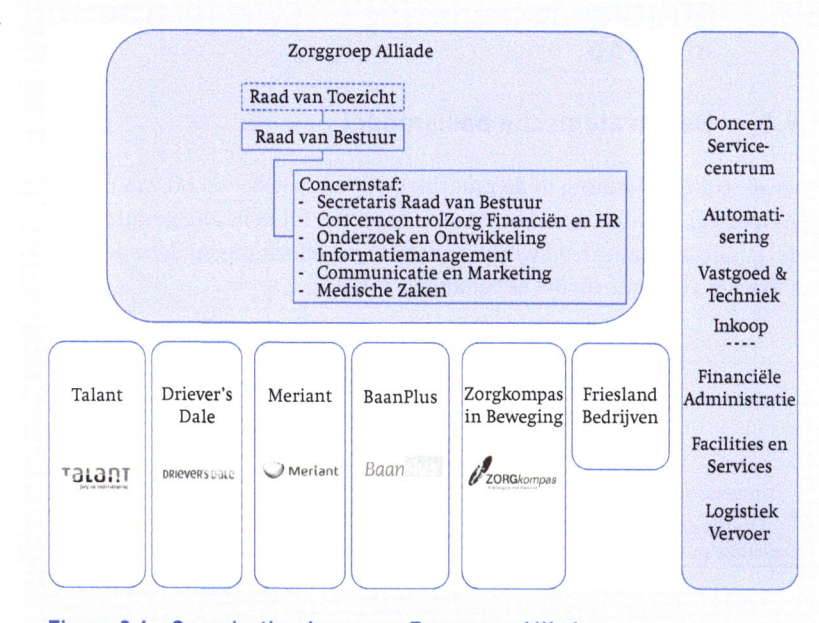

Figuur 2.4   Organisatieschema van Zorggroep Alliade

2.8.4   Netwerkstrategie

Het laatste strategische niveau is dat van een netwerk aan organisaties. Hierbij gaat het om samenwerking tussen onafhankelijke organisaties (bijvoorbeeld ketenzorg). In feite is dit een doortrekken van strategische vragen op concernniveau, in die zin dat men ook in dit geval zoekt naar mogelijkheden die alleen ontstaan als onderdeel van een groter geheel. Tevens gaat het hier over de vraag of men iets zelf wil doen of het wil uitbesteden. Immers, wanneer een bepaalde organisatiefunctie wordt uitbesteed (bijvoorbeeld patiëntenvervoer), dan is die functie onderdeel geworden van een externe samenwerkingsrelatie. Er kan echter ook voor worden gekozen het zelf te doen en dan wordt die functie weer een intern onderdeel van het concern.

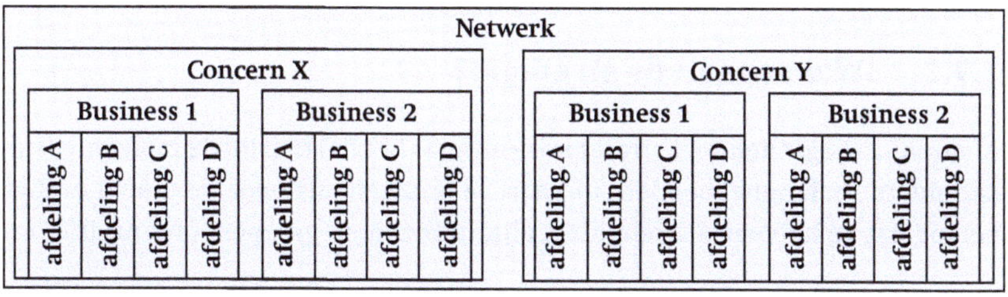

Figuur 2.5   Hoe verschillende strategische niveaus op elkaar ingrijpen

2.9 Strategieformulering en strategische analyse

2.9.1 Het strategische basismodel

Hoewel strategievorming in de praktijk een proces is dat op tal van manieren ingericht kan worden, komt een aantal aspecten bijna in alle gevallen aan de orde. In zijn algemeenheid wordt een strategie geformuleerd door de elementen van het volgende model te behandelen (figuur 2.6).

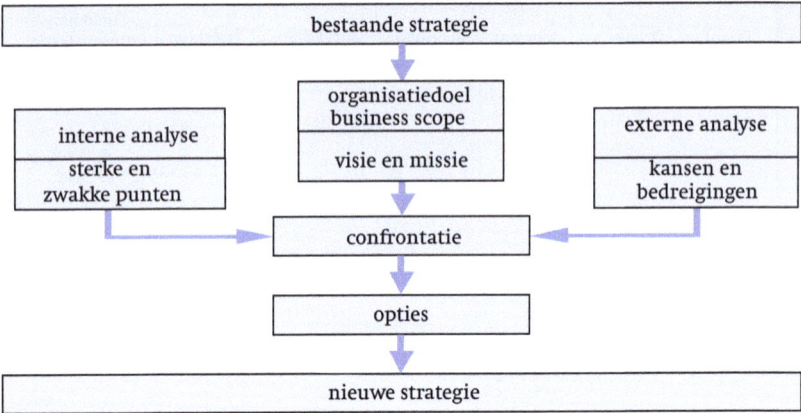

Figuur 2.6 Basismodel voor strategievorming

Een kanttekening vooraf is op zijn plaats. Strategievorming wordt hier behandeld aan de hand van een logisch analytisch model. Daardoor kan het lijken dat strategievorming een helder proces is dat stap voor stap kan worden doorlopen. In de praktijk is dat echter zelden het geval. Antwoorden leiden tot nieuwe vragen en maken dat eerder beantwoorde vragen in een nieuw licht komen te staan. Strategievorming is in de praktijk veel grilliger dan het model doet vermoeden.

2.9.2 Wie bepaalt de strategie?

Alvorens te beginnen met strategievorming is het belangrijk de relevante 'stakeholders' (belanghebbenden) in kaart te brengen, alsmede de macht en het belang dat ze hebben. Stakeholders zijn individuen, groepen, organisaties en instituten die een belang hebben bij de organisatie en/of invloed op de organisatie kunnen uitoefenen. Hierbij kan men denken aan medewerkers, toezichthouders, afnemers, geldverstrekkers, sponsors, overheden, partners, belangengroepen, enzovoort. Het krachtenveld dat de stakeholders vormen, bepaalt namelijk de handelingsvrijheid van de organisatie bij de vaststelling van het organisatiedoel en de verdere strategie. In de praktijk wordt voor deze analyse vaak de matrix ingevuld, die is weergegeven in figuur 2.7.

Macht		Belang	
		LAAG	HOOG
	HOOG	tevreden houden	kernspelers/betrekken
	LAAG	minimale inspanning/ negeren	geïnformeerd houden

Figuur 2.7 Stakeholderanalyse

Gekoppeld aan de vraag naar de belangrijkste stakeholders is de vraag hoe verantwoordelijkheden en bevoegdheden verdeeld zijn (governance). Bijvoorbeeld wat de rechtsvorm is, wie het bestuur benoemt, wat hun mandaat is en welke vormen van toezicht nodig zijn (bijvoorbeeld ethische commissie, patiëntengroepen). Vooral voor publieke organisaties worden voorschriften vastgesteld die erop gericht zijn de belangenafweging op een goede manier te laten plaatsvinden.

2.9.3 Het doel van de organisatie

Strategieformulering kan niet plaatsvinden wanneer het doel van de organisatie niet bekend is, een vertrekpunt van waaruit de analyse begint. Binnen strategisch management wordt het doel van de organisatie in het algemeen beschreven aan de hand van de begrippen 'visie' en 'missie'. Visie heeft in dat verband betrekking op waar je naartoe wilt en missie heeft betrekking op de kernopdracht. Ze vormen het kader van waaruit de verdere analyse zal plaatsvinden en welke keuzes vervolgens gemaakt kunnen worden. Met andere woorden: het doel van de organisatie, zoals verwoord in de visie en missie, vormt de richting en begrenzing van het strategieformuleringsproces. Veelal ligt het doel van de organisatie al vast en kan het gevonden worden in de bestaande strategie.

Het verschil tussen doelen en doelstellingen

Hoewel de woorden sterk op elkaar lijken, bestaat er binnen het strategisch management een essentieel onderscheid tussen de begrippen 'doel' en 'doelstelling'. Doel verwijst naar de reden waarom een organisatie bestaat (*purpose*). In aanleg is het doel van de organisatie tijdloos. Het vormt het voortdurende kader waarbinnen afwegingen en keuzes moeten plaatsvinden. Doelstellingen daarentegen gaan over te bereiken resultaten. Deze zijn altijd in meer of mindere mate tijdgebonden. Dit kunnen meer kwalitatieve doelstellingen zijn voor de lange termijn (*goals*), middellangetermijndoelstellingen (*objectives*), maar ook kwantitatieve doelstellingen voor de korte termijn (*targets*).

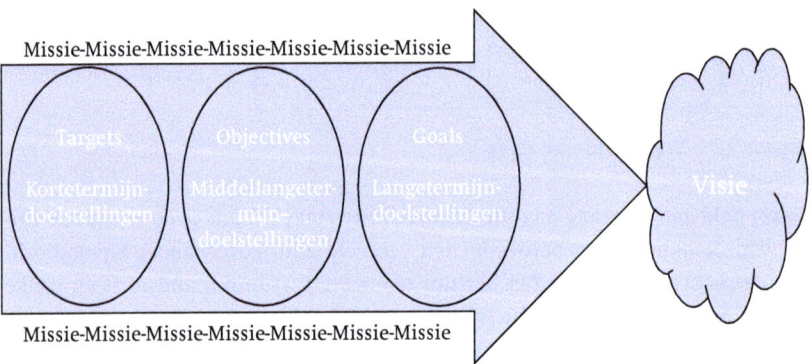

Figuur 2.8 Visie, missie en doelstellingen

Visie

In 1961 sprak president Kennedy uit dat nog voor het einde van het decennium een mens voet op de maan zou zetten en weer veilig zou terugkeren op de aarde. Deze visie inspireerde vooral de NASA tot ongekende prestaties. Hun missie was deze droom te realiseren.

Een visie is een inspirerend idee over hoe je wilt dat het zal zijn. Een mogelijke toekomst, een wereld die zou kunnen bestaan, een droom. Een visie werkt als een idee over het beloofde land dat motiveert en energie geeft om de tocht door de woestijn te doorstaan. Daarmee is een visie een vorm van geloof in hoe het zou kunnen zijn. Een visie spreekt daarom ook altijd een waardeoriëntatie uit, in de zin dat hij omschrijft wat men belangrijk vindt of wenst. De functie van visiebeschrijvingen is dan ook dat ze inspiratie bieden en richting geven aan het handelen als een soort wegwijzer.

Missie
Gegeven een visie is het mogelijk een kernopdracht te formuleren die erop gericht is deze te realiseren, een missie. Dat is de taak die men zichzelf opdraagt of, sterker uitgedrukt: de identiteit die men zichzelf aanmeet. Denk bijvoorbeeld aan een missionaris.

Het zal duidelijk zijn dat visie en missie sterk met elkaar samenhangen. Een kernopdracht is immers altijd gericht op het bereiken van een doel en een doel kan alleen bereikt worden als men zichzelf daartoe opdracht geeft. In de praktijk worden ze dan ook vaak gezamenlijk beschreven. Daarbij worden de visie en missie vaak aangevuld met zogenaamde kernwaarden. Bij een goed geformuleerde visie en missie is het handelen genormeerd en zijn de principes beschreven die voortdurend gelden bij het maken van keuzes, zodat men blijft toewerken naar het geformuleerde doel.

Business domain
Uit een welomschreven visie en missie wordt duidelijk waar de organisatie actief wil zijn en welke positie zij wil innemen. Dit noemt men het business domain. Eigenlijk wordt daarin omschreven welke product-marktcombinatie(s) de organisatie nu en in de toekomst kan bedienen. Bij het bepalen van het business domain gaat het er niet zozeer om of men het ook daadwerkelijk allemaal (al) doet. Veeleer gaat het erom het kader te formuleren waarbinnen de organisatie actief kan en mag zijn, ofwel de kaders waarbinnen de strategie zich moet bewegen. De PMC's waarin een organisatie op een gegeven moment actief is, noemt men de business scope. Een hulpmiddel om het

business domain te bepalen is het model van Abell (1980). In dit model staan drie dimensies centraal:
1. *Afnemersdimensie*: welke klanten/doelgroepen worden bediend? Hierbij gaat het om de vraag welke marktsegmenten de organisatie bedient. Dat segmenteren kan op veel kenmerken plaatsvinden zoals geografie, leeftijdsgroep, ziektebeeld, zorgbehoefte, enzovoort.
2. *Functiedimensie*: welke behoeften worden vervuld? Hier betreft het de vraag welke functies de organisatie aanbiedt aan de klanten om in hun behoeften te voorzien. Dat kunnen concrete producten zijn (bijvoorbeeld prothesen), maar ook diensten (bijvoorbeeld revalidatie).
3. *Technologiedimensie*: welke middelen, expertise en vaardigheden worden gebruikt om in de behoeften te voorzien? Aan de hand van deze dimensie wordt de positionering van de organisatie bepaald, in die zin dat hij antwoord geeft op de vraag op welke manier de organisatie zich wil onderscheiden in haar aanbod. (bijvoorbeeld intramuraal of extramuraal).

De drie dimensies kunnen vervolgens in een matrix worden weergegeven (figuur 2.9). Daaruit blijkt of de organisatie kiest voor een brede benadering of zich juist richt op een specifiek deelgebied of niche.

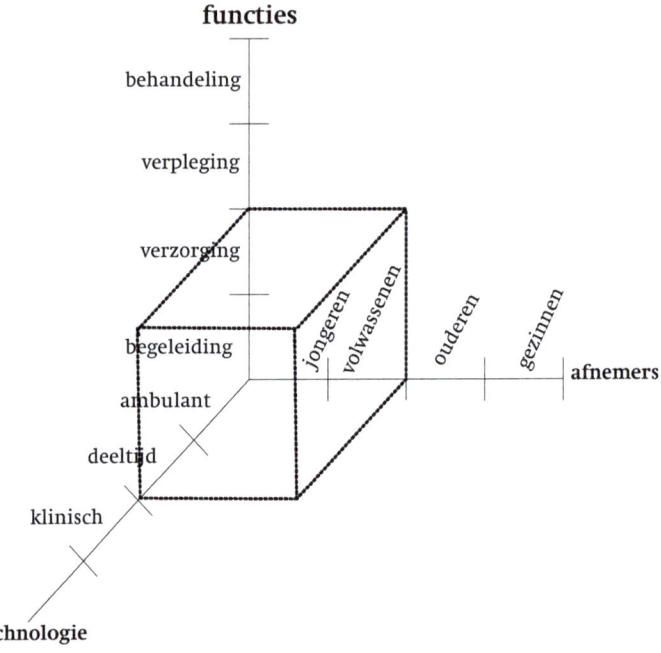

Figuur 2.9 Business domain van Abell

Het zal duidelijk zijn dat dit model in eerste instantie van toepassing is op concernniveau. Immers, het domain van de organisatie geeft aan in welke product-marktcombinaties de organisatie actief kan zijn. Zijn er meer PMC's, dan is er in principe sprake van een concern. Het hebben van een brede business scope betekent echter nog niet dat de organisatie ook in verschillende eenheden is opgesplitst die apart van elkaar opereren (businessunits). Vaak is er sprake van een sterke verwantschap of een gemeenschappelijke noemer waardoor de verschillende PMC's vanuit één organisatie worden bediend. Voor strategische analyse is het echter belangrijk de verschillende PMC's te onderscheiden, omdat ieder zijn eigen omgeving heeft en dus zelfstandig bekeken moet worden.

Als voorbeeld zijn hieronder de missie en organisatieomschrijving weergegeven van Bartiméus, een landelijk opererende stichting op het gebied van zorg voor visueel gehandicapten. Bartiméus biedt onderwijs, woonbegeleiding en dienstverlening aan mensen die slechtziend of blind zijn. Op de website (www.bartimeus.nl) is het volgende te vinden onder het kopje 'Visie en missie'.

Bartiméus zet zich in om de kwaliteit van leven van mensen die slechtziend of blind zijn te verbeteren. Met persoonlijk advies, ondersteuning en kennisoverdracht. Hoe dat gebeurt, bepaalt de cliënt zelf. Hij voert de regie over zijn leven en maakt daarin zijn eigen keuzes.

Wij zoeken naar de beste vormen van ondersteuning voor onze cliënt. En werken volgens de laatste inzichten. Daarbij zoeken wij continu naar verbeteringen. Dat zijn wij verplicht aan onze cliënten. Wij gaan door tot wij het antwoord hebben op vragen van onze cliënten. Ook als wij daarvoor grenzen moeten doorbreken.

Bartiméus wil de samenleving toegankelijker maken voor slechtziende en blinde mensen. Wij stellen daarom onze kennis en ervaring beschikbaar en nemen actief deel aan het maatschappelijk debat. Daarbij gaan we zo nodig tegen de gebaande paden in.

Bartiméus werkt vanuit een christelijke levenshouding. Dit blijkt uit onze betrokken manier van werken. Persoonlijk en respectvol voor ieder mens. Bartiméus staat open voor iedereen – ongeacht levensovertuiging.

>>

>> **Missie**
Wanneer leven, leren, werken en wonen met een visuele beperking tot vragen leidt, is Bartiméus beschikbaar voor een passend, persoonlijk en professioneel antwoord.

2.10 Externe analyse

Bij de externe analyse gaat het erom inzicht te krijgen in de relevante omgeving van de organisatie. Meer in het bijzonder gaat het dan om het identificeren van de omgevingsfactoren en -trends die van wezenlijke invloed zijn op de toekomst en als zodanig kansen en bedreigingen vormen voor de organisatie. Belangrijke thema's die aan de orde komen bij een externe analyse zijn:
- de relevante omgeving voor de organisatie;
- de belangrijkste factoren in de omgeving en de ontwikkeling daarvan;
- de structuur van de sector en ontwikkeling daarvan;
- de concurrentiële omgeving.

2.10.1 Bepalen van de relevante omgeving

Alvorens een externe analyse uit te voeren, zal duidelijk moeten zijn met welke omgeving de organisatie van doen heeft. In de praktijk is vooral het vraagstuk van begrenzing heel erg moeilijk. Daarnaast is het vaak erg lastig betekenis te geven aan de informatie die wordt verzameld. Vooral organisaties die plotseling te maken krijgen met een sterk veranderde omgeving stappen nogal eens in de valkuil dat ze strategisch verlamd raken. De complexiteit is dan zo groot dat men niet meer weet waar en hoe te beginnen.

Wat de relevante omgeving is, wordt in de eerste instantie bepaald door het organisatiedoel zoals dat is verwoord in de visie- en missiebeschrijving. Hierin staat met welke klanten en sectoren de organisatie te maken heeft. Een externe analyse valt vervolgens uiteen in twee delen. Ten eerste de macroanalyse waarbij wordt gekeken naar algemene maatschappelijke ontwikkelingen en daarnaast, meer specifiek, naar de meso-omgeving, ofwel de directe concurrentiële omgeving van de organisatie. In het laatste geval wordt ook wel gesproken van een bedrijfstakanalyse of sectoranalyse.

2.10.2 De macro-omgeving

Maatschappelijke ontwikkelingen kunnen een grote invloed hebben op organisaties. Zo hebben technologische vooruitgang, maatschappelijke opvattingen, demografische ontwikkelingen enzovoort al geleid tot grote veranderingen in de zorg. Macrofactoren zijn dan ook altijd van belang voor de hele sector en niet slechts specifiek voor de eigen organisatie. Ze zijn in de praktijk ook nauwelijks door individuele organisaties te beïnvloeden. Macrofactoren hebben vaak structurele veranderingen van de sector tot gevolg of houden deze juist tegen. Daarom is het vooral ook belangrijk te bekijken hoe de factoren en de ontwikkelingen daarvan kunnen leiden tot structuurwijzigingen. Hierbij kan de vraag gesteld worden of er onder invloed van de trends sprake is van tendensen tot:
- stabiliteit of turbulentie;
- groei of krimp van de (deel)sector (structureel of conjunctureel);
- samenvoeging of opsplitsing van bedrijfsfuncties;
- schaalvergroting of schaalverkleining;
- convergentie (op elkaar lijken) of divergentie (van elkaar verschillen) van organisatiemodellen.

Vanzelfsprekend kan de uitwerking van deze trends voor individuele organisaties verschillend zijn. De wijzigingen van het zorgstelsel zijn een duidelijk voorbeeld. Door deze wijzigingen ontstaan situaties waarbij gebruikers, zorgverleners en zorgverzekeraars zich fundamenteel anders tot elkaar gaan verhouden. Dit heeft belangrijke strategische consequenties voor bijna alle organisaties die in de zorgsector actief zijn.

In het strategische vakgebied wordt de macro-omgeving bijna altijd uitgevoerd aan de hand van een PEST-analyse. Hierbij gaat het erom te kijken naar de situatie en ontwikkelingen van politieke, economische, sociaal-culturele en technologische aard. In tabel 2.2 is een aantal factoren weergegeven die daarbij een rol kunnen spelen.

Tabel 2.2 PEST-analyse

Politiek	Economisch	Sociaal-cultureel	Technologisch
Politiek landschap Wetgeving Reguleringen	Conjunctuur Financieringsaspecten Werkgelegenheid	Demografie Levensstijlen Culturele opvattingen	Nieuwe technologieën Innovaties ICT/automatisering
bijvoorbeeld stelselwijzigingen	bijvoorbeeld financieringsstelsel	bijvoorbeeld vergrijzing	bijvoorbeeld biotechnologie

2.10.3 De meso-omgeving

Bij een meso-analyse wordt meer specifiek gekeken naar de sectoromgeving of de bedrijfstak van de organisatie. Hierbij gaat het er vooral om de factoren in kaart te brengen die direct invloed hebben op winstgevendheid (of financierbaarheid) van de organisatie. Voor deze analyse wordt bijna altijd gebruikgemaakt van het vijfkrachtenmodel dat ontwikkeld is door Michael Porter (1980). Simpel gesteld is het mogelijk met het model van Porter in beeld te brengen welke koek in een sector is te verdelen en wie zich welk gedeelte van de koek kan toe-eigenen. De strijd om de koek wordt bepaald door de volgende vijf krachten.

1. *Nieuwe toetreders.* De sector wordt als eerste concurrentieel bepaald door de mogelijkheid dat nieuwe spelers in de sector actief worden. Toetreders vormen een bedreiging voor de bestaande organisatie, omdat de koek dan door meer partijen bevochten moet worden. De mate waarin er sprake is van dreiging van nieuwe toetreders is vooral afhankelijk van de aanwezige toetredingsbarrières.
2. *Substituten.* Een tweede bedreiging voor de te verdelen koek bestaat uit mogelijke substituten. Vaak ontstaat die dreiging door technologische verandering, waardoor bestaande producten, diensten en werkwijzen geconfronteerd worden met innovaties, die goedkoper en/of beter zijn.
3. *Leveranciers.* Een derde kracht wordt gevormd door de macht van de leveranciers. Wanneer de afhankelijkheid van leveranciers groot is, zal dat direct invloed uitoefenen op de winstgevendheid van de organisatie.
4. *Klanten.* Ook klanten kunnen erg machtig zijn en als zodanig de verdeling van de koek beïnvloeden. Wat zijn de wensen en verwachtingen van de klanten en hoeveel keuzevrijheid hebben ze? Wanneer klanten weinig alternatieven hebben, zal hun onderhandelingsmacht gering zijn. De macht van de klanten (om prijs en/of kwaliteit te bedingen) hangt daarom vooral af van de afhankelijkheid en keuzevrijheid die zij hebben ten opzichte van de organisatie. Bij het in kaart brengen van de klanten en hun macht voor de non-profitsector is het zaak in de gaten te houden dat er vaak verschillende soorten klanten zijn. Het gaat niet alleen om de macht van de afnemers of gebruikers van de diensten zelf, maar vooral om de opdrachtgevers die diensten financieren.
5. *Concurrenten.* Ten slotte is de intensiteit van de concurrentie een bepalende factor voor de concurrentieverhoudingen. Als er hard geconcurreerd wordt, zal het moeilijker zijn voor iedere organisatie in de sector om zich een redelijk deel van de koek toe te eigenen. De intensiteit van deze concurrentie heeft voornamelijk te maken met de mate waarin organisaties in staat zijn zich een concurrentiële positie te verwerven in de branche. Een organisatie weet zich een concurrentiepositie te verwerven door zich te onderscheiden van de

andere spelers in de sector. Een onderscheidende positie zorgt er als het ware voor dat men als organisatie een eigen stukje koek kan afschermen.

Complementors

Hoewel dit element niet voorkomt in het oorspronkelijke model van Porter, wordt tegenwoordig in een bedrijfstakanalyse ook vaak aandacht geschonken aan zogenaamde complementors. Complementors zijn bedrijfstakken die producten of diensten aanbieden die een al of niet noodzakelijke aanvulling vormen op de PMC van de eigen organisatie. Denk bijvoorbeeld aan zorgverzekeringen en zorgaanbod. Veranderingen bij de complementors kunnen van grote invloed zijn op de concurrentieverhoudingen en daarmee winstgevendheid in de eigen sector.

In figuur 2.10 is het vijfkrachtenmodel ingevuld voor een fictieve Riagg.

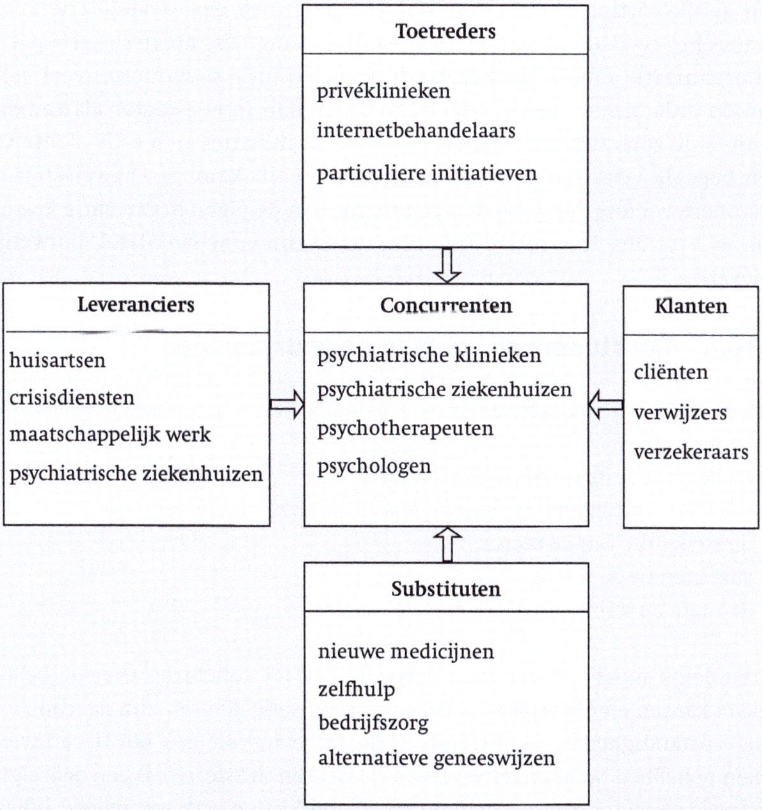

Toetreders
privéklinieken
internetbehandelaars
particuliere initiatieven

Leveranciers	Concurrenten	Klanten
huisartsen	psychiatrische klinieken	cliënten
crisisdiensten	psychiatrische ziekenhuizen	verwijzers
maatschappelijk werk	psychotherapeuten	verzekeraars
psychiatrische ziekenhuizen	psychologen	

Substituten
nieuwe medicijnen
zelfhulp
bedrijfszorg
alternatieve geneeswijzen

Figuur 2.10 Het vijfkrachtenmodel van Porter

Een vijfkrachtenanalyse is als het ware een foto van heersende concurrentieverhoudingen in de sector. Het is daarbij belangrijk ook te kijken naar verschuivingen in de vijf krachten. Concurrenten kunnen hun pijlen op een organisatie richten, organisaties uit aanpalende sectoren kunnen toetreden, substituten kunnen door technologische ontwikkelingen in aantocht zijn, leveranciers kunnen fuseren en klanten kunnen zich anders gaan gedragen. Met andere woorden: Welke ontwikkelingen zijn er te onderkennen die de machtsverhoudingen en onderlinge concurrentieposities kunnen verstoren?

Binnen een sector is het vaak mogelijk organisaties te groeperen op basis van gelijkenis. Sommige organisaties concurreren op prijs, andere specialiseren zich, weer andere proberen voorop te lopen in technologische ontwikkelingen, enzovoort. Wanneer er binnen een sector sprake is van clusters van gelijksoortige organisaties, spreekt men over een strategische groep. Vaak is het goed om meer specifiek te kijken naar de strategische groep waar de organisatie mee te maken heeft. Concurrentie is namelijk veel vaker aan de orde binnen een strategische groep dan in een sector als zodanig. Binnen de zorg zien we bijvoorbeeld dat organisaties zich vaak richten op een bepaald verzorgingsgebied (geografische afbakening). Organisaties die in andere verzorgingsgebieden actief zijn dan de eigen organisatie kunnen dan wel tot dezelfde sector behoren, maar zijn concurrentieel nauwelijks relevant.

2.10.4 Concluderend: kansen en bedreigingen

Aan de hand van analyses van de externe omgeving is het mogelijk een oordeel te vormen over:
- de belangrijkste omgevingsfactoren;
- relevante ontwikkelingen in de macro- en meso-omgeving;
- de structuur van de sector;
- vereisten in de markt;
- de mate en wijze van concurrentie.

Uiteindelijk moet een externe analyse leiden tot conclusies over de belangrijkste kansen en bedreigingen voor de organisatie. Kansen zijn daarbij factoren, omstandigheden en/of trends in de omgeving die een positieve invloed lijken te hebben op het nastreven van de visie en missie. Iets is een bedreiging wanneer de factor, omstandigheid en/of trend van negatieve invloed lijkt op het nastreven van de visie en missie.

2.11 Interne analyse

Naast een analyse van de relevante omgeving is het belangrijk een beeld te vormen van de wijze waarop de organisatie haar concurrentieel succes realiseert. Aan de hand van een interne analyse kan een oordeel worden gevormd over de sterke en zwakke punten van de organisatie, zowel op concern- als op businessniveau. Het is bij het uitvoeren van een interne analyse daarom zaak voortdurend het niveau waarop men bezig is in het oog te houden. Sommige gepresenteerde analysetechnieken zijn namelijk vooral gericht op één bepaald strategisch niveau.
Belangrijke thema's die behandeld worden in een interne analyse zijn:
- de aard en samenstelling van het product/dienstenpakket dat wordt gevoerd;
- de kenmerken van de organisatie in termen van inrichting en werkwijzen;
- de bronnen waaraan het organisatiesucces ontleend wordt.

2.11.1 De businessportfolio (concern)

Op het hoogste organisatieniveau kan sprake zijn van meer product-marktcombinaties. Het geheel aan PMC's (gevoerde producten- en/of dienstenpakket) noemt men de businessportfolio.

Voor een analyse van de huidige portfolio is het mogelijk gebruik te maken van de BCG-matrix (Boston Consultancy Group), een model dat er vooral op is gericht te bepalen welke PMC's aantrekkelijk zijn. Daarmee kan inzicht worden verkregen in de budgetverdeling. Twee aspecten zijn hierbij van belang:
1. de mate waarin er sprake is van groei in de vraag naar het betreffende product/de betreffende dienst (en bij non-profitorganisaties ook de mate waarin er sprake is van financieringsmogelijkheden);
2. het relatieve marktaandeel of de huidige marktpositie.

In de matrix die uit deze vragen volgt, kunnen de verschillende PMC's worden geplaatst.

- *Dogs* kenmerken zich door een afnemende vraag en een relatief slechte positie van de organisatie. Hierbij moet men zich afvragen deze PMC nog voort te willen zetten.
- *Question marks* zijn PMC's waar de organisatie weliswaar een zwakke positie heeft, maar die worden gekenmerkt door een toenemende vraag. In dit geval is de vraag aan de orde of men deze verder moet uitbouwen.
- *Stars* zijn de PMC's waarop een organisatie excelleert. Ze kenmerken zich door een groeiende vraag en een sterke positie van de organisaties. Om de

	Marktaandeel/positie	
	LAAG	HOOG
Groei in vraag — HOOG	question mark	star
Groei in vraag — LAAG	dog	cash cow

Figuur 2.11 BCG-matrix

sterke positie te handhaven vragen deze PMC's om veel aandacht en investeringen.
- *Cash cows* kenmerken zich door een dalende vraag maar een sterke positie van de organisatie. Ze vragen weinig aandacht en extra financiën (er is immers geen groei meer), maar leveren nog wel geld op.

In figuur 2.12 zijn voor een fictieve GGD (Gemeentelijke Gezondheidsdienst) de PMC's geplot in de BCG-matrix. De grootte van de cirkels geeft het relatieve aandeel aan van de PMC in de gehele organisatie.

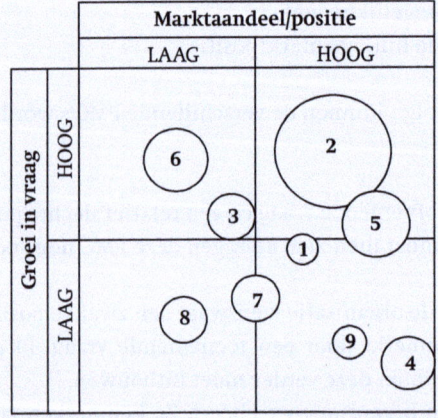

1 Bestrijding infectieziekten
2 Jeugdgezondheidszorg
3 Logopedie
4 Geneeskundige hulpverlening bij rampen
5 Rijksvaccinatieprogramma
6 Bevolkingsonderzoeken baarmoederhalskanker en borstkanker
7 Forensische taken (o.a. lijkschouwing)
8 Reizigersvaccinaties
9 Sociaal-medische advisering

Figuur 2.12 BCG-matrix van een fictieve GGD

Een portfolioanalyse geeft vooral inzicht in de vraag of de organisatie een voldoende gebalanceerde portfolio heeft voor de toekomst. Een organisatie met alleen cash cows presteert weliswaar goed, maar heeft een weinig florissante toekomst. Voor die organisatie zal het zaak zijn (via question marks) nieuwe stars te genereren. Het model is hierdoor vooral gericht op budgetterings- en investeringsbeslissingen op concernniveau. Vooral in ziekenhuizen wordt deze vorm van redeneren vaak toegepast om budgetten te verdelen. Maar het model kan bijvoorbeeld ook gebruikt worden om diagnosebehandelingcombinaties (DBC's of tegenwoordig DOT) te analyseren.

2.11.2 Synergie op concernniveau

Hoewel het zaak is de businessportfolio te analyseren op de afzonderlijke PMC's, is het ook essentieel het geheel (concern) nader te bekijken. Het combineren van PMC's kan namelijk meerwaarde creëren. Er is dan sprake van synergie.

Synergie betekent dat het geheel meer is dan de som der delen. Met andere woorden: door het samenvoegen van verschillende PMC's kan een geheel ontstaan dat in zichzelf strategische mogelijkheden biedt die niet zouden bestaan als de onderdelen los van elkaar stonden. Een ziekenhuis is daar een duidelijk voorbeeld van: door specialismen samen te voegen ontstaat een expertisecentrum dat een meerwaarde vormt. Het bekendste en duidelijkste synergetische effect ontstaat door schaalvoordelen (kostenvoordelen die ontstaan als men groter is). Andere bekende synergetische effecten zijn:
- inkoopvoordelen;
- delen van mensen en middelen;
- kennisoverdracht;
- activiteiten samenvoegen of delen;
- versterken van de marktpositie;
- gecombineerd aanbod samenstellen.

Het is belangrijk ook de businessportfolio goed te bekijken op synergievoordelen. Hierbij is het wel belangrijk te beseffen dat het bereiken van synergie ook altijd gepaard gaat met een noodzaak tot onderlinge coördinatie. Synergie ontstaat niet vanzelf, maar moet gemanaged worden. Soms doen de kosten die daarmee gepaard gaan de voordelen teniet. In dat geval spreekt men van schaalnadelen. Daarnaast heeft het nastreven van synergie tot gevolg dat de individuele slagkracht van de organisatieonderdelen afneemt. Omdat de concernonderdelen met elkaar verweven zijn, zal het voor een specifieke PMC moeilijker zijn te veranderen, zelfs als de omgeving daarom vraagt.

2.11.3 Het onderscheidende vermogen

Zoals al eerder aangehaald, ontleent een organisatie haar bestaansrecht aan het vermogen een aanbod te creëren dat aansluit bij een vraag in de omgeving.

Het is belangrijk dat de organisatie zich daarbij blijvend weet te onderscheiden van concurrenten en/of alternatieven. Anders zal het bestaansrecht niet gegarandeerd zijn. De vraag is dan ook aan de orde waaraan de organisatie haar onderscheidend vermogen ontleent. Deze vraag wordt over het algemeen beantwoord door op zoek te gaan naar de kerncompetenties van de organisatie (Prahalad en Hamel, 1990).

Kerncompetenties verwijzen naar datgene waarin de organisatie goed is in vergelijking met de concurrenten. Ze worden gevormd door de middelen, kennis, vaardigheden en activiteiten waarmee een organisatie succesvol kan zijn. De bronnen voor kerncompetenties kunnen zowel tastbaar als niet tastbaar zijn. Bij tastbare bronnen gaat het om zaken als geld, gebouwen, infrastructuur, technologie en al het andere wat men in principe kan aanraken. Niet-tastbare bronnen zijn zaken die niet direct zichtbaar zijn, zoals mandaten, reputatie, kennis, vaardigheden, relaties, cultuur, enzovoort.

Bij het in kaart brengen van de kerncompetenties is het belangrijk te weten of die competenties ook echt onderscheidend zijn. Sommige competenties zijn weliswaar noodzakelijk om te opereren (intramurale zorg gaat niet zonder een gebouw), maar daarmee onderscheidt de organisatie zich nog niet van de concurrenten (pas als men bijvoorbeeld over een uitstekend uitgerust gebouw beschikt). Kerncompetenties ontstaan dan ook vaak uit de samenvoeging van verschillende bronnen. De vraag of er sprake is van een echte kerncompetentie kan getoetst worden aan de hand van de volgende vier criteria.
1. Ze zijn onderscheidend ten opzichte van de concurrenten (in de ogen van de klant).
2. Ze kunnen voor meerdere producten en/of markten worden ingezet.
3. Ze zijn moeilijk imiteerbaar.
4. Ze zijn moeilijk vervangbaar.

2.11.4 De waardeketen

Nader inzicht in het onderscheidende vermogen van de organisatie kan worden verkregen door een waardeketenanalyse uit te voeren. Dit model, de waardeketen van Porter, biedt inzicht in de activiteiten die het concurrentieel verschil uitmaken. Porter onderscheidt in dit model zogenaamde primaire en ondersteunende activiteiten. Samen vormen die activiteiten een keten waarmee de organisatie waarde creëert.

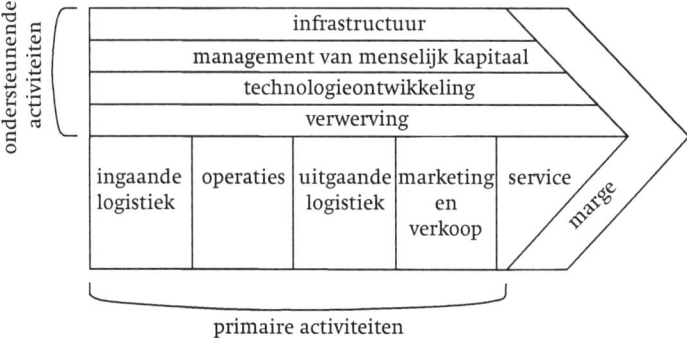

Figuur 2.13   Waardeketen van Porter

De primaire activiteiten vormen samen het voortbrengingssysteem van het product of de dienst van de organisatie. Meestal zijn die activiteiten terug te vinden bij de 'lijn'. Ze worden gevormd door:
- ingaande logistiek: de activiteiten die verband houden met de ontvangst, opslag en interne verspreiding van de inkomende bronnen voor het voortbrengingsproces, bijvoorbeeld intake van patiënten, wachttijden;
- operaties: activiteiten die verband houden met de vervaardiging van het product of voortbrenging van de dienst, bijvoorbeeld behandelwijzen, hersteltijd;
- uitgaande logistiek: activiteiten die verband houden met de distributie van het vervaardigde product of de vervaardigde dienst, bijvoorbeeld administratieve afhandelingen, overdracht van patiënten;
- marketing en verkoop: activiteiten verband houdend met het verkrijgen van klanten (of support), bijvoorbeeld website, reclame;
- service: activiteiten gericht op het leveren van service aan de klant voor, tijdens en na het voortbrengingsproces, bijvoorbeeld patiëntenvoorlichting, goede bejegening.

De ondersteunende activiteiten vinden plaats ten behoeve van het gehele voortbrengingsproces (alle primaire activiteiten) en ondersteunen deze (meestal staffuncties). Hoewel deze functies al snel gezien worden als 'overhead',

kunnen ze van essentiële betekenis zijn voor het onderscheidende vermogen van de organisatie. De ondersteunende activiteiten worden gevormd door:
- infrastructuur: algemene middelen en activiteiten ten behoeve van het gehele systeem, zoals financiën, gebouwen, managementsystemen, organisatiestructuur enzovoort, bijvoorbeeld behandelfaciliteiten, protocollen;
- management van menselijk kapitaal: alle activiteiten met betrekking tot het personeel, zoals werving, selectie, opleiding, enzovoort, bijvoorbeeld bijscholingsprogramma's, loopbaanbeleid;
- technologieontwikkeling: activiteiten met betrekking tot kennis, technologieën en de ontwikkeling daarvan, bijvoorbeeld nieuwe behandelmethoden, ICT-toepassingen;
- verwerving: activiteiten die te maken heb met de verwerving van producten en diensten van derden (leveranciers), bijvoorbeeld medicijneninkoop, management van uitbestede activiteiten.

In een waardeketenanalyse zal het vaak nodig zijn het algemene model van Porter te vertalen naar de eigen situatie en dat kan soms erg lastig zijn. Waar het echter om gaat is dat die activiteiten worden opgespoord die in samenhang de essentie vormen voor het succesvol opereren van de organisatie. Hoe komt het onderscheidende vermogen tot stand, is de eigenlijke onderliggende vraag. Net zoals bij de analyse van de kerncompetenties gaat het er niet zozeer om de activiteiten te identificeren die noodzakelijk zijn voor het functioneren van de organisatie, maar de activiteiten die het verschil uitmaken.

Aanvullend op de waardeketenanalyse is het belangrijk te weten hoe de eigen waardeketen aansluit op die van externe partners. Het geheel van gekoppelde waardeketens van organisaties wordt het waardesysteem genoemd. In zekere zin is dit een andersoortige benaming voor de bedrijfskolom, waarbij gekeken wordt naar de plek van de organisatie in de gehele keten van grondstofleveranciers via tussenstappen naar de uiteindelijke eindconsument. Vanuit strategisch oogpunt komt men hierbij op het netwerkniveau terecht. Soms kunnen netwerken synergetische effecten creëren door de waardeketens aan elkaar te koppelen. Ketenzorg bijvoorbeeld gaat er juist over dat waarde voor de klant wordt gecreëerd door in samenwerking met zorgaanbieders beter te voldoen aan de behoeften van de individuele cliënt. Voor ieder van de samenwerkende organisaties levert dat strategische voordelen op.

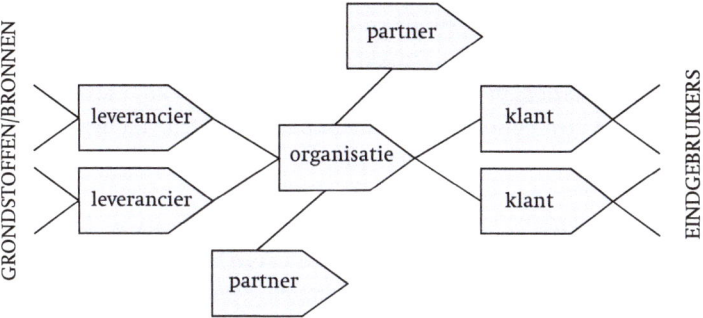

Figuur 2.14 Waardesysteem

2.11.5 Samenvattend: sterke en zwakke punten

Aan de hand van de interne analyse kunnen de aard en samenstelling van het concern (voor zover aan de orde) en de concurrentiekracht van de organisatie worden geïnventariseerd, zowel op concernniveau als op het niveau van de individuele business. Meer in het bijzonder kan een oordeel worden gevormd over:
- de samenstelling en kwaliteit van de businessportfolio;
- de samenhang en synergie tussen de verschillende organisatieonderdelen;
- de kerncompetenties waarmee de organisatie haar onderscheidend vermogen creëert;
- de waardeketen van de organisatie en haar plaats in het totale waardesysteem.

Ook leidt de interne analyse uiteindelijk tot conclusies over de belangrijkste sterke en zwakke punten van de organisatie. Sterke punten zijn die kenmerken en/of competenties in de organisatie die positief bijdragen aan het nastreven van de visie en missie. Zwakke punten zijn kenmerken en/of competenties in de organisatie die negatief bijdragen aan het nastreven van de visie en missie.

2.12 Confrontatie: SWOT-analyse

Wanneer de interne en externe analyse zijn uitgevoerd, moet alle gevonden informatie worden geïntegreerd tot een samenhangend oordeel over de situatie waarin de organisatie verkeert. Met andere woorden, de externe kansen en bedreigingen moeten afgezet worden tegen de interne sterke en zwakke punten om een synthetisch beeld te vormen over de mate waarin de organisatie aansluit bij de omgeving, zowel nu als voor de voorziene toekomst. Daaruit volgt met welke strategische vraagstukken de organisatie geconfronteerd wordt waarop antwoorden moeten worden geformuleerd. Zo'n strategisch vraagstuk wordt een strategisch issue genoemd. Het bepalen van deze issues kan gebeuren aan de hand van een SWOT-analyse.

Een SWOT-analyse (strengths, weaknesses, opportunities, threats) wordt uitgevoerd door de gevonden sterke en zwakke punten in een confrontatiematrix af te zetten tegen de gevonden kansen en bedreigingen. Belangrijk is daarbij af te wegen of de sterke en zwakke punten van dien aard zijn dat de organisatie kan inspelen op de belangrijkste kansen en bedreigingen. Gegeven het kwadrant in de matrix gaat het om vier vragen:
- SO (sterkte-kans): Kan de kans benut worden gezien onze sterke punten?
- WO (zwakte-kans): Beletten de zwakke punten ons om de kans te benutten?
- ST (sterkte-bedreiging): Stellen de sterke punten ons in staat de bedreiging het hoofd te bieden?
- WT (zwakte-bedreiging): Beletten de zwakke punten ons de dreiging het hoofd te bieden?

Meestal worden deze vragen beantwoord door aan iedere cel in de matrix een waarde te geven (bijvoorbeeld ++, +, 0, -, - -). Hierdoor ontstaat al snel een overzicht van de gebieden die vragen om het formuleren van strategische opties.

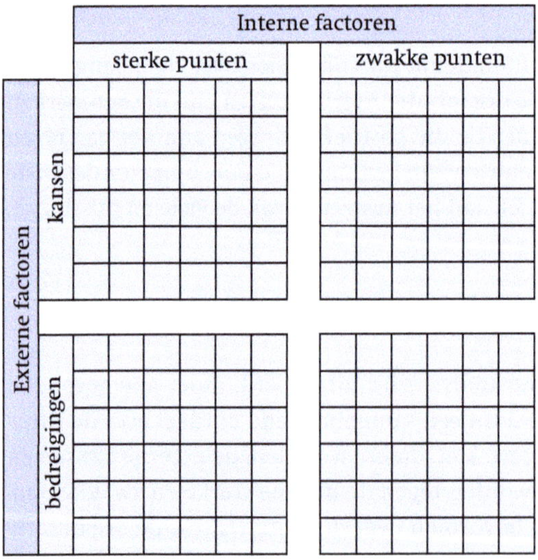

Figuur 2.15 Confrontatiematrix

Hoewel de SWOT een gemakkelijk toepasbaar instrument is, is het zaak om goed op te letten in het praktische gebruik. De SWOT is namelijk vooral een oordeelvormend instrument en heeft een sterk subjectief karakter. Dat begint al met het bepalen van de sterke punten, zwakke punten, kansen en bedreigingen.

Er wordt niet zozeer bepaald welke die werkelijk zijn, maar er wordt vastgesteld welke men vindt dat ze zijn. Bovendien is het soms erg moeilijk om te bepalen of iets nu een sterk of zwak punt is, een kans of bedreiging is. Voor het juist classificeren van een gevonden factor zijn twee testvragen van belang.
1. Is de factor afkomstig van de eigen organisatie en direct beïnvloedbaar (interne factor) of is de factor buiten de organisatie gelegen en daardoor niet direct beïnvloedbaar (externe factor)?
2. Draagt de factor positief bij aan de geformuleerde visie en missie (sterk punt of kans) of heeft de factor negatieve invloed op het nastreven van de visie en missie (zwak punt of bedreiging)?

Uit de SWOT-analyse moet blijken welke de belangrijkste strategische vraagstukken voor de organisatie zijn. Dit worden wel strategische issues genoemd. Hierbij is het van belang zich te beperken tot de issues die van wezenlijk belang zijn voor de toekomst van de organisatie. Een goed geformuleerd strategisch issue kenmerkt zich doordat:
- het geformuleerd wordt als een vraag waar de organisatie iets aan kan doen en waarvoor meer oplossingsrichtingen mogelijk zijn;
- het betrekking heeft op de mogelijkheid de visie en missie na te streven;
- het consequenties heeft voor de organisatie als het wordt genegeerd.

Gegeven de gemaakte SWOT-analyse kunnen vier typen issues worden onderscheiden.
1. Issues die voortkomen uit het SO-kwadrant leiden in het algemeen tot offensieve vragen: Hoe kan men de kansen benutten met de sterke punten van de organisatie?
2. Issues die voortkomen uit het ST-kwadrant leiden tot defensieve vragen: Hoe kan men bedreigingen het hoofd bieden met de sterke punten van de organisatie?
3. In het WO-kwadrant komt men issues tegen die leiden tot aanpassingsvragen: Hoe kan men zwakke punten van de organisatie ombuigen of versterken om kansen te benutten?
4. Issues ten slotte die voortkomen uit het WT-kwadrant leiden meestal tot overlevingsvraagstukken: Hoe moet de organisatie (vaak radicaal) veranderen om bedreigingen het hoofd te bieden?

2.13 Opties en keuze

Mogelijke antwoorden op gevonden strategische vraagstukken noemt men strategische opties.

De vraagstukken die beantwoord moeten worden in de nieuwe strategie kunnen over het algemeen ingedeeld worden naar issues die spelen op concernniveau en naar issues die spelen op het niveau van de business. Vraagstukken op concernniveau gaan over de business scope, de businessportfolio en de uitgangspunten voor de aansturing van het concern. De algemene vraag die op dit niveau beantwoord moet worden is: Waar willen we concurreren? Op businessniveau staat de vraag centraal: Hoe willen we concurreren? Hierbij gaat het meer om de wijze waarop men ervoor kan zorgen dat de producten en/of diensten zich onderscheiden van die van de concurrenten.

2.13.1 Opties op concernniveau

Op concernniveau gaat het om de reikwijdte van de organisatie. In welke product-marktcombinaties wil de organisatie actief zijn? De BCG-matrix die in de interne analyse is opgesteld, geeft aanwijzingen voor mogelijke opties.
- Voor dogs moet men zich afvragen de activiteit wel voort te willen zetten. In deze PMC's is er geen sprake van een sterke positie en de toekomst is ook niet relevant. Terugtrekken uit deze business is dan een voor de hand liggende optie. Het kan echter zo zijn dat de activiteit belangrijk is bij het nastreven van synergetische effecten en daarom in stand wordt gehouden, bijvoorbeeld uit bundelingsoverwegingen of reputatie-overwegingen.
- Question marks zijn het moeilijkst te beoordelen. De organisatie heeft weliswaar geen sterke positie, maar er is wel sprake van hoge groei. Is het de bedoeling van een question mark een star te maken, dan zal het nodig zijn flink in de PMC te investeren, zowel in tijd als geld. Vaak vraagt het ook om behoorlijke aanpassingen in de bestaande organisatie. Men moet zich afvragen wat de kans op succes is en of de inspanning opweegt tegen het uiteindelijke resultaat. Is men van mening dat het versterken van de positie te moeilijk wordt, dan kan de optie misschien beter bestaan uit het terugtrekken uit die business.
- Stars vormen de pareltjes van de organisatie. Het zijn de activiteiten waar de organisatie een sterke positie in heeft en die bovendien een groeiende vraag kennen. Ze vereisen over het algemeen veel geld en energie om die positie te behouden en uit te bouwen. Het zijn de toekomstige cash cows voor de organisatie. Vanwege de aantrekkelijkheid van de markt is de kans

op nieuwe concurrenten hier ook het grootst. Opties zijn er in dit geval dan ook vaak op gericht om anderen buiten de deur te houden (bijvoorbeeld opbouwen reputatie, klantenbinding, schaalvoordelen, enzovoort.)
- Cash cows ten slotte zijn activiteiten die zo veel mogelijk kunnen worden uitgemolken. Het betreft hier immers activiteiten waar de organisatie een sterke positie heeft, maar die nauwelijks meer groeien. De kans op nieuwe concurrenten is dan ook meestal niet zo groot. Nieuwe investeringen zijn daarom niet nodig. Hooguit is het zaak te zorgen het marktaandeel te behouden en de organisatie op peil te houden. Het geld dat de cash cows genereren, kan gebruikt worden voor investeringen in veelbelovende question marks en stars.

Naast het formuleren van opties voor de bestaande businessportfolio, kan men ook nadenken over uitbreiding. De opties zijn in kaart gebracht in het groeimodel van Ansoff (figuur 2.16).

		Product/Dienst	
		bestaand	nieuw
Markt	bestaand	marktpenetratie	productontwikkeling
	nieuw	marktontwikkeling	diversificatie

Figuur 2.16 Groeimatrix van Ansoff

- Er is sprake van *marktpenetratie* als men probeert in een markt die al bediend wordt meer producten en/of diensten af te zetten. Hierbij gaat het dus om het vergroten van het marktaandeel. Dit kan door te proberen klanten bij concurrenten weg te halen, maar ook door bestaande klanten ertoe te verleiden vaker terug te komen. Een derde mogelijkheid wordt gevonden in overnames of fusies van organisaties met dezelfde product-marktcombinaties. Hiermee

worden de marktaandelen samengevoegd. Dit wordt horizontale integratie genoemd.
- Wanneer men probeert de bestaande producten/diensten af te zetten in (voor de organisatie) nieuwe markten, dan kiest men voor de optie *marktontwikkeling*. Nieuwe geografische afzetgebieden, andere deelsegmenten en het toekennen van nieuwe gebruiksmogelijkheden zijn hierbij de voornaamste mogelijkheden.
- Hoewel dit gebeurt met de bestaande producten en/of diensten, zal het in de praktijk vaak nodig zijn het product c.q. de dienst enigszins aan te passen.
- Van *productontwikkeling* is sprake als men probeert de bestaande klanten te bedienen met nieuwe producten/diensten. Dat kan door zelf nieuwe producten/diensten te ontwikkelen, maar ook door elders ontwikkelde producten/diensten toe te voegen aan het eigen aanbod. Vooral in sectoren waar sprake is van permanente innovatie (zoals de zorg), zal het belangrijk zijn aan productontwikkeling te doen omdat anders het gevaar bestaat ingehaald te worden door de concurrenten.
- Van *diversificatie* is sprake wanneer men probeert nieuwe producten/diensten af te zetten in nieuwe markten. Deze optie is vanzelfsprekend het risicovolst voor de organisatie, omdat die zowel onbekend is met het product/dienst als met de nieuwe markt. Het ligt daarom voor de hand diversificatiemogelijkheden te zoeken die enige verwantschap hebben met de bestaande PMC's, ofwel doordat gedeeltelijk dezelfde kerncompetenties gebruikt kunnen worden (interne verwantschap), ofwel omdat de nieuwe markt gelijkenis heeft met reeds bediende markten (externe verwantschap).

Behalve de opties ten aanzien van de huidige businessportfolio, zijn er nog twee aanvullende opties voor de business scope. Gegeven de positie die de organisatie in de sector of bedrijfstak inneemt, kan ervoor worden gekozen de scope te verbreden door functies van leveranciers of functies van afnemers zelf te gaan doen. Wanneer een organisatie leveranciersfuncties gaat uitoefenen, spreken we van achterwaartse integratie. Dit naar analogie van de metafoor dat producten en/of diensten van de leverancier via de achterdeur binnenkomen.

Besluit een organisatie functies van afnemers zelf te gaan doen, dan spreekt men van voorwaartse integratie. Deze optie kan enerzijds aangewend worden als men denkt hier financieel voordeel uit te halen (margeverbetering), anderzijds kan achterwaartse en voorwaartse integratie als optie worden gebruikt om afhankelijkheden te managen. Sommige activiteiten horen misschien niet tot de kernactiviteiten van de organisaties zelf, maar zijn te essentieel om aan anderen over te laten.

De keerzijde van integratie wordt gevormd door bestaande activiteiten uit te besteden; daarmee wordt het concernniveau verlaten en verruild voor het netwerkniveau. Voor de optie uitbesteden kan worden gekozen, wanneer een organisatie van mening is dat een ander de activiteit goedkoper dan wel beter kan uitvoeren. Het is wel zaak te beseffen dat men dan voor die functie extern afhankelijk wordt. Nadenken over het risico dat men daarmee loopt en het managen van de afhankelijkheid zijn daarbij essentieel.

2.13.2 Opties op businessniveau

Op businessniveau gaat het vooral om issues die te maken hebben met het onderscheidende vermogen van de organisatie. Wanneer er sprake is van een concern met meer PMC's, die ook nog apart van elkaar georganiseerd zijn, dan zal het meestal noodzakelijk zijn voor ieder van die businesses een aparte SWOT-analyse uit te voeren en opties te formuleren. Zeker wanneer de organisatie bestaat uit redelijk zelfstandige businessunits, zal voor ieder van die organisaties een strategie ontwikkeld moeten worden die past binnen de kaders van de concernstrategie. Wanneer de organisatie als een geheel werkt (vanuit een integrale product-marktdefinitie opereert), kan worden volstaan met opties voor het geheel. Het gaat er dan immers niet zozeer om dat ieder organisatieonderdeel zich zelfstandig een onderscheidend vermogen verschaft, maar juist om het onderscheidende vermogen van het geheel.

Porter stelt dat een organisatie zich op drie manieren kan onderscheiden van haar concurrenten.
- De eerste optie om je te onderscheiden is door goedkoper te zijn. Belangrijk is dan dat de organisatie ingericht is op het zo veel mogelijk reduceren van kosten. De waardeketen en de kerncompetenties moeten hier dan zo veel mogelijk op gericht zijn. Schaalvoordelen, standaardisering, automatisering, enzovoort zijn daarbij de meest gebruikte methoden. Vaak ook wordt het product en/of dienst dan uitgekleed tot de essentiële functie.
- Een tweede optie wordt door Porter differentiatie (anders zijn) genoemd. Hierbij gaat het erom op specifieke kenmerken, die door de afnemer worden gewaardeerd, te verschillen in het aanbod van producten en/of diensten. Kwaliteitskenmerken, service, betrouwbaarheid en beschikbaarheid zijn allemaal aspecten waarmee de organisatie zich kan onderscheiden van de concurrenten. Wanneer voor deze optie wordt gekozen, dan zijn innovatie en vernieuwing vaak erg belangrijk.
- Ook is het voor de organisatie mogelijk ervoor te kiezen zich te richten op een specifieke deelmarkt, een niche. Hierbij gaat het erom dat de organisatie

zich richt naar de wensen en eisen van een specifieke doelgroep. Daarom wordt in dit geval van een focusstrategie gesproken. Binnen de gekozen niche kan de organisatie zich vervolgens weer onderscheiden door kostleiderschap of door differentiatie.
- Een waardevolle aanvulling op het werk van Porter kan gevonden worden bij de strategen Treacy en Wiersema. Ook zij stellen dat een organisatie zich in principe op drie manieren kan onderscheiden. Dit noemen zij de waardedisciplines. De eerste is *operational excellence*, waarbij het net als bij kostleiderschap erom gaat zo goedkoop en efficiënt mogelijk te opereren. Ten tweede noemen zij *product leadership* waarbij de organisatie zich probeert te onderscheiden door het beste product c.q. de beste dienst te hebben. Deze optie komt sterk overeen met differentiatie. *Customer intimacy* is de derde waardediscipline, waarbij het erom gaat zo nauw mogelijk aan te sluiten bij de klanten. Deze lijkt weer sterk op de focusstrategie. Ook Treacy en Wiersema stellen dat een organisatie moet kiezen op welk van de drie waardedisciplines zij zich wil onderscheiden, maar dat de organisatie op alle drie aspecten een drempelniveau moet handhaven. Je kunt wel het beste product hebben, maar als daar een onmogelijke prijs tegenover staat, zul je nog geen succes hebben.

Tabel 2.3

Kostleider Operational excellence	Differentiatie Productleiderschap	Focus Customer Intimacy
- Stroomlijnen van de waardeketen - Strak gecontroleerde structuur - Systemen gericht op efficiencyverbetering en standaardisering - Cultuur van rationaliteit en efficiency	- Waardeketen inrichten op snel doorvoeren van innovaties en veranderingen - Losse structuur, werken in semiautonome (project) teams - Systemen gericht op vernieuwing - Cultuur van creativiteit en innovatie	- Waardeketen ingericht op flexibiliteit en aanpassingsvermogen - Structuur nauw aangesloten op de klant, delegatie van verantwoordelijkheden - Systemen gericht op klantinformatie en het bereiken van maatwerkresultaten - Cultuur van oplossingsgerichtheid en klantgerichtheid

De opties die een organisatie genereert, zullen in alle gevallen vertaald moeten worden naar de middelen, competenties en de inrichting van de organisatie. Ook uit de analyse van de kerncompetenties en de waardeketen komen issues voort waarvoor opties kunnen worden gegenereerd. Dat zijn dan vaak issues die op het functionele niveau spelen (personeelsissues, financiële issues, marketingissues). Het is mogelijk nieuwe competenties te ontwikkelen, competenties anders aan te wenden, waardeketen anders in te richten, het hele waardesysteem (netwerk) anders te gaan benaderen, enzovoort.

2.13.3 Keuze

Nadat voor alle issues die belangrijk zijn voor de organisatie opties zijn geformuleerd, zullen keuzes moeten worden gemaakt. Welke opties men uiteindelijk wil kiezen als doelstellingen voor de nieuwe strategie, is hier de vraag. De bedoeling is daarbij dat tot een geheel van opties te komen die in samenhang een bepaalde logica vertegenwoordigen. Het logische geheel aan samenhangende opties vormt daarmee de nieuwe strategie.

Wanneer het gaat om het evalueren van de opties, krijgt men te maken met een groot probleem. Wat is namelijk de juiste keuze? Omdat strategische beslissingen altijd gericht zijn op het toekomstig handelen en omdat de toekomst per definitie onzeker is, kan nooit op voorhand met volledige zekerheid gesteld worden dat de strategie gunstig zal uitpakken. Temeer omdat concurrerende organisaties over het algemeen zullen reageren op de strategie, waardoor aanvankelijke uitgangspunten weer kunnen wijzigen.

Voor de evaluatie en keuze zijn vier criteria belangrijk:
1. Passend?
    - Valt het binnen het vastgestelde mandaat van de organisatie?
    - Is de strategie gericht op de omgeving?
    - Worden competenties optimaal benut?
2. Voordelig?
    - Is de soll-situatie een betere dan de ist-situatie?
    - Leidt de strategie tot een onderscheidende positie?
    - Weegt het uiteindelijke resultaat op tegen de benodigde inspanningen?
3. Consistent?
    - Is de strategie in lijn met de visie en missie?
    - Zijn de keuzes onderling consistent? Zijn er tegenstrijdige doelstellingen?
    - Past de strategie bij de huidige structuur, processen en cultuur?
4. Haalbaar?
    - Is de strategie acceptabel voor de belangrijkste interne en externe stakeholders?
    - Beschikt de organisatie over de middelen om de strategie uit te voeren?
    - Welke risico's kunnen de strategie onderuit halen en hoe waarschijnlijk zijn die risico's?

De strategie die in voorgaande stappen is geformuleerd geeft antwoord op de hoofdvragen:
- Wat is de organisatie?
- Waar wil de organisatie naartoe?
- Via welke wegen (doelstellingen) gaat de organisatie te werk?

Hiermee is het strategievormingsproces in principe voltooid.

2.14 Hoe verder: operationalisering en implementatie

De strategie die op hoofdlijnen is geformuleerd, zal verder uitgewerkt moeten worden in tactische en operationele plannen. Hiermee wordt het niveau van organisatiestrategie verlaten en verruild voor het niveau van afzonderlijke organisatieonderdelen en functionele gebieden. Het gaat erom de algemene strategische doelstellingen verder uit te werken in een financieel plan, personeelsplan, kwaliteitsplan, communicatieplan, enzovoort. Vaak wordt dit overgelaten aan de daarvoor verantwoordelijke managers, het is derhalve geen onderwerp van deze module. Om het vertaalproces te vergemakkelijken is het wel belangrijk dat de strategische doelstellingen zo 'SMART' mogelijk zijn geformuleerd. SMART staat voor de volgende criteria:
- Specifiek; de doelstelling is in zo concreet mogelijke termen geformuleerd.
- Meetbaar; het is duidelijk wanneer de doelstelling is gerealiseerd.
- Acceptabel; de doelstelling wordt gedragen door degenen die het moeten doen.
- Realistisch; de doelstelling is redelijkerwijs te realiseren.
- Tijdgebonden; het is duidelijk binnen welke tijdsspanne de doelstelling gerealiseerd moet worden.

Daarnaast is het handig om helder te hebben welke de kritieke succesfactoren (KSF) zijn. De kritieke succesfactoren zijn de aspecten die essentieel zijn voor het welslagen van de strategie. Hiermee wordt tevens de basis gelegd voor monitoring. De kritieke succesfactoren namelijk, kunnen (zeker als doelstellingen SMART zijn geformuleerd) worden doorvertaald naar key prestatie-indicatoren (KPI). Een prestatie-indicator is een meetbare maatstaf voor een KSF. Als klanttevredenheid bijvoorbeeld gezien wordt als KSF

(bijvoorbeeld bij een strategie van customer intimacy), dan kan het aantal klachten dat binnenkomt een KPI zijn. Met behulp van de balanced scorecard van Kaplan en Norton (1996) kan men de strategie operationaliseren in KSF's en KPI's. In deze benadering worden vier perspectieven in beschouwing genomen:
- Klantenperspectief: Hoe ervaren de klanten de strategie?
- Interne organisatieperspectief: Welke bedrijfsaspecten zijn het belangrijkst?
- Innovatie/kwaliteitsperspectief: In hoeverre behoren verandering en verbetering tot de mogelijkheden?
- Financieel perspectief: Welke financiële parameters (winst, kosten) worden door de geldverstrekkers het belangrijkst gevonden?

Doordat voor ieder perspectief indicatoren worden bepaald, kan men de voortgang van de strategie monitoren en managen.

Uiteindelijk wordt de nieuw geformuleerde strategie pas realiteit als ze is geïmplementeerd. Er moet dus ook nagedacht worden over het veranderproces. Daarbij kan men zich afvragen hoe groot de verandering is. Hierbij gaat het om de vraag of de strategie tot gevolg heeft dat de gehele organisatie moet wijzigen of dat het gaat over een beperkt aantal onderdelen van de organisatie. Daarnaast kan men zich afvragen hoe diepgaand de veranderingen zijn. Gaat het slechts om aanpassing en verbetering van de bestaande organisatie of moet die geheel worden herzien? Ten slotte zijn timing en tempo belangrijk. Wanneer worden welke veranderingen doorgevoerd (zowel in stappen als op welk moment)? En hoe lang mag de verandering duren? Eigenlijk wordt hier bepaald of er sprake moet zijn van een revolutionaire aanpak of dat een meer geleidelijke, evolutionaire veranderaanpak op zijn plaats is.

Ook is het noodzakelijk zich af te vragen wie de veranderingen moet implementeren. Kan dat regulier in de lijn plaatsvinden of zijn aanvullende methoden nodig? Is het bijvoorbeeld handig de veranderingen als projecten door te voeren met eigen projectteams? Of is het handig en/of nodig externe expertise in te huren voor de verandering? Over implementatie moet men niet te licht denken; het is in de praktijk een vak in zichzelf. Het is echter belangrijk te beseffen dat de werkelijk goede strateeg het formuleringsproces zo inricht dat formulering en implementatie zo veel mogelijk hand in hand gaan.

Literatuur

Ansoff, H.I. (1965), *Corporate strategy: An analytic approach to business policy for growth and expansion.* New York: McGraw-Hill.
Bryson, J.M. (1995), *Strategic planning for public and nonprofit organizations: A guide to strengthening and sustaining organizational achievement.* San Francisco: Jossey Bass, revised edition.
Johnson, G. & K. Scholes (1997), *Exploring corporate strategy: Text and cases.* London: Prentice Hall, 4th edition.
Joldersma, F., e.a. (2003), *Strategisch management voor non-profit organisaties: koersbepaling, procesregie en metabesturing.* Assen: Van Gorcum.
Kaplan, R.S. & D.P. Norton (2001), *The strategy-focused organization: how balanced scorecard thrive in the new business environment.* Boston MA: Harvard Business School Press.
Porter, M. (1990), *Competitive advantage: creating and sustaining superior performance.* New York: The free press.
Prahalad, C.K. & G. Hamel (1990), 'The core competence of the corporation'. In: *Harvard Business review* 68, nr. 3, pp. 79-91.
Wit, B. de & R. Meyer (2005). *Strategy synthesis.* London: Thomson Learning.
Wit, B. de, R. Meyer & K. Breed (2000), *Strategisch management voor publieke organisaties: De overheid in paradoxen.* Utrecht: Lemma.

3 Marketing en cliëntgerichtheid

Janet Turkstra en Jurjen de Jong

'Je kunt concurrentievoordeel behalen door cliëntgericht te werken én goede zorg te leveren.'
Astrid-Odile de Visser, Voorzitter Raad van Bestuur Interzorg

3.1 Inleiding

Sinds de invoering van de marktwerking in de zorg is het voor elke zorginstelling van groot belang om kritisch te kijken naar de markt, de doelgroepen, het dienstenaanbod, de prijs en de communicatie. Wie zijn onze verwijzers, wie zijn onze patiënten, wat vinden zij belangrijk en welke overwegingen geven de doorslag als zij hun keuze bepalen? Waar ligt onze kracht en hoe kunnen wij deze het beste benutten?

Marketing in de zorg behelst in principe alle activiteiten die patiënt en zorgverlener bij elkaar brengen. Marketing (Verhage) omvat de – op de markt afgestemde – ontwikkeling, prijsbepaling, promotie en distributie van producten, diensten of ideeën, en alle andere activiteiten om planmatig de afzet te verhogen of transacties te bevorderen, een goede reputatie te creëren en duurzame relaties met klanten op te bouwen, zodat alle partijen hun doelstellingen bereiken. Zo zijn marketeers niet alleen verantwoordelijk voor de communicatie over de diensten in de zorg, maar hebben zij – op basis van resultaten van marktonderzoek – ook een stem in de keuze van de diensten die het beste in de markt gezet kunnen worden. Verhage bepleit marketing als ondernemingsfilosofie, waarin het management de wensen en behoeften van de klant bij al zijn beslissingen centraal stelt. Hiervoor is niet alleen de absolute steun van het topmanagement vereist, alle lagen van de zorg dienen hiervan doordrongen te zijn.

Het Sint Franciscus Gasthuis staat op de eerste positie van de AD Ziekenhuis Top 100 van 2011. 'Een prachtige waardering en het bewijs van een gezamenlijke topprestatie van medisch specialisten, verpleegkundigen, medewerkers en vrijwilligers.', aldus Henk Gerla, voorzitter Raad van Bestuur.

Bron: www.werkenbijhetsfg.nl

Zorgverleners en zorginstellingen staan voor de uitdaging om meer marktgericht te gaan werken. Maatschappelijk gezien is het echter niet gewenst dat marketing verzekerde zorg stimuleert, die medisch gezien niet nodig is.

De zorg laat zich niet meer beteugelen hoewel intensievere diagnostiek niet gepaard blijkt te gaan met een betere overleving of kwaliteit van leven. Beleidsmakers en politici miskennen de zelfsturende kracht van de gezondheidszorg en tonen zich steeds verrast dat hun maatregelen niet de voorspelde effecten hebben. De zorg is gericht op zelfbehoud en groei.

Bron: Gezondheidszorg van Nederland en VS onbestuurbare koekiemonsters, NRC, 6 juli 2012

Het is maatschappelijk gezien wenselijk dat de zorg een cliëntgerichte benadering nastreeft. Marketing kan daar een bijdrage aan leveren. Een zorginstelling op lange termijn gezond houden, lukt alleen wanneer het medisch resultaat goed is en de cliënt het gevoel heeft dat vriendelijk en zorgzaam personeel proactief in zijn behoefte voorziet (Lee, 2009).

'Marketing, daar doen we niet aan'

De term marketing is voor Jos de Blok, directeur van Buurtzorg Nederland, besmet. Hij vergelijkt het met de pest en refereert aan *La peste* van Albert Camus. Volgens De Blok vervormt marketing de manier waarop mensen naar cliënten kijken. Marktprincipes gelden niet: 'de cliënt is geen klant', zoals filosoof Hans Achterhuis al in 1980 verwoordde. In zijn boek *De markt van welzijn en geluk* beschrijft hij dat eenmaal gevormde instituties niet alleen kunstmatig vraag gaan creëren om hun bestaan te rechtvaardigen, maar ook maatregelen nemen om het systeem dat zij vertegenwoordigen te versterken. Volgens De Blok werken marketing en marktwerking in de hand dat zorginstellingen gaan kijken hoe zij geld kunnen verdienen aan cliënten. Daarmee ontstaat de kans dat de geboden zorg niet het beste aansluit

>>

>> op de behoefte, of zelfs een negatief effect heeft op de cliënt in kwestie. De Blok noemt het voorbeeld van een cliënt die een CVA heeft gehad en zich onthand voelt. De cliënt is emotioneel en onzeker over zijn herstelkansen. In eerste instantie is de cliënt afhankelijk van hulp van anderen. Veel zorgverleners gaan de cliënt ondersteunen terwijl de focus juist moet liggen op reactivering van de cliënt. Het voorkomen van 'erger' staat niet meer centraal door het productgericht handelen van de zorgverleners. Dat is een verkeerde incentive volgens De Blok. Veel verzekeraars volgen geen kosten per cliënt, maar kijken naar het uurtarief. Zo kan een laag opgeleide medewerkster in de thuiszorg iemand voor een laag tarief wassen. Zij is echter niet in staat om de signalen van een hersenbloeding te herkennen. Doordat men te laat ingrijpt, is de verzekeraar op lange termijn uiteindelijk meer kwijt. Onze verpleegkundige kijkt hoe extra zorg te voorkomen is. Daardoor ontvangt 80% van de cliënten van Buurtzorg korter dan drie maanden zorg.

De Blok: "Vanaf begin jaren negentig zijn steeds meer folders en blaadjes in de zorg geslopen om meer te verkopen. Buurtzorg doet niet aan 'marketing' en heeft slechts een folder van twee pagina's. Toch wint Buurtzorg in 2011 de prijs voor 'beste marketing in de zorg' en scoren wij een tien op informatievoorziening. Bij ons staat de beleving van de cliënt centraal. Dat is de beste reclame. Het geld dat andere instellingen besteden aan marketing, besteden wij aan opleiding en ontwikkeling van onze verpleegkundigen."

In dit hoofdstuk is achtereenvolgens aandacht voor:
- marketingstrategie, waarin het verband met de ondernemingsstrategie wordt gelegd;
- marketingconcept, dat marketing als een ondernemingsfilosofie beschrijft;
- dienstenmarketing, omdat zorgverlening veel overeenkomsten vertoont met dienstverlenende ondernemingen in de zakelijke branche;
- marketinginstrumenten, waarin de zes P's (product, prijs, plaats, promotie, proces en personeel) en de drie R'en (reputatie, relatie en ruil) aan bod komen;
- marketingplan, waarin de planning voor de korte termijn wordt beschreven;
- communicatiemanagement als paraplu voor verschillende vormen van communicatie: corporate communicatie, marketingcommunicatie en interne communicatie.

In paragraaf 3.13 wordt de omslag naar een cliëntgerichte organisatie beschreven.

3.2 Marketingstrategie

De zorgmarkt verandert. Het proces is onomkeerbaar. Steeds meer ziekenhuizen concentreren bepaalde vormen van zorg, sluiten afdelingen en stoten zorgtaken af. Ziekenhuizen bieden niet meer alles, maar gaan specialiseren om te kunnen voldoen aan volumenormen. Zorgverzekeraars spelen hier een rol in door criteria in te voeren zoals CZ deed door bij ziekenhuizen die – volgens de zorgverzekeraar – slecht presteren op het gebied van borstkankerzorg, geen borstkankerzorg meer in te kopen.

In 2011 heeft de concentratie van zorg een flinke impuls gekregen. Verschillende wetenschappelijke verenigingen hebben volumenormen gepresenteerd en de inspectie gaat er op toezien dat die ook worden behaald. Wie de norm niet haalt, loopt de kans niet gecontracteerd te worden door de zorgverzekeraar. Gevolg is dat maatschappen en ziekenhuizen die de normen niet halen, moeten samenwerken. Een van de ziekenhuizen die een aantal behandelingen – blaas- en alvleeskllieroperaties – niet meer aanbiedt, is het Spaarne Ziekenhuis in Hoofddorp. Zij zijn gaan samenwerken met het Rode Kruis Ziekenhuis in Beverwijk en het Haarlemse Kennemer Gasthuis (Medisch Contact, januari 2012).

'Er bestaat geen eenduidig recept voor het bewerken van de markt. Een systematische, uitgekiende aanpak vergroot de kans van slagen echter aanzienlijk. De succesvolle instelling concentreert zich niet intern op haar producten en kosten, maar extern op haar afnemers en concurrenten. Haar voornaamste zorg is het ontwikkelen van een doeltreffende marketingstrategie en een slagvaardig marketingplan' (Verhage, 2009).

Hoofdstuk 2 (Strategie) beschrijft een aantal manieren om de externe omgeving te analyseren en een bedrijfsstrategie te formuleren. De strategische keuze (hoe willen we de doelstellingen bereiken) heeft effect op de structuur (top-down, bottom-up), systemen (procedures, processen enzovoort), cultuur (waar geloven wij in), de managementstijl, het personeel en hun gewenste vaardigheden. Wanneer een zorginstelling cliëntgerichter gaat werken, is bijvoorbeeld meer bottom-up communicatie noodzakelijk. Medewerkers hebben meer bevoegdheden nodig om snel te kunnen inspelen op de behoefte van de cliënt. Hoofdstuk 11 (Leiderschap en (zelf)management) beschrijft hoe een leidinggevende professionals meekrijgt naar een cliëntgerichtere organisatie. De marketingstrategie gaat uit van de bedrijfsstrategie om deze te detailleren naar een marketingplanning en te laten uitmonden in een marketingplan voor de operationele uitvoering. Een aantal middelen voor het marketingplanningproces en het opstellen van een marketingstrategie wordt hierna besproken.

Veel zorgorganisaties werken zonder een formele marketingstrategie. Hun managers komen er niet aan toe om ideeën voor de toekomst uit te werken. Als ze er wel tijd voor vrijmaken, zetten ze vaak slechts het plan voor het komende jaar op papier. De planning mag echter niet beperkt worden tot de korte termijn. Een zorgorganisatie moet in deze tijd van gereguleerde marktwerking juist vooruitkijken naar mogelijkheden voor de toekomst. Een *strategisch marketingplan* omschrijft de marketingdoelen (zoals marktaandeel) voor een periode van twee tot vijf jaar en beschrijft vervolgens hoe ze zullen worden gerealiseerd. Het is gebaseerd op veronderstellingen, schattingen en scenario's.

Een *operationeel marketingplan* is meer praktisch van aard en beschrijft de tactiek om kortetermijndoelstellingen voor het komende jaar te bereiken. Deze uitwerking van de marketingmix heeft betrekking op een individueel product/dienst, merk, op een productlijn (DBC) of op de zorgorganisatie in zijn geheel. In het laatste geval vinden we in het operationeel marketingplan – per product-marktcombinatie – het volledige marketingbeleid en alle marketingdoelstellingen van de onderneming, inclusief de budgetten en actieschema's. Deze details zijn mogelijk, omdat de analyses meer op 'harde' gegevens zijn gebaseerd met minder onzekerheden dan bij een langere periode het geval is (Verhage, 2009).

Een kraamzorgorganisatie kan in het strategisch marketingplan de marketingdoelstelling opnemen om het marktaandeel voor de kraamzorg de komende drie jaar met 20% te verhogen. Een mogelijke strategie om dit doel te realiseren, is het openen van een nieuw regiokantoor of het aanboren van nieuwe segmenten met kopers die luxe zorg wensen. Een tactiek voor het invoeren van deze strategie omvat de keuze van de locatie van het nieuwe kantoor, de specificatie van de nieuwe diensten, het vaststellen van de prijzen en het bepalen van de promotiemiddelen om de diensten met succes af te zetten.

3.3 Marketingbeleid

Marketingplanning is een continu proces dat voortdurend wordt aangepast aan de veranderende markt, veranderingen in de organisatie en veranderingen

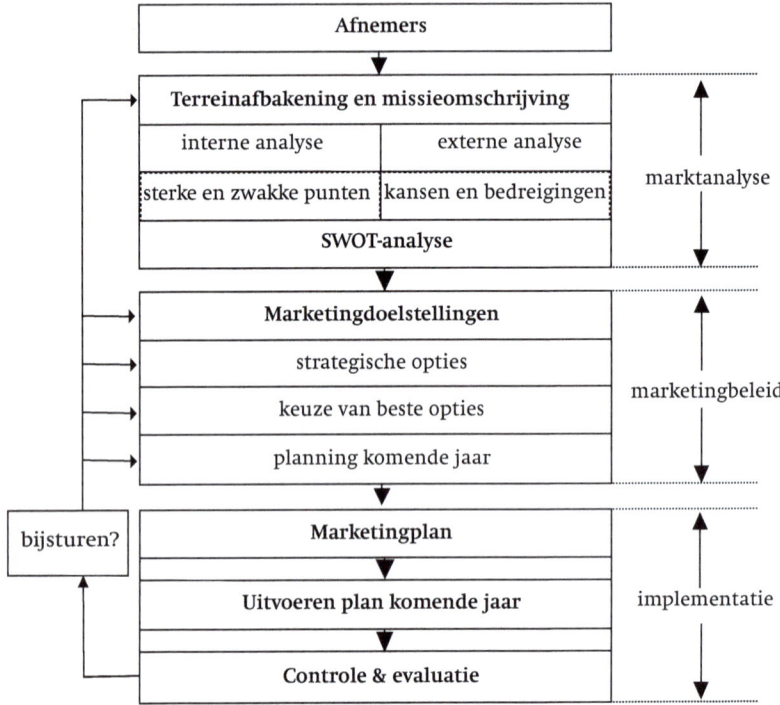

Figuur 3.1   Fasen van het marketingplanningproces

in de producten en diensten die een organisatie aanbiedt. Figuur 3.1 toont de drie fasen van het marketingplanningproces.

De behoeften en wensen van de klant staan bij marketingplanning centraal. Deze worden voortdurend zorgvuldig geanalyseerd om er goed op in te kunnen spelen. De klanten staan bovenaan in het model, wat het belang van hun positie onderstreept. Het model heeft drie fasen: de analyse van de markt, het marketingbeleid en de implementatie ervan. In hoofdstuk 2 over strategie is de analyse van de markt besproken evenals de daaruit voortvloeiende strategische opties. De keuzes die op strategisch niveau gemaakt zijn, vormen het uitgangspunt voor het marketingbeleid. De marketingdoelstellingen worden hierop gebaseerd.

Het marketingplan komt in paragraaf 3.8 aan bod.

3.4 Marketingdoelstellingen

Een marketingdoelstelling voor een zorginstelling luidt bijvoorbeeld als volgt: Vergroot het marktaandeel voor het einde van het jaar met 5% door met de huidige diensten dieper op de reeds bewerkte markt door te dringen.

Er zijn vier eisen waaraan een marketingdoelstelling moet voldoen.
1. De marketingdoelstelling moet SMART geformuleerd zijn: specifiek, meetbaar, acceptabel, realistisch en tijdgebonden.
2. De doelstellingen moeten eveneens consistent en prioriterend zijn (Verhage, 2009). Doelstellingen die niet realistisch of haalbaar zijn, geven geen richting aan de strategieontwikkeling noch aan de inspanningen van de medewerkers.
3. Een doelstelling moet zo gedetailleerd mogelijk zijn en vooral meetbaar. Bij een doel om het 'marktaandeel te vergroten' of 'zo veel mogelijk patiënten te helpen' is dit niet het geval. Een kwantitatief geformuleerde doelstelling zoals de 5% in de hiervoor genoemde doelstelling met een tijdsaanduiding (voor het einde van het jaar) is wel meetbaar en verdient de voorkeur.
4. De doelen moeten onderling consistent zijn. Het is bijvoorbeeld onmogelijk om 'de beste diensten te ontwikkelen in zo weinig mogelijk tijd'. Een organisatie kan niet alles tegelijk doen. De doelstellingen van zorgorganisaties moet hun prioriteiten weerspiegelen. Dit kan bijvoorbeeld door een rangorde aan te brengen.

Alle doelstellingen worden afgeleid van de ondernemingsdoelstellingen. Naarmate een doelstelling lager in de organisatie geformuleerd wordt en naarmate de planningstermijn korter is, moet de doelstelling concreter geformuleerd worden om deze te realiseren.

3.5 Marketing als ondernemingsfilosofie

Als een zorginstelling marketing als een ondernemingsfilosofie hanteert, dan ziet zij marketing als een concept en niet als een instrument. Het is een houding of denkwijze van de medewerkers van een zorgorganisatie. Zij stellen de wensen en behoeften van de klant bij alle beslissingen centraal. Het is een voorwaarde dat het topmanagement deze filosofie zelf uitdraagt en ondersteunt. Figuur 3.2 toont de zes uitgangspunten van het marketingconcept.

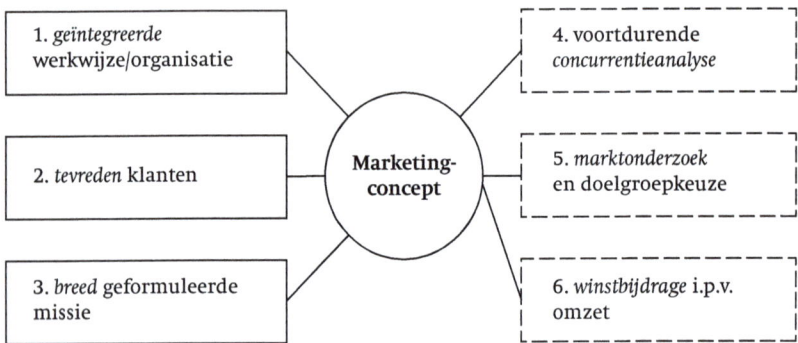

Figuur 3.2 Uitgangspunten van het marketingconcept
Bron: Verhage, 2009

3.5.1 Geïntegreerde werkwijze

Een geïntegreerde aanpak is de mate waarin alle activiteiten van de organisatie worden ondernomen vanuit het marketingperspectief en in hoeverre deze zijn geïntegreerd in het overkoepelende marketingbeleid. Vaak wordt onderscheid gemaakt tussen een product- of, in het geval van de zorg, een 'zorggerichte' werkwijze en een marketinggerichte manier van werken.

> De indeling van ziekenhuizen in divisies, afdelingen en specialismen is achterhaald en belemmert goede patiëntenzorg, stelt Marco van Vulpen, hoogleraar radiotherapie aan het UMC Utrecht. "De slagkracht om iets voor elkaar te krijgen buiten het eigen vakgebied ontbreekt." Zo kan radiotherapie steeds vaker een operatie vervangen bij patiënten met kanker. Kennis van radiotherapie is daardoor voor steeds meer artsen van belang. Volgens de hoogleraar moeten ziekenhuizen worden georganiseerd via zorglijnen waarbij de route van de patiënt centraal staat en teams van artsen uit diverse disciplines gezamenlijk verantwoordelijk zijn voor de zorg van een patiënt.

Bron: Medisch contact, juni 2012

In een zorggerichte organisatie worden de meeste activiteiten geïsoleerd uitgevoerd: de administratie schrijft de patiënten in, de artsen houden zich bezig met het beter maken van de patiënten, de afdeling inkoop probeert zo goedkoop mogelijk in te kopen, de financiële administratie zorgt dat er voldoende budget is. De afdelingen werken langs elkaar heen zonder de organisatie als geheel in het oog te houden. De verschillende afdelingen bestaan wel, maar hun bijdragen aan het geheel worden beïnvloed door de belangen van de afnemers. De organisatie opereert als systeem en wordt gestuurd door de afnemer. Een groot deel van de zorgorganisaties werkt niet vraag- maar aanbodgericht.

Preoperatief traject in ziekenhuis verloopt in vijftien stappen
Het proces van het preoperatieve traject in een academisch ziekenhuis is bijvoorbeeld niet klantvriendelijk ingericht. Patiënten lopen van de ene afdeling naar de andere ter voorbereiding op een operatie en hebben steeds opnieuw te maken met wachtrijen.

Medisch Centrum Haaglanden heeft een 'one stop shop' voor het preoperatieve traject. Op het 'patiëntenplein' kunnen patiënten alle eerdergenoemde stappen achter elkaar doorlopen. Aan het eind ontvangen patiënten meteen een datum voor de operatie.

3.5.2 Tevreden cliënten

De kern van het marketingconcept is alle 'klanten' tevreden te stellen. Klanttevredenheid leidt tot een langetermijnrelatie en gaat niet over winstmaximalisatie op korte termijn. Zorginstellingen hebben verzekeraars, verwijzers en cliënten als klant. Steeds meer zorginstellingen willen cliëntgerichter werken om de cliënttevredenheid te verhogen. Jaarverslagen van Nederlandse ziekenhuizen vermelden steeds vaker cursussen en trainingen klantgerichtheid en commissies 'patiëntvriendelijkheid'.

Tevreden cliënten bij Interzorg
Astrid-Odile de Visser, voorzitter Raad van Bestuur, vindt de tevredenheid van cliënten een belangrijk speerpunt. Interzorg biedt vanuit de historie zorg aan ouderen in het verpleeg- en verzorgingstehuis. Daarnaast biedt zij specialistische zorg gericht op de doelgroepen: jong dementerenden en NAH, ouderen die revalideren na een ongeval, operatie of CVA en visueel beperkte ouderen. De Visser: "Wij streven een persoonlijk relatie met elke cliënt na. Daarom heeft elke cliënt een persoonlijke begeleider die maandelijks evalueert hoe het gaat en wat beter kan. We stellen de unieke klantwens centraal. Dat voeren we door in alle lagen van het bedrijf. Dat betekent dat wij medewerkers de vrijheid geven om het anders te doen, als dat ervoor zorgt dat de cliënt zich prettiger voelt. We koesteren een positieve inslag. Wij hebben te maken met diverse behoeften van de cliënten. >>

>> Daar kun je alleen aan voldoen als je de zorg verder efficiënt regelt. Als bestuurders proberen wij de zorg financieel gezond te houden voor de lange termijn, door te specialiseren, de verantwoordelijkheid laag te leggen en te werken met echte vakmensen. Je kunt concurrentievoordeel behalen door cliëntgericht te werken én goede zorg te leveren. De doelgroep kiest uiteindelijk voor de organisatie waar men zich het prettigst voelt." De waarden die medewerkers van Interzorg richting geven zijn: passie, betekenisvol, respect en vakmanschap.

Een zorgorganisatie moet keuzes maken. Zij kan niet alle zorgproducten aanbieden aan alle cliënten. In het verleden boden regionale ziekenhuizen nog vrijwel alle diensten aan. Doordat het financieel en zorginhoudelijk niet verantwoord is om zo breed te werken, hebben veel van deze instellingen zich in toenemende mate gespecialiseerd. Een aanbieder moet producten en diensten aanbieden die een toegevoegde waarde leveren aan de klant en daarmee een grote klanttevredenheid opleveren. Customer service speelt hierbij een belangrijke rol. Belangrijke aspecten zijn:
- anticiperen op wensen en behoeften van klanten;
- goede informatie over producten en diensten;
- informeren naar tevredenheid;
- contact onderhouden om een relatie op te bouwen;
- klachten of problemen optimaal oplossen;
- one stop shop-oplossingen.

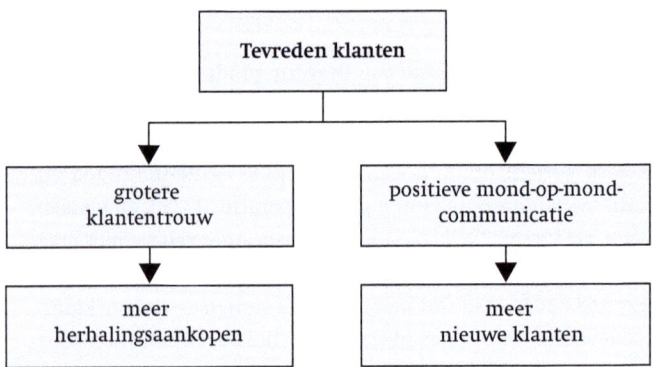

Figuur 3.3 **Klanttevredenheidsonderzoek**
Bron: Verhage

De uitkomsten van een klanttevredenheidsonderzoek bij een huisartsenpraktijk geven weer dat patiënten tevreden zijn over de hulp bij gezondheidsproblemen die onmiddellijk de aandacht vragen, de behulpzaamheid van de medewerkers in de praktijk, de mogelijkheid om een langer consult aan te vragen en de voorbereiding door de arts op de behandeling door een specialist. Minder tevreden zijn de cliënten over de mogelijkheid om de huisarts zelf aan de telefoon te krijgen, de hygiene en netheid in de praktijk en de speelgelegenheid in de wachtkamer. De praktijk heeft een verbeterplan opgesteld om de laatste twee punten aan te pakken.

Bij Dimence, instelling voor geestelijke gezondheidszorg, trainen (oud) cliënten de medewerkers om de klanttevredenheid te vergroten. De ervaringen van (ex-)cliënten vormen het vertrekpunt in de training. Medewerkers geven aan dat de cursus daadwerkelijk bijdraagt aan bewustwording van de eigen houding en het handelen van medewerkers.

3.5.3 Breed geformuleerde ondernemingsmissie

Zorgorganisaties die het marketingconcept niet hanteren, zijn geneigd hun werkterrein uit te drukken in een omschrijving van de producten en diensten die ze aanbieden. Bijvoorbeeld: Wij willen leidend zijn op het gebied van knieoperaties en beter scoren dan onze concurrenten. Dit is aanbodgericht. Marktgerichte zorgorganisaties proberen in hun missie hun activiteiten in brede zin te beschrijven, gericht op de behoeften van hun afnemers. Dit betekent dat het bevredigen van de behoefte van de cliënt het uitgangspunt is en dat alle activiteiten in het teken hiervan staan. Bijvoorbeeld:
'Wij bieden hoogwaardige specialistische zorg die toegankelijk is voor onze patiënten. Dit betekent dat in onze zorgverlening de behoefte van onze patiënten en hun naasten richtinggevend is. Ons zorgaanbod is innovatief en afgestemd op de samenleving waarin we actief zijn.'
Bron: Waterlandziekenhuis, Purmerend

3.5.4 Concurrentieanalyse

Zorgorganisaties moeten continu op de hoogte zijn van ontwikkelingen in de markt en van wat de concurrenten doen. Er zijn veel voorbeelden van commerciële bedrijven die de boot gemist hebben door zich op producten te blijven richten die uit de gratie raakten, zoals cd-spelers en beeldbuis-tv's, maar ook thuiszorgorganisaties die niet op tijd vernieuwden en werden ingehaald door nieuwe of goedkopere spelers in de markt.

Zorgproducten en diensten moeten aansluiten op de behoefte van de klant en in sommige gevallen al inspelen op ontwikkelingen waar de klant nog geen weet van heeft. In de zorg spelen verschillende ontwikkelingen rondom marktwerking en de financiering. Als zorgorganisaties hier vroeg op inspelen, kunnen ze hier een voordeel uithalen ten opzichte van hun concurrenten. Hoewel concurrentie prikkelt tot prestatie, zorgt het er tevens voor dat medische kennis minder makkelijk gedeeld wordt.

"Een arts is niet op aarde om winst te maken" zegt hoogleraar en darmchirurg Johan Lange. Lange organiseerde een internationaal congres over liesbreukchirurgie. Hij nodigde de chirurg uit van een Nederlands ziekenhuis dat een 'liesbreukstraat' heeft – een soort lopende band – waarmee goede resultaten worden geboekt. Lange: "De chirurg wilde graag komen vertellen wat ze doen. Het was geregeld. Tot die man de volgende dag terugbelde: hij mócht het geheim van zijn succes niet komen delen. Dat, vond de directie van zijn ziekenhuis, zou hun concurrentiepositie schaden." Lange kan er niet over uit. Dat een ziekenhuis concurrentie belangrijker vindt dan kennisoverdracht. Dat andere patiënten geen baat mogen hebben bij de nieuwe inzichten die hun chirurg kan opdoen op een congres. "Dat krijg je d'r van", zegt hij, "als ze moeten concurreren".

Bron: NRC Handelsblad, 28 maart 2012

Een SWOT-analyse verschaft een basis voor een doorlopende concurrentieanalyse. Een zorginstelling die minder innovatief is, kan in ieder geval concurrenten scherp in het oog houden om hun goede ideeën over te nemen en verder uit te werken.

3.5.5 Marktonderzoek en doelgroepkeuze

Om marktonderzoek te doen, moet een zorgorganisatie eerst weten wie de klant is. Afhankelijk van de deelsector waarin een zorgaanbieder actief is, kan een klant vele gedaantes aannemen. Allereerst zijn er particuliere (consumenten) en zakelijke (organisaties) klanten. Binnen het particuliere segment variëren de klanten van bijvoorbeeld moeders met peuters (jeugdgezondheidszorg) tot ouderen in de laatste fase van hun leven (palliatieve zorg). In een aantal situaties is de klant zelf niet in

staat om keuzes te maken of beslissingen te nemen. In dat geval spelen familieleden een grote rol. In het bedrijfsleven spreekt men van een *decision making unit* (DMU), een groep mensen die gezamenlijk een besluit neemt en waarvan iedere betrokkene een andere rol speelt (Van Leeuwen, 2010). De klanten van een zorginstelling zijn:
- Cliënten; de cliënt en zijn familie hebben steeds meer inspraak bij de keuze van zowel de zorgorganisatie als het soort zorg waar ze behoefte aan hebben.
- Verwijzers; eerstelijnsverwijzers en ketenpartners hebben grote invloed op de keuze voor een zorgverlener voor hun cliënten.
- Zorgverzekeraars; zorgverzekeraars regelen de inkoop van de zorg en sluiten vaak een contract met een zorgverlener.

Marktonderzoek is een systematische analyse van de behoeften van de klant en vormt de basis van de marketing (Verhage, 2009). Marktonderzoek biedt inzicht in de ideeën van potentiële kopers over de 'ideale' producten en diensten. Deze ideeën vormen het uitgangspunt voor het marketingbeleid in het bedrijfsleven, inclusief de ontwikkeling van aantrekkelijke nieuwe producten en diensten. In de marketing wordt onderscheid gemaakt tussen behoefte en wensen. *Behoefte* wordt gedreven door lichamelijke en geestelijke behoeften. In de gezondheidszorg is deze behoefte expliciet en heeft te maken met het geestelijk en lichamelijk welzijn. Wensen gaan over de invulling van de behoefte; dit kan vaak op meer dan één manier. In de gezondheidszorg ontstaan steeds meer alternatieven. Om de behoefte van de klant te kennen, is luisteren naar de klant van groot belang. Dit kan in het dagelijkse contact met klanten. Het gevaar is dat deze signalen niet op een systematische manier worden verwerkt, waardoor de klantgerichtheid niet structureel verbetert. Voorbeelden van marktonderzoek in de zorg zijn: patiënttevredenheidenquêtes, klachtenformulieren, consumentenonderzoeken (AD, Elsevier, Dr. Yep, Consumentenbond), enzovoort. Marktonderzoek via internet biedt nieuwe mogelijkheden en is een manier om de kosten laag te houden.

Uit marktonderzoek blijkt dat groepen klanten verschillende behoeften hebben. Er is een segmentering aan te brengen naar behoeften en het is aan de zorgorganisatie op welke *segmenten* ze zich wil of kan richten. Deze segmenten vormen de doelgroepen van een zorgorganisatie.

3.5.6 Winstbijdrage

Instellingen voor verzekerde, medische specialistische zorg zoals een ziekenhuis of een huis-, hart of herniakliniek en typische instellingen, zoals een brandwondencentrum of een dialysecentrum mogen geen winst uitkeren. Dat mogen huisartsen- en tandartsenpraktijken, apotheken en gezondheidscentra wel en vreemd genoeg medisch specialisten die via een maatschap in een ziekenhuis werken ook. Zij zijn volgens de wet namelijk geen instelling voor medisch specialistische zorg. Ook niet-verzekerde medische zorg zoals cosmetische klinieken mogen winst maken ('Voor de hoogste bieder: ziekenhuis in redelijke staat', NRC 7 juli 2012).

Winst is in de zorg een beladen woord. Door de gereguleerde marktwerking zijn er allerlei randvoorwaarden om winst te kunnen maken. Het staat op gespannen voet met het bieden van een kwalitatief goede basiszorg aan alle inwoners van Nederland. Winst kan wel een rol spelen om efficiënte en minder efficiënte zorgorganisaties te onderscheiden. Winst bepaalt uiteindelijk ook de continuïteit van een organisatie en verschaft de middelen om de zorg verder te verbeteren. Een voorbeeld waarbij de continuïteit van een zorgorganisatie, die halverwege 2012 op het spel staat, is het Ruwaard van Putten ziekenhuis in Spijkenisse. Zware verliezen leiden tot een verslechtering van de kwaliteit van de zorg en tot reorganisatie of eventueel sluiting. De bijdrage aan de winst kan per zorgproduct worden bepaald en kan beslissingen beïnvloeden voor het wel of niet aanbieden van bepaalde zorg. Een handjevol ondernemers legt zich inmiddels toe op het verwerven van hele ziekenhuizen. Hoewel ziekenhuizen en klinieken geen winst mogen uitkeren, zeggen private investeerders dat zij er op allerlei manier geld uit kunnen halen en dat zij jaarlijks 15 tot 20 procent rendement op hun investeringen halen (Investeerders azen op omvallende ziekenhuizen, NRC 7 juli 2012).

3.6 Dienstenmarketing

Zorgmarketing is een speciale vorm van dienstenmarketing. Net als in andere dienstverlenende sectoren komt de dienst tot stand door de interactie tussen de dienstverlener (huisarts, verpleegster, fysiotherapeut, begeleider) en de klant en zijn of haar familie.

Marketing in de zorg is complex, omdat zorg als dienst heterogeen is. Zorg is niet tastbaar, niet op voorraad te houden, de productie en consumptie verlopen gelijktijdig en de patiënt participeert in de productie (Grönroos, 2007). Omdat het aanbod van een dienst geen tastbare kenmerken heeft die de koper kan beoordelen voordat hij tot aankoop overgaat, neemt de onzekerheid toe (Kotler, 2009). Om de onzekerheid te beperken, probeert de patiënt de kwaliteit van de zorg in te schatten op basis van wat hij hoort en/of waarneemt: ervaringsverhalen, wachttijden, het personeel, enzovoort. Een van de beste manieren voor een zorgverlener om zich te onderscheiden is door consistent een hogere kwaliteit te leveren dan de concurrentie.

De *kwaliteit* van de dienstverlening wordt onder andere bepaald door het samenspel van medewerkers van de organisatie, de cliënt en de middelen (zoals apparatuur en gebouwen) van de organisatie. Een zorgorganisatie heeft een 'zichtbaarheidslijn' tussen het deel van de organisatie dat zichtbaar is voor de klant en een deel dat niet zichtbaar is voor de klant. De interactie met de klant in het zichtbare deel van de zorgorganisatie wordt *moment of truth* genoemd (Grönroos, 2007). Bij een ziekenhuis zijn verschillende moments of truth te onderscheiden die de kwaliteit van de dienstverlening bepalen.

Moments of truth in een ziekenhuis
Een patiënt moet geopereerd worden. De patiënt:
1. bekijkt de website van een ziekenhuis
2. belt met het ziekenhuis
3. schrijft zich in bij de receptie
4. neemt plaats in de wachtkamer
5. heeft een intakegesprek met een arts
6. laat bloed afnemen
7. koopt een krant bij het ziekenhuiswinkeltje
8. wordt door een verpleegkundige naar zijn kamer gebracht
9. wordt door de verpleegkundige voorbereid op de operatie
10. ontmoet de anesthesist
11. ondergaat een operatie
12. enzovoort.

3.7 Marketinginstrumenten

Een organisatie heeft traditioneel gezien vier instrumenten tot haar beschikking om de markt te bewerken. De vier instrumenten, ook wel de vier P's genoemd, zijn *product, prijs, plaats* en *promotie*. In het bedrijfsleven gaan veel producten steeds meer op elkaar lijken door toenemende concurrentie. Denk hierbij aan de kwaliteit van auto's of van mobiele telefoons. Bedrijven kunnen zich door middel van deze marketinginstrumenten qua product, prijs en plaats steeds minder onderscheiden van hun concurrenten. Daardoor neemt de focus toe op het gebied van promotie. Omdat in de zorg geen sprake is van volledige marktwerking, kunnen zorgorganisaties zich door het gebruik van de vier instrumenten wel degelijk onderscheiden van hun concurrenten. We kunnen nog twee instrumenten toevoegen welke in de gezondheidszorg ook een belangrijke rol spelen: *proces* en *personeel*.

Omdat de gezondheidszorg draait om persoonlijke gezondheid is de klant emotioneel en fysiek veel sterker betrokken bij het keuzeproces dan bij de selectie van een koelkast. Gezondheid is zo belangrijk dat de mens daar graag het beste voor wil. Dit heeft invloed op de inzet van de instrumenten.

3.7.1 Product

Door de toenemende marktwerking gaan steeds meer organisaties zich beraden op hun dienstenaanbod. Niet alleen omdat dit bedrijfkundig gezien efficiënt is, maar ook omdat zorgverzekeraars zich in toenemende mate kritisch opstellen met betrekking tot de prijs-kwaliteitverhouding van de geleverde zorg.

Een aantal zorgverleners breidt hun dienstenpakket uit, zoals een huisarts die Botox gaat spuiten. Door zich juist te focussen op een beperkter zorgaanbod is de instelling in staat om zich te onderscheiden van haar concurrenten. Zorgaanbieders kunnen zich onderscheiden met hun product of dienst door:
- een hoge kwaliteit te leveren;
- innovatieve diensten aan te bieden.

Kwaliteit

Zorgaanbieders kunnen zich onderscheiden door een hoge kwaliteit te leveren. In de zorg is kwaliteit belangrijk. Niet voor niets is er een aantal terugkerende onderzoeken naar de kwaliteit en klanttevredenheid van bijvoorbeeld ziekenhuizen, zoals:
- RIVM: www.kiesbeter.nl
- De Ziekenhuis Top 100 van het *Algemeen Dagblad*: www.ad.nl/ziekenhuistop100
- De beste artsen en ziekenhuizen van *Elsevier*: www.elsevier.nl/web/Dossiers/Uw-Gezondheid/De-beste-artsen-en-ziekenhuizen.htm
- De *Dr. Yep-jaargids* biedt informatie over aandoeningen, ervaringsverhalen van patiënten en mystery-bezoeken aan specialisten. Ook toplijsten, zoals de beste dertig ziekenhuizen waarmee het algemeen presteren van een ziekenhuis wordt beoordeeld. Of een ziekenhuis goed is in een staarbehandeling en minder goed in een herniabehandeling blijkt niet uit een algemene toplijst zoals het *AD* biedt. Om te kunnen kiezen tussen ziekenhuizen en klinieken biedt *Dr. Yep Routeplanners* per aandoening en sterrentabellen per provincie. www.dr-yep.nl

- Zoek en vergelijk klinieken. Independer en Mediquest: www.independer.nl/gezondheidszorg-homepage/intro.aspx
- Benchmarkstudie Roland Berger Instituut: www.rolandberger.nl/press/benchmarkstudieziekenhuizen.html
- Op zorgkaart Nederland kunnen patiënten zelf hun bevindingen delen met elkaar.

Deze onderzoeken hebben twee belangrijke functies. Allereerst helpen zij patiënten en/of hun zorgverzekeraar bij het maken van hun keuze. Daarnaast hebben de onderzoeken een stimulerende werking richting de zorgverlener. Een zorgverlener wil hoog in de notering eindigen om de instroom van patiënten in de toekomst te kunnen waarborgen en omdat zorgkantoren zorgverleners dwingen tot het leveren van kwaliteit. Doen ze dit niet, dan heeft dit meestal consequenties.

'Patiënt is het best af in Utrechts Diakonessenhuis' kopt het *AD* in 2008. Drie jaar later staat het ziekenhuis op de 62e plaats. Het Rotterdamse Sint Franciscus Gasthuis is in 2011 de nieuwe nummer 1 in de Ziekenhuis Top 100. In vergelijking met 2010 is de top tie drastisch veranderd: daarin staan liefst acht ziekenhuizen die in 2010 nog fors lager eindigden. Er zijn meer kritische geluiden. John Lebbink, neuroloog en oprichter van Dr. Yep, liet zich inspireren door toenmalig minister Borst die een *Michelingids* in de zorg wilde. Toen hij ongeruste patiënten tijdens consult moest uitleggen dat de Sionsberg geen slechte zorg leverde, nadat het in een jaar tijd van een top tien positie in de Ziekenhuis Top 100 naar een lage notering was gezakt, was de tijd rijp om zijn ideeën in de praktijk te brengen (www.dr-yep.nl). Zorgverzekeraars maken steeds vaker exclusieve afspraken met ziekenhuizen die bepaalde ingrepen goed doen. Patiënten krijgen daardoor volgens hen betere zorg, ondergaan minder hersteloperaties en betalen lagere zorgpremies. Ook worden slechter functionerende klinieken in de toekomst gedwongen te stoppen met bepaalde specialismen of zelfs hun deuren te sluiten.

Imago dienstverlening MC Zuiderzee verbeterd
Willem de Boer, lid van de Raad van Bestuur, is blij dat het imago aanzienlijk is verbeterd sinds de MC groep het MC Zuiderzee ziekenhuis (voorheen IJsselmeerziekenhuis) in Lelystad heeft overgenomen. "De patiënt beveelt goede zorg eerder aan als de medewerkers aardig zijn en plezier uitstralen. Voor de overname durfden veel medewerkers niet te vertellen dat zij voor het ziekenhuis werkten." Dat herstelde gelukkig snel. Zeker toen de media positief over ons schreven. Loek Winter, voorzitter van de Raad van Bestuur, kreeg >>

>> in de landelijke pers veel aandacht. Inmiddels richten wij ons meer op de regionale en lokale media en publiceren wij regelmatig ervaringsverhalen van medewerkers en patiënten in vaste katernen in de regionale krant. De Boer schuwt marketingcommunicatie niet, maar plaatst wel een kanttekening: "Het risico bestaat dat marketingcommunicatie consumptie teveel aanwakkert, wat je vanuit het maatschappelijke perspectief moet voorkomen."

Het zorgaanbod verandert en zal steeds meer extramuraal plaatsvinden volgens de Boer. "Daar spelen wij ook op in. Zo hebben wij een pilot waarin wij kijken hoe longartsen en verpleegkundigen COPD-patiënten thuis kunnen ondersteunen. Wij sturen op service, kwaliteit en doelmatigheid. Wij kunnen en willen niet langer alle zorg bieden. 7% van de specialismen, waaronder oogheelkunde, dialyse, de ic, vaat-longchirurgie, fysiotherapie en pathologie is nog wel binnen onze muren te vinden, maar is uitbesteed aan derden. Je moet doen waar je goed in bent en afstoten wat je weinig doet op basis van 'outcome' definities. Wij kijken wat de diagnose was, welke therapie is toegepast en wat de uitkomst daarvan was. Variaties op de uitkomst bieden ons de kans om het specialisme te verbeteren en keuzes te maken. Dat is een goede en terechte prikkel."

De Boer is kritisch op top 100-lijsten waar ziekenhuizen het ene jaar in de top tien staan en een jaar later een lage notering hebben. "De nuance ontbreekt. Zo scoren wij minder punten, omdat wij geen oogheelkunde meer bieden. Dat zegt echter niets over de kwaliteit van de zorg die wij wel verlenen. De patiënt weet dat niet, die leest in het *AD* dat het Sint Franciscus het beste ziekenhuis van Nederland is." Hoewel De Boer licht teleurgesteld was over de eigen notering in het *AD*, is hij realistisch: "Wij zijn een klein regionaal ziekenhuis en een toptiennotering is niet voor ons weggelegd. Het winnen van de Dr. Yep-award voor het beste ziekenhuis in Flevoland vonden de medewerkers fijn. Het was prettig om eens boven Almere te eindigen."

De Boer benadrukt tot slot het belang van een positieve beleving in de zorg. "De situatie 'an sich' is niet leuk voor de patiënt. Maar je kunt de ervaring wel zo aangenaam mogelijk maken. De MC-groep start binnenkort met een pilot waarmee de specialist via Skype uitleg geeft aan de patiënt over de diagnose en het behandelplan. Dit scheelt de patiënt in reis- en wachttijd en geeft hem de gelegenheid om het filmpje later terug te kijken. Dat is prettig als de patiënt niet meer precies weet wat de specialist gezegd heeft."

Ook de klant zelf vindt kwaliteit een belangrijk aspect bij het maken van zijn keuze. Wanneer een patiënt een ziekenhuis uitzoekt, gaat hij daarbij vooral uit van eigen ervaringen (96%), het advies van de huisarts (91%) en informatie van familie en vrienden (80%) (RVZ, 2004). Bij de keuze voor een ziekenhuis spelen de reputatie van het ziekenhuis, de wachttijden, de aanwezigheid van een bepaalde specialist en de locatie van het ziekenhuis een belangrijke rol. Van de verschillende kwaliteitsaspecten vindt men de deskundigheid van de artsen het belangrijkst.

De snelheid waarmee men geholpen wordt, respect voor de keuzes die men zelf maakt, vriendelijke bejegening en de tijd die verpleegkundigen voor patiënten hebben, scoren eveneens hoog. Minder hoog scoren de afstand tot de woning, het verblijf in een één- of tweepersoonskamer en de kwaliteit van het eten. Factoren die de kwaliteitsperceptie van diensten bepalen zijn toegankelijkheid, geloofwaardigheid, begrip van de klant, betrouwbaarheid, veiligheid en geborgenheid, bekwaamheid, communicatie, beleefdheid, responsiviteit, tastbare zaken (Kotler, 2009).

Kwaliteit in kraamzorg
Bemiddelingsbureau voor kraamzorg Monique Boer plant dat de kraamverzorgende een maand voor de bevalling kennismaakt met de kraamvrouw en haar gezin. Het gezin wordt gedurende de hele kraamperiode door haar ondersteund. Aanstaande moeders vinden het prettig dat zij hun wensen voorafgaand aan de bevalling kunnen doorspreken met degene die de zorg verleent. De kraamverzorgenden vinden het fijn dat zij zelf kunnen aangeven wanneer zij willen werken; dat zij hun aandacht volledig aan één gezin kunnen wijden en vooraf weten bij welke klant ze aan de slag gaan. Zij hebben plezier in hun werk en stralen dat ook uit.

Innovatieve diensten
Zorgvernieuwing is noodzakelijk om de kwaliteit, toegankelijkheid en betaalbaarheid van de Nederlandse zorg in de toekomst te kunnen garanderen. Om zorgvernieuwers te helpen hun innovaties in de praktijk toegepast te krijgen, hebben het CVZ, de NZa, het ministerie van VWS en ZonMw de krachten gebundeld in een gezamenlijk initiatief: 'Zorg voor innoveren', www.zorgvoorinnoveren.nl. Diverse innovaties ondersteunen de zorg, denk aan:
- een voetzoolscanner die het aantal amputaties reduceert door vroegtijdige opsporing van voetafwijkingen bij diabetespatiënten (ziekenhuis Almelo);

- een online-oefenprogramma waardoor patiënten eerder van hun rugklachten herstellen (Universitair Centrum Promotion Groningen).

Focus op kwaliteit en innovatie van het product kan de zorgverlener concurrentievoordeel opleveren. Maar als de zorgverlener hierin niet vooroploopt, kan hij overwegen om te concurreren op prijs.

3.7.2 Prijs

Door de marktwerking wordt het voor gezondheidsorganisaties interessanter om op prijs te concurreren richting klanten. Prijs is een complex instrument in de zorg. Voor veel behandelingen is de prijs van tevoren niet bekend en wordt de bekostiging geregeld door de zorgverzekeraar of het zorgkantoor. Zorgorganisaties en zorgverzekeraars hebben nog onvoldoende inzicht in de kosten en opbrengsten van een behandeling en de relatie tussen bijvoorbeeld arbeidsongeschiktheid, de kosten van de zorg en de kosten van re-integratie. Er zijn ook onvoldoende prikkels voor zorgverzekeraars om hier actie op te ondernemen. Er is onvoldoende transparantie met betrekking tot kosten en opbrengsten (toegevoegde waarde) per patiënt. Bijvoorbeeld, een goede behandeling van een diabetespatiënt leidt tot minder complicaties en daarmee tot lagere kosten voor de verzekeraar over een periode van tien jaar.

Steeds meer prijzen worden vrijgegeven om de stijgende kosten in de zorg te bedwingen; het experiment van minister Schippers met vrije tandartstarieven is in juli 2012 weer teruggedraaid na een motie in de tweede kamer. Een aantal tandartsen is boos, een aantal opgelucht, zoals Arthur Winsen: 'Ik wil geen flyers uitdelen, ik ben tandarts' (*NRC*, 6 juli 2012).

Er is een tendens dat consumenten behandelingen vaker zelf (deels) betalen. Dit gebeurt al langer in het alternatieve circuit, maar is versterkt door het persoonsgebonden budget (PGB) en de Wet maatschappelijke ondersteuning (Wmo). Ook door de eigen bijdrage worden consumenten zich beter bewust van de kosten van gezondheidszorg. Zo zijn in 2012 therapieën om te stoppen met roken en dieetadvisering uit het basispakket verdwenen. De minister van VWS is echter van plan om dieetadvisering in 2013 weer op te nemen in het basispakket van de zorgverzekeringswet. De Nederlandse Vereniging van Diëtisten (NVD) is blij, omdat sinds de vergoedingsmogelijkheden beperkt zijn, minder patiënten naar een diëtist gaan.

Cosmetische chirurgen concurreren op prijs bij ingrepen als borstvergrotingen. Een aantal stunt zelfs met operatieve ingrepen via Groupon. De vereniging van plastisch chirurgen is hier fel tegen gekant: "Niemand moet een operatie te licht opvatten. Aansturen op een snelle beslissing is ethisch gezien onjuist" (Bron: NOS-uitzending, 21 juli 2012).

Vanwege de complexiteit voert het te ver om in dit hoofdstuk diep op de prijs in te gaan. De overheid probeert de zorg nog zodanig te reguleren dat die betaalbaar blijft.
Kostprijsbeheersing door middel van efficiënte processen (zie paragraaf 3.7.5) en een bewuste keuze om prijsvolger te zijn, geeft een zorginstelling mogelijk de ruimte om op prijs te concurreren. Een lage prijs per uur betekent overigens per saldo niet altijd de voordeligste zorg, als de geleverde zorg langer duurt dan noodzakelijk is.

3.7.3 Plaats

In eerste instantie zoeken consumenten naar een zorgverlener die dichtbij gevestigd is. Het instrument plaats speelt zeker een rol bij de keuze van een zorgverlener. De ontwikkelingen op het gebied van kwaliteit van de dienstverlening en het ontstaan van concurrentie en meer specialismen maakt dat mensen tegenwoordig verder kijken dan hun lokale zorgverlener en bereid zijn om verder te reizen. Steeds meer Nederlanders reizen bijvoorbeeld naar het buitenland om naar de tandarts te gaan. Turkije blijkt de populairste bestemming, omdat de tandartsen in dit land goedkoper werken dan in Nederland (Bron: *AD*, 20 juli 2012).

Zorgaanbieders kunnen hun afzetgebied uitbreiden door zich dichter bij de klant te vestigen. Ze kunnen ook gebruikmaken van elkaars faciliteiten en hoeven zo niet te investeren in een nieuwe locatie. Specialisten van Reade, een gespecialiseerd centrum voor mensen met klachten en afwijkingen van het houdings- en bewegingsapparaat, houden bijvoorbeeld spreekuur in diverse ziekenhuizen in de regio. Zo kan een reumatoloog van Reade een patiënt van het BovenIJ Ziekenhuis behandelen. Als de patiënt echter infuustherapie nodig heeft, vindt een deel van de behandeling in het gebouw aan de Jan van Breemenstraat plaats. Reumatoloog Franktien Turkstra omschrijft het als volgt: "Wat dichtbij de patiënt kan, doen we dichtbij en meer specialistische zorg leveren wij in het centrum zelf".

3.7.4 Promotie

Voor een effectieve marktbewerking is het promotiebeleid essentieel. Met behulp van het instrument promotie en de marketingcommunicatiemix kunnen zorgorganisaties zich onderscheiden van mogelijke concurrenten. Steeds meer zorgorganisaties promoten zichzelf via bladen, folders, brochures of via speciale themawebsites. Zo biedt Medisch Centrum Haaglanden op de website www.goedensnel.nl, een snel overzicht van de specialistische behandelmogelijkheden in het ziekenhuis en de mogelijkheid om online een afspraak te maken.

In paragraaf 3.11 wordt het onderwerp marketingcommunicatie beschreven.

3.7.5 Proces

In de marketingmix voor zorgorganisaties speelt de P van proces een belangrijke rol. Zorgaanbieders optimaliseren hun processen om bijvoorbeeld de wachttijden en wachtlijsten te verkorten. Dit leidt tot meer tevreden klanten en meer efficiënte processen bij de dienstverleners.

"Patiënten vinden het belangrijk dat ze goed te woord worden gestaan, de wachttijden kort zijn, de arts voldoende tijd neemt voor de patiënt en de behandeling goed uitlegt", zegt Esther Hiemstra, manager en arts op de afdeling SEH van het MC Zuiderzee. Hiemstra vindt het belangrijk dat verpleegkundigen aan de balie de patiënt over het proces informeren en aangeven hoe lang het proces ongeveer gaat duren. Mensen komen ongerust binnen en willen graag met 'spoed' geholpen worden. Tijdens de triage wordt bepaald hoeveel urgentie een patiënt heeft. Een patiënt met een verstuikte enkel heeft een lagere urgentie dan een patiënt met een hartaandoening. Dat betekent dat eerstgenoemde patiënt moet wachten. Als je een patiënt hierover informeert, is het vaak geen probleem. Het gaat pas mis als mensen wachten zonder dat ze begrijpen waarom dat is.

Een knietje kost 25 minuten, een brein langer
"Tachtig procent van de uitslagen gaat nog dezelfde dag de deur uit", zegt Veldhuizen radioloog en directeur van het MRI Centrum in Amsterdam. Toen Veldhuizen nog in het VU ziekenhuis werkte, zag hij wachtlijsten van negen maanden. Dat moet anders kunnen, dacht hij. Veel klanten komen via ziekenhuizen, die via het MRI Centrum de wachtlijsten wegwerken. Het geheim? "We zijn heel efficiënt georganiseerd. Er wordt strak gepland: een 'knietje' duurt 25 minuten, een rug 30 minuten, breintjes kosten meer tijd."

Bron: NRC, 14 juni 2008

3.7.6 Personeel

Een zorgaanbieder kan concurreren met behulp van de traditionele instrumenten. Echter tijdens het 'moment of truth' (zie paragraaf 3.6) wordt de kwaliteit van de zorg bepaald door de medewerkers. Personeel is een cruciale factor en geldt als het visitekaartje van de organisatie. Dit vereist dat het personeel zich bij elke activiteit hiervan bewust is. Zorgaanbieders zijn hier steeds meer van doordrongen. Zo trainen steeds meer zorgorganisaties hun medewerkers op het gebied van communicatieve vaardigheden. Voor de klanttevredenheid is de onderlinge afstemming van de wensen en behoeften met de cliënt cruciaal, evenals het omgaan met (non-)verbale signalen. De tevredenheid neemt niet toe door harder te werken, maar door de verwachtingen van de cliënt beter te managen.

Interview Edith Schippers: 'Wat betekent het om patiënt te zijn?'
"Een naast familielid heeft borstkanker. Dat is een emotionele *rollercoaster*. Zelfs als minister van Volksgezondheid schrik je dan enorm hoe dat gaat. Mijn familielid weet nog steeds niet wanneer ze geopereerd wordt en welke operatie ze krijgt. De ene specialist zegt: dat gaan we zus en zo doen, de andere zegt: nee, dat kan echt niet, het moet zo. Blijkt een verschil van inzicht te zijn. Dan denk ik: dat bespreek je eerst samen en na een besluit communiceer je met de patiënt. Ik ben daar echt verbijsterd over. Ik had gedacht dat het een geoliede machine zou zijn en dat artsen rekening houden met de psychische belasting van patiënten. Dat zij hen niet te lang laten wachten op een operatie. Deze ervaring sterkt mij enorm in mijn werk. Er wordt veel te weinig nagedacht wat het betekent om patiënt te zijn."

Bron: 'Verzekeraars moeten 't harder, scherper spelen', NRC, 8 oktober 2011

De schaarste op de arbeidsmarkt voor medisch personeel is groot en dreigt de komende jaren alleen maar toe te nemen. Zorgorganisaties moeten zich onderscheiden op de arbeidsmarkt en gebruiken steeds meer communicatie- en promotiemiddelen om geschikt personeel binnen te halen. Als een zorgorganisatie hoog scoort op de eerdergenoemde onderzoeken naar kwaliteit en klanttevredenheid, helpt dit bij het aantrekken van nieuwe medewerkers.

3.7.7 De drie R'en in de zorg

Marketingmanagers houden zich met meer bezig dan alleen de transactiegerichte marketinginstrumenten zoals de vier P's. Ervaren marketeers in het bedrijfsleven besteden bij het uitstippelen van hun beleid ook de nodige aandacht aan de *reputatie* (of het merkimago) van hun bedrijf, *de relatie* met hun klanten en andere strategische beleidsinstrumenten om het *ruilproces* te beïnvloeden. Voor zorgorganisaties is het van belang om aandacht aan deze R'en te besteden.

Reputatie

Een organisatie ontwikkelt een bepaalde reputatie, het beeld dat de afnemer van de organisatie en haar producten of diensten heeft, door wat ze in vergelijking met de concurrenten doet. Om een positieve indruk op consumenten, zorgverzekeraars en verwijzers te maken, moet een zorginstelling meer doen dan het uitsluitend aanbieden van kwaliteitsproducten en -diensten. Ze moet de klant ook op de lange termijn een uitstekende service bieden. Pas als de klant niet alleen tevreden maar ook enthousiast is, zal hij de organisatie een warm hart toedragen. Zo creëert ze een goede reputatie (Verhage, 2009). Net als de huisarts, die wordt gewaardeerd, omdat hij een medicijn voorschrijft en twee dagen later belt om te vragen hoe het gaat, moeten zorgaanbieders alles in het werk stellen om – door contact – de relatie in stand te houden en de klant te bevestigen in zijn mening dat zijn waardering voor de leverancier terecht is. Medisch Centrum Haaglanden (MCH) verzorgt bijeenkomsten en opleidingen voor huisartsen. Huisartsen hebben direct toegang tot leden van de Raad van Bestuur. Dit draagt bij aan de reputatie van MCH. Waardering is de basis van een goede reputatie en het klimaat is hiermee geschapen voor een goede relatie tussen partijen. Als een zorgverlener een goede organisatiereputatie heeft, kan hij zijn organisatie als een merk neerzetten met het bijbehorende merkimago. Dit kan bijvoorbeeld de naam van een zorginstelling zijn, maar het kunnen ook aparte DBC's zijn die als merk worden gepositioneerd. (Zie paragraaf 3.10 over corporate communicatie voor meer informatie over imago en merknamen.)

Relatie

Wanneer een klant kan kiezen uit verschillende aanbieders, moet hij een afweging maken en kiezen. Marketeers moeten in deze fase laten zien wie ze zijn en wat ze bieden: welke organisatie en welke mensen staan achter de dienstverlening? Als de eerste zorg eenmaal heeft plaatsgevonden, is voortdurende interactie met de klant bij het opbouwen van een relatie van grote waarde. Er ontstaat op den duur een zekere binding of loyaliteit. De basis van de relatie wordt gevormd doordat de zorgverlener: een langetermijnoriëntatie heeft; een grote mate van betrokkenheid bij de klant toont; 'kwaliteit' de verantwoordelijkheid van iedere medewerker is en de zorgverlener maximale service en nazorg verleent (Verhage, 2009). Een tandartsassistente die belt om te horen of de pijnklachten al verminderd zijn na een behandeling, draagt bij aan positieve nazorg. Daarnaast kan het faciliteren van een skypeverbinding met de specialist, een interactieve website of een klantenservice bijdragen aan het versterken van de relatie. Om een band met hun klanten te creëren proberen zorgverleners de communicatie te verbreden en te verdiepen. Dat vergroot de loyaliteit, zoals wanneer je met je fysiotherapeut over diverse onderwerpen een goed gesprek kunt voeren tijdens de behandeling.

Relatiemarketing is een structurele aanpak voor het opbouwen van langetermijnrelaties met klanten en leveranciers die voor de betrokken partijen een zekere waarde aan de samenwerking toevoegen. In een stagnerende markt is het vooral gericht op het vasthouden van bestaande klanten, wat een integere aanpak vereist om de zorgvraag niet onnodig te stimuleren. Tabel 3.1 toont het onderscheid tussen transactie(gerichte) marketing en relatiemarketing.

Tabel 3.1 Onderscheid tussen transactie(gerichte) marketing en relatiemarketing

Transactiemarketing	Relatiemarketing
1. Nadruk op het vinden van nieuwe patiënten 2. Kortetermijnoriëntatie 3. Hoofdzakelijk eenmalige behandeltrajecten 4. Oppervlakkige relatie met patiënten 5. 'Succes' is een hoge omzet 6. Kwaliteit is een zorg van de 'productieafdeling' 7. Serviceniveau niet uitzonderlijk hoog	1. Nadruk ligt op het behouden van vaste patiënten (voor zover dit wenselijk is voor de patiënt) 2. Langetermijnoriëntatie 3. Gericht op aanvullende behandeltrajecten die voor de patiënt waarde toevoegen 4. Grote mate van betrokkenheid bij de klant 5. 'Succes' omvat een langdurige relatie met trouwe patiënten en mond-tot-mondreclame 6. Kwaliteit is de verantwoordelijkheid van iedere medewerker 7. Maximale service en nazorg

Bron: Verhage, 2009

Een relatie heeft zakelijke of emotionele bindingsgronden. Voorbeelden van *zakelijke bindingsgronden* – redenen om de relatie aan te gaan of te behouden – vanuit het perspectief van de klant zijn: het vermijden van risico van slechte kwaliteit;

behoefte aan zekerheid van beschikbaarheid; het vermijden van switchkosten die ontstaan als je na een aantal sessies van psycholoog wisselt, enzovoort. Naast de zakelijke bindingsgronden spelen de *emotionele bindingsgronden* – zeker in de zorg – een belangrijke rol. De klant heeft behoefte aan vertrouwelijkheid met zijn zorgverlener; persoonlijke communicatie met zijn zorgverlener; en associatie en identificatie. Associatie en identificatie spelen een rol als de klant zich graag identificeert met de zorgverlener en/of de zorgverlenende instantie. Zo kan een klant zich identificeren met een populair cosmetisch instituut waarvan de artsen regelmatig in de media verschijnen of met het Bronovo Ziekenhuis, waar de leden van de koninklijke familie worden behandeld.

Om een duurzame relatie met de klant te onderhouden, moet een zorginstelling regelmatig met haar klanten communiceren. Een klanttevredenheidonderzoek kan bijdragen aan de beeldvorming hoe een instelling de zorg het beste op de klant kan afstemmen. Op basis van de uitkomsten kunnen het zorgproduct en de dienstverlening worden aangepast. Zo kan de patiënt in Den Haag ook 's avonds naar het spreekuur van de kno-arts of cardioloog in het Bronovo Ziekenhuis. Deze tactische aanpassing van de dienstverlening is het gevolg van een onderzoek onder de patiënten van het ziekenhuis. De onderliggende dienst wordt niet veranderd, maar het tijdstip waarop deze te verkrijgen is, wel.

Customer relationship management (CRM) kan een bijdrage leveren aan het relatiebeheer. CRM is een bedrijfsstrategie die zich richt op het realiseren van bedrijfsdoelstellingen en het creëren van duurzaam concurrentievoordeel door relaties met individuele klanten aan te gaan, te onderhouden, te maximaliseren en – indien onvoldoende rendabel – te beëindigen (Van Leeuwen, 2010).

Ruil

Marketing vindt plaats wanneer mensen besluiten behoeften en wensen te bevredigen door ruil. Ruil tussen kopers en verkopers is de kern van marketing. In de zorg zijn vaak meerdere partijen betrokken waardoor meer transacties over en weer plaatsvinden. Zo betaalt de consument voor zijn zorgverzekering (transactie 1) en betaalt de zorgverzekeraar in ruil daarvoor de kosten van een medische behandeling (transactie 2) aan de zorgverlener. Een transactie houdt in dat twee partijen iets van waarde ruilen. Transacties zijn de meeteenheid van de marketing.

De zorgklant is mondiger geworden en beter geïnformeerd waardoor zorgverleners steeds vaker gerichte verzoeken tot doorverwijzingen en/of behandelingen ontvangen. Een klant neemt steeds minder vaak genoegen met de opmerking van een arts dat een klacht 'vanzelf overgaat'. Dus ook al is ruil medisch gezien wellicht niet noodzakelijk, voor de gemoedsrust van de klant is dat wel zo.

3.8 Marketingplan

In het marketingplan staat beschreven hoe een organisatie haar beschikbare middelen en marketingmix inzet om haar doelen te bereiken. Het marketingplan kan de hele organisatie omvatten of slechts een zorgproduct, dienst of een merk. Het plan draagt bij aan het inzicht of alle instrumenten en middelen goed op elkaar zijn afgestemd. Het marketingplan (Verhage, 2009):
- maakt het mogelijk de logica en de haalbaarheid van het voorgestelde beleid te beoordelen;
- omschrijft welke taken moeten worden verricht;
- verduidelijkt hoeveel geld en andere middelen nodig zijn;
- geeft inzicht in de te verwachten resultaten;
- stelt – als werkdocument – managers in staat de voortgang van activiteiten te controleren en zo nodig bij te sturen.

Het opnemen van mijlpalen zorgt ervoor dat de zorginstelling actief bewaakt op welke momenten wat bereikt moet zijn. Als blijkt dat de doelen niet bereikt worden, zal uit in- en extern onderzoek moeten blijken welke oorzaken hieraan ten grondslag liggen. Wordt gecommuniceerd met de juiste doelgroep, worden de juiste middelen ingezet, is de frequentie van de inzet voldoende of is meer communicatie noodzakelijk, enzovoort? Het marketingplan beschrijft aan de hand van een aantal globale scenario's welke acties in welke situaties uitgevoerd moeten worden.

3.9 Communicatiemanagement

Een zorginstelling communiceert met verschillende doelgroepen: verzekeraars, (potentiële) cliënten, familieleden van de cliënten, verwijzers, ketenpartners, huidige en potentiële medewerkers, financiële instellingen, leveranciers, pers, opleidingscentra, aandeelhouders, omwonenden, de overheid en de politiek. De zorginstelling wil door communicatie de kennis, de attitude en/of het gedrag van personen in deze doelgroepen positief beïnvloeden.

Drie vormen van communicatie

Van Ruler en Elving (2007) onderscheiden drie hoofdvormen van communicatie:
- corporate communicatie (paragraaf 3.10);
- marketingcommunicatie (paragraaf 3.11);
- interne communicatie (paragraaf 3.12).

Corporate communicatie betreft de communicatie van de zorginstelling als geheel en wordt ook wel public relations of strategische communicatie genoemd. *Marketingcommunicatie* is gericht op de communicatie over de afzonderlijke diensten, producten en/of merken van die instelling. De laatste vorm betreft de *interne communicatie* tussen directie, managers en medewerkers en medewerkers onderling. Alle vormen van communicatie beïnvloeden elkaar en moeten nauwkeurig op elkaar worden afgestemd.

Gemeenschappelijke vertrekpunten

Van Riel (2010) spreekt over gemeenschappelijke vertrekpunten (GVP's) als uitgangspunt voor alle communicatie. Deze vertrekpunten vormen centrale waarden, die als basis dienen voor alle vormen van communicatie door een organisatie. De waarden worden afgeleid van de strategische keuzes van het bedrijf. Voorbeelden van GVP's zijn: betrouwbaar, innovatief, kwaliteit, winst maken, synergie. De GVP's worden op elk niveau in de organisatie vertaald en concreet beschreven. Een term als 'betrouwbaar' krijgt pas betekenis als de organisatie aangeeft waar die betrouwbaarheid uit blijkt. De organisatie geeft aan wat men de belangrijkste doelgroepen wil beloven, hoe men dit wil bewijzen en in welke toonzetting men dat wil communiceren. Vervolgens geeft elk organisatieonderdeel aan wat de verschillende doelgroepen moeten weten (kennis), vinden (houding), doen (gedrag).

Communicatiebeleid

Een gedegen communicatiebeleid bestaat uit diverse stappen, zoals figuur 3.4 illustreert.

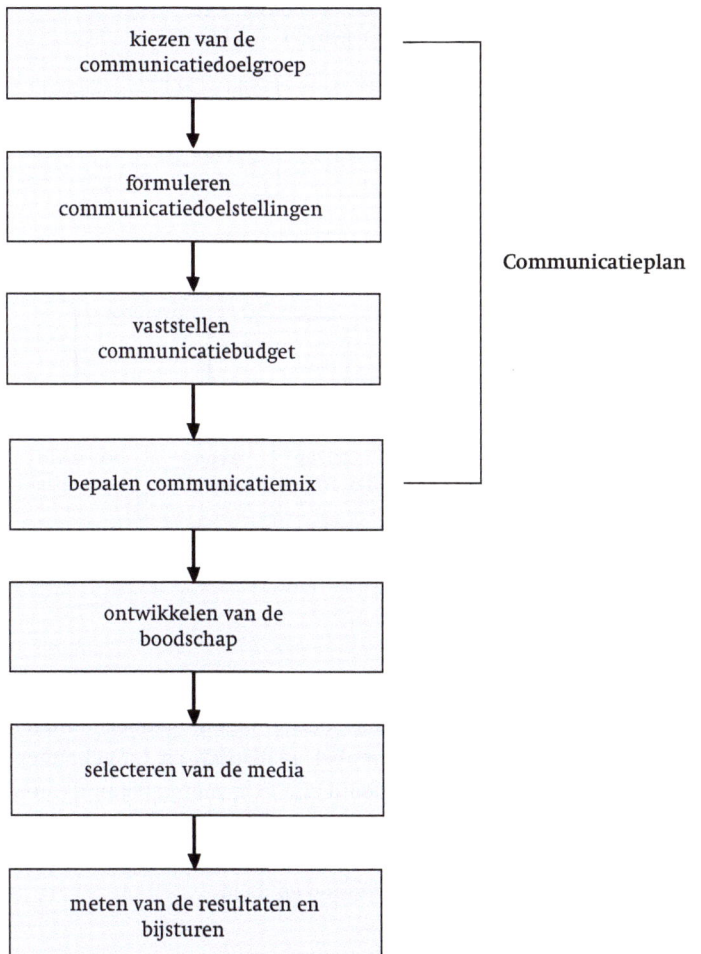

Figuur 3.4 Stappen van het communicatiebeleid Communicatiedoelgroepen

Communicatiedoelgroepen

In figuur 3.5 zijn de belangrijkste doelgroepen van een zorgorganisatie weergegeven. Andere doelgroepen kunnen zijn: familieleden van de cliënten, financiële instellingen, omwonenden, leveranciers, pers, opleidingscentra, aandeelhouders, omwonenden, enzovoort.

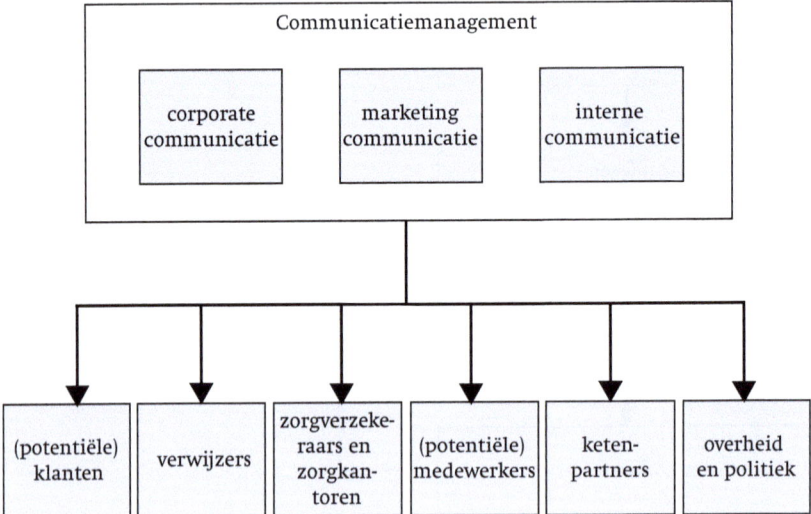

Figuur 3.5 Communicatiedoelgroepen

Communicatiedoelstellingen

Voor alle drie de vormen van communicatie geldt dat de communicatiedoelstellingen afgeleid worden van de ondernemingsdoelstellingen. De doelstellingen moeten SMART (specifiek, meetbaar, acceptabel, realistisch en tijdgebonden) geformuleerd zijn en bij voorkeur geformuleerd zijn in termen van kennis, houding en gedrag. SMART geformuleerde doelstellingen geven het beoogde effect van een communicatiecampagne weer doordat duidelijk is wat de doelgroep binnen een bepaalde termijn moet weten, vinden en doen.

Communicatiebudget

Een organisatie kan op verschillende manieren haar communicatiebudget bepalen, namelijk op basis van:
- wat het bedrijf kan missen (sluitpostmethode);
- van een vast percentage van de omzet (omzetpercentagemethode);
- wat de concurrent eraan uitgeeft (pariteitenmethode);
- de gestelde communicatiedoelen (taakstellende budgetteringsmethode);

3 Marketing en cliëntgerichtheid 113

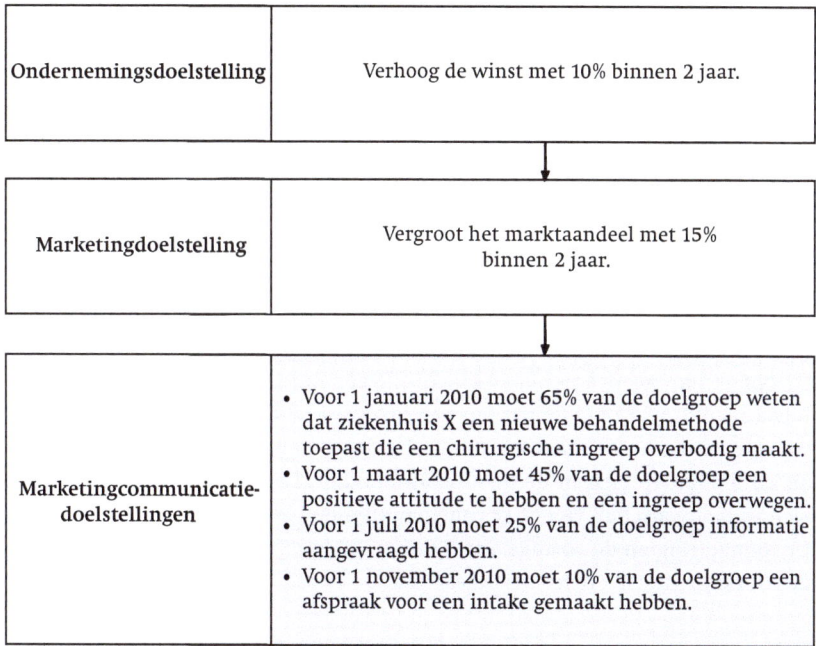

Figuur 3.6 Communicatiedoelstellingen

De laatste methode is de meest voor de hand liggende. Als een zorginstelling een bepaalde bekendheid wil bereiken bij een van haar doelgroepen, wordt gekeken wat nodig is aan marketingcommunicatie om deze doelen te bereiken. Op basis hiervan stelt de organisatie het budget vast.

Communicatiemix

Een organisatie kan een mix van communicatie-instrumenten benutten om de doelgroepen te bereiken: (corporate) reclame, sales promotion, persoonlijke verkoop, pr, sponsoring, beurzen en tentoonstellingen. De verschillende instrumenten moeten elkaar zodanig ondersteunen dat synergie ontstaat. Pr is ook een krachtig instrument. Sommige persberichten ontketenen zo veel publiciteit dat er vrijwel geen reclame gemaakt hoeft te worden.

> **Aantal aanmeldingen chiropractiepraktijk vervijfvoudigd na nieuwsbericht**
> Na de publicatie van het artikel 'Penklik brengt huilbaby's tot bedaren' in de regionale pers vervijfvoudigt het aantal aanmeldingen van Chiropractie Staphorst. De chiropractors kijken er niet meer van op dat wanhopige ouders meer dan 150 kilometer heen en terug rijden voor een behandeling van hun baby.

Ontwikkelen van een boodschap

De boodschap geeft kort maar krachtig weer wat de organisatie wil zeggen. Bijvoorbeeld: Wat mag de patiënt van ons verwachten? Een goede boodschap is begrijpelijk, herkenbaar en onderscheidend. Een boodschap is herkenbaar als de doelgroep zich in de boodschap herkent. De organisatie onderscheidt zich in de boodschap van haar concurrenten en geeft aan waar dat uit blijkt. De toonzetting en de vormgeving worden op de inhoud van de boodschap en de voorkeur van de doelgroep afgestemd.

De ontvanger kan respons geven, als de boodschap is ontvangen en verwerkt. Het effect van de boodschap kan zijn dat de ontvanger meer kennis heeft gekregen, waardoor hij een betere beslissing kan nemen, dat hij een positieve attitude krijgt ten opzichte van de organisatie of daadwerkelijk overgaat tot het afnemen van de dienst.

Communicatiemedia en -middelen

De boodschap kan via verschillende (social) media verspreid worden zoals: radio, tv, dagbladen, tijdschriften, (smart)phones, internet, intranet, extranet (tussen ketenpartners), en persoonlijk contact. De organisatie kan kiezen uit een scala aan middelen variërend van een tv-commercial, reclamespotje, website, apps, online banners en buttons tot folders, brochures, Twitter-berichten, een Facebook-pagina, Linkedin-groepen voor medewerkers, het jaarverslag en een mailing.

> Radio Steunkous, gemaakt door de wijkverpleging van Buurtzorg Amsterdam voor cliënten die aan huis zijn gekluisterd, geeft informatie over gezondheidsproblemen, wil kennis en ervaring uitwisselen en zorgen voor vermaak www.radiosteunkous.nl.

Belangrijk is dat de verschillende doelgroepen worden afgezet tegen de verschillende middelen. In een doelgroep/middelenmatrix (tabel 3.2) kan de organisatie dit overzichtelijk weergeven.

Tabel 3.2 Voorbeeld van een doelgroep/middelenmatrix

	Patiënten	Medewerkers	Verwijzers	Zorgverzekeraars	Ketenpartners
Mailing	X	X			
Brochure	X		X		
Website	X	X	X	X	X
Facebook	X	X			
Twitter	X	X			
LinkedIn		X			
Jaarverslag				X	X

Bron: Michels, p. 30

Hoewel een uitvoerige beschrijving van communicatiemiddelen buiten het bereik van dit boek valt, is er enige aandacht voor de effectieve inzet van social media en apps als communicatiemiddelen.

Social media
Social media in de zorg zijn een hype. Het gaat buiten het kader van dit boek om er te diep op in te gaan. Social media bieden een mogelijkheid om meer contact te hebben met cliënten, collega's, verwijzers en potentiële medewerkers. Ook familieleden blijven graag op de hoogte van activiteiten en nieuws over de zorginstelling en zorggerelateerd nieuws.
In 'richtlijnen voor gebruik' van de beroepsvereniging voor zorgprofessionals op www.venvn.nl staan richtlijnen met betrekking tot social media op de werkvloer. Zo is het handig als een verpleegkundige een foto van een wond kan doorsturen naar een collega voor overleg, maar is het niet wenselijk dat zorgmedewerkers hun blik op het scherm gericht houden in plaats van op de cliënt. Social media mogen de aandacht voor de cliënt niet in de weg staan of zijn privacy aantasten.
Voor social media is lange adem nodig voordat het wat oplevert. Een socialmedia-strategie zorgt voor een langetermijnvisie en een plan om het te realiseren. Het duurt lang om 'vrienden' en 'volgers' te werven en vervolgens hun aandacht vast te houden. Marketeers kunnen het beste eerst ervaring opdoen alvorens het bedrijf op social media te profileren. De eerste stappen zijn

Social media en apps

Wat	Voorbeelden	Voorbeelden van mogelijkheden
Sociale netwerken	- Google+ - Facebook - LinkedIn - Twitter - Vraagelkaar.nl	- Pagina voor cliënten aanmaken en 'vrienden' werven die post plaatsen (Facebook). - LinkedInpagina voor het werven van nieuwe medewerkers. - LinkedIn Groep voor het delen van vakinhoudelijke kennis. - Twitterspreekuur: een arts kan vragen beantwoorden over een bepaalde aandoening. - Twittercampagne: vraag aan volgers om berichten te RT (retweeten). - Vraagelkaarpagina om het informele netwerk van de cliënt te betrekken.
Apps	- What's app - Zorgkaart - Skype - DrawMD - Enzovoort	- Met de berichtenapplicatie 'What's app' kunnen professionals een groep rond een cliënt aanmaken (tijdens een crisissituatie) voor overleg. - Skypesessie met zorgverlener. -Uitleg diagnose ondersteunen met plaatjes op DrawMD. - Hartpatiënten kunnen via een iPhone-app in de gaten worden gehouden door hun arts.
Blogs	Wordpress, Blogspot	Zorgverleners kunnen met behulp van korte columns of 'posts' meer informatie over een aandoening en/of behandeling geven.
Multimediasharing	YouTube, Flickr, Picasa, Spotify, Slideshare, Vimeo, Presi	Foto's, filmpjes, geluidsfragmenten van presentaties over de instelling, het personeel, medische informatie.
Collaboration	Dropbox, Google docs, Cloud, Yammer (alleen voor organisaties)	Medewerkers in de zorg kunnen met collega's, verwijzers, cliënten enzovoort bestanden delen en er aan werken.
Communities	Deeljezorg, Myspace,	Je sluit je aan bij een community rondom een thema.
Location Based	Foursquare, Yelp	Je stelt je locatie ter beschikking en kunt van daaruit acties ondernemen.

bijvoorbeeld: het aanmaken van een Twitteraccount @zorginstelling en het volgen van onderwerpen #zorginstelling, #aandoening om te weten wat er over de zorginstelling en/of aandoeningen wordt gezegd. Ook het aanmaken van een Facebook-pagina, een LinkedIn-account en het gebruik van LinkedIn-groepen dragen bij aan het effect. Een combinatie van social media-kanalen is effectief. Het youtubefilmpje 'Rappende arts legt operatie uit' van Medisch centrum Alkmaar bereidt kinderen bijvoorbeeld voor op hun operatie in het ziekenhuis.

Zoek via www.google.nl naar 'infografics' en 'social media strategie' voor stappenplannen die leiden tot een effectieve inzet van social media. Jong Florence, jeugdgezondheidszorg is actief op Facebook en Twitter. Op youtube hebben zij een filmpje geplaatst hoe zij het hebben aangepakt. Zoek op www.youtube.nl naar 'JGZ en de inzet van social media'.

Apps
Apps kunnen artsen visueel ondersteunen bij de uitleg van de diagnose zoals met DrawMD. Zestig procent van de Nederlandse artsen zegt medische apps te gebruiken. Ze zien graag een keurmerk op de apps voor de betrouwbaarheid.

> Patiënten bloggen over hun aandoeningen en melden op Twitter wat ze van hun behandeling in het ziekenhuis vinden. Verpleegkundigen delen op Facebook met hun collega's hoe hun werkdag was. Sociale media zijn voor veel mensen een vast onderdeel van het dagelijks leven geworden. Sociale media geven nieuwe en ongekende mogelijkheden om als ziekenhuis te communiceren met patiënten, medewerkers en andere doelgroepen. Het HagaZiekenhuis gebruikt social media voor haar arbeidsmarktcampagne #werkenbijhaga. Via de Facebook-pagina van het HagaZiekenhuis geven medewerkers van Intensive Care, Operatiekamers en Spoedeisende Hulp een kijkje op hun werkplek en enthousiasmeren collega's die op zoek zijn naar een baan om te solliciteren op hun afdeling. Het ziekenhuis communiceert ook actief met patiënten op Twitter en werkt samen met ZorgkaartNederland, waar ze hun behandelaar kunnen beoordelen.

Bron: Social media e-book

Apps op de tablet of de smartphone worden vooralsnog vooral gebruikt om informatie op te halen (82,5%), als referentie (46,8%) en voor consultondersteuning (40,3%) (Bron: artsennet).

Recent worden veel apps ontwikkeld die patiënten in staat stellen om zelf de eigen aandoening te monitoren. Zie bijvoorbeeld 'iPadsforHeartPatients-Mayo Clinic' op www.youtube.com. Ook gebruiken cliënten apps om medische informatie te verzamelen of om hun keuze te ondersteunen voor een zorginstelling of behandelaar.

Meten van de resultaten en bijsturen
Onder het motto 'meten is weten' is het verstandig om regelmatig het effect van communicatiecampagnes te meten. Naast een kwantitatieve meting levert een kwalitatief onderzoek zinvolle feedback op, zoals de verklaring waarom een campagne beter of slechter dan verwacht scoort. Als de communicatiemiddelen van een campagne verwijzen naar de website, is het goed mogelijk om het effect te meten.

3.10 Corporate communicatie

Met behulp van corporate communicatie kan de zorgorganisatie de mening van de verschillende doelgroepen vormen, beïnvloeden en/of bijsturen. De missie en visie van de zorginstelling zijn hierin richtinggevend. In de missie (Floor en Van Raaij, 2010) wordt omschreven hoe de onderneming zichzelf ziet *(identiteit)*, de maatschappelijke functie van de onderneming, de waarden die de onderneming vertegenwoordigt en de plaats van de onderneming in de maatschappij. Het Academisch Medisch Centrum in Amsterdam wil bijvoorbeeld bijdragen aan de wetenschappelijke ontwikkeling van de zorg en geeft daar in zijn corporate communicatie (website, jaarverslag enzovoort) blijk van.

Als een klant tevreden is over een behandeling, heeft dat een positief effect op het imago van de zorgverlener. Zijn perceptie van het imago wordt beïnvloed door contact met de instelling, de communicatie van de instelling, publicaties in de media en de mening en ervaringen van familie, vrienden en bekende Nederlanders. Een organisatie heeft alleen invloed op de perceptie door corporate communicatie en marketingcommunicatie. Het bedrijf bepaalt dan zelf met welke boodschap de consument wordt geconfronteerd. Corporate communicatie en marketingcommunicatie vormen daarom een belangrijk instrument voor het opbouwen en versterken van het merkimago (Floor en Van Raaij, 2010).

Welk imago een zorgverlener heeft in het hoofd van een klant, is afhankelijk van zijn persoonlijke associaties. Deze associaties vormen samen een netwerk. Een organisatie zoekt naar aanknopingspunten om positieve associaties op te wekken. Een mogelijk associatienetwerk voor het Bronovo Ziekenhuis in Den Haag is als volgt:

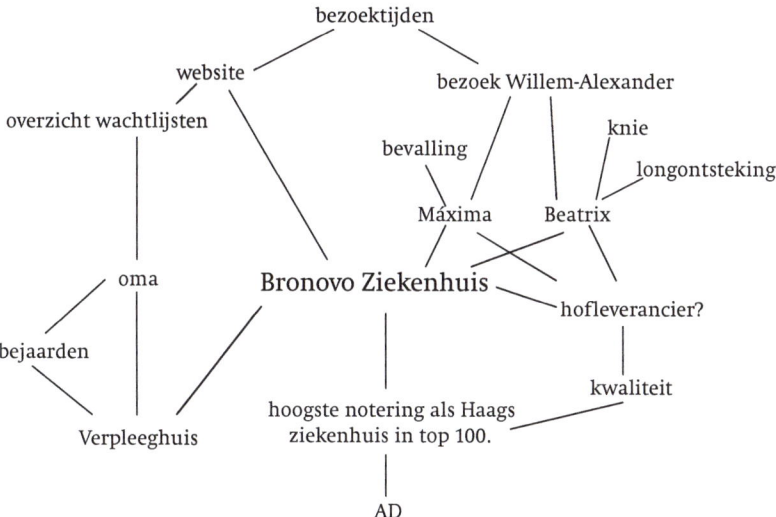

Figuur 3.7   Voorbeeld van een associatienetwerk

3.11 Marketingcommunicatie

Marketingcommunicatie in de zorg is complex doordat er lang niet altijd sprake is van een directe betaalrelatie. De keuzevrijheid van cliënten is vaak beperkt doordat zij uit het zorgaanbod kunnen kiezen dat de zorgverzekeraar of de gemeente heeft ingekocht en dat nog niet 'vergeven' is. In dit systeem is een goede reputatie of marketingcommunicatie niet per definitie een waarborg voor zorginstellingen dat zij ook mogen voorzien in de vraag.

Een zorgverlener kan zijn communicatie richten op de eindgebruiker, de klant of op de verwijzer. Met behulp van een *pullstrategie* richt de zorgverlener zich rechtstreeks tot de klant, in de hoop dat deze actief om zijn producten en/of diensten zal vragen bij de verwijzer en/of de zorgverzekeraar.

Een andere benadering is de *pushstrategie* waarbij de zorgverlener juist probeert de verwijzer te overtuigen dat zijn zorgproducten of diensten de beste oplossing zijn. Er zijn talloze voorbeelden van incentives te noemen die de farmaceutische industrie inzet om het voorschrijfgedrag van artsen te beïnvloeden.

Een zorgorganisatie kan met behulp van *positionering* de positie van de organisatie of het merk in het hoofd van de klant proberen te beïnvloeden. De organisatie doet in een communicatiecampagne een *belofte* (propositie) aan de klant. De propositie van zorgverzekeraar CZ 'Zorg kan altijd beter' gaat steeds vergezeld van een opsomming: 'Dit doet CZ'. Ook kunnen mensen hun ideeën delen op de website www.zorgkanaltijdbeter.nl. De zorgverlener kan een uniek verkoopargument (*uniquesellingproposition;* USP) gebruiken waarbij het voordeel voor de klant voortkomt uit een functionele superioriteit (de beste apparatuur, meest geavanceerde technieken, de best geschoolde artsen). Aan een emotioneel verkoopargument ligt geen functioneel kenmerk ten grondslag (*emotionalsellingproposition;* ESP). Een ESP heeft voor de consument een unieke emotionele meerwaarde. De belofte van cosmetisch arts Robert Schoemacher: 'Ben jij straks de mooiste op het strand' speelde hierop in.

Voordat een klant overgaat tot de keuze van een zorgverlener, heeft hij een aantal fasen in het besluitvormingsproces doorlopen. Kotler (2009) onderscheidt zes *fasen van aankoopbereidheid*. De marketingmanager moet weten in welke fase de communicatiedoelgroep zich nu bevindt en duidelijk voor ogen houden wat de volgende stap is. De fasen zijn weergegeven in figuur 3.8.

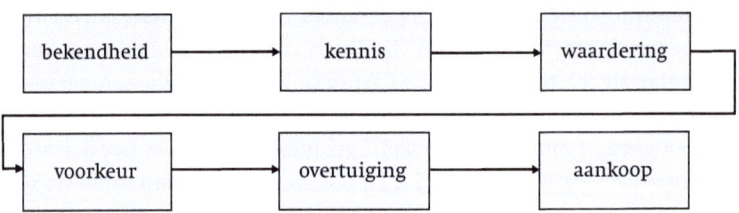

Figuur 3.8 Fasen van aankoopbereidheid

Als de instelling nog niet *bekend* is bij de doelgroep, ligt de prioriteit bij het opbouwen van de naamsbekendheid. De doelgroep heeft pas *kennis* van de organisatie als zij informatie over de instelling heeft ontvangen en verwerkt. Als de doelgroep de organisatie eenmaal kent, is de vraag in hoeverre zij de organisatie *waardeert*; wat vindt zij ervan? En, heel belangrijk, waar gaat de *voorkeur* naar uit? Want de doelgroep kan de organisatie positief waarderen maar toch de voorkeur geven aan een concurrerende zorgverlener. Ook als de voorkeur positief is, kan er soms nog wat *overtuigingskracht* nodig zijn om de klant er van te verzekeren dat deze zorg voor hem het beste is. En als hij eenmaal overtuigd is, is het belangrijk de klant te bewegen tot het zetten van de laatste stap. Een klant kan bijvoorbeeld eerst zekerheid willen hebben van zijn zorgverzekeraar of de zorg ook 100% vergoed wordt. De zorgaanbieder kan hier natuurlijk bij ondersteunen.

Zorgaanbieder ondersteunt cliënt in bewustwordingsproces
Parnassia, aanbieder van psychomedische zorg, heeft een aantal zelftests op de website geplaatst om te bepalen of klachten verband houden met psychische problemen. De cliënt kan op basis van de uitkomst bepalen of het verstandig is om hulp in te schakelen. Op de site is een aantal filmpjes te zien die inzicht geven in de beleving van mensen die lijden aan een depressie of een psychose.

3.12 Interne communicatie

Veel reorganisaties en veranderprocessen stranden doordat er onvoldoende aandacht is voor het informeren en betrekken van medewerkers. Zeker zorginstellingen – die staan voor de uitdaging om markt- en cliëntgericht te gaan werken – dienen de hele organisatie van de noodzaak te doordringen. De kans op succes neemt aanzienlijk toe als alle partijen elkaar regelmatig en ondubbelzinnig informeren en betrekken in de nieuwe koers van de organisatie.
Om het marketingbeleid af te stemmen op de behoefte van de verschillende (potentiële) cliënten is het van belang dat signalen uit de markt zo snel mogelijk doordringen in de top van de organisatie en dat het marketingbeleid in alle geledingen van de organisatie bekend is en gedragen wordt. Succesvolle dienstverlenende bedrijven hebben niet voor niets zowel aandacht voor hun werknemers als voor hun cliënten. Goede interne communicatie vormt een voorwaarde voor tevreden en geïnformeerde medewerkers.

Ook op het individuele niveau van de klant is interne communicatie cruciaal. Aan de verwachtingen die bij de klant gewekt worden op basis van communicatie via de website of een advertentie, moet voldaan worden. Het is belangrijk om de inhoud van de communicatie-uitingen binnen de organisatie zodanig af te stemmen dat medewerkers op de hoogte zijn en zich kunnen voorbereiden op zorgaanvragen in het kader hiervan. De klant heeft voorafgaand, tijdens en na de zorgverlening met verschillende medewerkers contact. Deze medewerkers zijn cruciaal om de wensen en verwachtingen op één lijn te brengen en de informatie intern op elkaar af te stemmen. Onvoldoende afstemming leidt tot problemen in de dienstverlening en/of teleurgestelde cliënten. Een interne communicatiestructuur helpt bij het stroomlijnen van deze informatie.

Basisstructuur

De interne communicatieadviseur kijkt in eerste instantie naar de kanalen en middelen die beschikbaar zijn voor de formele communicatie, het zogenaamde basispakket. Dit bestaat meestal uit vaste overlegstructuren zoals werkoverleg en managementoverleg, aangevuld met parallelle middelen zoals het personeelsblad en intranet. Voor interne projecten zoals reorganisaties en de invoer van een nieuw computersysteem wordt dit pakket vaak aangevuld en neemt het aantal middelen toe naarmate het aantal projecten toeneemt. Om inflatie te voorkomen, adviseert Koeleman (2012) een basisstructuur die voor 80% van de interne communicatie bevredigend functioneert. De basisstructuur geeft weer welke doelgroepen in de organisatie via welke kanalen en middelen worden bereikt. De basisstructuur bestaat uit een overleg/inhoudmatrix (tabel 3.3) en een media/inhoudmatrix (tabel 3.4).

Tabel 3.3   Overleg/inhoudmatrix

	Type informatie	Voorzitter	Frequentie	Besluiten- en actielijst
Managementoverleg				
Werkoverleg				
Stafoverleg				
Overig				

De overlegvormen kunnen op twee niveaus beoordeeld worden: de effectiviteit van het overleg zelf en de mate waarin overleggen elkaar aanvullen of overlappen.

Tabel 3.4   Media/inhoudmatrix

	Doelgroep	Type informatie	Afzender	Frequentie	Richting	Bijzonderheden
Intranet					↓	
Personeelsblad					↓	
Nieuwsbrief					↓	
Circulaire					↔	

Per medium stelt de adviseur vast voor welke doelgroepen het middel bestemd is en welk type informatie aan bod komt: beleidsinformatie, P&O-informatie, motiverende informatie, kennismanagement, taakinformatie en beheerinformatie. Door de richting met pijltjes aan te geven ziet de interne communicatieadviseur snel hoe de communicatie verloopt. Een teveel aan top-downinformatie en een tekort aan bottom-upinformatie zoals in het voorbeeld, is zo snel in beeld.

Knelpuntenanalyse

Op basis van de basisstructuur kan een knelpuntenanalyse bijdragen aan de beeldvorming wat nodig is om de communicatie binnen de zorgorganisatie te verbeteren. Ontvangt iedereen de informatie die nodig is, klopt de hoeveelheid? Een medewerkertevredenheidonderzoek kan hierbij behulpzaam zijn.

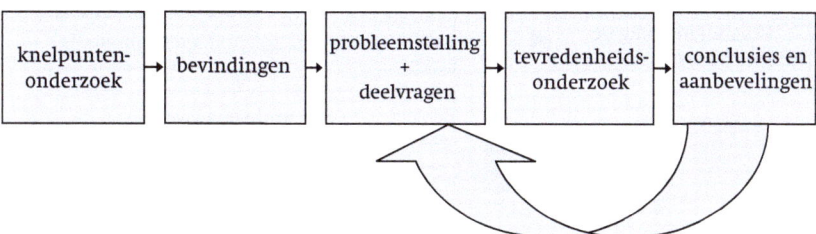

Figuur 3.9   Knelpuntenanalyse Intern communicatieplan

Intern communicatieplan

De basisstructuur dient als basis voor het interne communicatieplan. Om een gedegen plan te kunnen schrijven, heeft de communicatieadviseur ook informatie nodig over de structuur, de strategie en de cultuur van de organisatie. De inzet van middelen is afhankelijk van de *structuur*. Een ondernemende structuur vergt een andere inzet van middelen dan een machinebureaucratie. De *cultuur* bepaalt tot slot hoe medewerkers met elkaar omgaan en wat medewerkers in een organisatie normaal vinden. De cultuur is in veel gevallen bepalend voor de keuze van de instrumenten. Continu evalueren, draagt bij aan de kennis of de gestelde doelen bereikt worden of niet en waarom. Op basis van deze resultaten kan het plan worden aangepast.

Figuur 3.10 geeft de verschillende stappen van de interne communicatieplanning weer.

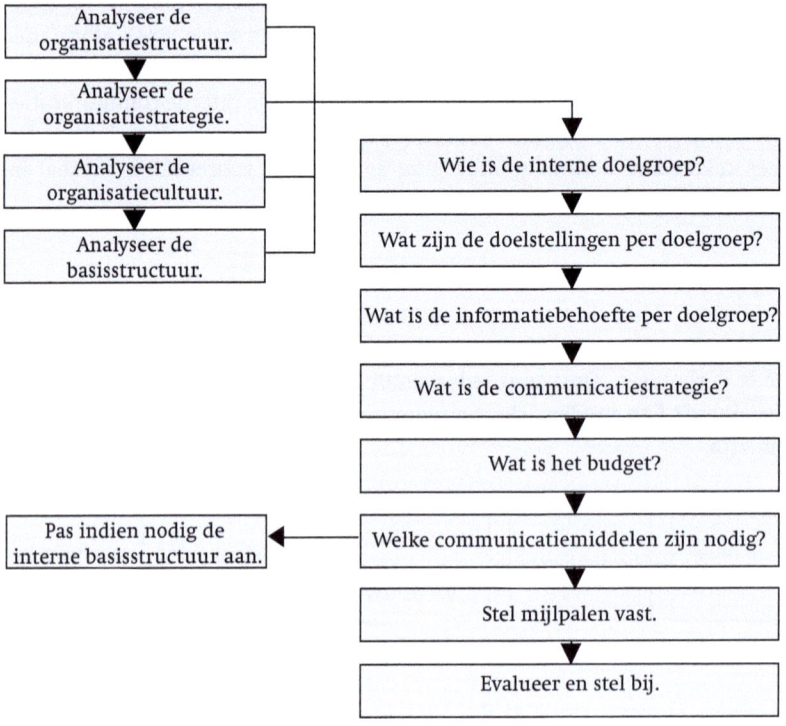

Figuur 3.10   Stappen van interne communicatieplanning

3.13   Naar een cliëntgerichte zorgorganisatie

Zorgverleners en zorginstellingen staan voor de uitdaging om meer marktgericht te gaan werken. Om de omslag naar een cliëntgerichte organisatie te kunnen maken, is het aanstellen van een marketeer niet voldoende. Juist om goede zorg te kunnen bieden, moet de top keuzes maken: blijven we alle diensten aanbieden of gaan we diensten afstoten en ons concentreren op datgene waar we goed in zijn. Door meer te specialiseren en een specifieke dienst voor een specifieke doelgroep aan te bieden. Zo doet ook Buurtzorg aan marketing door zich ook op de doelgroep 'jeugdigen' te richten met hun dienstverlening. De marketingcommunicatie van Buurtzorg is weliswaar beperkt, maar bijzonder effectief. Buurtzorg voldoet – onbewust – aan de eerste drie basisvoorwaarden van No Budget Marketing (Burgers): lever onderscheidende klantwaarde, overtref de verwachting van de klanten, investeer in ambassadeurs. 'De eerste kennismaking onvergetelijk maken' en 'potentiële klanten ervaringen laten opdoen', daaraan voldoen zij waarschijnlijk ook. Al was het maar via radio Steunkous. Om gericht op de steeds veranderende vraag in te kunnen spelen, zal de hele organisatie cliëntgericht moeten denken en handelen. Alle medewerkers, variërend van de receptioniste, de verpleegkundigen tot de behandelend arts, hebben ondersteuning nodig om hun kennis, houding en gedrag aan de nieuwe situatie te kunnen aanpassen. Dit vereist absolute ondersteuning van het topmanagement om deze omslag te faciliteren met behulp van interne communicatie, het faciliteren van trainingen en onderwijs en – heel belangrijk – door middel van voorbeeldgedrag. De meeste zorginstellingen moeten eerst de globale dienstverlening verder verbeteren. Zaken, als luisteren naar de klant, correct omgaan met klachten, het verminderen van wachttijden bij afspraken, verminderen van afzeggingen voor operaties binnen 24 uur, verbeteren de dienstverlening aanzienlijk. De meeste leidinggevenden van zorginstellingen zijn zich daarvan bewust. Zij ervaren echter dat het moeite kost om dit inzicht in de organisatie door te voeren. In hoofdstuk 11, Leidinggeven en (zelf)management, wordt hier verder op ingegaan. Hoe faciliteer je cliëntgerichtheid en wat kan een leidinggevende doen om de medewerkers hierin te inspireren? Kortom: Hoe krijg je ze mee?

Literatuur

Burgers, J. (2009), *No Budget Marketing, Het slimme alternatief voor het vinden en binden van klanten* , Den Haag: Sdu Uitgevers.
Changing healthecare (2012), *Social media in de zorg, de hype voorbij?*, Health Valley Event 2012.
Floor, J.M.C. & W.F. van Raaij (2010), *Marketingcommunicatiestrategie*. Groningen/Houten: Noordhoff uitgevers, zesde druk.
Grönroos, Chr. (2007), *Service management and marketing, customer management in service competition*. New York: John Wiley.
Koeleman, H. (2004), *Intranet voor de communicatieprofessional*. Deventer: Kluwer.
Koeleman, H. (2012), *Interne communicatie als managementinstrument*. Deventer: Kluwer.
Kotler, P. & G Armstrong (2009), *Principes van marketing*. Amsterdam: Pearson Education.
Lee, F. (2009), *Als Disney de baas was in uw ziekenhuis, 9,5 dingen die u anders zou doen*, Maarssen: Elsevier gezondheidszorg.
Leeuwen, S. van (2008), *Zorgmarketing in de praktijk*. Assen: Van Gorcum.
Leeuwen, S. van (2010), *CRM in de praktijk*. Schoonhoven: Academic Service.

Marketing Planning Centre Nederland (2001), *Klantgerichtheid uw zorg? Een verkennend onderzoek naar klantgerichtheid in Nederlandse ziekenhuizen.* Den Haag: MPCN.
Riel, C.B.M. van (2010), *Identiteit en imago.* Schoonhoven: Academic Service, derde druk.
Ruler, B. van & W. Elving (2007), Carrière in communicatie, de wereld van de communicatiespecialist. Amsterdam: Boom.
Verhage, B. (2009), *Grondslagen van de marketing,* Leiden: Stenfert Kroese.

Websites

ANP: www.anp.nl
Het Financieele Dagblad: www.fd.nl
NRC Handelsblad: www.nrc.nl
www.nu.nl

Interviews

- Jos de Blok, directeur Buurtzorg Nederland
- Willem de Boer, lid Raad van Bestuur MC groep
- Monique Boer, directeur bemiddelingsbureau voor kraam- en thuiszorg Monique Boer
- Esther Hiemstra, Manager en SEH-arts MC groep
- Stefan Kroese, Organisatorisch Divisie Manager, Divisie Behandelend, Medisch Centrum Haaglanden
- Astrid-Odile de Visser, Raad van Bestuur Interzorg

4 Financieel management

Gijs Hiltermann

4.1 Inleiding

Een manager draagt de eindverantwoordelijkheid voor personeel, logistieke en facilitaire ondersteuning en ook voor de financiën in zijn organisatie of afdeling. Dit hoofdstuk gaat over de financiële kant van bedrijfsvoering. Om twee redenen is kennis van financieel management van belang:
- een manager in de zorgsector is (mede)verantwoordelijk voor de financiën;
- het is voor een manager van belang om een gesprek te kunnen voeren over financiën met de 'specialist' op dit gebied: de controller, accountant of hoofd economische en administratieve dienst (HEAD).

Het besturen van een organisatie vanuit financieel oogpunt bestaat uit vier aspecten:
1. Financieren van de organisatie, dat wil zeggen de mogelijkheid hebben om geld te halen van de vermogensmarkt. Daarvoor is kennis nodig van de werking van de vermogensmarkt, van de participanten (vragers en aanbieders van vermogen) en van de verschillende soorten vermogen.
Let op: het woord financieren wordt in de zorgsector (en soms ook in andere sectoren, zoals het onderwijs) gebruikt in de zin van geld gegenereerd van overheid of zorgverzekeraar. Dit is echter bij het juiste gebruik van terminologie geen financiering, doch hoort te worden aangeduid met het woord 'bekostiging'. Wij zullen verder deze formele terminologie gebruiken.
2. Investeren, dat wil zeggen het aanschaffen van capaciteit. Dat kan infrastructuurcapaciteit zijn, zoals een verpleeghuis, of apparatuur, menscapaciteit en ga zo maar door. Het tegenovergestelde, bestaande capaciteit afstoten, heet desinvesteren. Investeren heeft in het algemeen drie kenmerken: het gaat meestal om veel geld, een lange termijn, en de eenmaal genomen beslissing is moeilijk terug te draaien. Hier geldt dus nog meer dan elders: bezint eer ge begint!

3. Managementaccounting. Daaronder wordt verstaan de financiële informatie die nodig is om managers en medewerkers de goede dingen te laten doen. In de organisatie worden op alle niveaus beslissingen genomen over de aanwending van capaciteit. Om ervoor te zorgen dat iedereen voor de organisatie de goede dingen doet, is op alle niveaus financiële informatie nodig.
4. Verantwoording afleggen door de leiding van de organisatie aan de vermogensverschaffers. Deze hebben de organisatie voorzien van vermogen, met als doelstelling daar beter van te worden. In ieder geval periodiek, bijvoorbeeld eens per jaar, willen zij antwoord hebben op de vraag hoe de organisatie voldaan heeft aan hun wens om een bepaald rendement over het verstrekte vermogen te behalen. De Angelsaksische term voor deze financiële verantwoording is financial accounting. Meestal gebeurt dit door middel van een verslag, zoals een jaarverslag, een halfjaarbericht, een kwartaalbericht, enzovoort.

In dit hoofdstuk is gekozen voor een opzet waarbij in de eerste plaats het onderwerp financial accounting in combinatie met financiering wordt behandeld (paragraaf 4.2). Vervolgens komen investeringen aan de orde (paragraaf 4.3). Tot slot komt het onderwerp managementaccounting aan bod (paragraaf 4.4).

4.2 Jaarverslaggeving in de zorgsector

4.2.1 Financial accounting

Financial accounting betreft financiële informatie ten behoeve van externe participanten, de zogeheten externe verslaggeving. Externe verslaggeving gebeurt in het algemeen door middel van een jaarverslag (tegenwoordig wordt in de zorgsector van 'jaardocument' gesproken). Doelstelling is primair het afleggen van verantwoording aan de buitenwereld. Bij een profitorganisatie bestaat die buitenwereld vooral uit de eigenaars van de onderneming, de aandeelhouders. Ten aanzien van not-for-profitorganisaties is die buitenwereld veel omvangrijker: financiële instellingen die als geldschieter dienen, de maatschappij vanwege het maatschappelijk belang, de verantwoordelijke minister en bij zorginstellingen vooral ook de verzekeringsmaatschappijen zijn de belanghebbenden bij een goede informatievoorziening.

4.2.2 Regelgeving

Het opstellen van een jaarverslag is aan regels gebonden. Enerzijds zijn die regels vastgelegd in het Burgerlijk Wetboek, anderzijds is er in Nederland een regelgevende instantie, de Raad voor de Jaarverslaggeving, die in aanvulling op de wet richtlijnen geeft. Internationaal overleg heeft geleid tot oprichting van de International Accounting Standards Board die standaarden publiceert die in veel gevallen door lidstaten worden overgenomen.

De Raad voor de Jaarverslaggeving heeft enkele jaren geleden de Regeling Jaarverslaggeving Zorginstellingen (RJZ) uitgegeven met regels waaraan de financiële verslaggeving van zorginstellingen moet voldoen. Deze regeling sluit aan op het Burgerlijk Wetboek en zorgt ervoor dat jaarverslagen in de zorgsector dezelfde opzet en inhoud hebben als die van ondernemingen in de private sector, met hier en daar enkele branchespecifieke aanvullingen. In november 2005 is met partijen in de zorg overeenstemming bereikt om deze regeling te vervangen door de Regeling Verslaggeving WTZi als uitvloeisel van de Wet Toelating Zorginstellingen (WTZi). Deze regeling, die sinds 1 januari 2006 geldt, zorgt ervoor dat een aantal documenten die in het verleden apart moesten worden opgesteld, zoals jaarverslag, kwaliteitsjaarverslag, klachtjaarverslag, sociaal jaarverslag, personeelsstatistieken en exploitatieoverzichten, in één document jaarlijks kunnen worden gepubliceerd, het zogenaamde Jaardocument Maatschappelijke Verantwoording Zorg (vanaf hier: jaardocument).

Deponering van het jaardocument vindt plaats in papieren en elektronische vorm bij het Centraal Informatiepunt Beroepen Gezondheidszorg (CIBG) vóór 1 juni van het jaar volgend op het verslagjaar. De jaardocumenten worden vanaf 2006 gepubliceerd op www.jaarverslagenzorg.nl en zijn daarmee voor iedereen toegankelijk.

De wet- en regelgeving vereist dat een aantal zaken in een jaardocument wordt opgenomen. Het financiële deel van het jaardocument bestaat uit drie delen:
- directieverslag (paragraaf 4.2.3);
- overige gegevens (paragraaf 4.2.4);
- jaarrekening, het financiële hart van het jaardocument (paragraaf 4.2.5).

Naast deze verplichte onderdelen wordt een jaardocument dikwijls ook gebruikt om een aantal andere zaken onder de aandacht van de lezer te brengen. Dat kunnen de missie en strategie van de organisatie zijn, beschrijvingen (inclusief foto's) van processen, een bericht van de raad van toezicht of informatie over markten en producten. Sommige jaarverslagen zijn ware plaatjesboeken met veel meer informatie dan het wettelijke minimum; sommige organisaties beperken zich tot het absoluut minimaal vereiste.

4.2.3 Directieverslag

In het directieverslag (of verslag van de Raad van Bestuur) komen de belangrijkste activiteiten en gebeurtenissen van de organisatie in het afgelopen jaar aan de orde. De doelstelling daarvan is dat de financiële cijfers uit de jaarrekening in een context kunnen worden geplaatst, waardoor analyse van de situatie en van het afgelopen boekjaar zinvol wordt.

De directie geeft een analyse van het gevoerde beleid en van de financiële positie. Daarbij wordt aandacht geschonken aan de belangrijkste sectoren waarin de organisatie opereert, de ontwikkelde activiteiten en de daarmee behaalde resultaten en aan de externe omstandigheden die van invloed waren op de prestaties van de organisatie. Ook wordt een vooruitblik gegeven op de verwachte gang van zaken in het komende boekjaar. Daarbij wordt aandacht geschonken aan investeringen, de financiering en de personeelsbezetting. Hierbij is een kwantificering niet vereist. Het directieverslag mag niet in strijd zijn met het gestelde in de jaarrekening.

4.2.4 Overige gegevens

In de rubriek overige gegevens komt een aantal zaken aan de orde die niet tot jaarrekening of directieverslag horen, maar daarmee wel in nauw verband staan. Daartoe horen in voorkomende gevallen de accountantsverklaring, de winst- of verliesverwerking en de gebeurtenissen na de balansdatum.

Accountantsverklaring

De organisatie geeft aan een registeraccountant (RA) opdracht tot een controle. De accountant is een onafhankelijke, geregistreerde deskundige, die na de controle een uitspraak doet over de kwaliteit van de financiële verantwoording. Daarbij onderzoekt hij of de jaarrekening het vereiste getrouwe beeld van vermogen en resultaat geeft en of het verslag overeenkomstig de wet- en regelgeving is opgesteld. Indien aan beide wordt voldaan, geeft hij een zogenaamde 'goedkeurende verklaring' af, waarmee voor de lezer duidelijk is dat de financiële informatie in het verslag in redelijke mate betrouwbaar en volledig is. Zo niet, dan kan de accountant een 'afkeurende verklaring' of een 'oordeelsonthouding' afgeven. Ook in die gevallen wordt de verklaring in het verslag opgenomen, zodat de gebruiker van het verslag weet dat hij te maken heeft met onbetrouwbare of onvolledige informatie.

Winst- of verliesverwerking

In geval van een positief of negatief resultaat wordt hier vermeld op welke wijze dit resultaat in de jaarrekening is verwerkt.

Gebeurtenissen na de balansdatum

Een jaarverslag gaat over het afgelopen jaar. Tussen het einde van het boekjaar en de publicatie van het verslag zit een periode waarin zich nieuwe feiten kunnen voordoen die belangrijke financiële gevolgen voor de organisatie hebben. Daarvan moet melding worden gemaakt.

4.2.5 Jaarrekening

De jaarrekening is het belangrijkste onderdeel van het jaardocument. Het vertelt de financiële situatie op een bepaald moment en de financiële prestatie van de afgelopen periode.

Voor het bepalen van het financiële succes van een organisatie zijn drie overzichten plus een toelichting op deze overzichten in de jaarrekening van belang.
1. Balans. Dit is een momentopname van alle bezittingen van een organisatie (activa) en de wijze waarop die activa zijn gefinancierd: eigen en vreemd vermogen (passiva).
2. Winst- en verliesrekening. Dit is een jaaroverzicht van de omzet afgezet tegen de kosten. Een positief resultaat is de winst, een negatief resultaat het verlies. De winst- en verliesrekening wordt ook wel resultatenrekening, staat van baten en lasten of exploitatierekening genoemd.
3. Kasstroomoverzicht. Dit is een jaaroverzicht van alle geldontvangsten en alle kasuitgaven. Het verschil geeft aan in welke mate de liquide middelen, dit is het totaal van kas- en bankgelden, in een jaar zijn veranderd en door welke oorzaken.
4. Toelichting. Hierin wordt een nadere uitleg gegeven over balans en winsten verliesrekening ten aanzien van gehanteerde uitgangspunten om materiële zaken in geld uit te drukken (waarderingsgrondslagen).

De doelstelling van de jaarrekening wordt door de wetgever als volgt verwoord:
De jaarrekening geeft, volgens normen die in het maatschappelijk verkeer als aanvaardbaar worden beschouwd, een zodanig inzicht dat een verantwoord oordeel kan worden gevormd omtrent het vermogen en het resultaat, alsmede voor zover de aard van een jaarrekening dat toelaat, omtrent de solvabiliteit en de liquiditeit van de rechtspersoon.

In deze omschrijving komen de volgende aspecten naar voren: normen in het maatschappelijk verkeer, verantwoord oordeel, vermogen en resultaat, solvabiliteit en liquiditeit.

Normen in het maatschappelijk verkeer

Dit gaat met name over de wijze waarop waardering van zaken op de balans met betrekking tot de wijze van resultaatbepaling in de winst- en verliesrekening moet plaatsvinden. In de wet- en regelgeving zijn hierover geen gedetailleerde regels opgenomen; door te verwijzen naar normen in het maatschappelijk verkeer wordt een zekere mate van flexibiliteit verkregen bij waardering en resultaatbepaling.

Verantwoord oordeel

Hiermee wordt bedoeld dat een jaarrekening 'getrouw', 'duidelijk' en 'stelselmatig' dient te zijn. Een getrouw beeld betekent dat de jaarrekening een beeld van het totaal moet geven dat in de gegeven situatie voor de lezer toereikend is. Niet iedere post hoeft tot op de cent nauwkeurig te zijn; het gaat erom dat het beeld dat wordt geschetst in de jaarrekening niet te positief of te negatief is. Hierbij wordt aangesloten bij de Anglo-Amerikaanse denkwijze, waarin wordt gesproken van een *true and fair view*. Duidelijk wil zeggen dat de grondslagen op basis waarvan posten in de jaarrekening zijn opgesteld, duidelijk omschreven moeten zijn. Hier speelt de toelichting een belangrijke rol. Stelselmatig wil enerzijds zeggen dat in de tijd gezien, van jaar tot jaar, posten in de jaarrekening op dezelfde wijze moeten worden behandeld (volgtijdigheid), anderzijds dat overeenkomstige posten op overeenkomstige wijze moeten worden behandeld (gelijktijdigheid).

Vermogen en resultaat

De jaarrekening dient hiermee te bestaan uit een overzicht van de vermogenspositie van de organisatie op een bepaald moment: de balans. Daarmee is de balans dus een momentopname en altijd gedateerd. Tevens dient er een opstelling te zijn van de bepaling van het resultaat van de organisatie, een winst- en verliesrekening. Dit overzicht betreft een bepaalde termijn, in het geval van een jaarverslag is die termijn uiteraard het afgelopen boekjaar. Om een oordeel over vermogen en resultaat uit te kunnen spreken, is het van belang dat balans en winst- en verliesrekening vergezeld gaan van een toelichting.

Solvabiliteit en liquiditeit

Uit de jaarrekening moeten conclusies kunnen worden getrokken omtrent de financiële positie van de organisatie. Solvabiliteit vertelt iets over de financiële positie op lange termijn, liquiditeit over die op de korte termijn. De termen solvabiliteit en liquiditeit worden in paragraaf 4.2.10 verder beschreven.

4.2.6 Voorbeeld

Ter illustratie van voorgaande en volgende paragrafen volgt thans een voorbeeld van een jaarrekening van een zorginstelling. Deze jaarrekening over het jaar 2011 wordt hier in verkorte vorm gegeven. Gekozen is voor het HagaZiekenhuis in Den Haag.
(bron: www.jaarverslagenzorg.nl)

Tabel 4.1 Geconsolideerde balans per 31 december (na bestemming van het resultaat, bedragen in duizenden euro)

Activa	2011	2010	Passiva	2011	2010
Vaste activa			**Eigen vermogen**		
Immateriële vaste activa	659	785	Kapitaal	0	0
Materiële vaste activa	164.508	144.474	Collectief gefinancierd gebonden vermogen	49.740	48.326
Financiële vaste activa	3.841	2.633	Niet-collectief gefinancierd vrij vermogen	232	232
Totaal	169.008	147.892		49.972	48.558
Vlottende activa			**Vreemd vermogen**		
Voorraden	3.415	3.050	Voorzieningen	5.516	4.747
Onderhanden projecten uit hoofde van DBC's	21.999	8.970	Langlopende schulden	126.196	101.620
Vorderingen en overlopende activa	55.556	68.918	Schulden uit hoofde van financieringsoverschot	1.490	0
Vorderingen uit hoofde van financieringstekort	0	25.694	Kortlopende schulden en overlopende passiva	90.583	99.607
Liquide middelen	23.778	8			
Totaal	104.748	106.640		223.785	205.974
Balanstotaal	**273.756**	**254.532**		**273.756**	**254.532**

Tabel 4.2 Geconsolideerde resultatenrekening over 2011
(bedragen in duizenden euro)

	2011	2010
Wettelijk budget voor aanvaardbare kosten (uit AWBZ/Zvw-zorg)	216.019	224.411
Niet-gebudgetteerde zorgprestaties (exclusief DBC B-segment)	1.393	1.300
Omzet DBC B-segment	72.265	66.870
Subsidies	15.724	14.893
Overige bedrijfsopbrengsten	23.355	14.611
Som der bedrijfsopbrengsten	328.756	322.085
Personeelskosten	176.000	171.397
Afschrijvingen immateriële en materiële vaste activa	25.002	31.452
Bijzondere waardeverminderingen van vaste activa	0	0
Overige bedrijfskosten	119.846	106.066
Som der bedrijfslasten	320.846	308.915
Bedrijfsresultaat	**7.907**	**13.170**
Financiële baten en lasten	– 6.495	– 4.662
Resultaat uit gewone bedrijfsvoering	**1.413**	**8.508**

Tabel 4.3 Geconsolideerd kasstroomoverzicht (bedragen in duizenden euro)

	2011		2010	
Kasstroom uit operationele activiteiten				
Bedrijfsresultaat		7.907		13.170
Aanpassingen voor:				
- afschrijvingen	25.002		31.452	
- mutatie voorzieningen	769		1.574	
		25.771		33.026
Veranderingen in vlottende middelen:				
- voorraden	– 365		947	
- mutatie onderhanden projecten DBC's	– 13.029		68	
- vorderingen	13.362		– 11.154	
- vorderingen/schulden uit hoofde van financieringstekort respectievelijk - overschot	27.184		– 40.627	
- kortlopende schulden (exclusief schulden aan kredietinstellingen)	2.818		9.693	
		29.970		– 41.073
Kasstroom uit bedrijfsoperaties		63.648		5.123
Ontvangen interest		0		0
Betaalde interest		– 6.495		– 4.662

>>

>> Tabel 4.3   Vervolg

	2011		2010	
Buitengewoon resultaat	0		0	
		– 6.495		– 4.662
Totaal kasstroom uit operationele activiteiten		57.153		461
Kasstroom uit investeringsactiviteiten				
Investeringen materiële vaste activa	– 41.187		– 27.004	
Desinvesteringen materiële vaste activa	0		0	
Investeringen immateriële vaste activa	– 3.723		– 13.440	
Desinvesteringen immateriële vaste activa	0		0	
Investeringen deelnemingen en/of samenwerkingsverbanden	0		0	
Mutatie leningen u/g	– 938		113	
Overige investeringen in financiële vaste activa	– 270		– 148	
Totaal kasstroom uit investeringsactiviteiten		– 46.118		– 40.479
Kasstroom uit financieringsactiviteiten				
Nieuw opgenomen leningen	35.000		30.000	
Aflossing langlopende schulden	– 12.589		– 11.507	
Totaal kasstroom uit financieringsactiviteiten		22.411		18.493
Mutatie geldmiddelen		33.446		– 21.525

4.2.7   Balans

Op een balans worden activa en passiva onderscheiden. Activa zijn de bezittingen van een zorginstelling, passiva zijn het vermogen (dus de wijze waarop de bezittingen zijn gefinancierd). Activa worden gesplitst in vast en vlottend, afhankelijk van de duurzaamheid. Voorbeelden van vaste activa zijn gebouwen, medische apparatuur, computers (in eigendom). Vlottende activa betreffen voorraden zoals medicijnen en verbandmiddelen, vorderingen en kas-, bank- of girosaldi.

Aan de passivazijde staat het vermogen, dat is de financiering van de bezittingen van de instelling.

Er zijn twee soorten vermogensverstrekkers: de verstrekkers van vreemd vermogen en die van eigen vermogen. Dit onderscheid is voor de verslaglegging van groot belang.

Vreemd vermogen is een ander woord voor schuld; een externe partij heeft geld geleend aan de zorginstelling. Daaraan zitten twee aspecten: schuld moet worden afgelost en heeft daarmee een tijdelijk karakter, en er moet een van tevoren afgesproken vergoeding (rente) over worden betaald. *Eigen vermogen* is geld dat eigenaars van de zorginstelling aan die instelling geven; in ruil daarvoor wordt de geldgever (mede-)eigenaar van die instelling.

Aan eigen vermogen zitten eveneens twee aspecten: het is geen schuld, de instelling hoeft dus niet af te lossen. We spreken daarom ook wel van *permanent* vermogen. Daarnaast hoeft er geen jaarlijkse vergoeding over te worden betaald; in plaats daarvan staat de winst ter beschikking van deze groep vermogensverschaffers. In een profitorganisatie wordt het eigen vermogen gevormd doordat de eigenaars geld inbrengen in de vorm van aandelenkapitaal (bijvoorbeeld bij de ondernemingsvorm bv of nv). In de zorgsector wordt veelal de stichting als organisatievorm gebruikt. Het eigen vermogen wordt in dat geval gevormd door winst die de organisatie in het verleden maakte. Het typische van de stichting is dat er geen eigenaars zijn; het eigen vermogen is dus van niemand, het is een soort eigen geld van de organisatie zelf. Het non-profitachtige karakter van een zorginstelling is niet dat er geen winst zou mogen worden gemaakt; winst mag niet worden uitgekeerd, maar moet worden aangewend voor de doelstelling van de instelling.

Thans wordt per balanspost een korte toelichting gegeven aan de hand van het voorbeeld van het HagaZiekenhuis.

Vaste activa

De regelgeving schrijft voor dat de activazijde van een balans bestaat uit vaste en vlottende activa. Deze indeling is noodzakelijk om een verantwoord oordeel te geven over het vermogen en de liquiditeitspositie van de organisatie. De doelstelling is inzicht te krijgen in bezittingen die op korte termijn liquide te maken zijn, in geldmiddelen zijn om te zetten (vlottende activa), en in de middelen die op lange termijn zijn vastgelegd in de organisatie (vaste activa).

Er zijn drie soorten vaste activa: immateriële, materiële en financiële vaste activa. Ook vlottende activa zijn onder te verdelen in drie categorieën: voorraden, vorderingen en liquide middelen.

Immateriële vaste activa

Immateriële vaste activa zijn de niet-tastbare bezittingen van een organisatie. Dat kunnen in het voorkomende geval drie zaken zijn: goodwill, bepaalde rechten en bepaalde kosten.

Goodwill ontstaat na overname van andermans organisatie. Het is de meerprijs die betaald is bij die overname aan de vorige eigenaar boven de boekhoudkundige waarde van het overgenomene. Op de problematiek van overnames en goodwill wordt hier verder niet ingegaan, hoewel in de zorgsector ook overnames (zeker bij grotere ziekenhuizen) en daarmee de post goodwill voorkomen.

Indien een organisatie geld betaalt aan een tegenpartij en daarmee het recht verwerft op iets, wordt die betaling 'geactiveerd', dat wil zeggen als bezit onder de immateriële vaste activa geboekt. Een voorbeeld hiervan is software. Het aanschaffen van een softwarepakket leidt niet tot het materiële bezit van iets, maar tot het (licentie)recht om die software te mogen gebruiken.

In sommige gevallen worden kosten voorlopig niet naar de winst- en verliesrekening geboekt, maar tijdelijk 'geparkeerd' op de balans; in de toekomst gaan zij alsnog naar de winst- en verliesrekening. Aanloopkosten, kosten van research & development en in sommige gevallen marketingkosten zijn daar voorbeelden van.

Materiële vaste activa

Materiële vaste activa zijn bezittingen die fysiek aanwezig zijn. Voorbeelden zijn grond, gebouwen of andere infrastructuur die op die grond staat en de inventarisgoederen die zich in die gebouwen bevinden, evenals andere bezittingen die langdurig meegaan en voor de bedrijfsuitoefening worden gebruikt. Typisch voor deze categorie bezit zijn de beginwaardering van de goederen en de waardevermindering die in de loop van de tijd optreedt door gebruik of verloop van de tijd. Deze waardevermindering wordt afschrijving genoemd. Beginwaardering minus afschrijving heet de boekwaarde. De balans vermeldt de boekwaarde van materiële vaste activa, in de toelichting staat per groep van activa een opstelling van beginwaarde en afschrijvingen tot de balansdatum.

Voor de beginwaarde wordt in de praktijk dikwijls de aanschafprijs genomen; deze is bekend en dus objectief. Indien vervolgens een schatting kan worden gemaakt over de tijd dat de activa in bedrijf blijven, de zogenaamde economische levensduur en een eventuele rest- of inruilwaarde, dan kan het afschrijvingsbedrag per jaar worden bepaald. Overigens is het niet verplicht om activa 'lineair' af te schrijven, dat wil zeggen elk jaar hetzelfde bedrag. Het afschrijvingsschema moet voldoen aan de werkelijke waardevermindering; voor bijvoorbeeld ziekenauto's pleit dat ervoor om in de eerste bedrijfsjaren meer af te schrijven dan in de latere jaren. Hierbij geldt een bepaalde mate van vrijheid; de Nederlandse Zorgautoriteit (NZa) bepaalt in een aantal gevallen de afschrijvingstermijn die moet worden gevolgd.

Afschrijving vindt alleen plaats indien slijtage optreedt; dat betekent dat op terreinen of grond in de functie als vestigingsplaats niet wordt afgeschreven, omdat er immers geen slijtage optreedt. Anderzijds wordt bij toepassing van aanschafprijzen ook geen rekening gehouden met optredende waardestijgingen van grond; in dat geval geeft een balans een vertekend beeld, omdat de verkoopwaarde van grond na verloop van jaren veel hoger kan zijn dan de aanschafprijs. In geval van verkoop ontstaat er een (soms forse) boekwinst; bij instellingen die veel van dit soort activa bezitten die tegen aanschafprijzen zijn gewaardeerd, wordt gesproken van een stille reserve.

Financiële vaste activa

Financiële vaste activa zijn financiële bezittingen in de zin van aandelenpakketten van andere organisaties en langdurig uitgeleend geld. Bij aandelenpakketten van andere organisaties wordt gesproken van deelnemingen. Een deelneming is een kapitaalbelang in een andere organisatie, met als doelstelling in die organisatie structureel macht uit te oefenen. Een deelneming wordt verkregen door een deel (ten minste 20%) van de aandelen van een ander bedrijf te kopen. De waarde op de balans is de boekhoudkundige waarde van die aandelen; een eventueel hogere prijs die is betaald, wordt als goodwill onder de immateriële vaste activa verantwoord.

Met name de laatste jaren ontstaat bij ziekenhuizen de post financiële vaste activa door het in bv's onderbrengen van commerciële activiteiten. De aandelen van die bv's zijn dan weer in handen van een overkoepelende stichting.

Ook vorderingen op de fiscus met een langdurig karakter worden onder de financiële vaste activa vermeld (latente belastingvorderingen).

Voorraden

Voorraden betreffen zaken als verbandmiddelen, bloedproducten en medicijnen. Zij worden op de balans gewaardeerd tegen de betaalde inkoopprijs. In de waardering wordt al rekening gehouden met het feit dat een bepaald deel wegens incourantheid zal worden afgeboekt.

Onderhanden projecten uit hoofde van DBC's

In de paragraaf over managementaccounting zal nader op het verschijnsel van de diagnosebehandelingcombinatie (DBC) worden ingegaan. Vanaf 2005 is dit de nieuwe eenheid product van zorginstellingen. Van belang om te weten is dat indien een DBC is geopend en er werk of materialen zijn besteed (aan een patiënt), die bestede kosten op de balans als een soort voorraad onderhanden werk komen, zolang er nog niet is gefactureerd bij de zorgverzekeraar.

Vorderingen en overlopende activa

Onder vorderingen komen alle openstaande bedragen die de 'klanten' (patiënten, zorgverzekeraars) nog moeten betalen als gevolg van gefactureerde diensten. Bij het vaststellen van de hoogte van de vorderingen wordt al rekening gehouden met de mogelijke afboeking van zogeheten dubieuze debiteuren, bedragen die naar verwachting niet zullen worden betaald. Overlopende activa betreffen meestal vooruitbetaalde rekeningen (krantenof tijdschriftabonnement, gas en elektriciteit, verzekeringspremies en dergelijke).

Liquide middelen

De post liquide middelen betreft de eventuele kasgelden, de bank- en girosaldi en indien aanwezig de belegde kasgelden (belegd in bijvoorbeeld waardepapieren, meestal risicovrij).

Eigen vermogen

Het eigen vermogen van een zorginstelling is alles wat gefinancierd is anders dan door vreemd vermogen. Dat is een negatieve formulering, die helaas niet anders kan worden gemaakt door het ontbreken van 'eigenaars' van een zorginstelling, zoals dat wel het geval is bij een bv of nv. Het eigen vermogen valt uiteen in verschillende deelposten.

Kapitaal

Het kapitaal is het oorspronkelijke eigen vermogen van de organisatie. In geval van een bv of nv is dit het aandelenkapitaal. Bij een stichting, waar geen eigenaars zijn, is dit meestal nihil.

Collectief gefinancierd gebonden en niet-collectief vrij vermogen

De reserves worden in de zorgsector nogal eens onderverdeeld en krijgen soms fraaie namen. In feite betreft het hier altijd de winstreserve.

Voorzieningen

Voorzieningen zijn schulden die de instelling heeft, waarvan de hoogte nog niet geheel duidelijk is. Het zijn dus schulden die geschat zijn, dit in tegenstelling tot de hierna genoemde langlopende en kortlopende schulden, waarvan de hoogte met honderd procent zekerheid bekend is.

Voorbeelden van geschatte schulden: een voorziening voor vakantiedagen (indien geregeld is dat vakantiedagen naar keuze mogen worden uitbetaald in geld), een reorganisatievoorziening, een voorziening groot onderhoud en een vutvoorziening. In alle gevallen is nog niet duidelijk hoeveel te zijner tijd exact betaald zal moeten worden.

Langlopende schulden

Langlopende schulden zijn schulden met een resterende looptijd van langer dan een jaar. Voorbeelden zijn hypotheken en onderhandse leningen bij een bank.

Kortlopende schulden en overlopende passiva

Kortlopende schulden moeten het komende jaar worden afgelost. Veelal betreft het hier de post crediteuren (leveranciersbetalingen), af te dragen belastingen en bankkredieten.

Overlopende passiva zijn vooruit ontvangen bedragen.

Vorderingen uit hoofde van financieringstekort/Schulden uit hoofde van financieringsoverschot

Een financieringstekort of -overschot ontstaat door de wijze van bekostiging van ziekenhuizen. Voor aanvang van een nieuw boekjaar wordt met partijen (verzekeringsmaatschappijen, NZa, overheid) onderhandeld over een productieprogramma en een daarbij behorend wettelijk budget voor aanvaardbare kosten. Dit budget wordt in de loop van het jaar in de vorm van cash geld ontvangen door het uitvoeren van verrichtingen die bij patiënt of zijn verzekeringsmaatschappij worden gedeclareerd. Zo is het mogelijk dat aan het einde van het boekjaar per saldo meer of minder is gedeclareerd dan het wettelijk budget. Wat meer is gedeclareerd, moet worden teruggegeven en wordt als schuld aan de passivazijde van de balans geboekt als financieringsoverschot; wat minder is gedeclareerd, kan alsnog worden gevorderd en wordt als vordering aan de activazijde van de balans geboekt als financieringstekort. Het teruggeven of terugvorderen gebeurt in de praktijk door het volgende boekjaar de tarieven voor de verpleegdag (sluittarief) te verlagen of te verhogen. Dit leidt ertoe dat het tarief voor een verpleegdag verschilt per ziekenhuis.

4.2.8 Resultatenrekening

In de resultatenrekening worden de baten en lasten (omzet minus kosten) uit gewone bedrijfsuitoefening (bedrijfsresultaat) en vervolgens de rentebaten en -lasten en tot slot eventuele buitengewone baten en lasten vermeld. Per saldo vormen alle baten en lasten het nettoresultaat van de organisatie (verlies of winst).

De baten (ook wel omzet of opbrengsten genoemd) bestaan in het algemeen uit het wettelijk budget voor aanvaardbare kosten plus een aantal andere opbrengsten. Het wettelijk budget is het bedrag verkregen uit afspraken met de zorgverzekeraar, de NZa en de overheid. Overige opbrengsten kunnen bestaan uit parkeergelden, verkoopomzet bedrijfsrestaurant en dergelijke.

In een zorginstelling zijn de salariskosten de grootste kostenpost. Daarnaast zal de waardevermindering van de materiële vaste activa als afschrijvingskosten worden geboekt. Overige bedrijfskosten is een samenraapsel van allerhande kosten, zoals inhuur van externen, opleidingskosten, huur, verwarming, verlichting, schoonmaak, enzovoort.

Het bedrijfsresultaat vertelt over hoe financieel succesvol de core business van de instelling is. Uit dit resultaat moeten nog de rentekosten worden voldaan, en aangezien vrijwel alle zorginstellingen rentekosten hebben, is het noodzakelijk dat het bedrijfsresultaat voldoende positief is. In het geval van het HagaZiekenhuis was dat zowel in 2011 als in 2010 het geval, waardoor er 'onderaan de streep' een positief resultaat in beide jaren overblijft.

4.2.9 Kasstroomoverzicht

In de resultatenrekening wordt de mate van financieel succes van de instelling weergegeven. Dat vertelt echter niets over de kaspositie en de wijzigingen daarin in het afgelopen jaar. Het kasstroomoverzicht geeft dat inzicht wel. Er zijn altijd slechts drie redenen dat organisaties geld ontvangen of geld uitgeven. De eerste reden is het uitvoeren van operationele activiteiten, zoals het innen van geld van verzekeringsmaatschappijen wegens uitgevoerde verrichtingen en betaling van salaris en leveranciers van vlottende activa. De tweede reden is geld betalen voor investeringen of geld terugontvangen uit desinvesteringen (dit is het verkopen van activa, bijvoorbeeld omdat een apparaat vervangen wordt; het oude apparaat kan nog geld opleveren). De derde reden is geld halen van of terugbrengen naar de vermogensmarkt (opnemen of aflossen van leningen). Deze drie redenen worden in deze volgorde gepresenteerd in het kasstroomoverzicht aan de hand van bankafschriften en eventuele contante betalingen en ontvangsten. Bij elkaar opgeteld vormen zij de verklaring van de mutatie in de post liquide middelen op de balans.

4.2.10 Analyse van de jaarrekening

Een jaarrekening is een opsomming van een groot aantal financiële gegevens. Wanneer die gegevens niet onderling met elkaar in verband worden gebracht, zijn ze vaak betekenisloos. Dat met elkaar in verband brengen van gegevens gebeurt door middel van een kengetal: een absoluut getal of verhoudingsgetal dat een bepaalde situatie op een bepaald moment weergeeft. Het voordeel van het werken met kengetallen is dat een veelheid van informatie op bondige wijze is samengevat, waardoor bijvoorbeeld een ontwikkeling in de tijd of vergelijking met andere bedrijven in dezelfde branche mogelijk wordt.

Ten aanzien van de jaarrekening worden verschillende groepen van kengetallen onderscheiden. In deze paragraaf komen liquiditeit en solvabiliteit ter sprake.

Liquiditeit
De liquiditeitspositie geeft weer de mate waarin een organisatie in staat is op korte termijn aan haar direct opeisbare betalingsverplichtingen te voldoen. Dit is van belang vanwege faillissementsrisico; organisaties gaan niet failliet omdat zij verlies maken, maar omdat er twee of meer schuldeisers zijn met een direct opeisbare schuld, die niet betaald kunnen worden.

Om de liquiditeit te bepalen wordt meestal gebruikgemaakt van een kengetal met de naam *current ratio*. Dit kengetal is statisch, dat wil zeggen dat het de toestand op één bepaald moment beschrijft.

De current ratio geeft de verhouding weer tussen alle vlottende activa en de kortlopende schulden. Deze getallen halen we van de balans. De norm voor dit kengetal is groter dan 1.

Voor het HagaZiekenhuis was in 2011 deze verhouding: 104.748 : 92.073 = 1,14
Eind 2010 was die   106.640 : 99.607 = 1,07

Geconcludeerd kan worden dat, uitgaande van de mogelijkheid om voorraden en debiteuren op korte termijn om te zetten in liquide middelen, de zorginstelling op 1 januari 2011 goed liquide was en die positie in de loop van het jaar nog verder is verbeterd.

De betekenis van dit soort liquiditeitsratio's is dat de buitenstaander zich een beeld kan vormen van de financiële risico's die hij loopt wanneer hij met een dergelijk bedrijf zaken wil doen. Bij een slechte liquiditeit zal een potentiële leverancier liever à contant leveren dan op rekening.

Solvabiliteit
De solvabiliteit geeft aan in welke mate een organisatie in geval van liquidatie kan voldoen aan de verplichtingen tegenover de verschaffers van vreemd vermogen. In feite zou daarvoor bekend moeten zijn wat de activa in geval van gedwongen verkoop zouden opbrengen. Bij gebrek aan die informatie wordt doorgaans van balanscijfers uitgegaan.

De solvabiliteit is een maat voor langetermijnrisico. Bij een slechte solvabiliteit is de kans dat een organisatie in ernstige financiële problemen komt, indien de zaken door wat voor een omstandigheid ook tegenvallen, groter dan bij een goede solvabiliteit. Weinig schuld geeft veel weerstandsvermogen tegen ondernemingsrisico's.

De solvabiliteit is op verschillende wijzen aan te geven. In profitorganisaties wordt veel gebruikgemaakt van de verhouding tussen het eigen vermogen en het totale vermogen.

Voor een not-for-profitorganisatie ligt de situatie iets anders. Eigen vermogen wordt gevormd door het maken van winst en dat is niet de primaire doelstelling van een zorginstelling. Aan de andere kant vormt eigen vermogen een buffer tegen financieel moeilijke tijden; enig eigen vermogen is dus gewenst als een soort veiligheidsmarge. Voor de zorgsector wordt daarom veelal van een ander kengetal uitgegaan, namelijk het eigen vermogen als percentage van de omzet. De omzet is een maat voor de omvang van de organisatie en de gedachtegang is dat hoe groter de organisatie is, des te meer eigen vermogen er behoort te zijn. Als norm wordt nogal eens 8% gehanteerd, maar onder andere de Stichting Waarborgfonds voor de Zorgsector (WFZ) gaat uit van een wat hoger percentage; 15-20% wordt gewenst geacht. Niet veel meer, want dan is er te veel eigen vermogen en wordt er blijkbaar te veel winst gemaakt; niet veel minder want dan loopt de organisatie gevaar door insolvabiliteit.

Voor het HagaZiekenhuis zijn deze cijfers over 2011 respectievelijk 2010:
2011   49.972 : 328.756 = 0,152 ofwel 15,2%
2010   48.558 : 322.085 = 0,151 ofwel 15,1%

Ook op deze wijze gemeten is de solvabiliteit van het HagaZiekenhuis net mooi.

Eindconclusie HagaZiekenhuis
Het HagaZiekenhuis heeft financieel gezien een prima jaar achter de rug. Weliswaar neemt het resultaat boekjaar wat af ten opzichte van vorig jaar, er wordt nog steeds een (bescheiden) winst gemaakt. Door toename van de hoeveelheid vreemd vermogen nemen de rentekosten echter snel toe en bij stijgende schulden zullen die alleen maar blijven stijgen. De liquiditeitspositie en solvabiliteit zijn prima in orde.

De toekomst
Met de toenemende marktwerking in de zorg zijn discussies over de organisatievorm van zorginstellingen op gang gekomen. Niet onwaarschijnlijk is dat in de toekomst de stichtingsvorm zal worden losgelaten en meer naar private ondernemingsvormen als bv en misschien zelfs nv zal worden gegaan. Dat betekent van not-for-profit naar profit en daarmee een verandering van de normen voor solvabiliteit naar veel meer eigen vermogen.
Zorginstellingen zullen winst moeten gaan maken om dat voor elkaar te krijgen. Als voorbeelden voor deze toekomstvisie gelden het Slotervaartziekenhuis in Amsterdam en het IJsselmeerziekenhuis in Lelystad die door particuliere aandeelhouders zijn overgenomen.

4.3 Investeren

4.3.1 Inleiding

Om nuttige zaken voor de samenleving te kunnen uitvoeren, is het noodzakelijk eerst een productieapparaat op te zetten, infrastructuur aan te leggen, enzovoort. De algemene term hiervoor is investeren: geld vastleggen in activa om daarmee in de toekomst iets te bereiken. Met het woord toekomst is tevens iets over risico gezegd: de toekomst is per definitie onzeker en er zal dus een visie omtrent die toekomst moeten worden gevormd, voordat een beslissing over al dan niet investeren kan worden genomen. Vervolgens kan blijken dat dingen in werkelijkheid heel anders lopen dan de gevormde visie vooraf. De financiële gevolgen kunnen enorm zijn. Tot nu toe is geen rekening gehouden met het verwerken van risico in de geldbedragen. Ondernemen betekent echter vooruitzien, beslissingen nemen en risico aanvaarden omtrent de uitkomst van die beslissingen. Een jaarrekening blikt terug, probeert de werkelijkheid in geldbedragen weer te geven, maar zegt weinig over de toekomst.

Aan de financiële aspecten van investeren is in de zorgsector tot het recente verleden niet veel aandacht besteed. Er waren middelen nodig en die moesten er dus maar komen. Door een veranderde opstelling van overheid en zorgverzekeraars wordt het steeds meer van belang gestructureerd over investeringen na te denken onder het mom 'bezint eer ge begint'. Door te royaal middelen aan te schaffen, zijn verschillende zorginstellingen in de financiële problemen gekomen. Niet altijd werd doorzien dat bijvoorbeeld bij de aanschaf van nieuwe apparatuur niet alleen de aanschafprijs moet worden betaald, maar dat een dergelijk apparaat ook nog jaren invloed kan uitoefenen op de exploitatiekosten. Het is nuttig bij dergelijke beslissingen over lifetime te kijken en alle gevolgen van de investering mee te nemen in een business case. In een dergelijk plan worden alle aspecten van de investering, waaronder ook de financiële, op een rijtje gezet en aan het management aangeboden om een afgewogen beslissing te kunnen nemen.

Investeren is een ruim begrip. Hieronder valt niet alleen het aanschaffen van nieuwe apparatuur, maar net zo goed het uitvoeren van een ICT-project, het overnemen van een andere organisatie, het uitbreiden van beddencapaciteit, enzovoort. Omdat over lifetime wordt gekeken en alle financiële aspecten over die tijdsspanne worden meegenomen, wordt gesproken van een investeringsproject. Vanaf door het management vastgestelde grensbedragen is het verstandig gestructureerd na te denken en een business case samen te stellen.

Voor investeren is geld nodig. Als het goed is, levert dat in de toekomst ook weer geld op in de vorm van meer omzet, kostenreductie of anderszins. Daarbij speelt cashflow een belangrijke rol. Bovendien is het zo dat in de loop van tijd geld niet zijn waarde blijft houden. De factor tijd (tijdvoorkeur) speelt eveneens een rol.

In dit hoofdstuk wordt daarom als eerste nader ingegaan op de begrippen cashflow, tijdvoorkeur en risico. Met name voor de paragraaf daarna over investeringsbeslissingen is het kunnen toepassen van deze begrippen noodzakelijk.

Volledig objectieve methoden om uit verschillende mogelijkheden een 'beste' investeringsbeslissing te nemen bestaan niet. In de praktijk is een aantal methoden in zwang, elk met zijn eigen nadelen en veronderstellingen. Deze methoden worden toegelicht aan de hand van een cijfervoorbeeld.

4.3.2 Cashflow

In tegenstelling tot bepaalde kosten, die min of meer arbitrair worden vastgesteld, zijn in- en uitgaande kasstromen objectief meetbaar. Op lange termijn geven zij bovendien het succes van een organisatie weer: het streven van profitorganisaties zal zijn om meer geld binnen te krijgen dan uit te geven; bij zorginstellingen kan de doelstelling zijn uitgaven en inkomsten op elkaar af te stemmen. Aangezien veel investeringen op een relatief langere tijd betrekking hebben, worden investeringsbeslissingen genomen op basis van kasstromen en niet op basis van kosten en opbrengsten. Meestal ontstaat een uitgaande kasstroom op het moment van investering en zijn in de toekomst uitgaande kasstromen nodig om de investering te exploiteren. Daarnaast zullen ingaande kasstromen ontstaan uit de opbrengsten van die investering.

De totale cashflow van een organisatie is:
operationele cashflow +/- (des)investeringscashflow +/- financieringscashflow

Deze in- en uitgaande geldstromen zijn waarneembaar en meetbaar en vormen daarmee (op wat langere termijn bezien) een betrouwbare graadmeter voor het succes van een organisatie.

Bij de behandeling van het kasstroomoverzicht in de vorige paragraaf zijn deze cashflowbegrippen ook al aan de orde geweest.

4.3.3 Tijdvoorkeur

Geld van vandaag heeft niet dezelfde waarde als geld van morgen. Dat komt doordat geld vandaag interestgevend kan worden weggezet. Dit houdt in dat indien twee bedragen op verschillende tijdstippen met elkaar vergeleken moeten worden, rekening moet worden gehouden met de tijdvoorkeur van geld. De algemene term daarvoor is disconteren; het interestpercentage waartegen wordt gedisconteerd, heet dan ook de disconteringsvoet of vermogenskostenvoet.

Bij een interestvoet van 10% is een bedrag van 100 euro over precies een jaar 110 euro waard en over precies twee jaar 121 euro; er wordt hier met samengestelde interest gewerkt (rente over rente), omdat de rente uit het eerste jaar in het tweede jaar ook weer rentegevend wordt.

De eindwaarde (EW) van een bedrag van 100 euro over twee jaar bij 10% rente is dus:
€ 100 × (1,10) × (1,10) = € 121 of € 100 × $(1,10)^2$ = € 121

Andersom kan de vraag worden gesteld welk bedrag nu rentegevend moet worden uitgezet tegen 10% rente om over twee jaar een waarde van € 242 te hebben. Rekenkundig vindt dan de omgekeerde bewerking plaats. De contante waarde (CW) is:
€ 242 : (1,10) : (1,10) = € 200 of € 242 : $(1,10)^2$ = € 200

Indien met geldbedragen die op verschillende momenten vrijkomen, wordt gerekend, kunnen deze bedragen optelbaar of aftrekbaar worden gemaakt, indien zij worden uitgedrukt in dezelfde tijdwaarde. Indien een bedrag van 100 euro dat vandaag beschikbaar is, wordt opgeteld bij een bedrag van € 110 dat over precies één jaar ter beschikking komt (bij een discontovoet van 10%), dan hebben die beide bedragen samen een contante waarde van:
€ 100 + (€ 110 : 1,10) = € 200 of een eindwaarde (de waarde over precies één jaar) van (€ 100 x 1,10) + € 110 = € 220

Let op dat in het traditionele denken de genoemde bedragen gewoonweg bij elkaar worden opgeteld, en dus € 210 bedragen.

4.3.4 Investeringsanalyse

Bij beslissingen over investeringen bestaat er geen absolute waarheid. Er zijn kwantitatieve methoden ontwikkeld die in beeld brengen in hoeverre een investeringsproject financieel rendabel is voor een organisatie. Aan elk van die methoden zitten echter voor- en nadelen; welke methode een instelling gebruikt, is daarom meer een kwestie van smaak. Het in beeld brengen van alle financiële gevolgen van een investeringsproject is op zich echter al nuttig, want het dwingt door het prognosticeren van de toekomst. En dat is altijd beter dan 'op gevoel' te handelen en daardoor pas later te zien 'waar het schip strandt'.

Twee in de praktijk veelgebruikte analysemethoden zijn: de terugverdientijd en de netto contante waarde. Ter illustratie van deze twee methoden volgt een cijfermatig voorbeeld.

Voorbeeld
Stel, een maatschap van specialisten van een ziekenhuis heeft aangegeven bepaalde röntgenapparatuur te willen vervangen door een meer geavanceerd apparaat. De aanschafprijs wordt geschat op 150.000 euro. De gevolgen van de aanschaf zijn verder:
- De verwachting is dat dergelijke apparatuur ongeveer tien jaar meegaat en geen restwaarde heeft; de afschrijving vindt plaats via de lineaire methode (= jaarlijks gelijkblijvende bedragen).

- Het jaarlijks energieverbruik van dit apparaat in geld uitgedrukt bedraagt ongeveer 2500 euro.
- Dankzij dit apparaat zullen zorgverzekeraars hun patiënten eerder naar dit ziekenhuis verwijzen, aangezien andere ziekenhuizen niet over dergelijke apparatuur beschikken. Het gevolg is een aanpassing in het productieplan met een verwachte verhoging van 30.000 euro in het wettelijk budget aanvaardbare kosten per jaar.
- Het apparaat vergt jaarlijkse onderhoudskosten van naar schatting 5000 euro.

Er worden geen andere gevolgen verwacht dan de hiervoor genoemde.

Bij een investeringsanalyse dienen dus verwachtingen/prognoses te worden uitgesproken over:
1. het investeringsbedrag;
2. de looptijd en een eventuele restwaarde;
3. de jaarlijkse veranderingen in de cashflow uit operationele activiteiten.

Gemakshalve wordt ervan uitgegaan dat alle betalingen en ontvangsten plaatsvinden aan het einde van elk jaar, met uitzondering van de investering, die aan het begin van het eerste jaar wordt betaald.

Moet dit project doorgang vinden indien de beslissing uitsluitend op basis van financiële argumenten wordt genomen?

Voordat de twee methoden worden toegepast, kan eerst de cashflow van dit project worden berekend.

Bij dit project wordt het volledige bedrag van 150.000 euro in tien jaar afgeschreven, en bedraagt de gemiddelde afschrijving dus 15.000 euro per jaar. Het jaarresultaat van het ziekenhuis verandert door de investering als volgt (bedragen in euro):

Toename omzet		30.000
Toename kosten:		
- afschrijving	15.000	
- onderhoud	5.000	
- energie	2.500	
		22.500
Toename jaarwinst		7.500

De cashflow bedraagt jaarlijks:
€ 30.000 (inkomsten) − € 5000 (onderhoudsuitgaven) − € 2500 (energie-uitgaven) of: € 7500 (winst) + € 15.000 (afschrijving) = € 22.500

Let op! De afschrijvingskosten zijn geen uitgaven en horen dus niet thuis in de cashflow.

Terugverdientijd
Bij de methode van de terugverdientijd wordt bezien na hoeveel tijd de initiële investering cash is terugverdiend. Bij dit project komt elk jaar 22.500 euro cash terug in de organisatie; in het zevende jaar is het oorspronkelijke bedrag van 150.000 euro dus weer terugverdiend.

Voordeel van deze methode is de eenvoud. Nadeel is dat de methode uitsluitend selecteert op risico (met als uitgangspunt: snel terugverdienen is minder risicovol dan langzaam terugverdienen) en dus geen rekening houdt met wat zich na de terugverdientijd afspeelt. Voor projecten met een lange looptijd is de methode dan ook niet goed te gebruiken. Bovendien wordt geen rekening gehouden met de tijdvoorkeur van geld.

Netto contante waarde
Bij de methode van netto contante waarde (NCW) worden alle kasstromen contant gemaakt tegen de disconteringsvoet en vergeleken met de initiële investering. Het dan overblijvende verschil is de netto contante waarde. Deze methode haakt in op de tijdvoorkeur voor geld (paragraaf 4.3.3).

Stel dat deze instelling geconfronteerd wordt met een vermogenskostenvoet (te betalen rente over het vreemde vermogen) van bijvoorbeeld 6%, dan kan de netto contante waarde worden berekend. Die is voor dit project:

$$NCW = -150.000 + \frac{22.500}{1,06} + \frac{22.500}{1,06^2} + \ldots + \frac{22.500}{1,06^9} + \frac{22.500}{1,06^{10}} = 15.600 \; euro$$

De betekenis van de uitkomst van deze berekening is als volgt. Een positief bedrag wil zeggen dat de investering plus alle bijkomende kosten (inclusief de rentekosten) worden terugverdiend en er nog een bedrag overblijft. Een negatief bedrag wil zeggen dat investering plus bijkomende kosten niet worden terugverdiend, er resteert een tekort. In dit voorbeeld is er een positieve NCW; het is daarmee een rendabel project.

De NCW-methode voorkomt de gemelde nadelen van de methode van de terugverdientijd. Deze methode wordt in de profitwereld, zeker bij grotere organisaties, veel gebruikt; in de zorgsector is het nadenken over investeringen nog niet op grote schaal gebruikelijk, laat staan dat de NCW-methode veel wordt gebruikt. Alleen bij de grote ziekenhuizen begint dit soort analyses als bijlagen bij een business case te komen.

Evaluatie van de methoden
Aan de uitkomst van een methode kan niet te veel absoluut belang worden gehecht, omdat bedacht dient te worden dat elke berekening uitgaat van veronderstellingen, met name over de hoogte van de cashflows. Bovendien, een objectieve methode bestaat niet, maar toepassing van een van genoemde methoden leidt tot systematische ordening van gegevens. En dat is beter dan niets doen. Elke methode heeft voor- en nadelen. Vanuit oogpunt van het rekening houden met cashflow, tijdvoorkeur en risico lijkt de NCW-methode superieur. Het toepassen van een van de genoemde methoden zorgt er in ieder geval voor dat in een zorginstelling wordt nagedacht over de financiële gevolgen van investeringen en dat investeringsbeslissingen niet uitsluitend worden genomen op basis van kwaliteitsverhoging of patiëntenzorg. Want alles heeft zijn prijs!

4.4 Managementaccounting

4.4.1 Inleiding

Het besturen van een organisatie wordt gezien als een samenspel van drie fasen: het nemen van beslissingen, het beheersen van de organisatie en de verantwoording over de gebeurtenissen van een afgelopen periode. De financiële informatie die nodig is voor het besturen van de organisatie wordt aangeduid met de term managementaccountinginformatie.

Beslissen
Beslissen betreft het maken van een keuze uit alternatieven. Gezien het financiële effect dat beslissingen teweegbrengen, worden ze onderverdeeld in drie soorten: investeringsbeslissingen, operationele beslissingen en financieringsbeslissingen.

Investeringsbeslissingen betreffen de aanschaf van capaciteit (mens, machines, andere duurzame activa); het betreft meestal relatief grote bedragen met een langetermijneffect. De beslissing wordt genomen op basis van de financiële gevolgen die de beslissing met zich meebrengt; dit betreft enerzijds een uitgaande investeringskasstroom en anderzijds in de toekomst een aantal ingaande operationele kasstromen. Uit deze operationele kasstromen moet niet alleen de investeringskasstroom worden terugverdiend, er moet tevens een vergoeding overblijven voor degenen die gedurende de investeringstijd vermogen ter beschikking hebben gesteld. In paragraaf 4.3 zijn investeringsbeslissingen behandeld.

Operationele beslissingen betreffen de aanwending van capaciteit. Elke aanwending van capaciteit is nuttig indien de kasstroom die door de beslissing wordt opgewekt positief is (dat wil zeggen voor de organisatie ingaand). Dit soort beslissingen dient dus te worden beoordeeld op de hoeveelheid geld die als gevolg van de beslissing bij de organisatie binnenkomt (bijvoorbeeld in de vorm van omzet) en de hoeveelheid geld die de organisatie gaat verlaten (betalingen voor diverse productiemiddelen). Kosten die door een operationele beslissing niet worden beïnvloed, de zogeheten 'sunk cost', dienen buiten beschouwing te worden gelaten.

Financieringsbeslissingen betreffen het aantrekken of het afstoten van vermogen van of naar de vermogensmarkt. Financieringsbeslissingen moeten nogal eens worden genomen in combinatie met investeringsbeslissingen. Op de relatie tussen zorginstellingen en de vermogensmarkt zal niet worden ingegaan.

Beheersen
Het beheersen van de organisatie houdt in dat waargemaakt moet worden wat in de beslissing is beloofd. Plannen moeten worden omgezet in daden; dat houdt in dat managers zodanig moeten worden beïnvloed, dat hun gedrag in de richting van het realiseren van de organisatiedoeleinden gaat. Het werken met budgetten kan een hulpmiddel zijn om inderdaad te zorgen dat gemaakte plannen realiteit worden.

Verantwoorden
Managers dienen zich te verantwoorden voor het door hen gevoerde beleid en de daaruit voortgekomen resultaten. Ten aanzien van financiële resultaten worden twee verantwoordingen onderscheiden: de externe verantwoording richting de eigenaren van de organisatie (bijvoorbeeld in de vorm van een jaarverslag) en de *interne* verantwoording naar een hoger niveau in de organisatie. Met name ten aanzien van de laatstgenoemde vorm van verantwoording geldt dat er twee noodzakelijke voorwaarden bestaan om de verantwoording zinvol te doen zijn, te weten een goed systeem van prestatiemeting enerzijds en een methode om de manager aan te spreken op de behaalde prestaties (afrekenen op resultaatverantwoordelijkheid) anderzijds.

In deze paragraaf worden de informatiestromen beschreven om een organisatie vanuit financieel standpunt te besturen. Daarbij is kosteninformatie een belangrijke informatiestroom, zowel voor het beslissen, het beheersen als het verantwoorden. De berekening van een DBC-tarief is een voorbeeld van toepassing van kostencalculatie in de zorgwereld. Daarna wordt het onderwerp begroten behandeld. Vervolgens komt budgettering als instrument van beheersing en verantwoording aan de orde. Daarmee hebben ook zaken als decentralisatie en interne verrekening te maken.

4.4.2 Kostencalculatie algemeen

Onder opbrengsten wordt verstaan de geldswaarde van verkochte en geleverde goederen en diensten, ongeacht de periode waarin die opbrengst als kasgeld de organisatie binnenkomt.

Onder kosten wordt verstaan de geldswaarde van de verbruikte productiemiddelen om die opbrengsten te genereren. Hierdoor is het mogelijk bepaalde uitgaven (bijvoorbeeld voor de aanschaf van een machine) uit te smeren over verschillende jaren. Door deze volgtijdige verbijzondering ontstaan jaarlijkse afschrijvingskosten op de machine. De jaarlijkse afschrijvingskosten kunnen vervolgens worden verdeeld over de verschillende producten die met behulp van de machine worden gemaakt, zodat de afschrijvingskosten per product ontstaan. Dit proces van kostentoerekening staat bekend als gelijktijdige verbijzondering.

Uiteindelijk kunnen via een proces van kostenverdeling alle uitgaande kasstromen worden toegerekend aan perioden en/of aan producten en diensten. Datzelfde geldt voor de ingaande kasstromen door opbrengsten per periode of per product en dienst te berekenen. Het resultaat kan dus per periode worden berekend (perioderesultaat), maar ook het resultaat op de verkoop van een individueel product of dienst kan worden berekend. In dat geval wordt gesproken van het transactieresultaat.

4.4.3 Vaste en variabele kosten

Kosten kunnen in twee soorten worden ingedeeld op basis van hun gedrag. Vaste kosten (ook wel genoemd constante kosten) reageren niet indien de productieomvang toe- of afneemt. Zij zijn dus onafhankelijk van het activiteitenniveau van de organisatie. Variabele kosten reageren wel op veranderingen van de productieomvang. Daarbij wordt onderscheid gemaakt in kosten die rechtevenredig toenemen bij een toename van de productie (proportioneel variabele kosten), kosten die minder dan rechtevenredig toenemen (degressief variabele kosten) en kosten die meer dan rechtevenredig toenemen (progressief variabele kosten) bij een toename van de productie.

Voorbeelden van vaste kosten worden veelal gevonden in de sfeer van overheadkosten, afschrijvingen op gebouwen en apparatuur en arbeidskosten. Vaste kosten zijn daarmee nogal eens afhankelijk van een gekozen capaciteit. Is eenmaal een bepaalde capaciteit (in de zin van duurzame productiemiddelen en aantal werknemers) vastgelegd, dan komen daar onherroepelijk periodiek vaste kosten uit voort. Dit soort vaste kosten staat bekend als capaciteitsafhankelijke kosten (Anglo-Amerikaanse term: *committed fixed costs*) en is veelal op korte termijn vrijwel onbeïnvloedbaar voor managers. Capaciteitsafhankelijke kosten worden ook wel aangeduid als *sunk costs*: deze kosten vloeien voort uit in het verleden genomen beslissingen. Bij nog te nemen beslissingen over de aanwending van capaciteit spelen sunk costs geen rol; gedane zaken nemen immers geen keer en wat er ook wordt beslist, de capaciteit is er en dus ook de daarmee samenhangende kosten.

Naast capaciteitsafhankelijke kosten zijn er vaste kosten die nog wel kunnen worden beïnvloed, de zogenaamde managementafhankelijke kosten (Anglo-Amerikaanse term: *discretionary fixed costs*). Zo kunnen reclamekosten jaarlijks budgettair worden vastgesteld, hetgeen niet wil zeggen dat deze kosten op korte termijn niet meer kunnen worden beïnvloed.

Binnen een aangeschafte capaciteit dienen van dag tot dag beslissingen te worden genomen, onder andere over de productieomvang. De daarmee veranderende kosten zijn variabel en zijn dus veelal productieafhankelijk (Anglo-Amerikaanse term: *engineered costs*).

Het onderscheid tussen vaste en variabele kosten is niet altijd eenduidig te maken. Neem als voorbeeld de telefoonkosten in een organisatie. Dat de abonnementsgelden het karakter van vaste kosten hebben, is duidelijk. Gesprekskosten worden nogal eens als variabel beschouwd, maar in dat geval moet er een causale relatie zijn tussen het productieniveau en het aantal gevoerde gesprekken. In twijfelgevallen kan statistische analyse, bijvoorbeeld in de vorm van regressierekening, inzicht geven in de mate van variabiliteit van de kosten.

4.4.4 Integrale kostencalculatie

Indien kosten worden toegerekend aan individuele producten of diensten (meestal aangeduid als kostendrager), wordt gesproken van de kostprijs.

Een probleem dat daarbij ontstaat, is het onderscheid in directe en indirecte kosten. Van *directe* kosten is duidelijk ten behoeve van welk product of dienst zij zijn gemaakt; er bestaat een causale relatie tussen kosten en product. Daarnaast bestaan in een organisatie *indirecte* kosten (ook wel aangeduid met de term overhead). Dat zijn kosten die voortvloeien uit het managen van een organisatie, kosten die bestaan onafhankelijk van het feit of productsoort X of soort Y wordt voortgebracht. De kosten van de afdeling Personeelszaken zijn indirect, evenals de afschrijvingskosten van een apparaat waarop verrichtingen voor verschillende behandelingen plaatsvinden. Naarmate organisaties groter en complexer worden en het aantal productsoorten stijgt, vormen de indirecte kosten een groter percentage van de totale kosten. In de huidige tijd geldt dat bij middelgrote en grote zorgorganisaties meer dan 80% van de kosten een indirect karakter heeft.

Indirecte kosten vormen een probleem bij het bepalen van een kostprijs. Immers, kosten die geen verband hebben met individuele producten, kunnen niet over die producten worden verdeeld, anders dan via een 'rekentruc'. Dit probleem staat bekend als de kostenallocatie. In de loop der tijd zijn verschillende methoden voor kostenallocatie ontwikkeld, waarbij echter geldt dat elke methode gebaseerd is op veronderstellingen en (arbitraire) verdeelsleutels. Duidelijk moet dan ook worden gesteld dat elke kostprijsberekening, waarin naast directe kosten ook een toerekening van indirecte kosten plaatsvindt, in soms grote mate arbitrair is. Desondanks vindt kostenallocatie in de praktijk veelvuldig plaats. Vandaar dat aan drie allocatiemethoden kort aandacht wordt geschonken, te weten de opslagmethode, de kostenplaatsenmethode en activity based costing.

Opslagmethode
De opslagmethode verdeelt indirecte kosten over de verschillende kostendragers naar rato van de directe kosten per product. De totale indirecte kosten worden hierbij uitgedrukt als percentage van de totale directe kosten (opslagpercentage). Naarmate een product meer directe kosten veroorzaakt, krijgt het dus meer indirecte kosten toegerekend. Bij deze methode worden soms nog verfijningen toegepast, door niet met één opslagpercentage maar met meer opslagen te werken, bijvoorbeeld een opslag op het directe materiaalverbruik en een opslag op het directe loon.

Kostenplaatsenmethode
Bij de kostenplaatsenmethode (of productiecentramethode) worden indirecte kosten eerst verdeeld over kostenplaatsen, dit zijn afdelingen in een organisatie

waar één bepaalde functie wordt verricht. Daarbij wordt onderscheid gemaakt in hulpkostenplaatsen en hoofdkostenplaatsen. Hulpkostenplaatsen verrichten functies die ondersteunend zijn voor andere functies in de organisatie (bijvoorbeeld huisvesting, personeelszaken, bedrijfsadministratie). Hoofdkostenplaatsen verrichten prestaties die rechtstreeks verband houden met de kostendragers (bijvoorbeeld de poliklinieken). De hulpkostenplaatsen belasten hun kosten door aan andere kostenplaatsen naar rato van het gebruik dat anderen van hun functie maken. Daarbij is een aantal, veelal arbitraire, verdeelsleutels nodig, omdat het gebruik van ondersteunende dienstverlening niet altijd objectief is vast te stellen.

De hoofdkostenplaatsen belasten vervolgens hun kosten door aan de kostendragers.

De kostenplaatsenmethode wordt veel gebruikt in de wat grotere instellingen. De laatste jaren ontstaat er steeds meer weerstand tegen deze methode, omdat de kostprijzen die worden berekend sterk afhankelijk zijn van arbitraire keuzen.

Activity based costing

Veel indirecte kosten worden veroorzaakt door de mate van complexiteit van de organisatie. Een bedrijf dat slechts vier verschillende producten maakt, heeft veel minder overhead nodig dan een bedrijf met duizend verschillende producten, waarvan vele in verschillende maten en kleuren worden geproduceerd. De gedachte achter activity based costing (ABC) is dat de extra kosten van toenemende complexiteit moeten worden toegerekend aan de producten die voor die complexiteit verantwoordelijk zijn. Kosten moeten dan niet worden verdeeld over functies (kostenplaatsen), maar over activiteiten die in de organisatie plaatsvinden. Vervolgens wordt vastgesteld welke kostendragers van welke activiteiten gebruikmaken.

Een specifieke behandeling krijgt dan meer overhead toegerekend dan bijvoorbeeld een poliklinische behandeling aan de amandelen, waarbij een soort massaproductie plaatsvindt. Bezwaar tegen de ABC-methode is dat bij een deel van de indirecte kosten het moeilijk blijft om verband te leggen met de kostendrager. Kostprijzen waarin alle indirecte kosten zijn toegerekend, blijven daardoor een arbitrair karakter behouden. Daarentegen geeft een activiteitenanalyse met daarbij behorende kostendragers inzicht in met name overheadactiviteiten en de mogelijkheden tot kostenbeheersing daarvan.

Full costing

Indien alle kosten, vast en variabel, direct en indirect, worden toegerekend aan de kostendragers, wordt gesproken van integrale kostprijzen (Angelsaksische termen: *absorption costing* of *full costing*). Indien bij de bepaling van een integrale kostprijs de aan de kostendragers toe te rekenen kosten worden gedeeld door de productieomvang die de kosten heeft veroorzaakt, ontstaat het noemerprobleem: de vaststelling van de relevante productieomvang. Een activiteitenniveau binnen een organisatie is medeafhankelijk van de destijds aangeschafte capaciteit. Deze capaciteit kan echter door diverse oorzaken groter zijn dan de eenvoudige vermenigvuldiging van jaaractiviteiten maal benodigde capaciteit per activiteit. In dit verband worden de volgende drie capaciteitsbegrippen onderscheiden:
1. werkelijk aanwezige of maximale capaciteit: de maximale hoeveelheid beschikbare personele en materiële middelen, zowel in aantal als in tijd;
2. normale capaciteit: de gedurende een langere periode gemiddeld beschikbare personele en materiële middelen;
3. verwachte/werkelijke capaciteit: de personele en materiële middelen die gedurende de komende periode nodig zijn om het productieprogramma te realiseren.

Capaciteit

De werkelijk aanwezige capaciteit geeft aan hoeveel producten of prestaties maximaal per tijdseenheid kunnen worden geproduceerd; deze capaciteit vloeit voort uit in het verleden genomen investeringsbeslissingen.

Onder normale capaciteit wordt die capaciteit verstaan, die onder 'normale' omstandigheden nodig is om op langere termijn de geplande hoeveelheid product voort te brengen. Dikwijls is de werkelijk aanwezige capaciteit groter dan de normale capaciteit, omdat rekening wordt gehouden met 'abnormale' omstandigheden, zoals seizoensfluctuaties in de productie, stilstand van apparatuur voor onderhoud of revisie of eenvoudigweg het aanhouden van reservecapaciteit.

Om een kortetermijnplan uit te voeren is een bepaalde hoeveelheid capaciteit nodig; dit is de werkelijk gebruikte (of te gebruiken) capaciteit. Dit kan uiteraard nooit meer zijn dan de werkelijk aanwezige capaciteit, maar kan wel meer of minder zijn dan de normale capaciteit.

Kostprijsformule

Uit het voorgaande vloeit logischerwijs voort dat alle vaste kosten, die het gevolg zijn van een bepaalde capaciteit, dienen te worden gerelateerd aan de normale productieomvang. Dat is immers de productieomvang die uiteindelijk – op lange termijn – tot de totale geplande productie moet leiden. In het algemeen zijn vaste kosten capaciteitsgebonden, terwijl variabele kosten veelal productgebonden zijn. Indien er sprake is van volledig proportioneel variabele kosten, is het totale variabele kostenbedrag derhalve volledig afhankelijk van de werkelijke benutting van capaciteit, verder aan te duiden als begrote of werkelijke productieomvang.

De formule ter bepaling van de integrale kostprijs luidt dan:

$$\frac{C}{N} + \frac{V}{W}$$

waarin:
C = totale vaste kosten per periode;
N = normale capaciteit (of productieomvang) per dezelfde periode;
V = geschatte totale variabele kosten per periode;
W = begrote of werkelijke productieomvang per dezelfde periode.
Van het probleem van niet-proportioneel variabele kosten wordt hier verder afgezien.

Het nadeel van het gebruik van de kostprijsformule is dat alle kosten een direct verband dienen te vertonen met het product. Dit directe verband is slechts aanwezig in geval van een homogeen productieproces. In alle andere gevallen zullen indirecte kosten, onderverdeeld in een vaste en een variabele component, moeten worden verbijzonderd naar de kostendragers via een van de eerder genoemde allocatiemethoden.

4.4.5 Toepassing: diagnosebehandelingcombinatie (DBC)

De Wet Herziening Overeenkomstenstelsel Zorg (HOZ) regelt dat per 1 februari 2005 de budgetbekostiging in de zorg vervangen is door prestatiebekostiging. Dat betekent dat niet langer een budget aanvaardbare kosten wordt afgesproken op basis van een productieprogramma, maar dat per geleverde prestatie wordt betaald. Daartoe is een prestatiemaatstaf bedacht: de diagnosebehandelingcombinatie (DBC). Een DBC is daarmee de eenheid product geworden van een zorginstelling en kan worden gedefinieerd als het geheel van activiteiten (zoals behandelcontracten, verpleegdagen) van een instelling en medisch specialist voortvloeiend uit de zorgvraag van de cliënt. Het betreft een cluster van diagnosen, medisch herkenbaar, waarvan het kostenbeslag financieel homogeen is. De DBC heeft betrekking op het gehele traject, vanaf het eerste polikliniekbezoek tot en met de laatste nacontrole. De verschillende onderdelen van een behandeling worden niet meer zoals voorheen apart in rekening gebracht. Na afloop van een behandeling wordt een factuur gestuurd voor het hele traject dat in de zorginstelling is afgelegd, de DBC-prijs. In de totaalprijs die het ziekenhuis voor de DBC vaststelt, zitten kosten van medisch specialisten, verpleegkundigen, andere medewerkers en het gebruik van de ziekenhuisvoorzieningen.

Doelstellingen van de invoering van DBC's zijn een betere verdeling van financiële middelen, afstemming van zorgvraag en -aanbod, sturing in interne processen en inzicht in kwaliteit. De resultaten daarvan moeten een betere capaciteitsplanning, kortere wachtlijsten, snellere doorlooptijd, juistere prijsstelling, groter prijsbewustzijn, outputfinanciering en loon naar werken worden.

Er zijn twee segmenten DBC's, het zogenaamde A-segment en B-segment. Het A-segment omvat ongeveer 30% van de DBC's met vaste, door de NZa vastgestelde tarieven. Deze tarieven zijn integrale kostprijzen, gebaseerd op de kostenstructuur in twintig zogenaamde koploperziekenhuizen. Het B-segment omvat de andere 70%; het betreft goed planbare ingrepen waarvoor ziekenhuizen hun eigen tarief mogen vaststellen. De tarieven moeten wel worden gepubliceerd (via internet).

De kostprijs van een DBC wordt bepaald door een chronologisch proces van tien stappen te doorlopen.

Stap 1: Bepalen van de kostendragers bij de zorgaanbieder (DBC's).
Stap 2: Bepalen van de totale instellingskosten, geordend volgens het rekeningschema voor de zorginstellingen.
Stap 3: Bepalen van de kosten die van de kostprijsbepaling worden uitgesloten.
Stap 4: Bepalen van de hulpkostenplaatsen en het toerekenen van kosten aan deze hulpkostenplaatsen.
Stap 5: Bepalen van de directe kosten (totale kosten minus de aan de hulpkostenplaatsen toegerekende kosten) en het toerekenen van directe kosten aan kostendragers/hoofdkostenplaatsen.
Stap 6: Bepalen van de relatie tussen specifieke hulpkostenplaatsen en kostendragers en het vervolgens toerekenen van de kosten van hulpkostenplaatsen aan kostendragers door middel van verdeelsleutels.
Stap 7: Het toerekenen van de kosten van generieke hulpkostenplaatsen aan kostendragers door middel van een verdeling op basis van fte (fulltime equivalent).
Stap 8: Het bepalen van de totale (directe en indirecte) kosten per kostendrager en het uitvoeren van een toets op de vraag of alle in de kostprijsberekening mee te nemen kosten zijn toegerekend.

Stap 9: Bepalen van het volume c.q. de productie van iedere kostendrager en het uitvoeren van een delingscalculatie ten behoeve van de kostprijs per kostendrager.

Stap 10: Bepalen op basis van de tijdregistratie van zowel de kostprijs van een afzonderlijke activiteit als van afzonderlijke DBC's.

Uit deze opsomming blijkt dat de kostprijs van een DBC een integrale kostprijs is, waarbij de indirecte kosten via de kostenplaatsenmethode (met hier en daar wat activity based verdeelsleutels) worden gealloceerd.

4.4.6 Begroten

Begrotingen hebben betrekking op de toekomst. Een begroting geeft een zo nauwkeurig mogelijke schatting van toekomstige uitgaven en inkomsten. Daarmee zijn begrotingen het instrument bij uitstek voor de financiële planning. Het opstellen van begrotingen dwingt tot systematisch vooruitkijken en tot een kritische houding ten aanzien van de toekomst. Begrotingen zijn dan ook onmisbaar binnen een goed ondernemingsplan, alsmede bij de bedrijfsuitvoering. Begrotingen vragen om nogal wat aannamen met betrekking tot de gang van zaken in de toekomst. Hoe realistisch men daarbij ook is, er zullen in werkelijkheid altijd andere uitkomsten zijn dan gepland. Begroten moet dan ook niet los worden gezien van het plannings- en besturingsproces waarbinnen het zijn taak heeft. De analyse van de verschillen tussen geplande en werkelijke resultaten is een onderdeel van dit proces. Dit kan leiden tot nieuwe inzichten en terugkoppeling van deze nieuwe inzichten kan vervolgens leiden tot het bijstellen van eerder gehanteerde uitgangspunten. Een dergelijk continu proces zal een steeds betere besturing van de zorginstelling tot resultaat hebben.

In paragraaf 4.4.1 werd gesproken van drie soorten beslissingen: investerings-, operationele en financieringsbeslissingen. Derhalve zijn er ook drie soorten begrotingen: de investeringsbegroting, de operationele begroting en de liquiditeitsprognose (of financieringsbegroting).

Investeringsbegroting

Het eerste dat een instelling zich moet afvragen bij het overzien van de financiële consequenties van plannen, is wat er zoal moet worden aangeschaft om de instelling draaiend te houden. Er zal, met andere woorden, een investeringsbegroting moeten worden gemaakt. Daarin zullen behalve voor de hand liggende zaken zoals aan te schaffen apparatuur en voorraden medicamenten, ook bijvoorbeeld vorderingen worden meegenomen.

Operationele begroting

Een tweede begroting die gemaakt moet worden, is de operationele begroting. Deze geeft aan wat volgens de planning de opbrengsten, de kosten en het resultaat van de zorginstelling zullen zijn en is daarmee een soort schatting van de winst- en verliesrekening van de komende periode. De belangrijkste onderdelen van de operationele begroting zijn de omzetprognose en de kostenprognose.

Een kostenprognose geeft inzicht in de verdeling van de totale kosten over de verschillende functies binnen de zorginstelling en heeft als zodanig groot praktisch nut. Het overzicht kan uiteraard zo gedetailleerd worden gemaakt als nuttig is (voor zover de opzet van de administratie dat toelaat, want daaruit zullen veel van de gegevens over de kosten moeten komen). Daarmee kan het overzicht dan worden aangepast aan de behoeften van de individuele organisatie. De omzetprognose minus de kostenprognose geven een goed inzicht in het verwachte operationele resultaat.

Liquiditeitsbegroting

Een derde begroting die moet worden opgesteld, is de liquiditeitsbegroting. De liquiditeitsbegroting geeft een schatting van inkomsten en uitgaven.

De liquiditeitsbegroting is zeker ook voor een beginnende of snelgroeiende zorginstelling van belang. Gebleken is dat veel startende organisaties binnen afzienbare tijd in liquiditeitsproblemen komen, zelfs als de winstverwachting van de instelling goed is.

Met liquiditeit wordt hier bedoeld de mate waarin een zorginstelling over vrij beschikbaar geld (liquide middelen) kan beschikken. Het geld dat in vaste activa is gestoken, is niet liquide.

4.4.7 Interne budgettering

Een gangbare definitie van budget is: een budget is een taakstellende begroting. In deze definitie zitten twee elementen:
1. taakstellend: een budget is niet vrijblijvend, maar bevat elementen met een min of meer dwingend karakter;
2. begroting: een budget betreft de financiële 'vertaling' van een plan; planning betreft altijd de toekomst van een organisatie.

Als zodanig kan een budget als volgt worden gekarakteriseerd.
- Het betreft kwantitatieve gegevens.
- Deze worden (bij voorkeur) verwoord in financiële termen.
- Deze betreffen een bepaalde, toekomstige periode.
- Deze betreffen een totale organisatie of delen van een organisatie.

Het werken met budgetten kent twee doelstellingen. In de eerste plaats dient een budget als instrument van planning en allocatie; een budget dwingt tot het maken van een ondernemingsplan en leidt, indien financiële middelen slechts beperkt beschikbaar zijn, tot het stellen van prioriteiten en het zo efficiënt mogelijk toewijzen van die middelen. In de tweede plaats dient een budget om een organisatie te beheersen en (bij) te sturen op basis van de realisatie. Indien bij de uitvoering van een ondernemingsplan blijkt dat budgetten worden overschreden, kan een zodanige actie worden ondernomen dat de bedrijfsdoelen alsnog zo goed mogelijk worden gerealiseerd.

Het proces van budgettering, de daarbij behorende administratieve verwerking van de realisatie, de vergelijking van budget en realisatie en het trekken van conclusies uit de verschillen daartussen is een zeer arbeidsintensief en daarmee een duur proces. Budgettering wordt in het algemeen daarom pas zinvol bij wat grotere, complexe zorginstellingen. Enkele ideeën uit de budgetteringstheorie zijn echter ook prima toepasbaar in kleine organisaties (partiële budgettering). Dat is beter dan werken zonder geformaliseerd plan of, zoals wel eens wordt gesteld: Few businesses plan to fail, but many of those that flop failed to plan.

Budgetcyclus
Budgetteren vindt continu plaats; er wordt gesproken van een budgetcyclus. Deze cyclus bestaat uit vier fasen:
1. plannen van de prestaties van de organisatie als geheel en van de onderscheiden bedrijfsonderdelen; het hele managementteam moet daarbij ervan overtuigd zijn dat doelstellingen kunnen worden gehaald;
2. bouwen van een referentiekader; dat zijn specifieke verwachtingen waartegen te zijner tijd de werkelijkheid kan worden geprojecteerd;
3. analyseren van afwijkingen tussen realisatie en planning; daarop behoort correctieve actie te worden genomen;
4. nieuwe planning, waarbij historische gegevens en veranderende omstandigheden in ogenschouw moeten worden genomen.

Masterbudget

Het totale ondernemingsplan (masterbudget) bevat de consequenties van zowel investerings- als financierings- en operationele plannen.

Binnen operationele plannen nemen met name de kostenbudgetten een belangrijke plaats in.

Soorten kostenbudgetten

Bij het opstellen van kostenbudgetten worden drie soorten budgetten onderscheiden:
1. vast budget (of: inputbudget, uitgavenbudget, expensebudget): het budgetbedrag wordt voor aanvang van de budgetperiode vastgesteld en is onafhankelijk van de bedrijfsdrukte. Met name vaste kosten worden nogal eens door middel van een vast budget gebudgetteerd;
2. variabel budget (of: outputbudget, standaardkostenbudget): er wordt voor aanvang van de budgetperiode een budgetbedrag per prestatie-eenheid vastgesteld. Het budgetbedrag is het aantal geleverde prestaties vermenigvuldigd met het budgetbedrag per prestatie. Een variabel budget kan dus feitelijk pas aan het einde van de budgetperiode worden vastgesteld wanneer alle geleverde prestaties bekend zijn. Variabele budgetten veronderstellen een rechtevenredig (proportioneel) verband tussen toename van de kosten en toename van de productieomvang;
3. gemengd budget: een combinatie van een vast en een variabel budget, waarbij de vaste kosten van een afdeling door een vast bedrag en de variabele kosten door een budgetbedrag per prestatie worden gebudgetteerd.

Aan het einde van een periode kunnen de werkelijk gemaakte kosten worden vergeleken met de gebudgetteerde kosten; een analyse van het verschil tussen voor- en nacalculatie staat bekend als verschillenanalyse.

Het nut van het uitvoeren van een verschillenanalyse is gelegen in de beheersing van bedrijfsprocessen. Door na een (relatief) korte periode het productieplan met de realiteit te confronteren, kan vroegtijdig actie worden ondernomen, waardoor inefficiënt gebruik van productiemiddelen kan worden voorkomen. Door in geld te rekenen, worden de financiële gevolgen van de afwijking van een planning zichtbaar.

Budgetevaluatie

Daarnaast kan de analyse van verschillen tussen werkelijkheid en budget worden gebruikt om managers te evalueren op hun resultaatverantwoordelijkheid. In dat kader worden vanuit de praktijk twee evaluatiemethoden onderscheiden:
1. budget constrained evaluatiestijl: een manager die zijn kostenbudget overschrijdt, wordt daar hard op aangesproken. Het budget wordt gezien als een contract tussen twee partijen waar niet van mag worden afgeweken. Deze evaluatiestijl beïnvloedt het gedrag van managers naar het precies realiseren van het budget, maar zal creatief handelen niet stimuleren;
2. profit conscious evaluatiestijl: een manager die zijn kostenbudget overschrijdt, zal zich nader moeten verklaren, maar een dergelijke overschrijding wordt geaccepteerd indien aangetoond kan worden dat deze overschrijding gunstig is voor de organisatie, bijvoorbeeld omdat die leidt tot meer omzet of minder kosten elders in de organisatie.

Bij het bepalen van de evaluatiestijlen en de daadwerkelijke evaluatie speelt een controller of bedrijfsbureau dikwijls een leidende rol.

Literatuur

Asselman, F. (2008), *Kostprijzen in ziekenhuizen.* Houten: Bohn Stafleu van Loghum.
Dorsten, T. van (2005), *De zorg als bedrijf.* Houten: Bohn Stafleu van Loghum.
Hiltermann, GA. (2012), *Financieel management voor de niet-financiële manager,* deel 1, Jaarverslaggeving. Amsterdam: H&G.
Hiltermann, GA. (2009), *Financieel management voor de niet-financiële manager,* deel 2, Management accounting & control. Amsterdam: H&G.
Sluijs, A. van (2010), *Van basis tot budget.* Amsterdam: Elsevier gezondheidszorg.
Waal, A. de & J. Naaktgeboren (2005), *Van budgetteren naar sturen.* Houten: Bohn Stafleu van Loghum.

5 Organiseren en management

Wendy Jansen en Marian Frijters

5.1 Inleiding

Organisaties zijn in beweging in alle sectoren van de gezondheidzorg. Om op de vaak turbulente ontwikkelingen, die zijn beschreven in hoofdstuk 1, te kunnen inspelen is in veel situaties innovatief organiseren vereist. Dat betekent dat routines en organisatiemodellen die jarenlang goed hebben gefunctioneerd 'onder het mes gaan' en worden veranderd op basis van meer innovatieve concepten. De verbetering van de patiëntenzorg en de verbetering van de bestuurbaarheid van de organisaties in de zorg vormen in veel gevallen de doelstellingen van deze veranderingen. In de meeste gevallen kunnen hiervoor organisatiemodellen worden gebruikt uit de organisatiekundige theorie en de praktijk bij organisaties uit andere sectoren. Maar daarnaast zien we ook uitdagingen die specifiek aan zorgorganisaties worden gesteld, zoals het gezamenlijk management van de organisatie door de professionele dienstverlener en de 'echte' manager (duaal management) en het centraal stellen van patiënt/cliënt.

In dit hoofdstuk worden de belangrijkste ontwikkelingen en bijbehorende theorieën op het gebied van organiseren in de zorg behandeld. In paragraaf 5.2 beschrijven we kort wat we verstaan onder het primaire proces in de zorg. De volgende paragraaf (5.3) start met een weergave van de belangrijkste organisatiemodellen in de theorie en de implicaties daarvan voor organisaties in de zorg. Vervolgens gaan we in op een belangrijk vraagstuk voor elke organisatie: hoe kan men de activiteiten die verdeeld zijn over vaak veel mensen, afdelingen en zelfs organisaties toch coördineren, zodat de gewenste doelen zo veel mogelijk worden bereikt (paragraaf 5.4). Paragraaf 5.5 gaat in op de vraag welke maatregelen in de organisatie kunnen worden genomen om de patiënt en/of cliënt centraal te stellen. In paragraaf 5.6 wordt het duaal management besproken; een belangrijk organisatorisch vraagstuk dat speciaal voor de zorg van groot belang is. Paragraaf 5.7 sluit dit hoofdstuk af met de conclusie.

5.2 Primair proces

In elke organisatie is sprake van een primair proces. Dit is het fundamentele proces van dienstverlening en/of productie, waarmee in een organisatie het geld wordt verdiend en waaraan de organisatie zijn bestaansrecht ontleent. Bij de zorg kan dit primaire proces als volgt beschreven worden:

> Het proces binnen de individuele patiënt-hulpverlener(arts)relatie, waarin de professionele hulpverlener (arts) als vertegenwoordiger van zijn/haar professie in een onafhankelijke oordeelsvorming en opstelling, op grond van wetenschappelijke kennis en praktische ervaring, in overleg met de patiënt, volgens de binnen de beroepsgroep en maatschappij geldende regels, het diagnostisch en therapeutisch traject kan vaststellen en (doen) implementeren.

Bron: KNMG, Manifest Medische Professionaliteit, 2007

Deze definitie houdt in dat voor een groot aantal organisaties in de zorg toch andere organisatievraagstukken spelen dan voor organisaties waar het primaire proces bijvoorbeeld het produceren van auto's is. Dit primaire proces van professionele hulpverleners vindt immers plaats in onder meer de verpleeghuis- en ziekenhuisorganisatie, waar het primaire proces, uitgevoerd door de professional, is ingebed in een ruimer proces, waarbij meer groeperingen zijn betrokken met verschillende doeleinden. Als we kijken naar organisaties buiten de zorg, zien we dat de primaire processen bij deze organisaties altijd duiden op het *totale* bedrijfsproces en niet op een proces van individuele medewerkers, hoe belangrijk deze ook zijn. Ook bij organisaties buiten de zorg kan (en is in de praktijk) natuurlijk sprake zijn van uiteenlopende doelen van de betrokkenen. Maar hier worden geen twee afzonderlijke elementen in de organisatie onderscheiden, zoals in de zorg in veel gevallen wel. Hoewel ziekenhuizen, verpleeghuizen en dergelijke enerzijds en professionele hulpverleners anderzijds niet zonder elkaar kunnen functioneren, vormen beide groeperingen vaak niet echt een eenheid en kunnen zij zelfs tegenstrijdige belangen hebben. Met name het dilemma om de beste zorg te verlenen aan de patiënt en de economische eisen die worden gesteld aan de organisatie waarin de hulpverlener werkt, leidt vaak tot specifieke problemen. We zullen hierop wat uitgebreider ingaan in paragraaf 5.6 bij de bespreking van duaal management.

5.3 Organisatiemodellen

Elke organisatie in de zorg is een samenstel van afdelingen en hiërarchische niveaus, dat de *organisatiestructuur* van de betrokken organisatie wordt genoemd. In de organisatiekunde wordt aangegeven dat zodra een organisatie groter wordt, de werkzaamheden worden verdeeld over afdelingen. Dit proces wordt *arbeidsverdeling* genoemd. Aan het hoofd van de afdelingen worden managers geplaatst en daarboven worden ook weer managers aangesteld, die leidinggeven aan een aantal afdelingen samen.

Arbeidsverdeling is noodzakelijk, niet alleen omdat organisaties groter worden, maar ook omdat het efficiënter is personen en afdelingen gericht en gespecialiseerd met bepaalde taken te belasten. De technologische ontwikkelingen en steeds geavanceerder behandelingen in de patiëntenzorg zijn reden voor gespecialiseerde afdelingen met specifiek opgeleid personeel. De mensen op die afdelingen krijgen routine in de speciale taken en worden daarin steeds beter. Dit is de reden dat we in veel ziekenhuizen afdelingen aantreffen die zijn gericht op een specialisme, bijvoorbeeld cardiologie. Het verpleegkundig personeel krijgt op deze wijze veel kennis over en ervaring in specifieke zaken die spelen bij patiënten met cardiologische aandoeningen. Binnen een dergelijk specialisme ontstaan weer subspecialisaties, denk bijvoorbeeld bij interne aan de oncoloog, bij cardiologie aan de interventiecardioloog voor het dotteren, bij chirurgie aan de vaatspecialisten. Naast dit kennisvoordeel is het ook een voordeel dat men op een afdeling de werkzaamheden *intern* kan bespreken en ervoor kan zorgen dat men niet langs elkaar heen werkt of dubbel werk doet. Met andere woorden: de coördinatie van de afdelingstaken kan voor een groot deel binnen de afdeling plaatsvinden. Binnen de afdeling kan immers soepel en informeel informatie worden uitgewisseld zonder andere afdelingen en hogere hiërarchische lagen in de organisatie lastig te vallen (Bots en Jansen, 2005).

Wanneer men een organisatiestructuur wil ontwerpen of een bestaande structuur wil veranderen, is de belangrijkste vraag welke activiteiten de meeste onderlinge afstemming vragen. Deze moeten bij elkaar in een afdeling worden geplaatst. Maar daarnaast blijft toch altijd een relatie tussen deze afdeling en andere afdelingen en niveaus bestaan. Want terwijl arbeidsverdeling binnen de afdeling voor een goede afstemming zorgt, verbreekt arbeidsverdeling op hetzelfde moment de samenhang van de organisatie. Zo wordt het behandelproces van een patiënte met een knobbeltje in de borst verdeeld over verschillende afdelingen. Het bezoek aan de chirurg vindt plaats op de polikliniek, onderzoeken voor diagnose op de afdelingen radiologie en nucleaire geneeskunde, operatieve behandeling op de operatieafdeling en de klinische afdeling. Deze afdelingen moeten uiteindelijk wel gezamenlijk een goed behandelproces organiseren. Dit betekent dat er op de een of andere manier toch voor afstemming tussen alle verschillende afdelingen moet worden gezorgd.

Allerlei informatiestromen en processen die het primaire proces ondersteunen (zoals planning, inkoop van genees- en andere hulpmiddelen, patiënten/ cliëntenadministratie) worden doorgesneden wanneer er afzonderlijke planningsafdelingen, inkoopafdelingen enzovoort in de organisatie zijn ingesteld. Ook hiervoor geldt dat het werk van deze afdelingen het werk van de andere afdelingen wel moet bevorderen en niet tegenwerken.

5.3.1 Afdelingsvorming

Een organisatie kan op een aantal manieren de afdelingen vormen. In de organisatiekunde worden van oudsher vier vormen onderscheiden, de indeling naar functie, naar product (of dienst), naar doelgroep (klant) en naar geografische plaats (Goolden Campbell, 2002; Mintzberg, 1979; Jansen en Jagers, 1991).

Functionele structuur
De meeste organisaties starten met een inrichting langs de *functionele* dimensie, waarbij voor de bedrijfsfuncties of (kennis)specialisaties, zoals inkoop, verkoop en productie, aparte afdelingen worden gevormd. Ongeacht het product of de dienst die geleverd wordt, worden de activiteiten, mensen en middelen die te maken hebben met de bedrijfsfunctie of specialisatie in de functionele afdelingen ondergebracht. De meeste Nederlandse ziekenhuizen kenden tot ruim tien jaar geleden eveneens een vorm van functionele indeling, waarbij de polikliniekfunctie (waar patiënten voor een afspraak komen) gescheiden is van de kliniekfunctie (waar patiënten behandelingen ondergaan en in veel gevallen overnachten). Kenmerkend voor die periode was ook de scheiding van met name medische dienst en verpleegkundige dienst. Hoewel beide intensief waren betrokken bij het primaire proces van dezelfde patiëntengroepen, waren zij in de organisatorische context gescheiden en op deze wijze functioneel ingedeeld. Daarnaast kenden (en kennen) de meeste ziekenhuizen aparte functionele afdelingen, zoals diverse laboratoria. Deze afdelingsvorming kent een aantal voor- en nadelen die in tabel 5.1 zijn weergegeven.

Tabel 5.1   Sterke en zwakke punten van een functionele afdelingsvorming

Sterke punten	Zwakke punten
- economies of scale binnen functies	- communicatie-efficiency
- ontwikkeling van specifieke specialistische vaardigheden	- informatie-overload
- focus op functionele doelen	- functionele bijziendheid
- lange carrièrepaden	- weinig of geen innovatie
- coördinatie binnen de functie of specialisatie	

De functionele structuur past het best bij kleine tot middelgrote organisaties die in een stabiele omgeving functioneren en maar enkele producten of diensten leveren.

Productindeling

Een tweede mogelijkheid is afdelingen te vormen waarin de mensen en middelen worden gecombineerd die nodig zijn voor het produceren van een bepaald *product* of bepaalde dienst. Het reorganiseren van een functionele naar een productindeling wordt *kantelen* genoemd.

In Nederland hebben de meeste ziekenhuizen de laatste jaren een proces van kanteling doorgemaakt. Uit een evaluatieonderzoek kwam naar voren dat de hoofddoelstellingen van deze reorganisatie in de meeste gevallen de verbetering van de bestuurbaarheid en de verbetering van de patiëntenzorg waren. Om dit te bereiken, zijn resultaatverantwoordelijke sectoren (ook wel clusters, divisies of zorggroepen genoemd) ingesteld. De invulling van deze sectoren verschilt echter sterk per ziekenhuis. Zo zijn aangetroffen:
- specialismegeoriënteerde eenheden (polikliniek, kliniek, diagnostiek) met ieder een eigen management;
- specialismegeoriënteerde eenheden waarbij meer eenheden worden aangestuurd door eenzelfde manager;
- verschillende specialismen ondergebracht in één sector. Het aantal primaire sectoren varieert van twee tot negen, terwijl daarnaast de medisch facilitaire afdelingen zijn gebundeld in één à twee sectoren (Hendriks e.a., 2003).

Het schema in figuur 5.1 kan als voorbeeld dienen voor een groot deel van de inrichting van de Nederlandse ziekenhuizen.

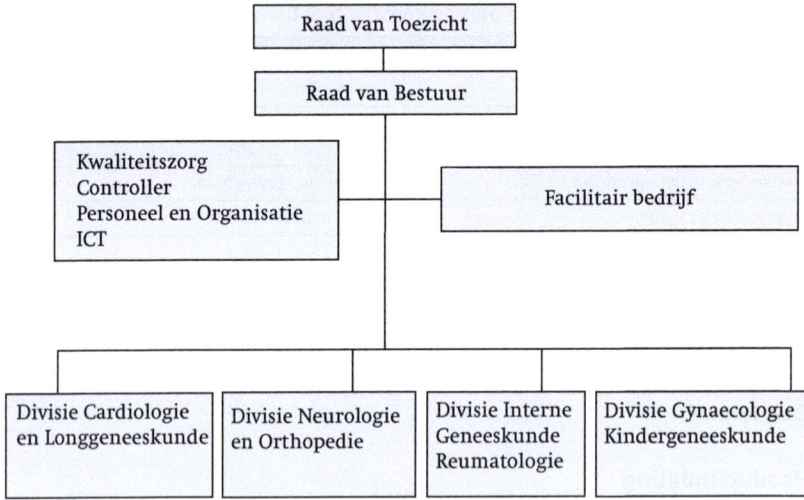

Figuur 5.1 Organisatieschema ziekenhuis

De opsomming van specialismen in dit schema is niet uitputtend. Ook worden in plaats van divisies dikwijls andere termen gebruikt, zoals zorggroepen, clusters, sectoren en zorgeenheden.

Tabel 5.2 Sterke en zwakke punten van een productindeling

Sterke punten	Zwakke punten
- communicatie-efficiency	- verkokering
- wendbaarheid	- functionele inefficiency
- coördinatie binnen elke divisie	- generalisme: minder diepe competenties en technische specialisaties
- klanttevredenheid omdat productverantwoordelijkheid en contactpunten duidelijk zijn	- fragmentatie: moeilijk over productlijnen te integreren en te standaardiseren
- 'customization' mogelijk	- informatie-eilandjes
- decentrale besluitvorming	- weinig of geen innovatie

Productindeling werkt het best in grotere organisaties met meer producten in dynamische omgevingen.

De gevolgen van deze structuur die volgens de organisatietheorie (tabel 5.2) te verwachten zijn, komen in de praktijk bij veel zorgstellingen voor. Zo melden de meeste ziekenhuizen dat ze een nieuwe vorm van verkokering ervaren, met een sterke interne oriëntatie. Maar het belangrijkste effect van deze kanteling is dat de patiënt geen positieve effecten van de kanteling heeft ervaren (Hendriks e.a., 2003). Als we echter kijken naar de organisatievorm, dan kunnen we constateren dat er in feite ook geen sprake is geweest van een echte kanteling. De ziekenhuizen zijn nog steeds functioneel ingedeeld. Hoewel de scheiding tussen kliniek en polikliniek is opgeheven, zien we nu een indeling op basis van medische specialisatie, zoals cardiologie of neurologie, of een bundeling van specialisaties in één afdeling. Dit betekent vaak wel een vermindering van de *span of control* (aantal medewerkers of managers aan wie men direct leiding moet geven) voor de Raad van Bestuur van een dergelijk ziekenhuis. Daarom is het niet verwonderlijk dat alle ziekenhuizen melding maken van de verbetering van de bestuurbaarheid. Maar de patiënt heeft te maken met de werkprocessen op de werkvloer, die door deze reorganisaties natuurlijk niet zijn veranderd.

De laatste tijd zien we overigens in een aantal ziekenhuizen (zoals het Amphia te Breda, het OLGV in Amsterdam en de ISALA-klinieken in Zwolle) weer een verandering in de organisatiestructuur. De bundeling van specialismen in clusters of divisies voegde te weinig toe en leidde juist tot meer stroperigheid. De beweging is nu naar resultaatverantwoordelijke eenheden (RVE) per apart specialisme. De overweging hierachter is dat de inhoud en met name de primaire interactie tussen de zorgverlener (medisch specialist in dit geval) en de patiënt de basis voor de organisatie moet vormen. Dit leidt tot een plattere organisatie door het schrappen van de divisie-/clusterlaag, maar ook tot een veel grotere span of control voor het topmanagement. Daarom hebben de ziekenhuizen die zich zo organiseren gekozen om meer mensen in de top op te nemen in de vorm van een grotere Raad van Bestuur of meer directeuren. Als we deze ontwikkeling vanuit de theorie bezien dan is de 'armada' van gespecialiseerde RVE's aangestuurd door een grote groep topmanagers (bestuurders) nog steeds te karakteriseren als een divisiestructuur met alle voor- en nadelen (zie paragraaf 5.4.3). Het is de vraag of de doelstellingen van een betere bestuurbaarheid en een betere patiëntenzorg hiermee echt gediend zijn. De bestuurbaarheid neemt door het grote aantal RVE's af en het is maar de vraag of de toename van bestuurders/managers aan de top dit kan opvangen en niet voor meer verkokering zal gaan zorgen. Ook hier zullen de patiënten niet veel van deze veranderingen in de structuur merken. Patiënten die voor hun behandelproces meerdere specialismen nodig hebben, worden nog steeds geconfronteerd met een sterk verkokerde structuur (zie paragraaf 5.5).

Klant- of regio-indeling

Organisaties kunnen ook kiezen voor een inrichting naar klant(groep) of regio, zodat de structuur bestaat uit afdelingen die volledig gericht zijn op een klant (uit alle regio's) of de klanten in een bepaald gebied. Het volgende laat zien dat dit niet altijd een eenvoudige zaak is.

> Een groot probleem is dat er in Nederland allerlei verschillende regio-indelingen zijn, afhankelijk van het doel en de samenwerkingspartners. De VNG zette deze in 2011 op een rij. Er blijken minstens 35 regionale samenwerkingsverbanden te bestaan die te maken hebben met jeugdbeleid. Geen samenwerkingsverband is hetzelfde. Ieder beleidsthema, programma of uitvoeringsorganisatie kent zijn eigen regionale samenwerkingsverband.
>
> Bron: VNG, 2011

De organisatie ViëCuri Vitaal (zie paragraaf 5.4.1) is georganiseerd in vier klantengroepen: de consument, de zakelijke werkgever, de sporter en de ketenpartner (vnl. huisartsen).

De sterke punten van deze indeling komen voor een groot deel overeen met die van de productindeling, waarbij de klanttevredenheid met name een nog grotere rol speelt. Dit is dan ook vaak de reden dat organisaties voor deze afdelingsvorming kiezen. Maar ook de zwakke punten van de productindeling zien we bij deze twee structuren terug. Afdelingen gaan vaak klanten (patiënten) verschillend behandelen en dit kan tot problemen leiden.

Matrixstructuur

Organisaties hoeven niet te kiezen voor één dimensie. Zij kunnen ook – als twee (of meer) dimensies even belangrijk zijn en sturing op al deze dimensies noodzakelijk wordt geacht – besluiten afdelingen te vormen op basis van meer dan één dimensie in de vorm van een matrixstructuur. De matrixstructuur kent twee verschijningsvormen. Bij de eerste, de permanente vorm, blijven de samenhang en de afhankelijkheidsrelaties stabiel en dus de samenstelling van mensen ook (Galbraith, 2001; Mintzberg, 1983). In veel organisaties is de tweede, wisselende vorm die wordt toegepast in projectmatig werken, een meer effectieve optie. Deze vorm is van tijdelijke aard en kent een wisselende samenhang en samenstelling.

5.4 Coördinatie in organisaties

Alle taken en werkzaamheden van een organisatie moeten op elkaar worden afgestemd en moeten worden gericht op de doelen van de organisatie. Dit is het probleem van de *coördinatie*. Coördineren kan echter alleen als men beschikt over informatie over datgene wat de mensen in de verschillende onderdelen van de organisatie doen en moeten doen. Zo kan het voorkomen dat een heupoperatie niet door kan gaan, omdat afstemming met de afdeling inkoop niet heeft plaatsgevonden, waardoor op de dag van opname de heupprothese nog niet aanwezig is. Ook komt het voor dat een grote buikoperatie, waarvoor na de ingreep verblijf op de intensive care vereist is, niet doorgaat, omdat niet gecommuniceerd is met de intensive care over het vrijhouden van een bed.

Mintzberg (1979) heeft aangegeven dat er vijf basismanieren zijn om in organisaties te coördineren. Deze noemt hij de *coördinatiemechanismen*. Elk van deze coördinatiemechanismen is overheersend in een bepaald type organisatiestructuur. Ook hiervan bestaan vijf ideaaltypen. Elke organisatie kan ingedeeld worden in een van deze typen of is een mengvorm van twee of meer. De gekozen organisatiestructuur moet passen bij de randvoorwaarden van de organisatie. Dit zijn leeftijd en omvang van de organisatie, machtsverdeling tussen belanghebbenden, aard van de technologie in het primaire proces en stabiliteit en complexiteit van de omgeving. Veel organisatieproblemen worden veroorzaakt door het feit dat bijvoorbeeld een omgevingskenmerk is veranderd, terwijl de organisatiestructuur hetzelfde is gebleven. Zo wordt een groot aantal zorgorganisaties na jarenlang in een stabiele omgeving te hebben gefunctioneerd, opeens geconfronteerd met veel dynamiek in de omgeving. Opeens verschijnen nieuwe concurrenten uit binnen- en buitenland en eist de marktwerking flexibelere organisatievormen dan eerst nodig waren.

In de volgende paragrafen bespreken we de relatie tussen de vijf coördinatiemechanismen met de bijbehorende organisatievorm en de voorbeelden die we hiervan aantreffen in de zorg.

5.4.1 Direct toezicht en de entrepreneurorganisatie

Het eerste coördinatiemechanisme is het directe toezicht. Aan het hoofd van een afdeling staat een hoofd (manager), die het overzicht heeft over het geheel van de werkzaamheden van de afdelingsmedewerkers. Hij coördineert deze activiteiten door opdrachten aan zijn ondergeschikten te geven en de uitvoering ervan te controleren. Het coördinatiemechanisme 'direct toezicht' vinden we in elke organisatie waar sprake is van afdelingsvorming en hiërarchische bevoegdheden. Direct toezicht is echter het dominante coördinatiemechanisme in één type organisatie, namelijk de *entrepreneurorganisatie*.

Een organisatie die deze structuur heeft, is jong en klein. De omgeving is weinig complex, maar wel dynamisch (soms zelfs vijandig). De macht bevindt zich bij de top, bij de ondernemer zelf. Men treft er geen sterke arbeidsverdeling, weinig middenkader en stafleden, nauwelijks regels voor het gedrag van de medewerkers en weinig of geen planning, commissies, projectorganisatie en dergelijke aan.

Entrepreneurorganisaties in de zorg

In deze tijd van meer marktwerking en een dynamischer omgeving is de entrepreneurorganisatie een organisatievorm die voor de gezondheidszorg de laatste jaren actueel is. We zien privéklinieken die volledig in particuliere handen zijn, maar ook ziekenhuizen die rondom de centrale kliniek gespecialiseerde kleine ondernemingen oprichten. Ziekenhuizen doen dit als reactie op de privéklinieken, maar ook om beter te kunnen inspelen op klantwensen en een hoger rendement te halen dan binnen de ziekenhuissetting. Zo kan vrijheid in verbondenheid tussen moeder- en dochteronderneming gelden, als (kleine) entrepreneurorganisaties worden opgericht. De dochteronderneming kan putten uit structuren en bronnen van de moederonderneming. Zij kan ook bij problemen, bijvoorbeeld acute situaties bij patiënten, terugvallen op de faciliteiten binnen de moederonderneming, denk bijvoorbeeld aan de intensive care. In ruil daarvoor zorgt de dochter ervoor dat het concern een positie op de private markt verwerft. De afspraak is dat er geen winstuitgangspunt is, maar dat de dochteronderneming minimaal quitte moet spelen op financieel vlak. De dochter is een dusdanig zelfstandige eenheid dat zij de mogelijkheid heeft om diensten en producten van buiten te betrekken. Diensten die de dochteronderneming van de moeder betrekt worden doorberekend. Een voorbeeld hiervan is de entrepreneurorganisatie VieCuri Vitaal.

VieCuri Vitaal
VieCuri is een zorgonderneming met twee bedrijven. Het eerste bedrijf bevat de ziekenhuizen in Venray en Venlo. Beide ziekenhuizen leveren reguliere zorg. Het tweede bedrijf VieCuri Vitaal is opgericht voor de niet-reguliere zorg en levert de zorgproducten waar de markt om vraagt, maar die niet door de reguliere ziekenhuizen worden geleverd. Dit betreft onder meer medische check-ups, arbogerelateerde dienstverlening, (zwangerschaps)echografie en babymassage, ooglidcorrecties, hielspoor- en tennisselleboogbehandelingen. Op deze niet-reguliere markt komt steeds meer volume. Als het ziekenhuis geen plek of positie daarin verwerft op de markt, in dit geval Noord-Limburg, dan wordt omzet verloren. VieCuri Vitaal is een veel kleinere en minder complexe organisatie dan de VieCuri Ziekenhuizen. Daardoor kan men veel sneller reageren op vragen vanuit de markt of sneller producten in de markt introduceren, op basis van uitgebreid klantenonderzoek en klantenkennis.

Overigens lijkt de grens van de expansie van privéondernemingen in de zorg wel bereikt te zijn, omdat de echte marktwerking beperkt is door het Hoofdlijnen Akkoord. Dit is een akkoord van het ministerie van Volksgezondheid, Welzijn en Sport met zorgaanbieders en zorgverzekeraars over een beheerste kostenontwikkeling in de ziekenhuiszorg. De ambitie is om de structurele uitgavengroei in de ziekenhuiszorg in de periode 2012 tot 2015 te beperken tot 2,5%.

5.4.2 Standaardisatie van werkprocessen en de machineorganisatie

Het tweede coördinatiemechanisme is de standaardisatie van werkprocessen. In organisaties waar men gebruikmaakt van deze manier van coördineren, wordt van tevoren in regels, formulieren, handleidingen en werkvoorschriften precies vastgelegd wat de wijze van werken is en hoe bepaalde handelingen moeten worden verricht. Omdat al deze regels en voorschriften vooraf op elkaar zijn afgestemd, moet idealiter het gewenste eindresultaat (het product of de levering van een bepaalde dienst) bereikt worden als alle medewerkers de handelingen verrichten volgens deze voorschriften. De coördinatie vindt dus al plaats voordat het product wordt gefabriceerd of de dienst wordt geleverd.

Standaardisatie van werkprocessen is karakteristiek voor de organisatievorm *machineorganisatie*. Dit type organisatie heeft als kenmerk, dat het gaat om een meestal oude en grote organisatie in een stabiel relatienetwerk met een omvangrijk werkterrein, waarbij sprake is van sterk gereguleerde processen die geen geavanceerde technologie vragen.

In een machineorganisatie zijn de taken sterk gespecialiseerd. Een bekend voorbeeld van een machineorganisatie is de overheid. Maar ook grote ondernemingen en (onderdelen van) ziekenhuizen, verpleeghuizen en dergelijke hebben dikwijls de structuur van een machineorganisatie.

In de machineorganisatie is de aandacht voornamelijk geconcentreerd op een intern aspect van de managementtaak: het beheersen van de interne processen. Deze aandacht vloeit voort uit de (informele) macht van de stafafdelingen in dit type organisatie en heeft duidelijke gevolgen voor de informatievoorziening binnen de organisatie.

De machineorganisatie kent belangrijke zwakke punten. Juist omdat alle onderdelen zo sterk zijn ontwikkeld, zijn de verkokering (eilandvorming) en de verstarring groot. Afdelingen werken langs elkaar heen en zijn zo geconcentreerd op de eigen taken en subdoelen, dat de hoofddoelen van de organisatie en de activiteiten van de andere afdelingen niet meer zo belangrijk worden gevonden. Het gevaar bestaat dat de stafafdelingen zich zo concentreren op het ontwikkelen van (nieuwe) regels en voorschriften voor de uitvoerende afdelingen, dat het doel van het primaire proces uit het oog wordt verloren.

Machineorganisatie en de zorg

Organisaties in de zorg hebben altijd veel kenmerken van een machineorganisatie en de hierna nog te bespreken professionele organisatie gehad. Vanwege het belang van de veiligheid en zekerheid ligt grote nadruk op de procedures en protocollen en op de juiste naleving hiervan.

Zorginstellingen worden wat dit betreft geconfronteerd met tegenstrijdige eisen; aan de ene kant is sprake van 'technocratisering', de 'kwaliteit' proberen te vangen in efficiency- en effectiviteitstermen en protocollen, door invloeden vanuit de omgeving, zoals eisen van de Inspectie voor de Volksgezondheid en overzichten waarin zorginstellingen worden vergeleken op diverse kwaliteitsaspecten.
Deze technocratisering past in principe goed bij een machineorganisatie. De patiëntveiligheid krijgt steeds meer aandacht en de beheersing hiervan tracht

men te realiseren in de vorm van protocollen en checklists. Aan de andere kant worden van zorginstellingen proactieve, ondernemende, 'markt-achtige' eigenschappen verwacht. Het is dan ook de grote uitdaging om aan de nieuwe eisen van marktwerking (sneller en klantgerichter handelen) die aan de organisaties in de zorg worden gesteld te voldoen, aangezien deze eisen niet passen bij de kenmerken van een machineorganisatie.

5.4.3 Standaardisatie van resultaat en de divisiestructuur

Het derde coördinatiemechanisme is de standaardisatie van resultaat of output. In organisaties die deze manier van afstemmen gebruiken, worden de onderdelen vrijgelaten in de manier waarop het eindresultaat tot stand komt. Voor de afstemming is het alleen van belang, dat het van tevoren afgesproken eindresultaat op het afgesproken tijdstip inderdaad door de onderdelen wordt geleverd. Een voorbeeld van zo'n gewenst eindresultaat is de afspraak om na een jaar 10% omzetverhoging te realiseren.

Standaardisatie van resultaat en de bijbehorende *divisiestructuur* vindt men bij profit- en not-for-profitorganisaties. Hierbij is sprake van een klein aantal managers in de top en in sterke mate zelfstandige divisies. De divisies krijgen veel ruimte om hun eigen functioneren te bepalen, mits ze voldoen aan de van tevoren gemaakte afspraken, het zogenaamde managementcontract.

Beslissingen in dergelijke divisiestructuren gaan vooral over beoordelingen van jaarplannen en jaarverslagen op kwantiteit en kwaliteit van het geleverde resultaat. Met andere woorden: het topmanagement houdt zich bezig met de algemene strategie van de onderneming. Voor het beheersen van de totale organisatie richt het systeem zich op het meten van de resultaten van de divisies.

Divisiestructuur in de zorg
Bij de organisaties in de zorg is er sprake van een streven om de organisatie naar een divisiestructuur om te buigen, vooral in de ziekenhuizen. De ziekenhuizen worden gedwongen om de schaalgroottevoordelen, die tot nu toe zijn verkregen door de vele fusies, te combineren met dicht op de klant en dicht op de markt te zitten. Men reageert hierop in veel gevallen door voor een divisiestructuur met businessunits te kiezen, een beweging die vaak zorgondernemerschap wordt genoemd. In eerste instantie wordt vaak één businessunit per vakgroep gevormd, maar in de verdere ontwikkeling kunnen ook ziektebeelden/patiëntengroepen centraal staan. Als deze structuur volgens de organisatiekundige theorie verder wordt ingevuld, zullen binnen centrale kaders de regie en autonomie

bijvoorbeeld op het gebied van ICT, opleidingen en inkoop, aan de units moeten worden gegeven. De businessunits zullen zich bij het leveren van zorg steeds moeten afvragen of de inkomsten hoger zijn dan de kosten. Zij hebben dus baat bij lage kosten per aangeleverde dienst of product, maar 'verdienen' vooral door het zo beperkt en doelmatig mogelijk afnemen van diensten en producten. Dit uiteraard met inachtneming van professionele standaarden.

Met deze werkwijze wordt primair beoogd inzicht in de efficiëntie van de onderlinge dienstverlening te krijgen en op basis daarvan gedragsverandering te realiseren, zowel aan de zijde van de aanvragende businessunit als aan de zijde van de ondersteunende afdeling. Kosten voor bijvoorbeeld facilitaire diensten zullen in toenemende mate worden doorberekend aan de zorgondernemers. Daarbij geldt bovendien dat men probeert korte communicatielijnen met deze businessunits te creëren. De voordelen van deze organisatievorm, zoals meer kostenbewustzijn, meer verantwoordelijkheidsgevoel, meer transparantie van de kosten per eenheid/specialisme, zijn groot. Toch heeft deze manier van organiseren ook ongewenste effecten, met name op processen die de grenzen van de units overschrijden. De kracht, maar ook de zwakte, van deze organisatievorm is het afrekenen per unit. Deze vorm bevordert alleen klantgericht (patiëntgericht) werken als het hele proces binnen een eenheid valt. Dit is in de meeste zorginstellingen echter niet het geval. Dit betekent dat de nadelen van zorgondernemerschap en budgetverantwoordelijke divisies, zoals de interne gerichtheid en sterke focus op kortetermijn(financiële)targets, haaks staan op de lange termijn en grensoverschrijdende vereisten van patiëntenprocesgericht werken. Gezien de druk op alle afdelingen om vooral binnen hun budget te blijven, is het bijzonder lastig om over de grenzen van de eigen afdelingen heen te organiseren.

Prestatie-indicatoren
Het meten van de prestaties van de divisies of businessunits vindt meestal plaats in de vorm van prestatie-indicatoren. In de al genoemde managementcontracten worden de onderwerpen (vaak *resultaatgebieden* genoemd) opgenomen waarover de divisies moeten rapporteren. Voor deze resultaatgebieden worden *targets* vastgesteld, met daaraan gekoppeld een aantal prestatie-indicatoren met bijpassende normen, zodat de top kan nagaan of de gewenste en afgesproken resultaten ook echt zijn behaald. Zo'n systeem van prestatiemeting zit goed in elkaar als het voldoet aan een aantal belangrijke eisen. Zo moeten de indicatoren overeenkomen met de verantwoordelijkheden en bevoegdheden en moeten de doelen haalbaar zijn voor de afdelingen of units. Ze moeten ook betrekking hebben op resultaten waarover de managers volledige zeggenschap hebben. Managers kunnen niet verantwoordelijk worden gesteld voor resultaten

die afhankelijk zijn van activiteiten die zij niet onder controle hebben. Daarnaast moeten prestatie-indicatoren gemakkelijk te monitoren en te interpreteren zijn. Dat klinkt vanzelfsprekend, maar in de praktijk blijkt het dikwijls lastig om de data voor de afgesproken prestatie-indicatoren te verzamelen en is de betekenis ervan ook vaak onduidelijk voor de top. Omdat financiële cijfers over omzet, winst, marktaandeel en dergelijke meestal het makkelijkst en meest objectief te meten zijn, zijn deze cijfers vaak populaire prestatie-indicatoren voor divisies.

Prestatie-indicatoren spelen een belangrijke rol bij de interne sturing en verantwoording binnen de organisatie. Maar vaak zien we dat de manier van coördineren van de 'oude' machineorganisatie die deze organisaties waren vóór de overgang naar een divisievorm, ook nog plaatsvindt. Het resultaat is dan een mengvorm van coördinatie via de standaardisatie van de werkprocessen en standaardisatie van de output. Het gevolg van deze vermenging is dat een complex systeem van prestatiemeting met een groot aantal prestatie-indicatoren wordt opgesteld, waarvan een gedeelte 'echte' indicatoren die passen bij de resultaatmeting van een divisiestructuur. Maar er is ook een gedeelte dat bestaat uit indicatoren die iets zeggen over de interne processen van de divisies. Doorgaans zijn dat indicatoren met informatie over kwaliteitsaspecten van deze processen. Dit is geen onbelangrijke informatie, maar behoort in principe tot de interne sturing van de divisies en tot het instrumentarium van de zorgondernemers (divisiehoofden, managers van een RVE) en is geen stuurinstrument voor de top van de organisatie.

Naast de indicatoren voor de interne sturing, worden in sommige sectoren in de zorg uniforme sets prestatie-indicatoren ontwikkeld om de mogelijkheid te bieden aan buitenstaanders om op relatief eenvoudige wijze 'vanaf de buitenkant' de 'gezondheid' van de zorginstellingen te beoordelen en vast te stellen of deze hun maatschappelijke rol goed (kunnen) vervullen. Hierna volgen enkele voorbeelden.

- Op www.consumentenbond.nl en www.kiesbeter.nl staat informatie over de kwaliteit van ziekenhuizen voor verschillende aandoeningen. Op de website van KiesBeter kan men ook de wachttijd van verschillende ziekenhuizen vergelijken. De Consumentenbond heeft voor 22 aandoeningen in kaart gebracht wat patiënten en artsen belangrijk vinden bij de keuze voor een ziekenhuis. >>

>> • Ook op www.dr-yep.nl staat informatie over ziekenhuizen en beoordelingen van ziekenhuizen op aandoeningen. Dit is gedaan in samenwerking met verschillende medisch specialisten. De website biedt geen mogelijkheid om ziekenhuizen te vergelijken.
• Op www.ad.nl en www.elsevier.nl staat elk jaar een ranglijst van alle ziekenhuizen in Nederland. Voor de ranglijst van het *Algemeen Dagblad* (AD) wordt gebruikgemaakt van criteria over de medische kwaliteit en criteria over patiëntvriendelijkheid. De ranglijst van *Elsevier* is samengesteld op basis van medische kwaliteit, wachttijden, financiële situatie en patiëntervaringen.
• Op www.zorgkiezer.nl en www.zorg.independer.nl kunnen ziekenhuizen vergeleken worden op kwaliteit en wachttijden. Bij Independer kunnen patiënten op de website ook hun mening over ziekenhuizen geven.

Bron: Consumentenbond.nl

Ook biedt dit soort sets de mogelijkheid om gebruik te maken van de ervaringen van collega-instellingen. (Zie het voorbeeld in het kader 'Basisset Prestatie-indicatoren Revalidatiecentra 2012')

Basisset Prestatie-indicatoren Revalidatiecentra 2012
De Basisset Prestatie-indicatoren Revalidatiecentra bevat vragen over een aantal aspecten van het werk dat in de revalidatiecentra wordt verricht. De vragen kunnen betrekking hebben op structuren, processen of uitkomsten.

Structuurindicatoren verwijzen naar de bronnen en middelen (bijvoorbeeld registraties, organisatievormen, materiële en personele middelen) die gebruikt worden bij het leveren van zorg. In de basisset staat als structuurindicator onder meer: Regionaal Revalidatie Geneeskundig Netwerk.

Procesindicatoren hebben betrekking op het primaire proces van zorg; de keten van gebeurtenissen die een aanvang neemt op het moment dat een persoon in contact treedt met zorg- of hulpverleners, tot het moment dat hij of zij dit contact beëindigt. Een voorbeeld hiervan in de set is de indicator 'Wachttijden'.

>>

>> *Uitkomstindicatoren* worden gedefinieerd als veranderingen in de gezondheidstoestand en het welbevinden van een patiënt die aan een interventie, of het uitblijven daarvan, kunnen worden toegeschreven. Een voorbeeld hiervan is 'Decubitus Prevalentie'.

Bron: Revalidatie Nederland, 2012

In het kader van het project Zichtbare Zorg is een ZiZo-portal ingesteld, waarop zorginstellingen, zoals ziekenhuizen, zelfstandig behandelcentra (ZBC) en geestelijke gezondheidszorginstellingen die kortdurende, ambulante of verslavingszorg verlenen, wettelijk verplichte kwaliteitsindicatoren over vastgestelde aandoeningen publiceren.

5.4.4 Standaardisatie van vaardigheden en de professionele organisatie

Het vierde coördinatiemechanisme is de standaardisatie van kennis en vaardigheden. Bij deze vorm van coördineren wordt de afstemming al ingebouwd in de opleiding van de medewerkers. Elk van hen weet al wat van hem wordt verwacht aan handelingen en wat van de anderen kan worden verwacht. Een voorbeeld hiervan is een operatie, waarbij de chirurg weet wat zijn handelingen moeten zijn en welke activiteiten bijvoorbeeld van de anesthesist kunnen worden verwacht. Hierover hoeft tijdens de operatie geen informatie te worden uitgewisseld. De medewerkers, geselecteerd op vaardigheden en instelling, worden 'professionals' genoemd. Voorbeelden hiervan zijn artsen, juristen/advocaten en organisatieadviseurs, maar ook gespecialiseerde ambachtslieden.

De organisatievorm, waarbij de activiteiten voornamelijk worden afgestemd door standaardisatie van vaardigheden, wordt *professionele organisatie* genoemd. Bij een professionele organisatie ligt de nadruk op de uitvoerenden van het primaire proces: de professionele medewerkers. Zij leren hun vak in een langdurige opleiding. De werkzaamheden zijn sterk gespecialiseerd. Per specialisme zien we dat de medewerkers zelf verantwoordelijk zijn voor zowel de planning en de uitvoering als de controle op de werkzaamheden. Door de aard van het werk en de mensen is er in de organisatie in totaal sprake van weinig formele planning en besturing. Als er zo'n sturing is, is dat in de vorm van zeer globale, niet-gestandaardiseerde planning van verwacht resultaat, om te komen tot afspraken over ieders inspanningen, de jaarbudgetten en gerealiseerde omzetten.

Een zwak punt van de professionele organisatie is dat de meeste professionals als 'eilanden' in de organisatie functioneren. Voorbeelden hiervan zijn de maatschappen van specialisten in de ziekenhuizen, de organisatieadviseurs met hun eigen projecten in de organisatieadviesbureaus en de advocaten met hun eigen 'zaken'. Als professionele organisaties groter worden, ontstaat veelal een mengvorm in de richting van een divisiestructuur. Maar de professionele organisatie krijgt ook vaak eigenschappen van een machineorganisatie.

Bij veranderingen in de richting van de machineorganisatie, zal een spanningsveld tussen management en stafafdelingen enerzijds en professionals anderzijds ontstaan. Men zal proberen de zelfstandigheid van de professionals te verminderen. We zien dit bijvoorbeeld in de grotere ziekenhuizen, waar de invloed van de directie/Raad van Bestuur en met name de economisch directeur, vanwege de bevoegdheid om budgetten toe te kennen voor medische apparatuur en personeel, steeds groter wordt. De specialisten zullen zich steeds minder kunnen veroorloven te blijven functioneren als eilanden in de organisatie: de behoefte aan afstemming om doelmatiger te werken en de beperkte financiële middelen te verdelen, wordt steeds groter. Naast dit interne spanningsveld zien we ook een toenemende invloed van de zorgverzekeraars, zoals uit het voorbeeld over de longmedicatie duidelijk wordt.

Wie beslist over longmedicatie?
Verzekeraar UVIT trok vorige week het voorgenomen preferentiebeleid voor longmedicatie voorlopig in, na protest van de Long Alliantie Nederland (LAN). Maar nog dit jaar zal die laatste met een alternatief voorstel moeten komen om tot doelmatiger medicatiegebruik voor longaandoeningen zoals astma en COPD te komen.
UVIT maakte in juni bekend bepaalde luchtwegverwijders en inhalatiecorticosteroïden als voorkeursmedicatie te oormerken. De LAN, waar patiënten, artsen en apothekers in zijn vertegenwoordigd, was het niet eens met het voorgestelde beleid. Het zou niet alleen om de geneesmiddelen zelf gaan, maar ook om de verschillende toedieningsvormen.

Dennis Verschuren, woordvoerder van UVIT: "Artsen zouden bepaalde middelen toch willen voorschrijven, door te vermelden dat het om medische noodzaak gaat. Dat levert voor alle partijen veel administratieve rompslomp op." Na protest heeft UVIT het beleid voorlopig opgeschort.

Bron: Medisch Contact, 2011

Preferentie betekent letterlijk voorkeur. Bij gebruik van geneesmiddelen wil dat zeggen dat er (waar het kan) voorkeur is voor lager geprijsde geneesmiddelen. De zorgverzekeraar kan hierbij geneesmiddelen 'aanwijzen' die voor vergoeding in aanmerking komen. Dit zijn de zogeheten preferente geneesmiddelen. Wanneer medicijnen uit precies dezelfde werkzame stof bestaan, wordt alleen de goedkoopste variant vergoed.

5.4.5 Onderlinge afstemming en de adhocratie

Het vijfde coördinatiemechanisme is *onderlinge afstemming*. Bij deze manier van coördineren wordt tijdens het werk afgesproken hoe het wordt gedaan en wie wat zal doen. Deze vorm van afstemmen vinden we in elke organisatie op elk niveau. Binnen afdelingen worden de werkzaamheden voor een groot deel geregeld door onderling afspraken te maken. De kern van deze manier van coördineren is, dat de informatie *informeel* wordt uitgewisseld binnen de groep of afdeling. De communicatielijnen zijn dan ook kort.

Een belangrijk aspect van dit coördinatiemechanisme is het feit dat het alleen werkt als er sprake is van onderling vertrouwen. Zodra dit vertrouwen ontbreekt, wordt de coördinatie geformaliseerd. Dergelijke conflicten uiten zich in organisaties met name in de informatievoorziening (memo's schrijven aan de kamergenoot). Door de formalisering verdwijnen dan de voordelen van onderlinge afstemming, namelijk het snel en soepel communiceren. Op de werkvloer is het – naast het directe toezicht van het hoofd/de manager – het meest gehanteerde coördinatiemechanisme. Maar ook bij het topmanagement van organisaties, of het nu profit- of not-for-profitorganisaties zijn, vervult de onderlinge afstemming een belangrijke rol. Hier loopt men dagelijks vele malen bij elkaar binnen om informatie uit te wisselen en de stand van zaken te bespreken. De afstemming is op dit niveau van organisaties een continu proces. Mintzberg (1979) geeft aan dat onderlinge afstemming vaak wordt gebruikt in heel primitieve (en kleine) organisaties, maar ook in organisaties die zich met zulke ingewikkelde activiteiten bezighouden, dat alleen afstemming kan worden bereikt door tijdens de rit continu informatie uit te wisselen.

Hoewel dit coördinatiemechanisme in elke organisatie voorkomt, is het dominant in de organisatievorm die *adhocratie* wordt genoemd. Een adhocratie is een organisatievorm die past in een ingewikkelde en sterk veranderlijke omgeving. Men werkt er informeel en met weinig regels voor het gedrag van de medewerkers. Er is meestal sprake van sterk gespecialiseerde taken (echte professionals). Deze specialisten worden uit praktische overwegingen vaak ondergebracht in functionele afdelingen, maar ze werken in kleine, marktgerichte teams met gedecentraliseerde bevoegdheden en verantwoordelijkheden. Deze teams kunnen zich op verschillende plaatsen in de organisatie bevinden en zijn samengesteld uit diverse combinaties van lijnmanagers, staffunctionarissen en uitvoeringsdeskundigen. De medewerkers in de adhocratie zijn dus in voortdurend onderling overleg. Door de hoge communicatiekosten is deze configuratie dan ook een van de duurste manieren om een organisatie te structureren.

In zorgorganisaties zal de adhocratie in haar pure vorm niet voorkomen, vanwege de noodzakelijke aandacht voor standaardisatie in verband met de veiligheid en zorgvuldigheid. De manier waarop in de adhocratie wordt gecoördineerd, de onderlinge afstemming, zien we echter wel bij organisaties in de zorg. Zo zien we dat bij de aandacht voor zorgprocessen en het verbeteren hiervan de onderlinge afstemming tussen betrokkenen die zich bezighouden met afzonderlijke activiteiten in deze processen, toeneemt. Deze onderlinge afstemming wordt door middel van verschillende verbindingstechnieken georganiseerd. Over dit onderwerp van processen in de zorg gaat de volgende paragraaf.

5.5 Procesgericht werken

De voorgaande paragrafen zijn gebaseerd op de meer traditionele organisatiekundige theorieën en de toepassing die we hiervan aantreffen in de zorg. Ondanks het feit dat deze theorieën misschien wel als traditioneel te bestempelen zijn, hebben we toch kunnen zien dat zich veel ontwikkelingen voordoen die met deze theorieën te verklaren en te begrijpen zijn. Denk aan het opkomen van vormen van de entrepreneurorganisatie, die ingrijpende veranderingen met zich meebrengen voor organisatie en management in de zorg. Maar het staat buiten kijf dat de traditionele 'basismodellen' van organisatie, zoals de functionele indeling, maar ook de divisievorm leiden tot 'schotten' in de organisatie. Dit wordt meestal verkokering genoemd. De schotten tussen de afdelingen staan echter haaks op de processen waar patiënten/cliënten in worden behandeld. Dit leidt in de meeste situaties ook tot schotten in de kennisuitwisseling met gevolgen voor de kwaliteit van de behandeling en tot langere wachttijden dan nodig voor de patiënt of cliënt. Organisaties in de zorg zijn kennisintensieve organisaties. Daarom is het van belang dat de gekozen organisatievormen een optimale kennisuitwisseling garanderen die de grenzen van de afzonderlijke activiteiten en afdelingen overschrijdt. Voor het realiseren van deze onderlinge afstemming tussen afdelingen en eenheden, gebruiken organisaties een aantal manieren van coördineren, die met elkaar gemeen hebben dat ze hiërarchische lijnen doorsnijden. Deze manieren van coördineren, worden *laterale relaties* (Galbraith, 1973) of *verbindingstechnieken* (Mintzberg, 1979) genoemd. Dit zijn maatregelen die een organisatie kan nemen als de andere coördinatiemechanismen tekortschieten om de gewenste afstemming te bereiken. Deze verschillen in de mate waarin ze formeel of permanent zijn. Voorbeelden van verbindingstechnieken zijn coördinerende managers, werkgroepen, permanente commissies, projectgroepen en de matrixorganisatie. Het doel ervan is het aantal besluiten dat naar hogere hiërarchische niveaus moet worden gebracht te verminderen. Het beslissingsniveau wordt gebracht naar de plaats waar de informatie zich bevindt. In de praktijk zien we dat procesgericht werken in de zorg, een keuze voor een of meer van deze verbindingstechnieken inhoudt. Hierover gaat de volgende paragraaf.

5.5.1 Patiënt/cliënt centraal

Afscheid koninkrijkjes en dikke vestingmuren
"Het klassieke ziekenhuismodel met versnipperde afdelingen is passé. De toekomst is aan zorgpaden door vele afdelingen heen. Daarbij staat de patiënt werkelijk centraal. Dit uitgangspunt van Koers '013 stuit intern soms op weerstand", zegt Johan. Hij pleit ervoor wel degelijk over eigen schaduwen heen te stappen.

"Als je te allen tijde het belang van de patiënt vooropstelt, zou je ook patiënten of hun vertegenwoordigers veel directer moeten betrekken bij bijvoorbeeld de ontwikkeling van zorgpaden. Dat zijn de paden door afdelingen heen die als gevolg hebben dat de klassieke afdelingsstructuur uiteindelijk zal verdwijnen, een essentieel punt uit Koers '013. Het Erasmus MC zou er dan voor moeten zorgen dat patiënten goed geïnformeerd zijn en alle pro- en contrapunten kunnen overzien. Voor het volledige patiëntcentraal denken moet iedereen teamspeler zijn. Ook de patiënt is dan in feite lid van zijn eigen zorgteam.

Ik vraag me weleens af waarom dit soort vernieuwingen niet zo snel wordt gerealiseerd als wenselijk is. Ik denk dat het inherent is aan de zorg, daar is doorgaans grote weerstand tegen vernieuwing. In een paar eeuwen tijd is dan ook verschrikkelijk veel bereikt langs traditionele wegen. De gezondheidszorg is niet slecht. Integendeel. En om de zaak dan vrij radicaal te gaan kantelen, ja, dat heeft tijd nodig."

Bron: Interview Medisch Specialist Johan (2012) http://www.verhalenuitheterasmusmc.nl/de-medisch-specialist-johan/

Processen in de zorg gaan altijd over de grenzen van afzonderlijke eenheden en specialismen. Dat betekent dat altijd inmenging in de 'business' van deze eenheden plaatsvindt, of de regie van het procesgericht werken nu in handen is van een groep of één persoon en of er nu minder of meer formeel wordt aangestuurd. Patiënten en cliënten gaan van afdeling naar afdeling voor hun behandeling of gaan van zorginstelling naar zorginstelling. De situatie in veel organisaties in de zorg, is die van *vacante verantwoordelijkheden*. Dit wil zeggen dat de verantwoordelijkheden en bevoegdheden die duidelijk horen bij een eenheid/specialisme goed belegd zijn, maar dat niemand zich verantwoordelijk voelt voor de overgang van het ene procesdeel naar het andere. Kortom, de 'interfaces' in het totale proces behoren tot niemands verantwoordelijkheid, terwijl juist op deze interfaces vaak problemen ontstaan, waar de patiënten veel last van (kunnen) hebben.

In de praktijk bestaat een grote verscheidenheid aan maatregelen, die het gevolg is van het feit dat het centraal stellen van de patiënt varieert per organisatie in de zorg. Bij sommige organisaties wordt het principe van de 'patiënt centraal' vooral beschouwd als een vraagstuk van de bejegening, de ontvangst en begeleiding en het geven van goede informatie aan de patiënt. Hier treffen we bijvoorbeeld verbindingstechnieken, zoals verpleegkundige specialist, een team (voor erfelijke ziekten), projectleider (bijvoorbeeld heup/knie), casemanagers (ook verpleegkundige specialisten) en hospitalitymedewerkers aan. Hoewel deze oplossingen verschillend van karakter zijn en om medewerkers vragen met verschillende opleidingen (de verpleegkundig specialist is verpleegkundig opgeleid en is bekend met medische diagnosestelling en behandeling, de hospitalitymedewerker is een 'gastpersoon' zonder medische achtergrond) gaat het bij elk van deze functies om de bewaking en de begeleiding van het proces van de behandeling van de patiënt. Lijnmanagers blijven in deze vorm volledig verantwoordelijk voor aansturing van mensen en middelen.
In een aantal organisaties in de zorg ziet men processturing vooral als een probleem van afstemming tussen afdelingen en activiteiten en als vraagstuk van de vacante verantwoordelijkheden in de processen. Binnen deze organisaties worden meer ingrijpende verbindingstechnieken gekozen, in de vorm van 'zwaardere' functies, zoals die van programma- of procesmanagers, belast met het ontwerp van de grensoverschrijdende processen, taakgroepen en een oncologiecentrum. Taakgroepen zijn coördinerende groepen, die zijn ondergebracht in sectoren en vaak over de grenzen van de sectoren heen activiteiten afstemmen. Het Universitair Medisch Centrum Groningen heeft in 2008 bijvoorbeeld de taakgroep Hoofd/Halsoncologie ingesteld. Bevoegdheden en

verantwoordelijkheden (inclusief budgetten) werden in deze organisatieverandering overgedragen aan deze taakgroepen en de medisch coördinatoren van deze taakgroepen kregen de bevoegdheid om besluiten te nemen buiten de lijnmanagers om. Deze laatste structuur heeft dan ook kenmerken van de meest zware verbindingstechniek, namelijk een formele matrixorganisatie (De Bruine e.a., 2008).

5.5.2 Verbetering van zorgprocessen

Om binnen de gezondheidszorg dit 'patiënt/cliënt centraal' als organisatieprincipe te nemen en om te komen tot verbetering van zorgprocessen is een fundamentele verandering noodzakelijk. Waar professionele hulpverleners denken en handelen vanuit het aanbod van zorg dat zij kunnen leveren, moeten zij nu de zorgvraag van patiënten centraal stellen. In de zorg zijn veel organisaties bezig met deze ontwikkelingen, maar de invoering van deze veranderingen blijkt vaak moeizaam te gaan. In de praktijk van de zorg zijn processen immers moeilijk grijpbaar. Professionals hebben er moeite mee hun werkzaamheden te verwoorden in termen van patiëntprocessen (De Vries en Nouwens, 2006).

In de ziekenhuissector is deze uitdaging al in 2003 opgepakt in het project Sneller Beter (pijler 3), een landelijk project van het ministerie van Volksgezondheid, Welzijn en Sport (VWS), gericht op het verbeteren van de zorg. Ziekenhuizen worden ondersteund bij het herinrichten van ziekenhuisbrede zorgprocessen. Dit project is inmiddels afgerond en de resultaten ervan zijn onderzocht (Nivel, 2008). Hieruit komt naar voren dat de deelnamebereidheid van artsen en verpleegkundigen aan verbeterprojecten als gevolg van Sneller Beter is gegroeid. De onderzoekers concluderen dan ook dat bij deze groepen professionals en het middenmanagement een verandering in motivatie en houding heeft plaatsgevonden als gevolg van Sneller Beter. Dit geldt in mindere voor het hogere management en raden van bestuur, waar nauwelijks sprake is van een veranderde motivatie. Wel zijn bijna alle ziekenhuizen actief bezig met Sneller Beter-onderwerpen als patiëntenlogistiek, veilig incident melden, patiëntenparticipatie, medicatieveiligheid, postoperatieve wondinfecties en procesherinrichting. Minder ziekenhuizen zijn actief bezig met spiegelgesprekken, interne visitatie en werken zonder wachtlijst. Het meten en terugkoppelen van gegevens binnen verbeterprojecten vindt ook in alle ziekenhuizen plaats. Over het algemeen is het aantal verbeterprojecten hoe dan ook afgenomen na Sneller Beter (Nivel, 2008).

Naast dergelijke lokale initiatieven is op initiatief van het ministerie van VWS, in samenspraak met de brancheorganisaties, beroepsverenigingen en cliëntenorganisaties binnen de thuiszorg, de ouderenzorg en de gehandicaptenzorg het programma Zorg voor Beter gedurende zeven jaar succesvol uitgevoerd. Om ervoor te zorgen dat de kennis over het verbeteren van de zorg die in dit programma is verzameld en ontwikkeld, niet verloren gaat, zijn kennispleinen op het internet ingesteld (zoals Zorg voor Beter Kennisplein VVT en het kennisplein gehandicaptensector).

Zorg voor Beter
Onderdeel van het project Zorg voor Beter vormde het verbetertraject decubitus. Het ontstaan van decubitus is een graadmeter voor de kwaliteit van zorg, maar ook voor de kwaliteit van de organisatie. Decubituszorg kan verbeteren door het ondersteunen, motiveren en stimuleren van medewerkers. In het verbetertraject gebeurde dit door met elkaar te leren van de cijfers rond decubitus op een afdeling, door sturing op de kwaliteit van zorg en door betrokkenheid en voorbeeldgedrag van het management. Tijdens het verbetertraject bleek dat samenwerken met de cliënt of diens mantelzorger om decubitus te voorkomen of te verminderen nog erg weinig voorkomt binnen zorginstellingen. In het bijzonder de thuiszorginstellingen die deelnamen aan het traject zijn erg enthousiast over het meer informeren en betrekken van de cliënt en diens mantelzorger bij de preventie van decubitus.

Zorgpaden
Zorgprogramma's worden aangeboden door zorginstellingen aan patiënten of cliënten, zoals diagnostiek en behandeling van lichamelijke of geestelijke aandoeningen (bijvoorbeeld depressies), een screening op dementie en dergelijke. Een zorgpad bevat de uitwerking van alle activiteiten die direct of indirect bij de uitvoering hiervan moeten worden uitgevoerd. Idealiter is een zorgpad een goed georganiseerd zorgproces, waarin alle onderdelen op elkaar zijn afgestemd. Hierbij ligt de nadruk zowel op het proces als op de gebruikte methoden. Bij de ontwikkeling van een zorgpad brengt men het hele proces in kaart dat een patiënt doorloopt en daarom geeft dit inzicht in wat goed gaat en wat kan worden verbeterd. Kortom, zorgpaden vormen een samenhangend geheel van maatregelen waarbij standaardisatie van zorgprocessen vooropstaat en gebruikgemaakt wordt van geïntegreerde planning en herstructurering/taakherschikking van de

betrokken zorgverleners. Bij het instellen van zorgpaden gaat het om verbetering van de continuïteit van zorg, verhoging van de doorstroomsnelheid en verlaging van de kosten per patiënt. Daarbij zijn indicatoren om het functioneren van zorgprocessen te meten en ondersteunende ICT van belang. Standaardisatie van zorgprocessen, ook wel gestandaardiseerde klinische paden genoemd, is vooral geschikt bij een goed voorspelbaar zorgproces op het niveau van een patiëntengroep. Voorbeelden zijn zorgpaden voor patiënten met ernstige neurologische aandoeningen (Sylvia Toth Centrum, UMC Utrecht); zorgpaden voor terminale patiënten (Integraal Kankercentrum Rotterdam); zorgpaden voor patiënten met slokdarmkanker (UMC Utrecht) en zorgpaden voor oogheelkundige afwijkingen (Oogziekenhuis Rotterdam) (Bron: Brochure Zorgpaden, 2010).

Wanneer het verloop echter op het niveau van de patiëntengroep onvoorspelbaar is, maar voor de individuele patiënt wel voorspelbaar, kan gebruikgemaakt worden van patiëntspecifieke zorgpaden. De bouwstenen voor een dergelijk pad zijn dan standaard vastgelegd. Bij de zorg voor CVA-patiënten is bijvoorbeeld aanbod van behandeling met logopedie of revalidatiegeneeskunde beschikbaar, maar de individuele toestand van de patiënt bepaalt of dat stuk van het zorgpad ingezet wordt voor die specifieke patiënt.

Zorgpaden blijven maatwerk
GGZ Nijmegen staat voor de taak te bezuinigen zonder dat dit ten koste gaat van de kwaliteit van zorg. "Bij het werken met zorgpaden kijk je ook naar wat is het meest efficiënte model? En wat betekent het leveren van deze zorg in termen van DBC's? Daarbij kwam dat de interne doorstroom tussen kort en langdurende zorg verbeterd kon worden.î De logistieke winst is prettig voor de cliënt, maar vertaalt zich ook in betere bedrijfsvoering. GGZ Nijmegen is het project begonnen met paden voor meerdere doelgroepen, ook voor patiënten met een langdurige en complexe zorgbehoefte. Dit project was daarmee uniek in Nederland. "Wij hebben hier lang mee gestoeid. Aanvankelijk wilden wij de zorgpaden stoornisgericht opzetten. Dat bleek geen goed idee te zijn. Uiteindelijk hebben we voor een clustering met drie onderdelen gekozen: rehabilitatie, bemoeizorg en 'palliatieve' zorg. Bij deze laatste groep staat 'harm reduction' voorop. Dit is een succes, inmiddels zijn de termen ingeburgerd geraakt." >>

>> Dat neemt niet weg dat er ook verbeteringen mogelijk zijn. Onlangs is de indeling aangepast met een vierde groep 'consolidatie'. De ontwikkeling van zorgpaden is echt een proces. Dit is een van de belangrijke lessen die zij hebben getrokken. "Je kan denken: 'als je het eenmaal weet dan is het ontwikkelen van zorgpaden simpel'. Dat ziet er soms ook zo uit, en dan zou je paden simpelweg van elkaar kunnen overnemen. Toch werkt het niet zo, een team moet een proces ook echt doormaken."

Bron: http://www.kpmgplexus.nl/werken_met_zorgpaden_leeft_binnen_ggz_nijmegen

Uit het voorbeeld van de GGZ Nijmegen blijkt dat de ontwikkeling en invoering van zorgpaden ingewikkelder is dan op het eerste gezicht lijkt. Voor patiëntenpopulaties waarbij het verloop onvoorspelbaar is, zijn zorgpaden een minder goede oplossing. Organisaties in de zorg zouden bij de afstemming van de stappen in het zorgproces van minder goed en onvoorspelbare situaties kunnen denken aan de al genoemde maatregel van casemanagement. Bij casemanagement gaat het om het organiseren van een samenhangend hulppakket en de activiteiten van hulpverleners af te stemmen, om te beantwoorden aan een complexe hulpvraag van een patiënt. Een casemanager coördineert de zorg voor een specifieke patiënt. De taak van de casemanager richt zich op:
- coördineren en afstemmen van zorgaanbod dat geleverd wordt door een divers team aan zorgprofessionals;
- meten en beoordelen van resultaten van het toegepaste zorgaanbod;
- waar nodig aanpassen van interventies en inzet van zorgaanbod.

De verantwoordelijkheid voor de inhoudelijke regie van het individuele zorgproces ligt dus bij de casemanager.

Wat betreft de verdeling schatten Sermeus en Vanhaecht (2002) in, dat 60% van de patiëntenpopulatie ondergebracht kan worden in gestandaardiseerde klinische paden. De overige 40% kan evenredig worden verdeeld over de patiëntspecifieke klinische paden en casemanagement.

Zorgvernieuwing voor chronisch zieken
Stichting Huisartsen Organisatie Kempen en Omstreken (SHOKO) heeft in 2002 POZOB (praktijkondersteuning ZuidOost-Brabant) opgericht. Deze organisatie heeft praktijkondersteuners in dienst die gedetacheerd >>

>> worden bij huisartsen. De praktijkondersteuners werken volgens vaste protocollen en hebben de zorg over verschillende chronische patiëntgroepen onder aansturing van huisartsen. POZOB speelt een belangrijke rol bij de zorgvernieuwing voor chronisch zieken en heeft onder andere een zorg-straat ontwikkeld voor patiënten met diabetes mellitus, waarbij de inhoud van de zorg transparant is weergegeven en de kosten bekend zijn.

Bron: Vogelzang e.a., 2005

De afgelopen jaren is de ervaring met zorgpaden gebruikt voor verdere standaardisatie van de zorg voor chronische patiëntengroepen in de huisartsenzorg in heel het land. De zogenaamde eerstelijnsketen DBC's voor diabetes mellitus, COPD en cardiovasculair risicomanagement. Het idee is de kwaliteit van zorg voor deze patiëntengroepen te vergroten en verschuiving van ziekenhuiszorg naar (goedkopere) huisartsenzorg te stimuleren. De wijze van financiering is een stimulerende factor. Voor POZOB betekent dit dat zij vanaf 1 april 2005 is gestart met de Keten Diagnose Behandel Combinatie (DBC) Diabetes Mellitus II, gefinancierd door de zorgverzekeraars UVIT en CZ, waarbij de uitbetaling via PoZoB verloopt.

5.6 Duaal management

Binnen de zorgsector kunnen we twee processen onderscheiden. Enerzijds het primaire proces waarvoor de medisch specialist verantwoordelijk is. Anderzijds het organisatorische proces waar managers verantwoordelijk zijn voor het strategisch beleid en het faciliteren van het primaire proces door beschikbaar stellen van ruimten, middelen en personeel. Waren dit tot voor kort nog gescheiden processen, op dit moment is men zich in veel organisaties ervan bewust dat beide processen niet zonder elkaar kunnen worden aangestuurd. Als afstemming, samenwerking en integratie noodzakelijk zijn, spreekt men van duaal management. Duaal management speelt niet alleen in de Nederlandse ziekenhuizen, maar ook in andersoortige gezondheidszorgorganisaties waar professionals moeten samenwerken met managers en een min of meer gezamenlijke verantwoordelijkheid hebben voor zowel inhoud van geleverde diensten als de organisatorische eindresultaten (klanttevredenheid, financieel, personeel en dergelijke). Omdat in de ziekenhuissituatie een aantal relevante aspecten per wet geregeld is, wordt hierop specifiek ingegaan in de volgende paragrafen.

5.6.1 Karakteristieken van professionals

Binnen de professionele organisatie ligt de nadruk bij de uitvoerenden van het primaire proces, de zogenaamde professionals. Professionals zijn er in diverse soorten en maten. Binnen de gezondheidszorg denken we bijvoorbeeld aan ergotherapeuten, verpleegkundigen, apothekers, chirurgen, revalidatieartsen. Voor deze professionals is een aantal karakteristieken te benoemen die in de praktijk vaak te zien zijn, zoals kundig, zelfstandig, gemotiveerd, kritisch, sterke identificatie met de beroepsgroep, solitair, overtuigd van zichzelf, gericht op argumenten, disciplinegedreven (Wanrooy, 2002). Deze karakteristieken geven een specifieke dimensie aan het management van en door professionals in organisaties in de zorg.

5.6.2 Ontstaan van duaal management

Zowel vanuit wetgeving als vanuit de westerse geneeskundige geschiedenis staat de individuele relatie tussen de arts en zijn patiënt centraal. In dit kader is de arts erop gericht het belang van de individuele patiënt te dienen en wil hij aan de individuele patiënt de best mogelijke zorg leveren. Door medisch-technologische ontwikkelingen was in de jaren zeventig van de vorige eeuw sprake van een forse toename van de kosten binnen de gezondheidszorg. Daarnaast ontstond een maatschappelijke trend waarin steeds vaker naar voren kwam dat de gezondheidszorg te kostbaar werd. Dit leidde begin jaren tachtig voor de ziekenhuizen tot een proces van budgettering.

De medisch specialisten, verbonden aan de ziekenhuizen, waren echter niet gebudgetteerd. Op basis van hun belang om de individuele patiënt te voorzien in zijn zorgvraag konden zij in principe ongelimiteerd patiënten behandelen en daarmee het ziekenhuis in financiële problemen brengen. Bij het management van ziekenhuizen ontstond de behoefte om invloed uit te oefenen op het handelen van de medisch specialist. Uiteindelijk moesten ook de medisch specialisten binnen een budget gaan werken om de kosten in de hand te houden (Hulst en Tiems, 1999). De vrijheid voor de arts om het beste te willen voor de individuele patiënt kwam onder druk te staan, omdat ook financiële verantwoording afgelegd moest worden. Daarnaast werd de druk steeds groter om doelmatig te werken en aan te tonen hoe de kwaliteit van zorg was. Budgettering van het ziekenhuis en de medisch specialist bleek niet voldoende. De oplossing werd gezocht in de Wet Integratie Medisch-specialistische Zorg (Integratiewet). Deze vormt sinds 1994 de wettelijke basis voor de samenwerkingsrelatie tussen ziekenhuis en medisch specialist. Een samenwerkingsrelatie waarin de medische professionals niet alleen verantwoordelijk zijn voor de vakinhoudelijke zorg voor de individuele patiënt, maar ook mede verantwoordelijk zijn voor de bedrijfsvoering en de organisatie van de zorg. Hierdoor ontstaat een bepaalde mate van eenheid in het ziekenhuis als bedrijf waar (medische) zorg geleverd wordt.

Daarnaast is een convenant gesloten tussen de Orde van Medisch Specialisten, de NVZ, vereniging van ziekenhuizen en Zorgverzekeraars Nederland, waarin onderwerpen als professionele autonomie en verantwoordelijkheden nader uitgewerkt zijn tot het zogenaamde geïntegreerd medisch-specialistische bedrijf (GMSB). De samenwerking wordt geduid als managementparticipatie of duaal management, waarbij de leiding wordt gevormd door een organisatorisch manager én een medisch manager. De zeggenschap van medisch specialisten is binnen ziekenhuizen geformaliseerd in de organisatiestructuur. Er zijn clusters/afdelingen gevormd die op tactisch/operationeel niveau geleid worden door een organisatorisch manager en een medisch manager. De medisch manager is de vertegenwoordiger van de medisch specialisten uit een specialisme. De clustering kan wisselen, soms gaat het om één specialisme, soms gaat het om meer specialismen bij elkaar, zoals een combinatie van oogheelkunde, kno, urologie en plastische chirurgie. De organisatorisch manager doet dan vaak zaken met meer medisch managers.

De taken van de medisch manager zijn onder andere het meebepalen van productieafspraken, gewenste investeringen en vernieuwingen in de zorg (Van der Avort-Lier, 2003). Vanuit hun managementrol zijn zij gericht op het goed omgaan met beperkte middelen, zij moeten hun collega's zien te overtuigen van het organisatiebelang. Anderzijds zal de medisch manager ten opzichte van de organisatie het belang van goede patiëntenzorg en professionele autonomie benadrukken en behartigen.

Managers en medisch professionals handelen vanuit fundamenteel andere zienswijzen, de contrasten zijn getypeerd in tabel 5.3 (Moen, 2007).

Tabel 5.3 Typering van perspectieven van 'managers' versus 'medici'

	manager	medicus
strategie	- focus op middelen	- vraag naar doelen
structuur	- heldere taken en functies - hiërarchie telt	- informele organisatie overheerst - deskundigheid telt
systemen	- standaardisatie, routine, efficiency	- casusgerichtheid, unieke taakprestaties
managementstijl	- controle door superieuren	- controle door collega's
personeel	- gezag berust op (sociale) positie in de organisatie	- gezag berust op professionele deskundigheid

Uit onderzoek blijkt dat specialisten uit verschillende vakgebieden niet helemaal hetzelfde denken over de rol die zij hebben op afdelingen (bijvoorbeeld polikliniek of operatiecomplex). Specialisten willen over het algemeen wel graag zeggenschap over de gang van zaken op afdelingen en inspraak bij verbouwingen en dergelijke. De medisch manager bevindt zich per definitie in een lastig parket, omdat in een groep medisch specialisten men veelal van mening is dat iedereen evenveel zeggenschap heeft (Kruijthof, 2005) Een medisch manager is dus niet 'de baas' over de collega's. Medisch managers moeten daarom steeds weer draagvlak zien te krijgen binnen de maatschap die zij vertegenwoordigen. Het gezamenlijk belang, de brug slaan tussen de organisatorische en de professionele dimensie, kan pas door de medisch manager vormgegeven worden als hij zijn achterban mee heeft.

Op cluster- of afdelingsniveau is het duaal management redelijk succesvol te noemen, omdat door deze manier van samenwerken de medisch specialisten invloed hebben op besluiten die hun dagelijks handelen in de patiëntenzorg raken en beïnvloeden. Andersom kan de organisatorisch manager invloed uitoefenen op het handelen van medisch specialisten. Er is sprake van winst voor beiden. Op strategisch niveau wordt de samenwerking tussen medisch specialisten en ziekenhuisbestuur vormgegeven door de positie en medezeggenschap van de medische staf (gevormd door alle medisch specialisten in een ziekenhuis). De medische staf heeft meestal een stafbestuur dat volgens afspraken in overeenkomsten betrokken wordt bij diverse strategische beslissingen. De medezeggenschap door het stafbestuur staat veel verder van de dagelijkse zorgverleningspraktijk af. Het risico is dat het stafbestuur het contact met zijn achterban verliest, waardoor genomen besluiten onvoldoende gedragen worden door de individuele medisch specialist. Dit is belemmerend voor het uitvoeren van besluiten (Van der Avort-Lier, 2003).

Mede als gevolg van de onhoudbaarheid van de bekostiging van de vrijgevestigde medisch specialist hebben in 2011 de Nederlandse Vereniging van Ziekenhuizen (NVZ), de Orde van medisch specialisten en het ministerie van VWS een convenant ondertekend om toe te werken naar een integrale bekostiging van medisch specialistische zorg per 2015. In de transitiefase naar 2015 ontvangt het ziekenhuis de betalingen van honoraria van medisch specialisten. Het ziekenhuis is verantwoordelijk voor de verdeling van deze betalingen onder de medisch specialisten. De vrijgevestigd medisch specialisten en een ziekenhuis geven hieraan uitvoering door de vorming van een stafmaatschap, waarvan alle vrijgevestigd medisch specialisten lid van zijn. De stafmaatschap opereert naast het stafbestuur. De stafmaatschap zorgt voor de financiële afhandelingen Zij krijgen een nadrukkelijke rol in de onderhandelingen met de zorgverzekeraars als partner van de ziekenhuisorganisatie op bestuurlijk niveau. Hierdoor krijgt het stafbestuur meer ruimte voor zorginhoudelijke zaken. Bijkomend voordeel van het collectief van de stafmaatschap is het verdwijnen van de grote inkomensverschillen tussen medisch specialisten, hetgeen naar verwachting leidt tot minder onderlinge wrijving, meer vertrouwen en samenwerking en transparantie.

Het begrip duaal management speelt niet alleen in ziekenhuizen. Zo bestaat in revalidatiecentra een organisatiestructuur waarin zeggenschap van de medisch professional is vormgegeven. In een van de revalidatiecentra is duaal management gestart op sectorniveau (het revalidatiecentrum heeft een poliklinische, een klinische en een longrevalidatiesector), waarbij de organisatorisch manager en de medisch manager samen verantwoordelijk zijn voor zowel de productieafspraken als de inhoudelijke kant van de zorg. De jaarplannen worden door organisatorisch en medisch manager samen opgesteld. Goedkeuring van deze jaarplannen resulteert in een managementcontract met de directie. Er is op dit moment sprake van een ontwikkeling naar duaal management op unitniveau (binnen de sector polikliniek zijn een aantal units gegroepeerd, bijvoorbeeld unit 1 orthopedie, unit 2 neurologie), waarbij unitleiders en medici gezamenlijke integrale verantwoordelijkheid dragen voor de prestaties van de unit. Een ander revalidatiecentrum is georganiseerd in drie diagnosegebonden zorgunits en een unit administratie en facilitaire ondersteuning. De diagnosegebonden zorgunits worden aangestuurd door een organisatorisch unithoofd en een medisch coördinator (revalidatiearts). De ontwikkeling naar duaal management op unitniveau is hier al gerealiseerd. Na de invoering hiervan ervaart men daar een efficiëntere, snellere besluitvorming.

5.6.3 De kunst van duaal management

Ook in de jongere organisatiestructuur van huisartsenposten waar huisartsenzorg in de avond-, nacht- en weekenduren geregeld wordt, is sprake van een spanningsveld tussen professionals en management, zoals blijkt uit het volgende voorbeeld.

> Het probleem is duidelijk, stelt Gimbel (huisarts): "Een manager die zelf geen arts is, denkt niet in termen van patiënten, maar van managementoplossingen." Huisartsenposten zijn voor en door huisartsen opgezet, maar worden inmiddels beheerd door zakelijke managers met niet altijd dezelfde prioriteiten en belangen. In de regio Utrecht is een mogelijke oplossing gevonden, een medisch manager per huisartsenpost. Als manager geeft die mede vorm aan het medisch inhoudelijke werk op de post.

Bron: Wijck, 2006

(Medisch) professionals identificeren zich in het algemeen meer met hun beroepsgroep dan met de organisatie waarin zijn werken en zij stellen hun professionele autonomie en deskundigheid boven het organisatiebelang.

Zowel voor de organisatorisch manager als de medisch manager geldt dat hij leidinggeeft aan professionals. Zij moeten zich hierbij richten op horizontale beïnvloeding. De meest effectieve tactieken zijn inspireren, consulteren, persoonlijk beroep doen op, een gunstige sfeer creëren en rationeel overtuigen (Wanrooy, 2002) Het feit dat een aantal artsen in dienst is van het ziekenhuis, of dat revalidatieartsen in dienst zijn van het revalidatiecentrum, lijkt als voordeel te hebben dat zij door leden van het organisatorisch management hiërarchisch aangestuurd kunnen worden. Ook hier moet rekening gehouden worden met professionele autonomie en de individuele arts-patiëntrelatie. Bij duaal management is het dan ook aan te raden niet te sturen via de hiërarchie, maar te streven naar een win-winsituatie waarmee zowel de individuele patiëntenzorg als het organisatiebelang gediend is. Gebruikmaken van positiemacht maakt namelijk weinig indruk op professionals; zij zijn vaak allergisch voor dwang en willen geen 'last' hebben van managers. Duaal management vergt van de professional als manager een 'tweesporendenken': individuele patiëntenzorg enerzijds, maatschappelijk belang en organisatorische verantwoordelijkheid anderzijds. Duaal management vraagt van de organisatorisch manager begrip voor kenmerken van professionals, hun zienswijze op organiseren en erkenning van de arts-patiëntrelatie. Hulpmiddelen voor duaal management zijn het toepassen van een leiderschapsstijl die gericht is op horizontale beïnvloeding (Wanrooy, 2002); het werken aan een gezamenlijke visie en uitgangspunten. Betrokkenheid bij de beleid- en budgetcyclus en een gezamenlijke integrale verantwoordelijkheid bevorderen deze horizontale beïnvloeding.

5.7 Conclusie

Als we organisaties in de zorg beschouwen, kunnen we concluderen dat deze worden geconfronteerd met een uiterst moeilijke taak. Hoe kan men een organisatiemodel kiezen waar de professionals het eigen werk bepalen, terwijl tegelijkertijd in de vrije markt in toenemende mate de patiënten als consumenten de toon zetten. En waar ook nog de roep om efficiency leidt tot bureaucratische tendensen, waarbij het de managers zijn die de dienst uitmaken? Ieder van deze vormen heeft een eigen logica en kan in feite niet 'vermengd' worden (Freidson, 1986). We zien in de praktijk dat organisaties hun best doen om tegemoet te komen aan alle, vaak conflicterende verlangens en inrichtingslogica door zich in mengvormen te organiseren, waarbij afzonderlijke organisaties (organisatieonderdelen) met een eigen inrichting en coördinatiemechanisme worden opgezet. Dit is op zich ook een goede zaak, omdat men op deze wijze per onderdeel optimaal kan organiseren, zonder dat het nodig is op alle conflicterende eisen in te gaan. Het managen van deze diversiteit aan organisatievormen bevordert de bestuurbaarheid echter niet en vormt een grote uitdaging voor het topmanagement. Hoewel de erkenning van het primaat van de patiënt-professionalrelatie in veel zorginstellingen te zien is, heeft dit in de vertaling naar de organisatie nog niet veel verbetering gebracht in de patiëntenzorg. Blijvende aandacht voor processen, met als uitgangspunt de patiënt/cliënt is dan ook noodzakelijk.

Literatuur

Avort-Lier, R. van der (2003), *Het geïntegreerd medisch specialistisch bedrijf: puzzelen met samenwerkingsmodaliteiten*. Scriptie Strategie en Management van Organisaties in de Gezondheidszorg (SMOG) TIAS Tilburg.
Bots, R.T.M. & W. Jansen (2005), *Organisatie en Informatie*. Groningen: Wolters-Noordhoff.
Bruine, P. de, B. v.d. Burg & W. Jansen (2006), *Procesgericht organiseren en organisatiestructuur*. Primavera working paper, maart 2006. http://primavera.fee.uva.nl.

Bruine, P. de, W. Jansen & M. 's-Gravemade-Frijters (2008), *Procesgericht organiseren in de praktijk: Procesgericht organiseren in de ziekenhuissector en bij de Nederlandse Politie*. Primavera working paper 2008-02. http://primavera.fee.uva.nl.
Consumentenbond, ziekenhuisvergelijking. http://www.consumentenbond.nl/test/voeding-gezondheid/aandoening-behandeling/staar-ziekenhuis/extra-staar/keuzehulp-zorg/#item0
CBO, Brochure Zorgpaden, 2010. http://www.cbo.nl/Downloads/525/brochure-zorgpaden.pdf
Freidson, E. (1986), *Professional powers, a study of the institutionalization of formal knowledge*. Chicago: The University of Chicago Press.
Galbraith, J.R. (1973), *Designing complex organizations*. Reading: Addison-Wesley.
Galbraith, J.R. (2001), *Designing organizations*. San Francisco: Jossey-Bass.
Goold, M. & A. Campbell (2002), *Designing effective organizations*. San Francisco: Jossey-Bass.
Hendriks, M., B. Durlinger, L. Offringa, H. Bijker & R. Schuring (2003), 'Patiënt merkt vaak niets van kanteling'. In: *ZM magazine*, nr. 5.
Hulst, E. & I. Tiems (red.) (1999), *Het domein van de arts. Beschouwingen over het professionele domein van de arts, professionele autonomie en verantwoordelijkheid*. Maarssen: Elsevier/De Tijdstroom.
Jansen, W., H. Jagers & R. Stil (1991), *(Her)ontwerpen van zorgprocessen met informatietechnologie*. Utrecht: Lemma.
KNMG (2007), *Manifest Medische Professionaliteit*. Utrecht: KNMG.
Kruijthof, K. (2005), *Dokterspraktijken. Het dagelijks werk van specialisten en hun aanspraken op zeggenschap in Nederlandse Ziekenhuizen*. Nieuwegein: Badoux.
Medisch contact, augustus 2011. http://medischcontact.artsennet.nl/nieuws-26/archief-6/tijdschriftartikel/100172/preferentiebeleid-longmedicatie-opgeschort.htm
Mintzberg, H. (1979), *The structuring of organizations*. Englewood Cliffs: Prentice Hall.
Mintzberg, H. (1983), *Structure in fives, designing effective organizations*. New York: Prentice Hall.
Moen, J. (2007), *Leiderschap in het medisch geïntegreerd bedrijf: regisseur of kapitein?* Lezing congres Zorgvisie 27 juni 2006. http://www.zorgvisie.nl.
Nivel (2008), *Evaluatie Sneller Beter pijler 3: Resultaten van een verbeterprogramma voor ziekenhuizen*, http://www.nivel.nl/sites/default/files/bestanden/Rapport-evaluatieonderzoek-sneller-beter-2008.df
PoZoB, http://www.pozob.nl
Revalidatie Nederland, http://www.revalidatienederland.nl/projecten/revalidatie_prestatie-indicatoren.

Sermeus, W. & K. Vanhaecht (2002), 'Wat zijn klinische paden?' In: *Acta Hospitalia* 42, nr. 3.
VNG (2011), Factsheet Samenwerkingsverbanden Jeugd. Den Haag: VNG.
Vogelzang, E.T., e.a. (2005), 'De dokter van om de hoek'. In: *Medisch Contact* 60, nr. 20.
Vries, G. de & P. Nouwens (2006), 'Procesgericht herontwerpen perspectiefvol. Zelfs in de VG-sector'. In: *ZM magazine*, nr. 3.
VWS, http://www.rijksoverheid.nl/documenten/documenten-en-convenanten/convenanten.
Wanrooy, M.J. (2002), *Leidinggeven tussen professionals*. Schiedam: Scriptum.
Wijck, F. (2006), 'Huisartsen verliezen grip op eigen posten'. In: *Medisch Contact* 61, nr. 33/34.

6 Organisatieverandering: van managen naar faciliteren

Mario Kieft en Jeroen Winkelhorst

6.1 Inleiding

In dit hoofdstuk verstaan we onder een verandering de beoogde wijziging in het concrete handelen c.q. het denken en doen van alle medewerkers, zowel leidinggevenden, ondersteuners als professionals in het primair proces.

Veel organisatieveranderingen verlopen traag en moeizaam. In ruim twee derde van de gevallen leiden ze niet tot de beoogde resultaten of effecten (Boonstra, 2000; Beer en Nohria, 2000). Tegelijkertijd worden medewerkers en masse 'verandermoe'. Immers, de ene verandering is nog niet afgerond, of het volgende traject heeft zich al aangediend. Door de opeenstapeling van halfafgeronde, niet verinnerlijkte verandertrajecten, ontwikkelen die medewerkers een cynische, kritische en of afwachtende houding. Een veel gehoorde kreet is dan ook: 'Wanneer kunnen we nu gewoon weer aan het werk?!'
Bij complexe, langlopende veranderingen is moeilijk te meten of ze geslaagd zijn; er is vaak sprake van 'bewegende ambities en doelen' (moving targets).

> De ggz-sector zit midden in een verandertraject dat zijn gelijke niet kent. Op 1 januari 2008 vond de overheveling van de curatieve ggz vanuit de AWBZ naar de zorgverzekeringswet en de introductie van de DBC's (diagnosebehandelingcombinatie) plaats. Voor het voorbereidingstraject daarvan werd minder tijd uitgetrokken dan in de ziekenhuizen, ondanks >>

>> het meer ingrijpende ervan: niet alleen de DBC-introductie, maar ook de overheveling moest plaatsvinden. Heel wat verzekeraars, afgeschrikt door eerdere ervaringen bij de DBC-introductie in de ziekenhuizen, weigerden afspraken te maken over bevoorschotting en verwezen naar de banken. Maar begin 2008 sloeg de kredietcrisis toe en de banken konden of durfden geen kapitaal meer te verstrekken, met als gevolg liquiditeitsproblemen en hoge rentekosten voor vele instellingen.

Intussen was en is het voor medewerkers alle zeilen bijzetten om de continuïteit van zorg te blijven garanderen (ondanks allerlei voor de hand liggende overgangsperikelen zoals falende ICT en hoge registratielasten) en staan zij voor de opdracht de wachtlijsten terug te dringen, ondanks het stijgende aantal zorgvragers. Al met al wordt de sector dus geconfronteerd met de noodzaak 'tijdens de verbouwing de verkoop gewoon door te laten gaan', daarbij jaarlijks veel meer bijkomende zorg te bieden dan door de uitbreiding van de middelen wordt gedekt, en daarenboven diverse kwaliteitsbevorderende projecten uit te rollen, zoals nieuwe richtlijnen, prestatie-indicatoren en preventie van vermijdbare schade. Nu al is bijvoorbeeld duidelijk dat de middelen zullen ontbreken om te behandelen conform de nieuwe richtlijn schizofrenie.

Bron: NRC, 2009 (Knapen, P.M.F.J.J. (2009), 'Bezuinigen op de GGZ is een slechte crisismaatregel', NRC Opinie, 26 juni 2009)

Jaarlijks wordt in Nederland 35 miljard euro uitgegeven aan extern organisatieadvies (Verveen, 2011). Uitgaande van de algemeen aanvaarde stelling dat 70-80 procent van geplande verandertrajecten niet het gewenste resultaat oplevert, leert een snelle optelsom dat 25 miljard per jaar door het afvoerputje verdwijnt. Is het in 70-80 procent van de gevallen dus efficiënter om niets te ondernemen? Interessant is vervolgens: zal er dan helemaal geen beweging ontstaan in het denken en doen van medewerkers? En, verandert er niets in een organisatie als er geen apart verandertraject wordt opgetuigd?

Voorgaande aannames en conclusies gaan uit van de traditionele opvatting van verandermanagement. Het management geeft de opdracht tot het maken van een projectplan met duidelijke doelen, waarna men gestaag werkt aan het realiseren van de beoogde resultaten. Tot slot moet de verandering worden 'geborgd' en blijkt de implementatie veelal lastig te verlopen. Als de bij aanvang gedefinieerde resultaten niet of onvoldoende zijn gerealiseerd, is de verandering mislukt. Deze manier van denken is een visie op verandermanagement die voortkomt uit de gedachte dat verandering maakbaar en logisch-rationeel planbaar is: de episodische veranderaanpak.

Zodra er echter sprake is van een verandering waarbij mensen fundamenteel ander gedrag moeten gaan vertonen en er sprake is van een complex vraagstuk, veelal in de context van onze snel veranderende maatschappij, dan blijkt de maakbaarheidsaanname een illusie. De bij aanvang SMART-geformuleerde doelen kunnen niet binnen de afgesproken condities worden gerealiseerd. Voorbeelden zijn er te over, denk maar aan de Betuweroute, de HSL, de reorganisatie van UWV, grote ICT-projecten bij overheidsdiensten, marktwerking in zorgorganisaties, invoering DBC's in ziekenhuizen.

Onze stelling is dat ook zonder een gepland verandertraject, professionals in 'de frontlinie' dagelijks creatieve oplossingen verzinnen om met onverwachte, nieuwe situaties om te gaan.

Juist dergelijke – spontane, maatwerkoplossingen – verworden tot directe en fundamentele veranderingen in het handelen van medewerkers. Deze veranderingen zijn echter niet netjes volgens het boekje gepland, gemanaged en gemonitord. Vanuit de traditionele opvatting van verandermanagement worden dergelijke verbeteringen waarschijnlijk niet eens opgemerkt!

In dit hoofdstuk maken we inzichtelijk dat juist leidinggevenden het verschil kunnen maken in het omgaan met fundamentele organisatieveranderingen in complexe situaties. Zij hebben de sleutel in handen om in organisaties anders met veranderingsprocessen om te gaan. Het gaat erom niet langer de naïeve verwachtingen vanuit een maakbaarheidsaanname te handhaven en daarmee spontane veranderingen tegen te houden. Doel wordt vooral open te staan voor het faciliteren en organiseren van meer – spontane en continue – veranderingsprocessen, oftewel het zichtbaar maken, waarderen en faciliteren van waardevolle initiatieven die in de beoogde richting gaan.

Het hoofdstuk is als volgt opgebouwd. Allereerst poneren we de stelling dat het juist managers zijn die veranderingen in organisaties kunnen tegenhouden. Vervolgens laten we zien hoe dit komt, namelijk door een set aan standaardreflexen waarin gereageerd wordt op praktijksituaties.

Om te kunnen duiden hoe ineffectief gedrag ontstaat en hoe de kans op succesvolle organisatieveranderingen kan worden vergroot, presenteren we twee perspectieven om naar organisatieverandering te kijken: gepland en episodisch versus spontaan en continu veranderen. Vervolgens gaan we in op de binnenkant van veranderen. Dit is een recent aanvullend perspectief waarin de focus ligt op hoe mensen betekenis geven aan veranderingen en daarnaar gaan handelen. Met andere woorden: hoe gaat veranderen eigenlijk?

Tot slot geven we richtingwijzers voor de veranderpraktijk over hoe effectiever om te gaan met fundamentele veranderingen in complexe situaties in de zorgpraktijk en daarbuiten.
In de tekst zijn vragen, notities en voorbeelden opgenomen. Dit om de inhoud te vertalen naar de concrete verander- en organisatiepraktijk.

6.2 Houden managers verandering tegen?

Voor complexe veranderingstrajecten gebruiken wij de metafoor van 'fietsen door mul zand'. Hoe hard je ook trapt en hoeveel energie er ook wordt ingestopt, je krijgt steeds het gevoel dat je banden door een onzichtbare hand worden vastgehouden of zichzelf verder ingraven.

> Herken je dit beeld en een eventueel bijbehorend gevoel van moedeloosheid en steeds groeiende machteloosheid?
> Hoe is dit en wat doe je dan?

In de praktijk neemt menig leidinggevende dan een extern adviesbureau in de arm en laat zich adviseren. Er worden *management*sessies georganiseerd en mooie, goed doordachte strategische plannen gemaakt voor de toekomst. In veel gevallen wordt er ook direct nagedacht over een nieuwe effectieve organisatiestructuur die nog meer recht doet aan de complexe omgeving waarin we ons als zorgorganisatie bevinden. De door het management bedachte visie en plannen worden gecommuniceerd. Dit betekent in de praktijk: meegedeeld aan het personeel, soms in voorlichtingsbijeenkomsten, soms zelfs per e-mail. Vervolgens gaat het middenkader met goede moed aan de slag en na verloop van tijd blijkt er in de dagelijkse praktijk maar weinig te veranderen.

> Het management van een grote zorgorganisatie is bezig een strategie te bedenken voor extramuralisatie van haar intramurale afdelingen en kleinschalige nieuwbouw van woonvormen voor haar klanten.
> Wij raden het management aan om een duidelijk speelveld te creëren met daarbinnen de grenzen en randvoorwaarden waar in ieder geval aan voldaan moet worden. Vervolgens worden op ons advies zoveel mogelijk alle medewerkers in groepen en individueel gevraagd creatief na te denken over werkwijzen die zowel voor hen, voor de organisatie   >>

>> (organisatorisch en financieel) en voor de klanten zo effectief en wenselijk mogelijk zijn.
Wij vragen mensen beelden (foto's, beschrijvingen, filmopnames enzovoort) aan te leveren die ze graag mee willen nemen naar de nieuwe situatie en wat ze achter willen laten. Er blijkt binnen de gestelde kaders grote overeenstemming te bestaan over wenselijke ontwikkelingen. Er komen goede concrete ideeën en oplossingen naar voren en we merken een grote betrokkenheid bij medewerkers, ook al is het voor een groot deel van hen nog onzeker wat de gevolgen zullen zijn voor hun baan of functie.
We stellen voor een ontwerpgroep op te zetten, bestaande uit medewerkers uit alle hoeken van de organisatie, om als het ware een mini kosmos van de organisatie te creëren. Deze groep moet zorgen voor draagvlak bij andere medewerkers, initiatieven voorstellen die haalbaar zijn. En keuzes maken op basis van interne discussies... (alle disciplines zitten immers om tafel).
Hoewel het management dit eerst een goed idee vond, is men er te elfder ure op teruggekomen. Argumenten?
- "We kunnen toch niet zo'n belangrijke verandering in handen leggen van de medewerkers?"
- "Zij hebben geen overzicht over de eisen die de markt aan onze organisatie en onze strategie stelt."
- "Je denkt toch zeker niet dat medewerkers hun eigen functie op de tocht gaan zetten. Nee, wij zijn degenen die de touwtjes in handen hebben en aan de knoppen moeten draaien."

Kortom er vond een terugtrekkende beweging plaats die goed past in de traditionele manier van kijken naar verandering 'als wij als managers, de kar niet trekken, komt de verandering nooit op gang'.
Op onze vraag hoe zij dachten dat het nu zou gaan met de betrokkenheid en welwillendheid van de medewerkers, antwoordden zij: "dat is van later zorg, eerst moeten we zorgen dat er een goede strategie ligt, zodat het nieuwbouwproces zo snel mogelijk kan starten. Een cultuurverandertraject starten we later wel op."

'Ze' doen niet wat 'we' hebben afgesproken, is dan ook een veel gehoorde uitspraak in menig managementoverleg. Achterliggende gedachte hierbij is dat de manager verantwoordelijk is voor het behalen van de afgesproken doelen en dat het gedrag van medewerkers dus goed gemanaged moet worden. De manager ('we') heeft als het ware *the brains* om de briljante acties te verzinnen.

Het middenkader moet vervolgens de kunst verstaan om medewerkers zover te krijgen dat 'ze' gaan veranderen en het beoogde gedrag gaan vertonen dat het hoger management heeft bedacht als oplossing voor geconstateerde problemen.

> Wat vindt u? Houden managers veranderingen in organisaties tegen?
> - Ja, zeker, maar onbewust.
> - Ja, zeker en meestal onbewust.
> - Soms, bewust.
> - Natuurlijk niet.
> - Nee, zonder hun leiding zou er immers niets gebeuren.
> - Nee, want dit kan alleen als de overige medewerkers hiervoor – mede – de condities creëren, of die toestaan, ...

Zoals tussen de regels door weerklinkt, zetten we vraagtekens bij de aannames achter deze visie op veranderen en managen. Mede omdat bij de traditionele geplande aanpak van complexe verandertrajecten (zoals in het voorbeeld) bijna altijd een of meerdere standaardreflexen de kop opsteken.

6.3 Standaardreflexen bij veranderingen

Scheiding tussen 'wat en hoe' en 'denken en doen'

De dominante veranderpraktijk is dat het management het kader en de doelen bepaalt van de organisatieverandering. Dit gebeurt enerzijds vanuit hun eindverantwoordelijkheid, anderzijds omdat ze redeneren vanuit de traditionele, maakbaarheidsvisie: 'Wij zullen de verandering *managen*.' Een belangrijke taak vanuit dit perspectief is mensen en middelen ('the – human – resources') zo goed mogelijk in te zetten en positioneren om de gewenste doelen te bereiken; alsof het pionnen in een schaakspel zijn. Vervolgens is de vraag: hoe realiseren we de doelen en visie in de complexe werkpraktijk van alledag. Dit 'hoe' wordt overgelaten aan de middenmanagers en medewerkers die keuzes kunnen maken over de vertaling van kaders en doelen naar hun eigen tactische en operationele taken. De probleemdefinitie, de doelen en het plan staan echter niet ter discussie. Het denken vanuit deze manier van verandermanagement typeren we met het beeld van *de ballonvaarder*. De manager zweeft als eindverantwoordelijke ver boven en over het organisatielandschap. Hierdoor neemt hij veel waar: het perspectief aan de horizon, de grenzen van het landschap en relevante ontwikkelingen over de eigen grenzen heen. Doordat de ballon ver boven het landschap zweeft, is er echter geen mogelijkheid te ervaren wat er speelt in het concrete, complexe organisatielandschap. Ook kan de ballonvaarder niet actief deelnemen aan de interactie tussen mensen en groepen in de werkpraktijk van het landschap. Hoogstens gooit hij af en toe een zandzak naar beneden met 'nieuwe instructies'. Het gevolg van deze opstelling is dat medewerkers, die zich dag in dag uit moeten handhaven op de werkvloer, een ander beeld hebben van de werkelijkheid en wat er speelt, dan de manager in de ballon.

De splitsing tussen 'het wat' (kaders en doelen) en 'het hoe' (concrete planning en uitvoering) en daarmee ook tussen 'denken' en 'doen', is een feit. Het is niet verbazingwekkend dat de medewerkers in het organisatielandschap zich niet automatisch herkennen in de doelen en de ambitie die vanuit de ballon worden gedefinieerd en als een zandzak in de organisatie wordt gedropt. Vanuit het organisatielandschap leidt dit tot de dagelijks te horen verzuchting: 'Ze hebben in de ivoren toren weer wat zitten bedenken achter hun bureau.'

Cruciale vragen zijn:
Wie praat mee over wat het probleem is? Wie bepaalt wat uiteindelijk als verandervraagstuk wordt gedefinieerd? Wie bepaalt wat mogelijke oorzaken en oplossingsrichtingen zijn? Op basis van welke informatie, ervaring, onderbouwing, visie en beoogd ideaalbeeld komt dit tot stand?
Ten aanzien van de positie van de manager, is het belangrijk heen en weer te switchen tussen de luchtballon en het organisatielandschap om de verbinding tussen wat en hoe en denken en doen tot stand te kunnen brengen.

Middel als doel verklaren

Verandertrajecten kennen bijvoorbeeld als doel: het ontwikkelen van een nieuwe visie, organisatiestructuur, betere administratieve procedures, of een nieuw beloningssysteem. Soms moet er wat worden verbeterd: klantgerichtheid, samenwerking met andere afdelingen. Of er spelen problemen die moeten worden opgelost: communicatieproblemen, conflicten binnen of tussen afdelingen, wantrouwen in het management.

Wij spreken hier over het 'wat' van de verandering. Een valkuil van deze zogenaamde doelen, is dat zij feitelijk slechts middelen zijn, om *gedrag* van betrokken managers en medewerkers te beïnvloeden. Met andere woorden: bijna alle organisatieveranderingen hebben uiteindelijk *de gedragsverandering van de mensen* die er werken, als hoofddoel!

Natuurlijk moet de organisatiecontext, het werkgedrag van medewerkers zo optimaal mogelijk ondersteunen opdat het beoogde gedrag leidt tot de gewenste effecten van de verandering, zoals: kwaliteitsproducten, tevreden klanten, kwalitatief hoogwaardige zorg en dienstverlening voor de cliëntgroepen, of de ondersteuning van collega's in de primaire processen. Veel van de huidige organisatieveranderdoelen zijn eigenlijk middelen om dit gewenste handelen mogelijk te maken: efficiënte, op elkaar afgestemde werkprocessen, een organisatiestructuur die de professionals voldoende ruimte biedt, goede belonings- en laagdrempelige informatiesystemen, scholings- en communicatievoorzieningen.

De managementreflex is dus dat vaak middelen die bijdragen aan de organisatiecontext als het ultieme veranderdoel worden gedefinieerd.

Vanuit deze veranderoptiek geredeneerd, zijn kernvragen:
1. Zijn de geformuleerde veranderdoelen eigenlijk niet een middel om een ander doel, namelijk: gedragsverandering te bereiken? Zo ja, dan leidt deze focus tot veel gedoe, kosten en tijdsinvesteringen en weinig resultaten.
Belangrijk hierbij is wie er meepraat, ofwel bepaalt wat de verandering wel en niet inhoudt en hoe het verandertraject wordt afgebakend.
2. Een tweede vraag die we kunnen stellen, is: Hoe gaan we het 'wat' realiseren? Met andere woorden: welke interventies kunnen worden ingezet om de gewenste gedragsverandering te faciliteren?
3. Een derde, nog fundamentelere vraag, is: hoe landt de verandering in de hoofden van individuele medewerkers (lokale betekenisconstructie)? Immers, als medewerkers het nut en de noodzaak van nieuw gedrag om het verandervraagstuk op te lossen, niet inzien en er geen betekenis- en zingeving aan ontlenen, zal er dan sprake zijn van een fundamentele (gedrags)verandering?

Beheersing, controle en planning

Druk van buitenaf op organisaties neemt toe om op korte termijn te presteren of problemen te voorkomen. Dit leidt bij veel managers en beleidsmedewerkers tot een beheerskramp om alles 'voor' te zijn en zich in te dekken tegen calamiteiten. De praktijk laat zich beschrijven in onze niet aflatende drang om alle plannen SMART te definiëren in deliverables, KPI's enzovoort. Iedere projectmanager beseft dat het een papieren werkelijkheid betreft. De realiteit wijkt altijd af. Voorbeelden te over in ons eigen land: elektronisch patiëntendossier, aansluiting UWV en Belastingdienst, C2000 communicatiesysteem voor politie en hulpdiensten en ga zo maar door. Alleen qua overheidsplannen is er de laatste jaren al 18 miljard euro verspild en dat terwijl de plannen perfect tot in details en SMART waren uitgewerkt. Waarom blijven we hier dan toch zoveel energie in steken?

Peter Senge (1990) geeft aan dat wij aan dit beheersmatige projectmanagement blijven doen om ruimte te krijgen zelf te handelen. Hij schetst een positieve feedbackloop: vertrouwen van de baas leidt tot meer individuele ruimte en vrijheid om te handelen. En juist deze vrijheid leidt tot experimenteren en zelforganisatie en daarmee tot een grotere kans op successen, hetgeen weer leidt tot meer vertrouwen van de baas. Andersom werkt de feedbackloop echter ook: mislukking leidt tot minder vertrouwen, leidt tot minder vrijheid en ruimte en leidt tot minder succes.

Jaap Peters stelt dat vakmanschap steeds meer wordt vervangen door controle en meten. Hij noemt dit het 'ontmannen' van de vakman. Aanname achter deze reflexen is dat gedrag verandert door sterke sturing en strakke doelen en vervolgens controleren. 'Meten is weten' lijkt vervangen te zijn door 'weten is meten'. Het is een managersparadox: je bent als manager verantwoordelijk, tegelijkertijd voel je dat je niet, of onvoldoende in control bent, hetgeen opgelost wordt door meer controles, management dashboards en beheersingstools. Deze geven managers het gevoel van beheersing, maar zetten tegelijkertijd de feedbackloop van Senge in werking en verminderen de kansen op succes.

> Cruciale vraag: Hoe gaan we om met wettelijke, opgelegde eisen van buitenaf? Heeft een verandering kans van slagen als het primair een extern geïnitieerd en gemotiveerd belang of doel dient (legitimering)? Of labellen we iets pas als een verandering als er sprake is van een duidelijke relatie met onze interne ambities en waarden?

Vereenvoudiging van werkelijkheid

Vanuit het perspectief van het management overzien managers de hele organisatie en de ontwikkelingen in de omgeving. Ze hebben contact met de buitenwereld (de zorgsector, samenwerkingspartners, de politiek en belangenorganisaties) en spreken en besluiten over strategische vragen voor de middellange termijn van de zorgorganisatie. Als ze terugkomen, worden dergelijke gedachtewisselingen met de buitenwereld besproken tijdens het overleg van het managementteam. MT-leden proberen elkaar te overtuigen, inspireren en elkaars visies en opvattingen te bevragen. Dit leidt uiteindelijk tot een gemeenschappelijk standpunt en besluit. Men is zich echter niet bewust van het feit dat hier sprake is van betekenisgeving (Weick, 1995). In verschillende discussierondes gaan de MT-leden elkaar steeds beter begrijpen. Ze spreken elkaars taal en krijgen begrip voor verschillende opvattingen en argumentaties. Zo ontstaat een gedeeld beeld van wat er speelt (*sensemaking*). Dit betekent niet per definitie dat men het met elkaar eens is, maar ze delen elkaars interpretaties en na enkele nachtjes slapen, blijken verschillen van inzicht vaak minder groot dan in eerste instantie gedacht.

Dit proces van gezamenlijke betekenisgeving wordt ook wel 'group think' genoemd. Wat er gebeurt, is dat de groep leidinggevenden in de ballon steeds overtuigder wordt dat hun gezamenlijke interpretatie 'de waarheid' is! Ze zijn zich niet meer bewust van het feit dat, door met dezelfde bril, of via hetzelfde model naar de werkelijkheid te kijken, de oorspronkelijke diversiteit afneemt. Tegelijkertijd is die er in werkelijkheid natuurlijk nog steeds. Dit dominante perspectief wordt inmiddels als dé werkelijkheid beschouwd, in plaats van als één van de mogelijke zienswijzen en vanuit dit perspectief worden vervolgens de managementbesluiten genomen.

Medewerkers die straks veranderingen ervaren en moeten realiseren, kijken ondertussen vanuit hun eigen brillen/modellen naar de werkelijkheid, hebben verschillende opvattingen over wat er speelt en moeten zelf ook nog betekenis geven aan de opgedrongen interpretatie over 'de werkelijkheid' vanuit het management. Kortom, elke betrokkene bij een verandering kijkt vanuit diens impliciete en expliciete brillen/mentale modellen naar de wereld.

Het valt ons hierbij in het bijzonder op dat menig manager (geholpen door externe consultants en allerlei managementopleidingen) geneigd is de organisatiewerkelijkheid vanuit de bril van een systeemmodel te analyseren en interpreteren. Vanuit dit systeemkader wordt gezegd: 'Goh het klopt, alles past er precies in'. Oftewel, voor iemand met alleen een hamer, lijkt elke klus op te lossen met een spijker! De complexe werkelijkheid en de opvattingen van allerlei betrokkenen wordt onrecht aangedaan en versimpeld. Er is zo grote kans dat belangrijke inputs en signalen vanuit andere perspectieven worden gemist, die zich later weer terug laten zien in ongewenste uitkomsten, teleurgestelde medewerkers en verloren gegane energie. Mitroff (1999) noemt dit 'perfectly solving the wrong problem'.

> Afhankelijk van je positie in de organisatie, de aard van het werk en het type contacten dat je hebt met klanten, cliënten of collega's, geef je in jouw werkcontext betekenis aan: de verandering, het probleem, de oorzaken, de aanknopingspunten om te werken aan oplossingen.
> Dit proces van betekenisgeving doe je vanuit je eigen mentale model en ervaringen, tegelijkertijd wordt in dit proces je eigen 'bril' weer bijgesteld.

Kokervisie op de complexe werkelijkheid door ervaring

Wat speelt er in de organisatie? Hoe ziet de verandersituatie eruit? En, wie heeft de wijsheid, of macht in pacht om te definiëren wat het probleem is? Met andere woorden: wie bepaalt hoe alle anderen de werkelijkheid zien en vanuit welk perspectief?

Impliciet kent men in organisaties deze wijsheid vaak toe aan het management. Het management bepaalt het probleem, het verandervraagstuk, de veranderdoelen op basis van een analyse van de probleemsituatie en de ontwikkelingen in de omgeving. Wanneer hierbij de hulp wordt ingeroepen van een expert wordt onbewust diens (externe!) perspectief op de werkelijkheid voor 'waar' aangenomen.

De werkelijkheid is echter rijker, kleuriger en ingewikkelder dan elk individu zich kan voorstellen. Bijvoorbeeld: een project op het terrein van: *kleinschalig, zelfstandig wonen* (voor psychogeriatrische patiënten) of een samenwerkingsproject tussen *aanpalende afdelingen in een ziekenhuis*. De realiteit waarin een dergelijk project zich afspeelt, kan getypeerd worden door de mate waarin bepaalde tegenpolen zich meer of minder voordoen: zelfsturing versus controle, individu versus collectief, organisatie versus omgeving, eigen belang (ik) versus groep/teambelang, inhoud versus proces, cognitief versus affectief, denken/beleid versus doen/uitvoering, structuur/systemen versus proces enzovoort.

Constructie van de eigen werkelijkheid

Volgens Weick (2000) reageren leiders en organisatieleden (on)bewust op een verandering door er al interacterend met anderen een betekenis aan te geven. Onbewust wordt meegegaan in een interpretatieproces van de werkelijkheid vanuit een subjectief perspectief, van één of enkele personen, gebaseerd op een bepaalde bril/model. Weick (1995) noemt dit sensemaking. Daarmee beïnvloeden ze de oorspronkelijke veranderingsimpuls door daar hun eigen lokale betekenisgeving aan te verbinden. Op deze wijze construeert men een eigen sociale werkelijkheid; een eigen interpretatie van de 'verandering' en gaat men zich vervolgens hiernaar gedragen.

Dit betekent dus dat mensen niet reageren op de 'objectieve' verandering maar op de beelden en betekenisgevingen die zij, al interacterend met elkaar, over die verandering geconstrueerd hebben. Dit betekenisgevingsproces is dus een actief proces dat leidt tot de valkuil 'te zien wat je wilt zien' c.q. 'in het donker alleen op die plekken zoeken, waar het licht op valt'.

Op elk van deze dimensies kan de mate waarin een tegenpool van toepassing is, verschillen van dat van collega, leidinggevende, klant/cliënt en team. Ook is het nog maar de vraag of men dezelfde voorstelling heeft van deze tegenpool en deze op dezelfde wijze interpreteert.

> **Omgaan met weerstand**
> Vanuit een traditioneel managementperspectief worden activiteiten van medewerkers, die als afwijkend worden ervaren van de door het management gestelde normen en interpretatie, beschouwd als niet-legitiem gedrag. En dit wordt vervolgens benoemd als weerstand tegen verandering (Hardy en Clegg, 1996).
> Wordt er vanuit een sociaal-constructionistisch perspectief gekeken, dan zou je kunnen zeggen dat weerstand eigenlijk niet bestaat. Het is puur een andere visie van een persoon die vanuit zijn ervaringen, achtergronden en sociale context tot een voor hem volstrekt logische afweging komt.
> Boonstra (2000) ziet in verschijnselen van tegenstrijdige visies op de werkelijkheid (wat we dan maar even als weerstand betitelen) dynamische krachten voor vernieuwing. Juist het benoemen en bespreken van de verschillen, leidt tot het boven tafel krijgen van barrières en misverstanden, opvattingen over de huidige wijze van organiseren en bij organisatieleden bestaande waarden en ideeën.

De voorkeur voor bepaalde tegenpolen en modellen/perspectieven ontstaat door de (leer)ervaringen die ieder mens opdoet. Zo ontstaat een *mindset* bestaande uit bepaalde waarden, aannames, overtuigingen en voorkeuren. Op basis van succes- en faalervaringen in verandertrajecten ontstaan specifieke verwachtingen over wat werkt en hoe het zal gaan. Een bepaalde aanpak leidde in het verleden tot succes en wordt vanaf dat moment continu als een standaardbenadering uitgevoerd in elke nieuwe situatie; ongeacht de actuele realiteit. Thijssen (1996) noemt dit fenomeen in zijn proefschrift 'ervaringsconcentratie': de medewerker wordt steeds bedrevener in de toepassing van één manier van werken of functie. De bereidheid te leren en het openstaan om te veranderen in andere werksituaties en beroepsrollen neemt daardoor af. De ervaringsconcentratie wordt dus groter, naarmate je langer werkt in dezelfde omstandigheden en functies. Bij verandertrajecten leiden persoonlijke ervaringen en de betekenisgeving binnen beperkte groepen medewerkers tot een *verkokerde* en *vooringenomen* kijk op wat er te zien is; op wat je *denkt* te zien vanuit de eigen gekleurde bril.

Cruciaal is dat iedereen de werkelijkheid altijd op een unieke manier ziet. 'De werkelijkheid bestaat niet. Ieders waar is waar.' Dé verandering bestaat dus ook niet.
Vanuit dit perspectief bestaat 'weerstand' tegen verandering niet. Alle betrokkenen geven op eigen wijze manier, vanuit hun eigen bril, betekenis aan wat zich voordoet; samen met hun 'vertrouwelingen'. Het begrip 'weerstand' krijgt hierdoor een hele andere lading.

Defensieve gewoontepatronen

Argyris en Schön (1996) onderzochten hoe het komt dat veel veranderingspogingen in organisaties na verloop van tijd stranden. Een kernconclusie was dat er een verschil is tussen wat mensen denken dat er speelt en wat ze zeggen dat ze in een situatie zullen doen (*espoused theory*) en wat ze feitelijk concreet doen en de praktijktheorie waarop dit concrete handelen is gebaseerd (*theory in use*). Wanneer de 'gebruikstheorie', die leidt tot het feitelijke handelen anders is dan de vooraf in woorden beleden 'voorkeurstheorie', ontstaan incongruente situaties waarin je niet precies de vinger op de zere plek kunt leggen.

Velen zijn zich niet bewust van het feit dat hun handelen afwijkt van de retoriek die eerder met de mond is beleden. Dit leidt ertoe dat we vandaag de dag steeds meer situaties tegenkomen waarin men elkaar beschuldigt van 'gedraai' en 'het niet recht houden van de rug'.

De oorzaak voor het verschil tussen denken en doen is te verklaren vanuit een aantal basale patronen om ons te beschermen tegen gezichtsverlies, het niet-weten, een aanval op onszelf als persoon. Argyris en Schön (1996) noemen dergelijke beschermingsreflexen: defensieve routines. Een defensieve routine ontstaat, wanneer we ons kwetsbaar voelen en genoodzaakt zien onszelf te beschermen. Er treedt dan een verschil op tussen datgene wat we zeggen en denken te doen en ons feitelijke gedrag.

Het verschil tussen denken en doen wordt veroorzaakt door de manier, waarop wij geleerd hebben onaangename, of bedreigende situaties uit de weg te gaan. We zijn bedreven in het ontwijken van lastige situaties op een sociaal geaccepteerde wijze. Een defensieve *routine* ontstaat, wanneer defensief gedrag geïnstitutionaliseerd wordt en als normaal, realistisch en rationeel wordt beschouwd. Onbewust maken we ons waarden en vooronderstellingen en bijbehorende gedragsreflexen eigen over hoe om te gaan met dergelijke onveilige en kwetsbare situaties. Het bestaan van een defensieve routine is onbespreekbaar en wordt ontkend. De ontkenning op zich is

ook weer onbespreekbaar, waarmee de cirkel rond is: defensief gedrag houdt op die manier zichzelf in stand (Ardon, 2011).
Wanneer in een gesprek sprake is van incongruentie tussen denken en doen, kunnen we dat onder meer herkennen aan de volgende signalen:
- 'Ja, maren', herhaling van zetten (status quo, stokpaardjes, verlammende stilstand).
- Toenemende spanning en irritatie (gespannen sfeer, op je hoede zijn).
- Informatie achterhouden en voorkoken van standpunten (politiek gedrag).
- Argwaan – onderbuik gevoel (mixed feelings en weinig vertrouwen).

Deze kenmerken vormen een samenhangend geheel van waarden en vooronderstellingen, dat ons gedrag aanstuurt. Argyris noemt dit 'Model 1-gedrag'. Dit gedrag is gericht op het willen winnen, de ander overtuigen en de strijd of discussie aangaan. Het streven is je eigen positie te versterken, niet toe te geven en gezichtsverlies te vermijden en je kwetsbaarheid niet te tonen.
De vraag is vervolgens: kan het anders en zo ja, hoe dan?
Ander gedrag begint bij een andere basishouding vanuit andere waarden en vooronderstellingen. Deze basishouding gaat uit van een andere mindset met een veel constructievere, onderzoekende intentie. Argyris noemt dit Model 2-gedrag. De belangrijkste uitgangspunten van dit gedrag zijn:
- Het kan zijn dat ik iets niet zie of weet.
- De ander heeft goede redenen om te doen wat hij doet, evenals ik.
- Het kan zijn dat de ander defensief is zonder het te merken.
- Ik voel me als persoon niet aangevallen en niet kwetsbaar; dus stel me open.

Bij Model 2-gedrag is er sprake van samen willen leren, in een gelijkwaardige, onderzoekende dialoog. Dit veronderstelt een constructieve, respectvolle houding gericht op: het er samen uit willen komen, open onderzoeken wat de ander bedoelt, streven naar een win-winsituatie en een bevredigende oplossing voor alle partijen.

Door de dialoog aan te gaan, wordt samen betekenis gegeven aan het vraagstuk of probleem. Het voordeel is dat wanneer we ons bewust zijn en doorzien hoe ingewikkeld het eigenlijk is om elkaar te begrijpen, en samen te werken; we wellicht meer geduld en begrip kunnen opbrengen om samen rustig en open te onderzoeken wat er speelt.

Model 2-gedrag voorkomt escalatie en stagnatie van processen. Het verwerpt niet de behoefte en de vaardigheid van mensen om hun eigen doelen na te streven. Het verwerpt wel de eenzijdige controle over anderen en de omgeving om te 'winnen' en de eigen positie veilig te stellen.

Medewerkers en managers doen lang niet altijd wat ze zeggen te doen. Deels bewust als onderdeel van het politieke spel: 'Ja zeggen, nee doen'; pocket veto (De Caluwé en Vermaak, 2006), maar grotendeels onbewust!
Onze gewoontepatronen hebben ons jarenlang beschermd om niet kwetsbaar over te komen en geraakt te worden door de ander. We stellen ons defensief op tegen kritiek en mogelijke fouten of falen. Dit leidt tot discussie, wij-zij-denken en geen open gesprek: de kaarten worden niet op tafel gelegd.
Een alternatief is constructief in gesprek te gaan en samen te onderzoeken wat er écht speelt. Niet alleen inhoudelijk, maar ook in het proces hier en nu: welke gewoontepatronen zorgen ervoor dat we op deze manier met elkaar omgaan en is dat wat we willen?

Tussentijdse conclusie
Zijn deze standaardreflexen (of een deel ervan) herkenbaar in uw organisatie? In de maatschappij bestaat een toenemende verwachting dat managers en bestuurders oplossingen bedenken voor onverwachte gebeurtenissen. De traditionele aanpak die door deze overspannen verwachtingen wordt versterkt, is dat managers worden geacht structuren te ontwerpen, doelen te stellen en deze te bereiken via planning, methoden, technieken en controle. Tegelijkertijd ontdekken steeds meer managers dat de uitgestippelde strategie weinig relatie heeft met ontwikkelingen in de dagelijkse praktijk. Dit komt enerzijds door de hiervoor genoemde standaardreflexen en anderzijds door een constante stroom van onverwachte gebeurtenissen en interacties tussen een veelheid aan betrokkenen met hun eigen belangen, achtergronden en werkelijkheidsbeelden.
In de volgende paragraaf presenteren we twee perspectieven op veranderen die inzichtelijk maken hoe naar verandering kan worden gekeken en die feitelijk gedrag van organisatieleden helpen interpreteren.

6.4 Perspectieven op veranderen

Perspectieven op veranderen zien wij in navolging van Van den Nieuwenhof (2004) als zoeklichten die elk een deel van de complexe werkelijkheid belichten. Een belangrijke en veel gebruikte indeling is die van Weick en Quinn (1999). Zij onderscheiden episodisch geplande verandering (ook wel de modernistische stroming genoemd) en continue verandering (postmodernistisch).

Episodisch veranderen in een dynamische wereld
De manager keert zich af van de organisatie en verkent de omgeving. Hij checkt of de organisatie nog 'on par' is en komt terug met zijn waarnemingen (veelal in abstracte termen opgedaan in een MBA-opleiding. Conclusie: 'we moeten veranderen', hetgeen betekent 'jullie moeten veranderen'.
In een turbulente omgeving moet de manager continu switchen tussen omgeving en organisatie om in lijn te blijven, hetgeen leidt tot draaideurmanagement. Medewerkers worden op een zeker moment immuun voor deze veranderimpulsen en zeggen dan 'ik weet het ook niet meer, zeg maar wat ik moet doen'.
De manager constateert vervolgens passiviteit onder zijn personeel en benoemt dit als cultuurprobleem. Er wordt een ervaren change-agent ingevlogen met de opdracht een training te verzorgen, of een cultuurtraject te starten om een ieder proactiever te maken en de organisatie toekomstproof te maken.
Medewerkers weer: 'hoe moet dit dan en wat verwachten ze van ons?' Zo ontstaat een zichzelf bevestigend beeld, zowel bij de manager, als bij medewerkers. Managers labelen deze onzekerheid en afwachtende houding als weerstand en die moet gemanaged worden. Een nieuw verandertraject is geboren.

De episodische aanpak benadert de organisatie als een open systeem dat in wisselwerking staat tot zijn omgeving. Is de organisatie als 'systeem' niet voldoende afgestemd op de omgeving, dan dient deze aangepast te worden om de afstemming en uitwisseling met die omgeving veilig te stellen. De change-agent is een actieve initiatiefnemer en een inhoudelijk expert die bewust verandering managet volgens een vooraf geplande aanpak (Begemann, 2008). Hij let op oneffenheden in de organisatie, kijkt naar de omgeving en probeert een optimale fit tot stand te brengen.

Verandering start en wordt gecontroleerd vanuit het (top)management. Er wordt veel gebruikgemaakt van formele modellen om de complexe werkelijkheid terug te brengen tot onderzoekbare eenheden (o.a. Boonstra, 2003; Weick en Quinn, 1999). Verandering wordt vanuit de episodische invalshoek beschouwd als een lineair proces met samenhang tussen acties van de manager of change-agent enerzijds en de resultaten ervan anderzijds. Voorts bestaat er een sterke scheiding tussen het veranderontwerp en de implementatie ervan.

In het continue veranderingsperspectief wordt niet uitgegaan van de maakbaarheidsgedachte, waarbij verondersteld wordt dat goed geplande acties leiden tot voorspelbare veranderingen van het gedrag van de mensen. Uitgangspunt is juist dat veranderingen altijd continu plaatsvinden, of ze nu gemanaged worden of niet.

Continu veranderen in de praktijk
Iedereen en alles verandert continu. Mensen proberen in hun werk te zorgen dat zaken lekker lopen (ze klooien en pielen lekker aan). Leiderschap is in deze visie: verbinden en hoeden. Binnen de beweging die gaande is, kun je kijken wat er allemaal al speelt en hoe je dat kunt ondersteunen en aan kunt sluiten bij de zaken die je zelf zou willen.

Er is een groot gevaar van het geniepige terugzuigproces. Ontwikkelingen worden door de beslissers snel de kop om gedraaid, omdat ze als bedreigend worden ervaren. Belangrijke startvraag is vanuit dit perspectief niet zozeer 'what should I do?', maar veel meer 'what is happening right now?'. De praktijk leert dat dit nuttige inzichten oplevert en de afstand tussen feitelijke en gewenste situatie veel kleiner maakt.

De change-agent is vooral een betekenisgever; iemand die ontwikkelingen herkent en patronen probeert te reframen. De gedachte is dat mensen communiceren via symbolen en betekenis geven aan de wereld. In deze stroming wordt veranderen gezien als een complex collectief leerproces dat moeilijk (of niet) te sturen is. Interventies dienen hooguit om de betekenisgeving te bevorderen. Er is niet één werkelijkheid, maar mensen maken samen hun eigen gemeenschappelijke definitie van de situatie. Probleemanalyse, doelbepaling en verandering gaan vloeiend in elkaar over en de organisatieleden zijn bij alle fases nauw betrokken (Boonstra en Van der Vlist, 1996).

Tabel 6.1 Episodische versus continue verandering

Aannames episodisch model	Aannames continue model
Veranderen wordt extern gedreven en gecreëerd. Brengt disbalans, het is een incidentele onderbreking	Veranderen wordt van binnenuit gedreven door continue instabiliteit, een patroon van doorlopende wijziging
Veranderen doe je erbij/ernaast	Veranderen is verworven in de dagelijkse realiteit
Kortetermijnfocus	Langetermijnfocus
Veranderen is iets tijdelijks; daarna wordt er weer gewoon gewerkt	Veranderen is continue en cyclisch
Proces focust op inertia en zoekt naar centrale hefbomen om te veranderen	Er is een procesfocus op het herkennen, duiden en bijsturen van bestaande patronen (taal, interactie, identiteit, leren, enzovoort)
Manager verzint de verandering en moet het ook 'trekken'. Verandering valt stil als de manager hem niet 'managet'	Veranderen wordt van binnenuit gedreven doordat medewerkers moeten omgaan met continue, instabiele situaties
Organisaties zijn inert, log, en veranderen is een bewuste onderbreking	Organisaties ontwikkelen en organiseren zichzelf. Veranderen is een constant en cumulatief proces
Medewerkers worden standaard als passief verondersteld en als 'middelen' om de doelen te realiseren	Medewerkers zijn de bronnen van betekenisgeving en de spil in continue interactie- en feedbackprocessen die leiden tot verandering
Als een grote verandering moet plaatsvinden, dan wordt dit met een groot traject vormgegeven. Werkt dit niet, dan moeten we toe naar een nog groter, diepgaander traject	Veranderingen gaat stukje bij beetje. Na stap 1 komt stap 1
Focus bij medewerkers ligt op het effectief managen van weerstanden en immuniteit/resistentie tegen verandering	'Ieders waar is waar'. Diversiteit en variëteit in betekenisgeving bij medewerkers fungeren als waardevolle bronnen voor vernieuwing
Onderliggend verandermodel is dat van Lewin: unfreeze-transition-refreeze. Het is een lineair proces gericht op vastgesteld doel	Onderliggende gedachte is van Confucius: freeze-rebalance-unfreeze. Het is een cyclisch proces, continue zoekend naar nieuwe evenwichten

Bron: deels ontleend aan Weick en Quinn, 1999

6.5 De binnenkant van veranderen

Vanuit deze perspectieven op veranderen, gaan we dieper in op hoe verandering tot stand komt. We maken hiervoor gebruik van het concept binnen- en buitenkant van veranderen. Dit begrippenpaar ontlenen wij aan Homan (2005, 2009).

Onder de buitenkant verstaan wij het definiëren van doelen over het te veranderen systeem (structuur, cultuur, processen en alle interventies om die doelen

te bereiken, zoals roadshows, large scale events, workshops, inspiratiedagen en andere activiteiten die worden uitgevoerd richting mensen om (hen) te veranderen. Het gaat dus om formele processen van organiseren die beschreven worden in een rationele managementtaal. Een scherpe formulering van de 'buitenkant' van verandering vindt plaats door middel van:
1. helder projectplan (doelen, resultaten, evaluatiewijze, middelen, tijd);
2. inzicht in randvoorwaarden (scope van verandering, wat moet behouden blijven, machtsverhoudingen, diversiteit en subculturen, mate van commitment van betrokkenen, transitievaardigheden van medewerkers (gebaseerd op Balogun en Hope Hailey (2008);
3. concrete procesaanpak (soorten activiteiten, veranderstijl, veranderpad, verantwoordelijkheden en rollen van veranderaars);
4. omschreven communicatiekanalen en -middelen;
5. te betrekken actoren.

De buitenkant zorgt voor aansluiting bij de traditionele (planmatige) wijze waarop tegen verandering wordt aangekeken.

Organisatiediagnose in thuiszorgorganisatie

In een middelgrote thuiszorgorganisatie is een groot visietraject gestart door het management. In een werkgroep met vooral middenmanagers is onder supervisie van een stuurgroep (vooral hoger management) een uitgebreid plan opgesteld met daarin mooie kernwaarden als: minder handen aan het bed, betrouwbaar, ketengericht werken, focus op klantwaarde enzovoort.

Het geheel is in een spannend boekwerkje, voorzien van plaatjes en slogans aan alle medewerkers gestuurd en is daarmee de nieuwe lijn van 'de organisatie'. Een jaar later blijkt bij beoordelingsgesprekken dat de hele strategie bij een groot deel van de medewerkers niet leeft, sterker nog... de grote meerderheid kan de waarden niet noemen.

Uitgebreid extern onderzoek laat zien dat er onder organisatieleden veel verschillende informele betekenissen leven over waarvoor de organisatie staat (missie en visie, onderling respect voor elkaar, managementstijlen), behoeften van klanten en wat er van medewerkers wordt verwacht.

Doordat er geen gemeenschappelijke interacties hebben plaatsgevonden tussen organisatieleden, hebben mensen geen betekenis kunnen   >>

>> geven aan deze abstracte waarden en leeft het helemaal niet. Dit leidt in de praktijk tot:
- een afwachtende houding van medewerkers;
- snel wisselende initiatieven die veelal niet tot wasdom komen, omdat de waan van de dag telkens vraagt om nieuwe initiatieven;
- een overwerkt management dat zich afvraagt hoe het nu komt dat de veranderingen telkens zo moeizaam verlopen.

Een organisatiebrede werkconferentie is vervolgens georganiseerd waarin aan medewerkers de mogelijkheid is geboden met elkaar te spreken over wat voor hen nu eigenlijk de belangrijkste waarden zijn en hoe ze deze in de praktijk kunnen concretiseren, zodat het een leidraad wordt voor het gedrag richting klanten en richting elkaar.
Het managementteam heeft zich vervolgens achter deze door medewerkers opgestelde waarden geschaard en er door duidelijke randvoorwaarden en opname in het reguliere proces voor gezorgd dat medewerkers worden ondersteund in hun werkwijzen.

De 'binnenkant'-benadering gaat over hoe verandering gaat; het aansluiten bij wat mensen feitelijk doen, dus niet hoe het zou moeten zijn. Vanuit dit perspectief vindt continue verandering plaats, tijdens (de interactie over) het dagelijkse werk. Homan introduceert hierbij in navolging van Weick het begrip *betekeniswolken*. Dit zijn betekenissen, meningen, ideeën, gevoelens en beelden die leven bij grotere groepen mensen in de organisatie. De betekenisgeving is sterk bepalend voor het gedrag dat vertoond wordt. Voorbeelden van zulke betekeniswolken bij organisatieleden zijn 'braaf ja zeggen tegen de baas, maar verder zo min mogelijk veranderen', 'ach dit heb ik al vaker meegemaakt, het waait wel weer over', 'wij verdienen het geld, zij maken het op'.

Het plan en de realiteit
Als middenmanagers plannen van het topmanagement moeten omzetten in actie worden hun interpretaties van wat ze moeten doen, beïnvloed door dagelijkse ervaringen met deze acties en het gedrag van anderen: de verhalen bij het koffie apparaat, de roddels, grapjes, conversaties en discussies die ze voeren met hun collega's over deze ervaringen (naar Balogun en Johnson, 2005).

Het is Homans veronderstelling dat er in organisaties groepjes vertrouwelingen zijn (ook wel communities genoemd) die in informele settings, bijvoorbeeld bij de koffieautomaat, met elkaar betekenissen delen over wat er formeel en informeel in de organisatie gebeurt. Langzaam worden binnen deze communities bepaalde gedeelde betekenissen dominant. Deze processen spelen informeel. Wij noemen dat 'off stage' gedrag in tegenstelling tot 'on stage' gedrag dat mensen in formele situaties vertonen.
De groepjes vertrouwelingen hebben de neiging zich te stabiliseren. Je gaat immers altijd eerst praten met je vertrouwelingen als zich iets nieuws voordoet. Betekenisgevingen worden in het geheugen opgeslagen, waardoor bepaalde betekenissen meer en andere minder accent krijgen. Deze processen van selectie (waaraan besteden we aandacht en wat nemen we als onderwerp van onze betekenisgeving) en retentie (in geheugen houden van betekenisgevingen die we al interacterend met elkaar hebben geconstrueerd), hebben als gevolg dat aan bepaalde signalen meer aandacht wordt besteed dan aan andere. Hierdoor ontstaan niet willekeurige (patroonsgewijze) versterkingen in het veranderingsproces (Van den Nieuwenhof, 2005).

Betekenisgeving aan vernieuwingen
Jarenlang onderzoek bij grootschalige onderwijsvernieuwingen van Rudolf van den Berg en Roland Vandenberghe (2005) ondersteunt het belang van informele betekenisgeving. Ze spreken over de mate en aard van betrokkenheid bij verandering. Kern van hun betrokkenheidsmodel is dat er een volgorde zit in het type betrokkenheid van medewerkers bij de verandering.
1. Zelfbetrokkenheid: wat betekent deze verandering voor mij, persoonlijk? Dit levert subjectieve en gevoelsmatige reacties op.
2. Taakbetrokkenheid: wanneer zelfbetrokkenheid minder overheersend wordt, of uitvoerig is besproken, verschuift aandacht naar processen en taken die verband houden met de innovatie in de concrete praktische situatie.
3. Anderbetrokkenheid: hierbij wordt de aandacht verlegd naar de betekenis van de verandering voor betrokkenen en de samenwerking met collega's.

Overduidelijk staat het betekenis geven aan (de consequenties van) de verandering voor *mezelf en mijn werk* op de eerste plaats.

Geredeneerd vanuit het continue perspectief op veranderen bestaat een organisatie niet als iets op zichzelf staand. Het is geen object dat veranderd moet en kan worden. 'Als je de blackbox "organisatie" openmaakt, zie je in feite slechts mensen die bezig zijn met hun werk, die daarover praten met elkaar en conflicten hebben' (Homan, 2009). Begrippen als organisatie, visie, veranderplan en dergelijke zijn abstracties waaraan in concrete gesprekken betekenis wordt gegeven. Het organisatielandschap (informele relatienetwerk in organisaties) bestaat uit vele communities. Van Oss en Van 't Hek (2009) noemen dit wel betekeniseilanden. Een begrip dat de onderlinge verbondenheid en afgescheidenheid van een informele groep vertrouwelingen goed typeert. Ook tussen (de leden van) deze lokale communities vindt continu interactie plaats, zodat er nieuwe collectieve betekenissen kunnen ontstaan tussen de communities. Homan noemt dit betekeniswolken.

De neiging om met andere communities te interacteren, wordt gevoed door de behoefte om 'medestanders' te vinden om het eigen verhaal, de eigen betekenisgeving, in stand te houden. 'Through their networking activities, interdependent actors build a social order in which they are to some degree able to protect and promote their own values and projects' (Hosking en Fineman, 1990).

Betekeniswolken (breder gedeelde betekenisgevingen) hebben als ze eenmaal zijn ontstaan, de neiging zich te stabiliseren. Een specifieke functie wordt hierbij vervuld door zogeheten regimebewakers (Homan, 2005). Dit zijn bewakers van het gedachtegoed; informele leiders die er bij de communities waar hun 'gezag' geldt, op toezien dat betekenisgevingen die men daar hanteert, niet veranderen. Een andere specifieke rol hebben de 'wevers'. 'Dit zijn mensen in de organisatie die met grote sociale vaardigheid in staat zijn om een goed relatienetwerk op te bouwen. Via dat netwerk 'weven' zij lokale veranderinitiatieven in en katalyseren ze in de organisatie. Hierdoor ontstaan weer meer gedeelde betekeniswolken (Homan, 2005, p. 179 e.v.). Bij een complexe verandering is het daarom belangrijk 'meervoudig' te kijken en te zorgen dat je zoveel mogelijk betekeniswolken en betekeniseilanden in beeld hebt: 'Zorg dat je de bomen en het bos ziet' (Van Nistelrooij en De Wilde, 2008).

> Er is vanuit dit perspectief geredeneerd pas sprake van organisatieverandering, als verandering optreedt in de inhoud van betekenisgevende gesprekken die continu in organisaties gaande zijn.
> Effectief veranderen is in dit licht het spelen van een dubbelspel waarbij enerzijds aandacht wordt besteed aan de buitenkant (heldere doelstelling over het te veranderen systeemaspect en passende interventies. Anderzijds gaat het om inzicht krijgen in de bepalende betekeniswolken die tussen mensen bestaan.
> Interactie in de zin van een generatieve dialoog (lees: een dialoog die leidt tot nieuwe betekenisgevingen) is essentieel om tot nieuwe (gedeelde) >>

>> betekenisgeving te kunnen komen (Bouwen, 1994). De kwaliteit van de dialoog is daarbij zowel uitkomst als drager en noodzakelijke voorwaarde van een veranderingsproces van betekenisgevingen.
Uitgaan van betekenisgeving als 'driver' voor verandering, heeft grote gevolgen voor het kunnen 'managen' van de verandering. Betekenissen die mensen geven aan gebeurtenissen, veranderen niet door te gaan zenden: 'gras gaat niet harder groeien door er aan te trekken'.

6.6 Richtingwijzers voor de veranderpraktijk

In deze laatste paragraaf maken we de balans op. Wat hebben we beweerd en geleerd in het voorafgaande? De kern is dat het *managen* van hedendaagse, complexe verandertrajecten een illusie is. Het traditionele denken over een beheersbaar, tijdelijk verandertraject (episodic change) waarbij het management het probleem ('wat' en 'waartoe') definieert en vervolgens het middenkader, dan wel de projectmanager opzadelt met de organisatie en implementatie ('het hoe'), werkt niet. Het feit dat medewerkers niet bereidwillig het beoogde gedrag vertonen dat leidt tot geplande resultaten, is te verklaren door een gebrek aan *betekenisgeving*. Het samen zin en betekenis geven aan de huidige situatie, de aanleiding, het probleem, benodigd effectief gedrag, is een noodzakelijk proces. Met andere woorden, organisatieverandering is primair verandering van betekeniswolken.

Het is daarom van belang dat medewerkers tijd en ruimte krijgen hun bestaande *betekeniswolken* over 'de verandering' in interactie met hun (directe) collega's bij te stellen, of zich een eerste interpretatie te vormen. Slechts *informele, 'off stage' gesprekken* binnen de lokale communities leiden tot concrete betekenisgeving over abstracte plannen, visies, doelen en vormen daarmee de basis voor ander gedrag.

Het voorgaande maakt een leidinggevende of veranderaar mogelijk moedeloos: kan ik dan niets meer doen? Het antwoord is inderdaad: je kunt minder doen, je hebt veel minder invloed als manager dan wat de traditionele (verander)managementretoriek je laat geloven.

Inmiddels is duidelijk geworden dat complexe verandertrajecten niet maakbaar zijn. Wij zijn allemaal afhankelijk van het onvoorspelbare lokale *sensemaking*proces. Sterker nog: allerlei standaardreflexen van de manager, of veranderaar belemmeren vooral het ontstaan en bestaan van informele betekenisgevingsprocessen en daarmee het behalen van de eigen veranderambities.

Echter, bewust zijn van het niet logische, niet rationele, niet planbare en het niet maakbare karakter, maakt dat we er rekening mee kunnen houden en ons kunnen richten op daar waar energie zit en mogelijkheden zich aandienen. Er is voortdurend sprake van spontane veranderingen in het dagelijks werk: professionals die met de voeten in de klei, dag in dag uit, hun werkwijzen aanpassen en het handelen afstemmen op nieuwe vragen van cliënten, of samenwerkingspartners. Zij zijn aan het veranderen! De kern van gedragsverandering is het faciliteren van dagelijkse betekenisgevingsgesprekken over hoe te anticiperen op nieuwe vragen en problemen en het bewust leren van improviseren en het uitproberen van nieuw gedrag.

Ingrijpen in een complexe organisatie?
De metafoor van een druk verkeerskruispunt in India

Er zijn geen verkeerslichten, ieder lijkt maar wat te doen. Toch zijn er duidelijke spelregels: 'je let op de mensen direct om je heen en daar reageer je op'. Dit is een mooie metafoor voor organisaties. Ook bij ons zijn organisaties complex en speelt er van alles tegelijkertijd. We kunnen proberen alles te reguleren (vergelijk met het plaatsen van stoplichten), maar daarmee doorkruisen we het zelforganiserende gedrag van mensen.

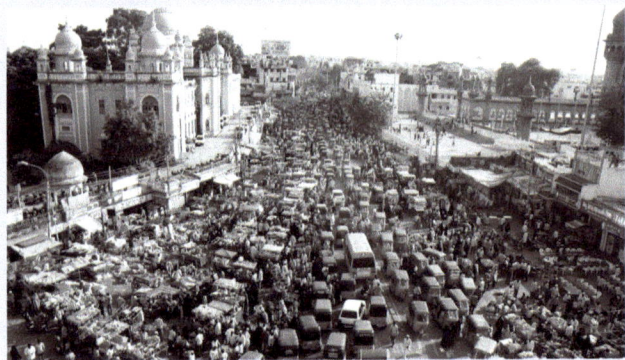

De foto laat een kruispunt zien van bovenaf. Zie hier de vergelijking van de fotograaf met het eerder geschetste beeld van de manager die vanuit zijn luchtballon wel overziet wat er allemaal speelt, maar niet direct kan ingrijpen in de dagelijkse processen.

Concluderend zouden we kunnen stellen dat hier de volgende regel geldt: 'talk the walk, walk the talk, and walk with them'. In het Nederlands vrij vertaald als: 'zeg wat je doet, doe wat je zegt en doe het samen'.

Organiseren en faciliteren van het dubbelspel

Cruciaal voor het laten slagen van complexe veranderingen is dat de leidinggevende in staat is het dubbelspel (binnen- en buitenkant van de verandering) te organiseren en te faciliteren. Voor de inrichting en facilitering van de buitenkant van de verandering is het van belang 'het speelveld' gezamenlijk af te bakenen, zowel qua richting, visie en doelstellingen, als ook in termen van noodzakelijke euro's, tijd, middelen, deskundigheid, informatie en overige randvoorwaarden. Immers de abstracte doelen, visie en plannen zijn nog *senseless*. Medewerkers zullen er eerst óók, net als het management, betekenis aan moeten geven in hun eigen informele betekeniseilanden. Vanuit bestaande betekeniswolken zullen zij de veranderdoelen *her*interpreteren, zodat het past, zinvol en van waarde is (of niet) in hun eigen lokale, concrete realiteit. Als de leidinggevende zich hiervan bewust is, kan hij tevens ruimte bieden aan het serieus nemen van *de binnenkant* van verandering. Dat wil zeggen dat binnen het (gezamenlijk) afgebakende speelveld en gestelde randvoorwaarden, er nadrukkelijk aandacht is voor gezamenlijke betekenisgeving over vragen als: hoe verloopt het veranderproces, waar en bij wie zien we al voorbeelden, prototypes en aanzetten van een gewenste situatie? Een gezamenlijke dialoog is hierbij essentieel om optimale betrokkenheid te bevorderen en daadwerkelijk iets te doen met de waarnemingen over en van(uit) de binnenkant van de verandering. Een optimale afstemming en wisselwerking tussen buiten- en binnenkant vergroot de kans op succes.

Veranderacties voor change-agents/managers

Door middel van richtinggevende veranderacties laten wij zien hoe kan worden bijgedragen aan de facilitering van het veranderproces. Dit zijn geen 'how to do'-lijstjes, maar activiteiten die houvast bieden voor het omgaan met fundamentele veranderingen in complexe situaties.

1. Stimuleren dat spontane veranderingsprocessen die in lijn zijn met de veranderintentie, zichtbaar worden en erkenning krijgen
Belangrijk is dat medewerkers ervaren dat de inbreng van hun creativiteit, inzet en eventuele experimenten positief worden gewaardeerd. Een ondernemende, zelforganiserende, zelfsturende en zelfverantwoordelijke houding wordt als pre gezien. In termen van Peter Senge's metafoor: er wordt voor gezorgd dat er zonlicht bij verander*zaadjes* kan komen.

2. Creëren veilige experimenteeromgeving
Nadat een dergelijk spontaan veranderinitiatief zichtbaar is gemaakt, kan de leidinggevende deze 'pioniers' en 'creatievelingen' ondersteunen door een

'*holding environment*' (Homan, 2006) te scheppen voor het doorontwikkelen van hun zelfgecreëerde veranderproces. Dit betekent dat het management het spontane initiatief erkent en bekrachtigt. In termen van de metafoor van Senge betekent dit dat er pokon en water worden toegevoegd aan het veranderzaadje en bedreigende overwoekerende struiken worden gesnoeid.

Bij de *mensen-die-in-beweging-zijn* ontstaat een gevoel van steun, veiligheid en legitimiteit om door te gaan met hun pionieren en experimenten 'concreet creëren van het nieuwe'. Er ontstaat een parallelproces waarbij veranderen én leren hand in hand gaan, als onderdeel van het dagelijks werk. Hieraan kunnen leidinggevende/veranderaar bijdragen met waarderende signalen en faciliteiten als tijd, medewerking en middelen.

3. Bewust verandering richten

Tegelijkertijd kan de leidinggevende *intentioneel* een verandering initiëren, vanuit de buitenkant. Hij geeft dan een aanzet tot het afbakenen van het veranderspeelveld door het formuleren van een richtinggevende ambitie en scope en enkele 'spelregels'. Dergelijke bewuste interventies dienen als een *trigger for change*. Dat wil zeggen: een prikkel om in beweging te komen in een bepaalde richting. Van Nistelrooij en De Wilde (2008) typeren dit als veranderprincipes: 'zorg voor focus en bezieling' en 'bepaal het sociale geheel'. Door bijvoorbeeld een veranderdoel of strategisch thema te agenderen en de noodzaak en aanleiding te laten toelichten door een extern ervaringsdeskundige, wordt mogelijk een proces van betekenisgeving op gang gebracht.

4. Faciliteren informele dialoog

Vanuit de buitenkant kan men bewust dit proces van betekenisgeving stimuleren door de *generatieve dialoogsessies* (Homan, 2006) te organiseren met alle betrokkenen. Denk bijvoorbeeld aan werkbijeenkomsten waaraan wordt deelgenomen door – een vertegenwoordiging van – alle medewerkers, klanten en overige belanghebbenden. Cruciaal is dat de eindverantwoordelijke voor de verandering de medewerkers *vertrouwen* schenkt door ze als *gelijkwaardig en deskundig* te zien en te benaderen. Zo ontstaat een veilige sfeer waarin informeel (off stage), eerlijk en open van gedachten kan worden gewisseld. Dit is onderdeel van het daadwerkelijke veranderproces. Het gezamenlijk gedefinieerde vraagstuk en de bijbehorende oplossingsmogelijkheden vormen de kern van een gezamenlijke, *collectieve* betekeniswolk die nodig is voor daadwerkelijke gedragsverandering.

5. Walk the talk, talk the walk and walk with them

Dit motto staat voor dat je als leidinggevende regelmatig informeel aanschuift bij de medewerkers en spontaan het gesprek aangaat. Dit vergroot de kans op informeel en off stage interactie. Er is dan sprake van het verrijken van het veranderproces. Tijdens deze interactie worden verschillende stukjes van de veranderpuzzel samengebracht. Dit creëert betrokkenheid bij en eigenaarschap voor het veranderproces. Idealiter wordt een dergelijk gesprek gekenmerkt door Argyris Model 2-gedrag. De defensieve gewoontepatronen zijn dan ingeruild voor het samen, informeel verkennen en constructief onderzoeken wat er speelt en waarom het gaat zoals het gaat.

Zelfonderzoek en constructieve veranderrollen
De change-agent/manager heeft de meeste invloed op zijn eigen gedrag en persoonlijke betekeniswolken. Ten slotte willen we daarom twee handvatten bieden die helpen het persoonlijk functioneren als veranderaar af te stemmen op het spelen van het dubbelspel. Deze zijn:
* zelfonderzoek van standaardreflexen;
* het innemen van constructieve veranderrollen.

Zelfonderzoek
Uit eerdere paragrafen bleek al hoe belangrijk het is dat men zich bewust is van eigen standaardreflexen. Hoe reageer ik als manager of veranderaar en wat zijn mijn onderliggende aannames? Ben ik ervan overtuigd dat ik weerstand moet managen of onderken ik dat ieders waar, waar is? Ben ik een ballonvaarder of loop ik door het organisatielandschap? Ga ik mijn mening koste wat het kost verdedigen of kom ik in dialoog tot gedeelde betekenissen? Redeneer ik vanuit defensieve patronen of ga ik constructief in gesprek en onderzoek samen wat er écht speelt?

De leidinggevende heeft zelf de sleutel in handen om zich van standaardreflexen bewust te worden en ze proactief te gaan herkennen bij zichzelf en in interacties in de organisatie. Dit geldt, zowel in de persoonlijke interactie met medewerkers, als in het signaleren van de dynamiek tussen medewerkers onderling en in de verschillende 'informele communities'. Het herkennen en zichtbaar maken van de eigen reflexen kan een goede aanleiding zijn om met medewerkers de dialoog aan te gaan. Dit opent deuren om te komen tot constructief gedrag en doorbreking van bestaande patronen. Het maakt het mogelijk elkaars gedrag en blinde vlekken te benoemen en gezamenlijk alternatieven uit te proberen. Het feit dat deze alternatieve acties ontstaan in een gezamenlijk betekenisgevingsproces, maakt dat wordt gewerkt aan de belangrijkste succesfactor voor daadwerkelijke en duurzame verandering, namelijk: een gedeelde betekeniswolk. Sterker nog: het samen in gesprek zijn over 'de verandering', op een respectvolle, onderzoekende en constructieve manier, is het veranderproces! Hier begint implementatie.

Door op deze manier met elkaar om te gaan ontstaat er continue verandering, namelijk: de feitelijke verandering is de dagelijkse interactie over het werk!

Bewuste veranderstrategie vanuit specifieke rollen

Het kiezen van een bewuste veranderstrategie en daarbij passende veranderrollen, versterkt de positie van de leidinggevende of veranderaar in het spelen van het dubbelspel. Dit geldt zowel voor het faciliteren van veranderprocessen in de binnenkant, als ook het interveniëren op de buitenkant van veranderingen. Palmer, Dunford en Akin (2009) bieden een waardevol houvast door het typeren van zes rollen die ingenomen kunnen worden: kapitein, stuurman, verzorger, coach, zingever en voeder (zie figuur 6.1 voor een overzicht waarin kenmerken van de desbetreffende rollen staan uitgewerkt).

Change-agent als kapitein
- Uiteindelijk is het voortbestaan en succes van organisaties afhankelijk van het sturend vermogen van managers.
- Door de organisatie in een bepaalde richting te sturen, worden organisatieveranderingen succesvol.
- Organisatieverandering is een strategische keuze die gemaakt wordt door managers.
- Wanneer de manager voor een stapsgewijze veranderaanpak kiest, die gezien de omgevingsanalyse het beste is, is de kans groot dat het beoogde veranderresultaat wordt bereikt.

Change-agent als stuurman
- Hoewel het sturen van verandering essentieel is voor het bereiken van beoogde veranderdoelen, betekent dat niet dat alle veranderingen ook het gevolg zijn van verandermanagement.
- Verandering is geen lineair proces, maar een continu proces dat voortdurend aangepast moet worden aan gewijzigde omstandigheden.
- 'Elke verandering is een sprong in het duister'. Dit betekent niet dat veranderingen niet te organiseren zijn, maar dat het managen ervan slechts ten dele leidt tot het beoogde resultaat.
- Omdat tijdens verandertrajecten altijd onverwachte gebeurtenissen opduiken, is het noodzakelijk te zorgen voor bottom-up betrokkenheid van de staf bij de aanpak van change management.

>>

>> **Change-agent als zorgdrager**
- Omdat organisaties cycli doormaken van groei, rijpheid en verval heeft de veranderaar vooral tot taak te helpen zo probleemloos mogelijk van de ene in de andere fase te geraken.
- Sturen van verandering is mogelijk, maar wordt beperkt door een groot aantal interne en externe autonome krachten die de organisatie in een bepaalde richting duwen.
- Ondanks alle goede bedoelingen en pogingen van veranderaars om de organisatie te veranderen, denken ze dat deze bedoelingen falen vanwege de organisatiegroei en bijbehorende bureaucratische centraliseringpraktijken.
- Omgevingsontwikkelingen maken mede dat organisaties verdwijnen, veranderen of zich handhaven. Deze reactiepatronen op de omgeving vragen om gerichte aandacht voor de situatiespecifieke veranderissues.

Change-agent als coach
- De veranderaar is in staat om de competenties van mensen in de organisatie zo te ontwikkelen dat ze in competitieve situaties zullen slagen.
- De veranderaar houdt zich bezig met het opbouwen van de juiste waarden en competenties die de organisatieleden in staat stellen om de gewenste organisatiedoelen te bereiken.
- Het gaat er vooral om dat de veranderaar de organisatieleden helpt om hun eigen problemen op te lossen.
- Het is belangrijk voor het bereiken van ingrijpende resultaten dat de veranderaar zowel het belang van de kernwaarden van de organisatie als ook de persoonlijke ontwikkeling van alle medewerkers onderschrijft.

Change-agent als zingever
- Het is vooral het betekenis geven aan verschillende situaties en acties dat de veranderaar in staat stelt om een werkelijke verandering in een organisatie tot stand te brengen.
- Veranderaars moeten zelf een bewuste interpretatie van de organisatieproblemen maken én organisatieleden in staat stellen om samen adequaat betekenis te geven.
- Veranderaars moeten in staat zijn om strategieën en interventies te ontwikkelen die gebeurtenissen en acties voor organisatieleden betekenisvol maken. >>

>> • veranderaars moeten organisatieleden helpen expertise te ontwikkelen om effectief om te gaan met de onzekerheden die gepaard gaat met continue verandering.

Change-agent als voeder
• Zelfs kleine gebeurtenissen kunnen een grote impact hebben op organisaties en het zijn lang niet altijd de veranderaars die de resultaten van deze veranderingen kunnen sturen.
• De mogelijkheid van veranderaars om veranderresultaten te boeken, wordt in belangrijke mate beperkt door de impact van veel grotere, soms chaotische invloeden en krachten.
• Specifieke resultaten en veranderrichtingen kunnen niet opzettelijk door de veranderaar tot stand gebracht worden, maar ontstaan en worden gevormd door de kwaliteiten en bekwaamheden van de organisatieleden zelf.
• De veranderaar stimuleert vooral het zelforganiserende vermogen van de organisatie.

	Focus	Sturen & Controleren	Faciliteren & Ontwikkelen
Mate van gericht interveniëren			
Bedoeld		Kapitein	Coach
Gedeeltelijk bedoeld		Stuurman	Zingever
Onbedoeld		Verzorger	Voeder

Figuur 6.1 Veranderrollen: van sturend naar faciliterend

De zes veranderrollen kunnen ten opzichte van elkaar worden vergeleken op twee dimensies. De dimensie – bedoeld, gedeeltelijk bedoeld, onbedoeld – geeft weer of er sprake is van een veranderstrategie met intentionele, bedoelde interventies, of dat er juist ruimte is voor spontane veranderinitiatieven.

De andere dimensie geeft weer of de focus in de veranderstrategie ligt op controleren en sturen, of het faciliteren en ontwikkelen van medewerkers. In figuur 6.1 is elke veranderrol nader getypeerd met kenmerkende aannames van waaruit naar de verandering, veranderprocessen en de rol van de veranderaar wordt gekeken. Uit het voorafgaande is duidelijk geworden dat de rol van *kapitein* niet effectief is voor daadwerkelijke, fundamentele gedragsverandering. *De stuurman en de zorgdrager* zorgen ervoor dat de buitenkant van de verandering optimaal wordt gefaciliteerd en er sprake is van een gezamenlijke ambitie en richting. Er is echter geen sprake van dat ze verwachten dat het proces compleet maakbaar en controleerbaar is. Ze gaan uit van de '*ist*'-situatie en '*nach etwas*'-situatie en dragen zorg voor de gewenste ontwikkelingen en sturen bij waar nodig. Hierbij is de rol van *coach* altijd van belang om ervoor te zorgen dat alle medewerkers toegerust zijn en over voldoende expertise beschikken om de doelen en het bijbehorende gedrag te vertonen. Daarnaast draagt de coach zorg voor het bewust expliciteren en tot bloei laten komen van waarden die zorgen voor de verbinding tussen individuen, groepen en de organisatie als geheel.

De focus van dit hoofdstuk is om meer aandacht te besteden aan *de binnenkant van veranderen*: hoe verlopen veranderingsprocessen eigenlijk en hoe kun je ze faciliteren. De veranderrollen van *voeder en zingever* zijn cruciaal om ruimte te scheppen voor spontane initiatieven en het gezamenlijke betekenisgeving aan de verandering.

6.7 Afronding: speel het dubbelspel

Managers, leidinggevenden en veranderaars maken het verschil door enerzijds realistisch te zijn over de mate van impact van hun handelen en anderzijds optimistisch en vol vertrouwen ruimte te bieden aan creativiteit, zelfverantwoordelijkheid en zelfredzaamheid van medewerkers. De sleutel bestaat uit het spelen van een dubbelspel:
- het bewust faciliteren van veranderingen door te werken met een heldere veranderdoelstelling (wat en waartoe), een goede inrichting en organisatie van het verandertraject (hoe) (samen door ons buitenkant genoemd);
- aandacht voor de informele betekenisgevingsprocessen van organisatieleden en bestaande betekeniswolken in de organisatie (binnenkant genoemd).

En daarnaast is het zaak bewust de eigen veranderstrategie en veranderrol te bepalen, van moment tot moment, van situatie tot situatie. Het gaat om een bewuste combinatie van de rol van stuurman en zorgdrager als de buitenkant van het veranderproces aandacht vraagt en het voortdurend gericht zijn op de rollen van coach, voeder en zingever om het feitelijke veranderproces (de binnenkant) centraal te stellen. Alleen zo ontstaat hét noodzakelijke dubbelspel dat een complex verandertraject verandert in een continu leer-, experimenteer-, creatie- en betekenisgevingsproces.

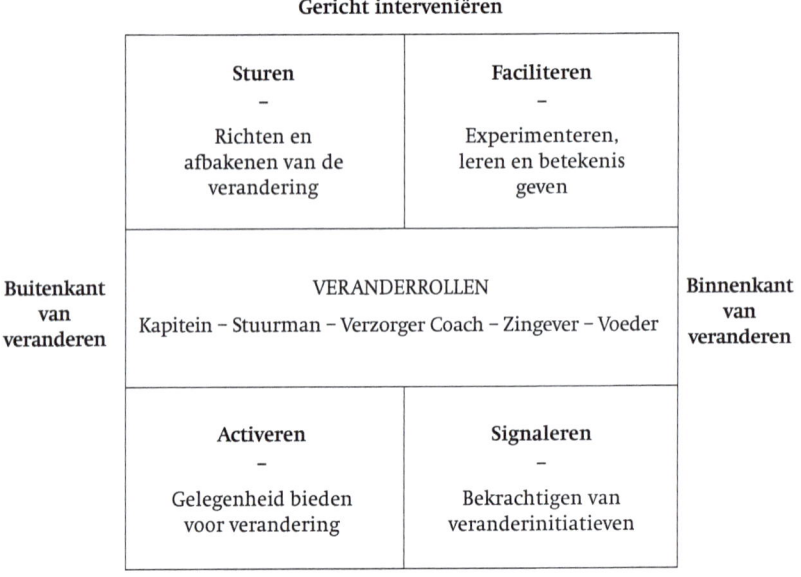

Figuur 6.2 Het veranderkundig dubbelspel

Literatuur

Ardon, A. (2011), *Doorbreek de Cirkel*. Amsterdam: Business Contact.
Ardon, A. & N. Wassink (2008), 'Als veranderingen niet meer maakbaar zijn; wederzijds leren bij stagnerende verandering: een handelingsperspectief', *Management en Organisatie*, Vol. 62, pp. 264-268.
Argyris, C. & D. Schön (1996), *Organizational learning II: Theory, method and practice*. Reading, Mass: Addison Wesley.
Balogun, J. & V. Hope Hailey (2008), *Exploring Strategic Change*. Pearson Education Limited, pp. 63-105.

Balogun, J. & G. Johnson (2005), 'From intended strategies to unintended outcomes: the impact of change recipient sensemaking'. In *Organization Studies OnlineFirst*, pp. 1-29.
Beer, M. & N. Nohria (2000), 'Cracking the code of change', *Harvard Business Review*, May-June, pp. 133-141.
Beer, M. & R.A. Eisenstat (2000), The silent killers of strategy implementation and learning, *Sloan Management Review*, summer, pp. 29-40.
Begemann, D. (2008), *Natuurlijk veranderen*. Assen: Van Gorcum
Berg, R. van den & R. VandenBerghe (2005), *Succesvol leidinggeven aan onderwijsinnovaties*. Deventer: Kluwer.
Boonstra, J.J. & R. van der Vlist (1996), 'Organisatiecultuur'. In J.J. Aernsbergen, C. Berkel, J. Dohmen & W. de Jong, *Handboek strategie en beleid*. Alphen aan den Rijn: Samsom uitgeverij.
Boonstra, J.J. (2000), *Lopen over water*. Amsterdam: Amsterdam University Press.
Bouwen, R. (1994). Onderzoek als interventie en interventie als onderzoek, *Gedrag en Organisatie*, nr. 6, jrg. 7, pp. 367-387.
Caluwé, L. de & H. Vermaak (2006), *Leren veranderen*. Deventer: Kluwer.
Hardy, C. & S.R. Clegg (1996), 'Some dare call it power'. In S.R. Clegg, C. Hardy & W.R. Nord (Eds.), *Handbook of organizational studies*. London: Sage, pp. 622-641.
Have, S. ten, W. ten Have, B. Janssen (2009), *Het veranderboek*. Amsterdam: Mediawerf.
Homan, T. (2005), *Organisatiedynamica: Theorie en praktijk van organisatieverandering*. Den Haag: Sdu Uitgevers bv.
Homan, Th. H. (2006), *Wolkenridders: Over de binnenkant van organisatieverandering*, Heerlen: Open Universiteit Nederland.
Homan, Th. H. (2009), 'Organisatieroest en de kunst van het nietsdoen'. In M. Dubbeldam & W. Goedmakers (red.), *De lerende adviseur: trends in professionalisering*. Amsterdam: Mediawerf, pp. 46-58.
Homan, Th. H. (2009), 'Veranderen als chaotisch proces'. In *Verandermanagementbox*. Aflevering 17. Schiedam: Mainpress bv.
Hosking, D. & S. Fineman (1990), 'Organizing processes', *Journal of Management Studies*, 27(6). New York: Harper, pp. 583-604.
Kuhlmann, M. & B. Hoogendoorn (2008), *Implementatiekunst*. Schiedam: Scriptum Management.
Mastenbroek, W. (1999), Kleine stapjes zijn beter dan grote woorden, *Holland Management Review*, nr. 66, p. 80-84.
Mitroff, I. (1999), *A Spiritual Audit of Corporate America: A Hard Look at Spirituality, Religion, and Values in the Workplace*. With Elizabeth A. Denton. San Francisco: Jossey-Bass Publishers Inc.

Nieuwenhof, R.M. van den (2004), *De taal van verandering*, academisch proefschrift, Universiteit van Amsterdam. Delft: Eburon.
Nieuwenhof, R.M. van den (2005), *De taal van verandering: Veranderen in dialoog*. Schiedam: Scriptum.
Nistelrooij, A. van & R. de Wilde (2008), *Voorbij verandermanagement: Whole scale change, de wind onder de vleugels*. Deventer: Kluwer.
Oss, L. van & J. van 't Hek (2009), *Onveranderbaarheid van organisaties*. Amsterdam: Mediawerf Uitgevers.
Palmer, I., R. Dunford & G. Akin (2009), *Managing Organizational Change: a multiperspective approach*. New York: Mc Graw Hill.
Senge, P., (1990), *The Fifth Discipline: the art and practice of the learning organization*. New York: Currency Doubleday.
Thijssen, J.G.L. (1996), *Leren, leeftijd en loopbaanperspectief*. Deventer: Kluwer Bedrijfswetenschappen.
Verveen, J. (2011), *Bullshit management*. Den Haag: Academic Services.
Weick, K.E. (1995), *Sensemaking in organizations*. Thousand Oaks: Sage Publications.
Weick, K.E. & R.E. Quinn (1999). Organisational change and development', in *Annual Review Psychology*, jrg. 50, pp. 361-386.
Weick, K.E. (2000), Emergent change as a universal in organizations, in M. Beer & N. Nohria, *Breaking the code of change*. Boston, Mass.: Harvard Business School Press., pp. 223-241.

7 Human resource management

Evelien Ketelaar

7.1 Inleiding

In tijden waarin de kosten voor zorg – care en cure – alsmaar oplopen is het essentieel dat organisaties in deze sector voldoende wendbaar zijn. De begrippen care en cure zijn gekoppeld aan sectoren die men in de gezondheidszorg onderscheidt. Tot de caresector wordt gerekend het verpleeghuis, het verzorgingstehuis, de thuiszorg (samen ouderenzorg), de geestelijke gezondheidszorg en de gehandicaptenzorg. Tot de curesector wordt gerekend: het algemeen ziekenhuis, de huisarts, de revalidatie.

Alleen dan kunnen deze organisaties het hoofd boven water houden. Zorg is niet primair een kwestie van geld. Kennis en vaardigheid zijn essentiële concurrentiefactoren en mede bepalend voor kwaliteit en productiviteit. Het zorgpersoneel speelt dus een cruciale rol in de flexibiliteit van instellingen. Analyses van het CPB en het Zorginnovatieplatform (2009) tonen aan dat het nog maar de vraag is of er in 2025 voldoende (gekwalificeerde) mensen in de zorg werken om in de dan geldende zorgvraag te voorzien.

De stijgende zorgvraag, de schaarste in het arbeidsaanbod en de toenemende diversiteit in het arbeidsaanbod dwingen instellingen tot creatieve keuzes in human resource management (HRM). Beslissingen die genomen worden in de zorgverlening hebben direct personele gevolgen en vice versa. In de meeste zorginstellingen wordt het grootste deel van de kosten verklaard door mensen.
De factor personeel moet dan ook nadrukkelijk worden meegewogen in de strategische beslissingen die de sector neemt. *'Niet de organisatie met de beste product-marktcombinatie zal het meest succesvol zijn, maar de organisatie die talent aan zich weet te binden.'* (Ir. P.J.H. Rutgers, UMC Radbout Masterclass Innovatief HRM Avans 2011).

De vertaalslag van personele vraagstukken vindt op strategisch niveau plaats in beleidsontwikkelingen, op tactisch niveau in concrete actieplannen en op operationeel niveau in de toepassing van personeelsinstrumenten. Deze beleidsontwikkelingen, actieplannen en personeelsinstrumenten richten zich achtereenvolgens op de instroom van medewerkers, de doorstroom van medewerkers binnen de zorg en de uitstroom van medewerkers uit de organisatie of sector. De inspanningen die gepleegd worden ten behoeve van de personeelsstromen leiden tot aanzienlijke verbetering van de sociale en financiële prestaties van zorginstellingen (Leijten, 2010).

In de praktijk van de zorgsector is de inzet van HRM nog vaak uiterst beheersmatig. Dit hoofdstuk verduidelijkt daarentegen de positie, de betekenis en het belang van HRM als onderdeel van strategisch management, met als resultaat inzicht in de toegevoegde waarde van HRM. Wanneer zorginstellingen meer inzicht hebben in de meerwaarde van hun medewerkers voor bedrijfsresultaten, kunnen zij hen beter ondersteunen. Simpele HRM-ingrepen hebben vaak een relatie met organisatiesucces. Dit hoofdstuk beschrijft in vogelvlucht een aantal cruciale HR-thema's voor de zorg.

Na een introductie in de principes van HRM (paragraaf 7.2), zijn de verschillende strategische invalshoeken voor HRM aan de orde in paragraaf 7.3. Ontwikkelingen op het terrein van HRM in de uiteenlopende instellingen in de zorg kunnen niet los worden gezien van trends en ontwikkelingen in de maatschappij en zorgverlening. Deze trends – behandeld in hoofdstuk 1 van dit boek – interfereren met trends op de arbeidsmarkt in de sector. Dit beïnvloedt de keuzes die instellingen maken ten aanzien van hun HR-beleid (paragraaf 7.4). Een en ander leidt tot een aantal algemene ofwel dominante thema's die in deze tijd de HR-strategie van zorginstellingen sterk beïnvloeden. In paragraaf 7.5 wordt aandacht besteedt aan het performancemanagement: sturen op leren en ontwikkelen, sturen op cultuurontwikkeling en maatschappelijk verantwoord ondernemen.

Met behulp van de juiste ken- en stuurgetallen (paragraaf 7.6) en door de inzet van relevante tools (paragraaf 7.7) kunnen strategie en keuzes in beleid worden vertaald in concrete HRM-acties. Langs de weg van de personeelsstromen in de organisaties illustreert paragraaf 7.8 aan de hand van voorbeelden welke concrete HRM-acties de kwaliteit van de zorgverlening en prestaties van instellingen kunnen versterken. Ten slotte wordt in paragraaf 7.9 stilgestaan bij de manier waarop kwaliteit en effecten van HRM in de organisatie inzichtelijk kunnen worden gemaakt.

7.2 Human resource management (HRM)

Het doel van HRM in de zorg is het realiseren van een grotere betrokkenheid bij de markt en bij de werkomgeving. Uitgangspunt is dat er een verband bestaat tussen resultaten op personeelsgebied en bedrijfsresultaten. Omdat ruim 80% van de 'middelen' in de zorg bestaat uit de inzet van medewerkers, is het van zeer groot belang dat hier gestructureerd en gecontroleerd mee om wordt gegaan. Een goede HR-strategie en -beleid kan een grote ondersteuning zijn bij het vertalen van de visie van de organisatie naar het concrete gedrag van medewerkers. Dat is waar het tenslotte om gaat. Visie en missie op papier is één, maar de vertaling naar het gedrag van de mens in de organisatie is een tweede. Met een goede HR-strategie is concurrentievoordeel te behalen; immers systemen, processen en middelen zijn te kopiëren, mensen niet. Hoe beter werkgevers erin slagen om hen goed te managen, des te beter zijn de resultaten.

De filosofie achter HRM is dat investeren in personeel loont. Een aantal voorbeelden uit de praktijk geeft aan hoe dit werkt.

- Zorgvuldige human resource planning (HRP) hangt nauw samen met een hoge arbeidsproductiviteit. Hoe beter werkgevers in staat zijn om een goede personeelsplanning te realiseren en een bijpassend dienstrooster te maken, des te beter zijn medewerkers in staat om optimaal zorg te verlenen.
- Een grote betrokkenheid van medewerkers heeft een positieve invloed op de productiviteit en productkwaliteit en leidt tot een beter sociaal klimaat. Medewerkers die zich betrokken voelen bij de taken die zij hebben in het kader van de zorgverlening aan de cliënt en ervaren dat zij een bijdrage van betekenis hebben, zijn meer gemotiveerd en in staat om in goede sfeer kwaliteit van diensten te leveren.
- Vergroting van de autonomie resulteert in een geringer personeelsverloop. Verpleegkundigen en verzorgenden in alle sectoren van de zorg hebben behoefte aan een zekere mate van zelfstandigheid en regelruimte in hun werk. Hoe beter een organisatie erin slaagt dit (bijvoorbeeld met behulp van functiedifferentiatie) te realiseren, des te groter is de tevredenheid met het werk. Medewerkers zullen minder snel geneigd zijn de organisatie te verlaten, omdat de aantrekkelijkheid van het beroep is versterkt.
- Talentmanagement heeft een positieve relatie met betrokkenheid van medewerkers, trainings- en opleidingsfaciliteiten en opleidingsniveau. Bovendien heeft het een negatieve relatie met ziekteverzuim.

Uit het voorgaande blijkt dat personeelsactiviteiten een direct effect hebben op personeelsuitkomsten. Deze personeelsuitkomsten zijn op hun beurt weer van invloed op organisatieprestaties. Daarnaast is er echter ook sprake van een strategische relatie: goede bedrijfsresultaten kunnen leiden tot een grotere bereidheid om te investeren in HRM (zie figuur 7.1).

HRM-activiteiten	HRM-effecten	Organisatieprestaties c.q. - resultaten
• Werving en selectie • Gesprekkencyclus : functioneren, beoordelen, belonen • Personeelsontwikkeling en talentmanagement • Vergroten van autonomie en regelruimte • Performance- management • Behoud van medewerkers : active aging beleid • Sociaal beleid • Flexibilisering van werkrelaties	• Gekwalificeerde medewerkers • Gemotiveerde medewerkers • Betrokkenheid en loyaliteit van medewerkers • Personeelsbehoud • Weinig verzuim • Sociaal klimaat tussen medewerkers en management	• Optimale en integrale zorg voor patiënten • Een klantvriendelijke organisatie • Een organisatie waarbinnen medewerkers hun talenten kunnen aanwenden en ontwikkelen • Een organisatie waar medewerkers trots op zijn • Een continu lerende organisatie • Een organisatie die samenwerkt in regionale zorgnetwerken • Een organisatie die in de regio uitmunt in bepaalde zorgon- derdelen

Figuur 7.1 Schematische weergave van de relatie tussen HRM-activiteiten en -effecten en de organisatieprestaties c.q. -resultaten
Bron: vrij vertaald door E. Ketelaar (2012) naar Paauwe en Boselie (2000) en Leijten (2010)

De relatie tussen HRM en de prestaties van een organisatie kunnen het best worden vastgesteld als sprake is van goede en geaccepteerde prestatie-indicatoren. Dat laatste is in de zorgsector vaak nog punt van discussie. Er zijn namelijk nog geen afgewogen opvattingen over wat zorginstellingen moeten presteren. Is de prestatie van een instelling in de thuiszorg bijvoorbeeld goed als er geen sprake is van budgetoverschrijding of als de wachtlijst met een vast percentage is verkort? Presteert een academisch ziekenhuis goed als er baanbrekend en kwalitatief goed onderzoek wordt verricht of wanneer het jaarlijks een bepaald percentage aan hartoperaties verricht? En wat zegt bijvoorbeeld de tevredenheid van de klant over de prestaties van een instelling?

Pas als werkgevers en werknemers in de zorg er samen met de overheid en verzekeraars in slagen de gewenste prestaties eenduidig te definiëren, kan onderzoek gedaan worden naar de precieze effecten van HRM in de gezondheidszorg.

7.3 Strategisch HRM in de zorg: vier invalshoeken

Het managen van medewerkers is een dynamische activiteit. Strategisch bezien kan HRM vanuit vier invalshoeken worden benaderd. Deze bieden inzicht in de rol die HRM kan innemen.

7.3.1 Bedrijfseconomische invalshoek

Mensen worden beschouwd als middelen. Zonder de inzet van alle medewerkers in een instelling heeft de zorgsector geen bestaansrecht. De medewerkers maken de zorg. Om de gevraagde zorg te kunnen verlenen, moeten mensen worden geworven die over de passende kwaliteiten beschikken. Bovendien is het van belang dat een organisatie goed voor haar medewerkers zorgt. De arbeidsomstandigheden moeten zodanig zijn dat zij hun werk naar behoren kunnen uitvoeren. Vanuit het bedrijfseconomische perspectief wordt een zorginstelling bijvoorbeeld geconfronteerd met vragen als: worden de kwaliteiten van onze medewerkers optimaal benut? Hoeveel verplegenden, verzorgenden of specialisten hebben we nodig? Over welke kennis, vaardigheden en expertise moeten zij beschikken?

7.3.2 Sociaalpsychologische invalshoek

De samenwerking en onderlinge relaties binnen de organisatie vormen het uitgangspunt. Medewerkers brengen niet alleen hun arbeidskracht in, maar ook hun persoonlijke eigenschappen en kenmerken. Zij hebben allemaal eigen behoeften en verwachtingen waarmee het management van de instelling rekening moet houden. In de huidige tijd geldt bijvoorbeeld dat medewerkers zich gericht willen ontwikkelen en dat zij waarde hechten aan autonomie en werkzekerheid. HRM vanuit deze invalshoek benadert, gaat dus vooral over het psychologisch contract tussen werkgever en werknemer. Vragen die aan de orde zijn: is de inhoud van de functie aantrekkelijk? Is er sprake van een goede arbeidsovereenkomst? In dit geval is het ook van belang wat de organisatie onderneemt om uitval door ziekte te voorkomen en op welke manier wordt geïnvesteerd in de re-integratie van medewerkers.

7.3.3 Belangeninvalshoek

Een medewerker in de organisatie heeft belangen. Zijn collega's en leidinggevenden, de klant (zorgvrager), zorgverzekeraars en de overheid hebben dat eveneens. Medewerkers in de zorgsector hebben onder andere belang bij een goede doorstroom van patiënten (op de juiste plek), continue instroom van leerlingen en een goede beoordeling van de Inspectie voor de Gezondheidszorg (IGZ). Partijen in de zorgsector kunnen behalve gelijke ook tegengestelde belangen hebben. Er bestaan in de zorg diverse organen (denk aan de patiëntenverenigingen, patiëntenraad, ondernemingsraad, verbond van verzekeraars enzovoort) die de belangen van deze partijen behartigen. Instellingen in de zorg worden bij uiteenlopende vraagstukken met tegengestelde belangen geconfronteerd. Een voorbeeld is de invoering van FWG 3.0, het functiewaarderingssysteem in de zorgsector. Bonden van werkgevers en werknemers willen de loopbaanperspectieven in de zorgsector verbeteren en ook een meer evenwichtige waardering van functies realiseren. Zorginstellingen hebben er belang bij dat de financiële consequenties van een dergelijke verandering binnen het budget blijven. Medewerkers willen allemaal een waardering voor hun functie die zij redelijk achten in relatie tot de inspanningen die zij persoonlijk leveren. Deze belangen zijn niet zonder meer verenigbaar.

7.3.4 Maatschappelijke invalshoek

Ten slotte geldt dat zorginstellingen – care en cure – midden in de samenleving staan. Ontwikkelingen in de zorgsector zijn een voedingsbodem voor maatschappelijke discussies. Denk maar aan keuzes inzake voorrangsbehandelingen, medische experimenten, ontwikkeling van medicijnen en het terugdringen van de wachtlijsten. De samenleving oefent op haar beurt ook invloed uit op de zorg.

Veranderende inzichten, opvattingen en regelingen met betrekking tot de zorg hebben ook hun invloed op de praktijk en organisatie van de zorgverlening. Dat is bijvoorbeeld het geval bij de invoering van het persoonsgebonden budget in de gehandicaptenzorg, het stimuleren van kleinschalig en zelfstandig wonen en de dagbesteding. Dergelijke veranderingen hebben grote consequenties voor de omvang, kwalificaties, arbeidsovereenkomsten en werktijden van verschillende personeelscategorieën.

Vanuit welke invalshoek strategisch HRM ook wordt benaderd, het gaat altijd om optimalisering van de afstemming tussen de kwaliteiten van medewerkers en het aanbod op de arbeidsmarkt (kwalitatief en kwantitatief), de zorgvraag van de klant en de kosten van zorgverlening. Deze samenhang is weergegeven in figuur 7.2.

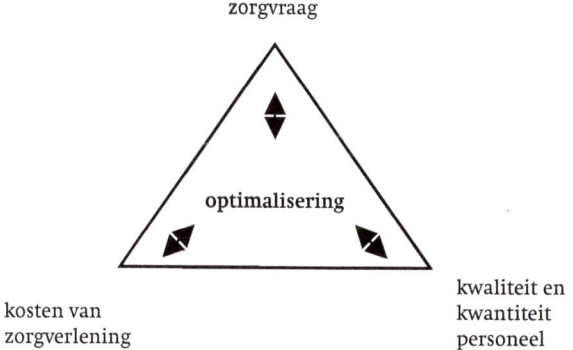

Figuur 7.2 Schematische weergave van de samenhang van zorgvraag, kosten van de zorgverlening en kwaliteit en kwantiteit van personeel
Bron: Pool en Van Dijk (1999a)

De praktische invulling van HRM in de zorginstelling geschiedt meestal op grond van een combinatie van de genoemde invalshoeken. Dat leidt tot dominante thema's en kritieke succesfactoren voor HRM in de zorg (zie paragraaf 7.5). Bovendien zijn de strategische keuzes bepalend voor de rol van de HR-professional of de afdeling HRM in de organisatie en het HRM-beleid dat wordt ontwikkeld.

7.4 Arbeidsmarkttrends die de inzet van HRM in de zorg beïnvloeden

Diverse maatschappelijke, maar ook specifieke ontwikkelingen op de arbeidsmarkt in de zorgsector zijn van invloed op de aard en inhoud van het aanbod van zorgverlening. In hoofdstuk 1 zijn de voornaamste maatschappelijke trends al aan de orde geweest. Er is sprake van een toenemende vraag naar zorg, als gevolg van de hogere levensverwachting en de verbeterde behandelmethoden.

De sector wordt geconfronteerd met veranderende waardenpatronen van zorgvragers en -aanbieders die van invloed zijn op de zorgverlening.

Bij ongewijzigd beleid en een groei in zorgvraag van ongeveer 2% per jaar zijn in 2025 ruim 470.000 mensen nodig in de zorg. En dat terwijl er op dat moment nauwelijks voldoende arbeidskrachten zijn. Het dreigende tekort aan (gekwalificeerde) medewerkers kan niet zoals tien en twintig jaar geleden worden opgelost met arbeidsreserves. Toen werden de tekorten bijvoorbeeld opgevangen door een hogere arbeidsparticipatie van vrouwen. Deze arbeidsreserve is er nu niet. Demografische en sociaal-culturele ontwikkelingen leiden er bovendien toe dat het arbeidsaanbod sterk gevarieerd is. Door personeelstekorten kan de kwaliteit en de toegankelijkheid van de zorg ernstig onder druk komen te staan. In hoofdzaak kunnen drie belangrijke arbeidsmarkttrends worden onderscheiden die de inzet van HRM beïnvloeden.

7.4.1 De vraag naar zorg wordt complexer: dat stelt eisen aan kwaliteit van arbeid

De demografische ontwikkelingen leiden er toe dat de vraag naar zorg toeneemt. Tegelijkertijd wordt de vraag complexer. Bijvoorbeeld als gevolg van ontwikkelingen in de medische technologie die leiden tot nieuwe en verbeterde behandelingen. De levensverwachting wordt daarmee nog hoger en de zorgvraag ingewikkelder. Ook een toename van het aantal allochtonen beïnvloedt de zorgvraag. De behoeften van dit deel van de bevolking zijn anders dan die van mensen met een autochtone achtergrond. Individualisering in de samenleving is eveneens van invloed op de stijging van de zorgvraag. Mantelzorg is een minder vanzelfsprekend gegeven geworden. Mensen maken bovendien steeds meer zelfstandig hun keuzes binnen het groeiende aanbod van mogelijkheden.

Zeker in combinatie met de toegenomen marktwerking in de zorg leidt dit tot hogere eisen aan de flexibiliteit en kwalificaties van het personeel en het arbeidsproces. Lasertechnieken ten behoeve van het herstel van het zicht ontwikkelen zich bijvoorbeeld in een snel tempo. Het zijn kostbare technieken, daardoor niet altijd binnen handbereik van ziekenhuizen. Om toch in de behoefte aan dergelijke behandelingen te kunnen voorzien vestigt zich in de huidige marktwerking een oogkliniek. Wil het ziekenhuis het bestaansrecht en de kwaliteit van haar oogoperaties en -behandelingen garanderen dan kan men niet achterover leunen.

De groeiende complexiteit van de zorgvraag in combinatie met de toegenomen marktwerking stelt eisen aan de flexibiliteit en inzetbaarheid van mensen. In toenemende mate is sprake van een variabel einde van de werkdag en de daarmee samenhangende personeelsplanning. Niet voor alle beroepsgroepen in de zorg is dat even vanzelfsprekend.

7.4.2   Het arbeidsaanbod wordt schaarser

Het CPB verwacht dat bij ongewijzigd beleid in de periode 2015-2020 de beroepsbevolking daalt. En dat terwijl de vraag naar arbeid in de zorg zodanig groot is dat het aandeel werkenden in de zorg in een periode van vijftien jaar tijd (2010-2025) zou moeten stijgen van 13% naar 20%. Gezien de structurele krapte op de arbeidsmarkt, moet de zorgsector alle zeilen bijzetten om de noodzakelijke zorg te kunnen blijven leveren. Een neveneffect hiervan is dat instellingen in toenemende mate de keuze maken voor concentratie op kerntaken en zich op basis daarvan profileren ten opzichte van concurrenten. Dat is mede bepalend voor hun aantrekkingskracht op medewerkers. De werving en selectie van professionals met specifieke kwaliteiten wordt belangrijker.

7.4.3   Het arbeidsaanbod wordt meer gevarieerd

Demografische en sociaal-culturele ontwikkelingen zorgen er voor dat de Nederlandse beroepsbevolking meer gevarieerd wordt. Werkgevers hebben steeds vaker te maken met mannen en vrouwen van verschillende herkomst, met specifieke wensen en behoeften, die werk – al dan niet in deeltijd – combineren met andere taken en bezigheden. Inzicht in hoe de waardepatronen verschillen per doelgroep en generatie is van belang voor het vinden en houden van aansluiting bij (potentiële) medewerkers.

7.5 De inrichting van HRM in de zorg: dominante thema's

Voor zorginstellingen is het zaak hun HRM-strategie zodanig in te richten dat zij (voldoende) goed gekwalificeerde medewerkers kunnen aantrekken, behouden en ontwikkelen. Werkgevers hebben er baat bij dat professionals in de zorg plezier beleven in hun werk en gemotiveerd zijn. Daarbij geldt dat er zeker ook aandacht moet zijn voor de relatie tussen werkgever en werknemer, die zich onder andere vertaalt in het sociale klimaat en de cultuur van de organisatie. Voor HRM gelden enkele dominante thema's die gerelateerd zijn aan de (gewenste) prestaties van de instellingen enerzijds en de personele consequenties anderzijds:
1. sturen op (verbetering van) prestaties: performancemanagement;
2. sturen op organisatiecultuur;
3. sturen op leren en ontwikkelen; talentmanagement en kennismanagement;
4. maatschappelijk (verantwoord) ondernemen.

Deze thema's vormen de grondslag voor de HR-cyclus die het beleid regelt voor de in-, door- en uitstroom van medewerkers. Met het doelgericht ontwikkelen van HR-beleid, de inzet van de juiste tools en daarmee verbonden activiteiten (voortvloeiend uit deze thema's), beoogt de sector specifieke HR-effecten en gewenste prestaties te realiseren (zie figuur 7.1).

7.5.1 Sturen op (verbetering van) prestaties: performancemanagement

De marktwerking in de zorg, de organisatie op processen en de ontwikkeling die zich richt op de concentratie op kerntaken, leiden tot een toenemend belang van (goede) prestaties. Deze worden gemeten en beoordeeld. De IGZ maakt haar oordeel over uiteenlopende prestaties van zorginstellingen in vergaande mate openbaar en de zorgvrager (klant) kijkt kritisch naar deze prestaties. Individueel kunnen zorgverleners zich al jaren laten inschrijven in het BIG-register. Een BIG-registratie verleent duidelijkheid over de bevoegdheid van een zorgverlener. De inschrijving in het BIG-register is steeds voor een periode van vijf jaar. Alleen zorgverleners die aan de criteria voldoen, kunnen zich herregistreren. Het onderhouden van de eigen bekwaamheid en deskundigheid is dus essentieel. Sinds 1 juli 2012 is het BIG-register openbaar. Zorgvragers kunnen zelf uitzoeken of hun zorgverlener bevoegd is om de noodzakelijke zorg te verlenen en of bijvoorbeeld medische missers zijn gemaakt.

Het management van de zorginstelling maakt strategische keuzes om goede prestaties te kunnen leveren. De keuzes hebben te maken met de maatschappelijke verantwoordelijkheid die de instelling wil nemen, de uiteenlopende belangen van betrokken partijen, maar ook sociaalpsychologische en bedrijfseconomische aspecten spelen een rol. Belangrijk is dat medewerkers inzicht hebben in deze strategische keuzes die gemaakt worden en weten in welke context zij hun handelen moeten plaatsen. Bijvoorbeeld: een verzorgende die de doelen kent van de organisatie waarvoor hij werkt, is beter in staat in het werk beslissingen te nemen over het eigen handelen. De strategische business planning van zorginstellingen enerzijds en het gedrag van hun medewerkers anderzijds is in de praktijk nog onvoldoende op elkaar afgestemd.

Voor HRM ligt hier de dominante verantwoordelijkheid tot het voeren van performancemanagement: het sturen op (verbetering van) prestaties. Het opstellen van de kritische prestatie-indicatoren en de transparantie die daardoor ontstaat leidt tot verbetering van de effectiviteit (Thierry, 2007).

7.5.2 Sturen op organisatiecultuur

Meer vraaggestuurd handelen, maar ook de concentratie op kerntaken, stelt eisen aan de cultuur van instellingen in de zorg. Goed performancemanagement alleen is niet voldoende om de veranderende ambities in bijvoorbeeld de thuiszorg te realiseren. Noodzakelijke of gewenste veranderingen in de organisatie vragen om aanpassing van de cultuur. Aanbodgericht werken is inmiddels ingesleten. Het tijdstip waarop klanten in de thuiszorg geholpen willen worden, of bijvoorbeeld het aantal zorgverleners dat wekelijks thuis bij de klant komt, vergt een andere aanpak en organisatie van het werk. De zorgverlening moet anders worden georganiseerd en benaderd. Medewerkers moeten zich ervan bewust zijn dat zij hier zelf een cruciale rol in vervullen. Een dominante rol van HRM is het stimuleren van dit bewustwordingsproces door in kaart te brengen welke gedragsverandering er nodig is om de gewenste doelen te realiseren.

HRM kan de instrumenten ten behoeve van in-, door- en uitstroom benutten om de noodzakelijke cultuurverandering te initiëren. De cyclus van personeelsgesprekken kan bijvoorbeeld worden ingezet om draagvlak voor (cultuur)verandering te bewerkstelligen. Resultaten van onderzoek naar werkbelasting en -beleving onder medewerkers kunnen leiden tot een andere verdeling van het werk en daarmee samenhangende gedragsverandering. Datzelfde geldt voor beleid dat is gericht op (de preventie van) verzuim binnen de instelling.

7.5.3 Sturen op leren en ontwikkelen

Instellingen in de zorg en medewerkers daarbinnen begeven zich in een proces dat vraagt om voortdurend aanpassen. Ontwikkeling van onder andere behandelmethoden, medicijnen en technologische toepassingen vergt een voortdurende flexibiliteit. Alleen als daar proactief op ingespeeld wordt, zijn instellingen in staat om te concurreren op kwaliteit.

De functie van HRM in dat krachtenveld is het in kaart brengen wat de noodzakelijke capaciteit van mensen is en ervoor te zorgen dat de leerprocessen in de organisatie goed worden geregeld. De nadruk daarbij ligt in toenemende mate op het aantrekken, behouden en ontwikkelen van kennis en talent. Opleiden en trainen moeten door HRM nadrukkelijk in verband worden gebracht met de prestatie-indicatoren. Op deze manier kunnen medewerkers zich binnen hun functie en loopbaan ontwikkelen. Bovendien draagt het bij tot een lerende organisatie.

Aanbieders van zorg zijn steeds meer bewust bezig met vraagsturing, waarin de dialoog met de cliënt centraal staat. Vraagsturing heeft effect op de manier waarop een organisatie haar zorgverlening wil realiseren en op datgene wat van medewerkers wordt gevraagd. Om een echt cliëntgerichte houding te ontwikkelen, is veel vrijheid nodig en moet men in staat zijn flexibel op vragen in te spelen. Daartoe is het van belang dat verantwoordelijkheden en bevoegdheden in de organisatie op de juiste plaats worden neergelegd. Medewerkers moeten worden gestimuleerd om verantwoordelijkheden niet van een klant over te nemen. Leidinggevenden moeten op hun beurt de verantwoordelijkheid van medewerkers niet overnemen, maar hen juist stimuleren deze zelf te nemen. Vraagsturing kan alleen succesvol zijn als de zorgaanbieder het juiste gedrag vertoont en zich specifieke kwaliteiten eigen heeft gemaakt. HRM stuurt op de ontwikkeling van deze kwaliteiten in de organisatie.

7.5.4 Maatschappelijk (verantwoord) ondernemen

De diverse trends in de zorg en ontwikkelingen in de maatschappij leiden tot verandering van normen en waarden. De eerdergenoemde (hoogwaardige) technologische toepassingen zijn in de zorg van vandaag bijvoorbeeld niet meer weg te denken. Zowel op het gebied van de diagnostiek als van de behandeling laten zij hun invloed steeds meer gelden. Van belang is dat de technologische mogelijkheden goed worden ingezet en dat telkens de juiste afwegingen worden gemaakt. De (zorg voor de) mens moet zichtbaar blijven.

Ook de vragen naar zorg zijn steeds complexer en er lijkt geen grens aan. Toch zijn er medisch, financieel, maar ook ethisch wel degelijk beperkingen.

De dominante opdracht voor HRM is een bijdrage te leveren aan het maatschappelijk (verantwoord) ondernemen in de zorg. Via de HR-cyclus van in-, door- en uitstroom kan bijvoorbeeld draagvlak voor veranderende normen worden gecreeerd. HRM dient kennis te hebben van de verschuivingen in onze maatschappij en hoe je die kunt vertalen in normen voor de organisatie (de wijze van zorgverlening) en de manier waarop ze kunnen worden gehandhaafd. In het bijzonder is er voor HRM de verantwoordelijkheid om in het licht van de veranderende waarden en normen zorgvuldig personeelsbeleid te garanderen. De afspraken die in de arbeidsrelatie tussen werkgevers en werknemers in de zorg worden gemaakt, zijn steeds meer afgestemd op de behoeften van de individuele medewerker.

7.6 Ken- en stuurgetallen voor HRM

Om de gewenste rol te kunnen vervullen en sturing te geven aan dominante thema's, maakt HRM gebruik van de gegevens die de zorginstelling heeft over al haar beroepskrachten. De benodigde informatie om effectief HRM-beleid te voeren, is opgebouwd uit zogenoemde ken- en stuurgetallen. Deze kunnen betrekking hebben op dezelfde managementinformatie. De verkregen gegevens worden echter met een ander doel ingezet.

Kengetallen geven inzicht in het personeelsbestand en kunnen de ontwikkelingen die zich daarin voordoen aanduiden. Kengetallen zeggen bijvoorbeeld iets over de leeftijdsopbouw, het niveau van verzuim en de opbouw van de salariskosten. Bovendien geven ze aan waar eventuele knelpunten zitten. Kengetallen hebben een inventariserende en signalerende functie.

Stuurgetallen beschrijven eindresultaten, er kan een conclusie aan worden verbonden. Voorbeelden van stuurgetallen zijn de totale loonkosten, de personeelsomvang, het potentieel in de organisatie (mogelijkheid tot specialisatie), samenstelling van het personeelsbestand (bijvoorbeeld de verhouding tussen verplegenden, verzorgenden en andere zorgverleners). Stuurgetallen maken planning en controle mogelijk. Het management kan op basis van de informatie het beleid voor de instelling ontwikkelen en evalueren.

De manier waarop met ken- en stuurgetallen in het kader van HRM binnen een zorginstelling wordt gewerkt, is in tabel 7.1 schematisch weergegeven.

Tabel 7.1 Manier waarop in het kader van HRM binnen een zorginstelling met ken- en stuurgetallen wordt gewerkt

Kengetallen voor inventariseren en signaleren	Stuurgetallen voor plannen en controleren
Doel:	**Doel:**
- kwantificeren van de bestaande situatie - inzicht verkrijgen in de geformuleerde dominante thema's	- kwantificeren van de doelstellingen van een ontwikkeling of verandering in de afdeling, team of instelling - inzicht verkrijgen in de gerealiseerde verandering en de noodzaak om bij te sturen
Door het verzamelen van informatie over:	**Door het verzamelen van informatie over:**
- diverse personeelscategorieën - alle relevante werkterreinen van HRM - diverse bijdragen van de factor arbeid (kwaliteit en kwantiteit).	- specifieke personeelscategorieën - benodigde bijdragen van de factor arbeid (kwaliteit en kwantiteit) in het team, de afdeling of de instelling
Met behulp van:	**Met behulp van:**
- een ruime set gegevens voor diagnose	- een beperkte set van gegevens over de meest urgente beleidsterreinen

Ken- en stuurgetallen die in het kader van HRM belangrijk zijn, geven informatie over:
1. opbouw en samenstelling van het personeelsbestand;
2. inzet van personeelsinstrumenten;
3. inzet van financiën in relatie tot personeel.

7.6.1 Opbouw en samenstelling van het personeelsbestand

Ken- en stuurgetallen die ons informeren over de opbouw en samenstelling van het personeelsbestand van de instelling, hebben bijvoorbeeld betrekking op de omvang van het bestand. Dit betreft onder meer het aantal medewerkers en de manier waarop deze medewerkers zijn verdeeld over de diverse functies in de organisatie. Bovendien gaat het om informatie over zaken als leeftijdsopbouw, verhouding man-vrouw, het niveau van opleiding en salaris en de verhouding tussen loonkosten en personeelskosten. Andere voorbeelden zijn het aantal fulltime arbeidskrachten en het aantal medewerkers dat in deeltijd werkt of het percentage medewerkers met een vast dienstverband. Ten slotte zegt ook informatie over verlof en (ziekte)verzuim iets over de opbouw en samenstelling van het personeelsbestand.

De informatie over de opbouw en samenstelling van het personeelsbestand kan bijvoorbeeld worden gebruikt bij beslissingen inzake huisvesting en faciliteiten. Denk maar aan specifieke operatiefaciliteiten in een ziekenhuis, of instrumenten voor toepassing in de thuiszorg. Wanneer er sprake is van een personeelsbestand met een relatief groot aandeel jongere medewerkers zal de behoefte aan faciliteiten anders zijn dan wanneer sprake is van vergrijzing. Ook beleidskeuzes, bijvoorbeeld inzake loopbaanbegeleiding, zorgverlof, verzuimpreventie en dergelijke zullen verschillend zijn in die situaties. De loonkosten vormen een grote post op de begroting van een zorginstelling. Het is dan ook belangrijk om na te gaan waar een eventuele stijging in de loonkosten vandaan komt. Wordt die stijging bijvoorbeeld veroorzaakt door vergrijzing, dan kan dat van invloed zijn op beslissingen inzake seniorenbeleid. Ook kan het gevolgen hebben voor de werving en selectie van nieuwe medewerkers. Om de loonkosten te drukken, kan de instelling ervoor kiezen te investeren in jongere en/of minder ervaren medewerkers.

Ken- en stuurgetallen die ons informatie geven over verlof en verzuim in het kader van ziekte bieden inzicht in de effecten van het beleid van de instelling op dit terrein. Het beleid kan met behulp van deze informatie zo worden aangepast, dat het nog beter aansluit. Management wordt gestimuleerd om meer preventief beleid te ontwikkelen.

7.6.2 Inzet van personeelsinstrumenten

Ken- en stuurgetallen die ons informeren over de inzet van personeelsinstrumenten in de organisatie hebben onder andere betrekking op het beleid inzake werving, selectie en loopbaanontwikkeling. Daarbij gaat het bijvoorbeeld om het aantal (moeilijk vervulbare) vacatures, het aantal (geschikte) kandidaten dat zich meldt voor de verschillende vacatures of de tijd die nodig is om vacatures goed te vervullen. Maar het gaat ook om de gemiddelde periode die medewerkers in een functie verblijven en hun promotie- of demotiegegevens.

De gegevens over de inzet van personeelsinstrumenten kunnen onder meer bepalend zijn voor de keuze van een instelling om intern of extern nieuwe verplegenden of verzorgenden te werven. Bovendien zijn ze belangrijk bij het selecteren van een medium voor de werving van kandidaten (zoals de krant of het internet). Daarnaast is de informatie relevant voor het vormgeven van opleidingsbeleid, coaching en ondersteuning van medewerkers in de verschillende afdelingen of teams. Ook kan worden nagegaan of voldoende inspanning wordt geleverd om medewerkers interne loopbaankansen te bieden.

7.6.3 Inzet van financiën in relatie tot personeel

Ken- en stuurgetallen die informatie geven over de financiële component van HRM hebben voornamelijk betrekking op de directe en indirecte kosten van personeel. Directe kosten zijn de kosten die rechtstreeks verbonden zijn aan personeelsactiviteiten, zoals salarissen, toeslagen, sociale lasten en werkgeversbijdragen. De indirecte kosten hebben betrekking op bekostiging van faciliteiten, materialen en instrumenten ten behoeve van medewerkers. Bijvoorbeeld werving en selectie, opleiding en functiewaardering.

De informatie over de directe en indirecte kosten van HRM kan in relatie worden gebracht met de totale kosten binnen de organisatie en de resultaten van het gevoerde beleid. Zijn de personele uitgaven in verhouding met de overige uitgaven? Hebben de investeringen die worden gedaan de gewenste effecten? Is het nodig dat de financiële middelen voor HRM de komende jaren anders worden aangewend?

7.7 Tools voor HRM

In relatie tot het de dominante thema's voor HRM en het beleid van in-, door- en uitstroom, gelden er drie belangrijke tools in de zorgsector die van invloed zijn op de inzet van HR-instrumenten:
1. functiedifferentiatie in de zorg;
2. competentiemanagement;
3. functiewaardering.

7.7.1 Functiedifferentiatie in de zorg

De beroepenstructuur in de zorgsector heeft zich in de afgelopen jaren voortdurend aangepast aan de ontwikkelingen in de sector. In ziekenhuizen is bijvoorbeeld sprake van steeds meer kortdurende opnamen en daarmee van een grotere doorloopsnelheid van patiënten. Ook is er sprake van een toename van het aantal dagbehandelingen en worden nieuwe ontwikkelingen op verpleegtechnisch en medisch gebied ingevoerd. In verpleeghuizen, verzorgingshuizen en de thuiszorg krijgt men te maken met toename van de zorg die eerst in de algemene ziekenhuizen werd verleend. De verzorgingshuizen worden geconfronteerd met een transmuralisering van de zorg, terwijl bijvoorbeeld in de psychiatrie en gehandicaptenzorg sprake is van extramuralisering.

Ook wettelijke regelingen zoals de Wet BIG en de WGBO zijn van invloed op de beroepsuitoefening. In het algemeen is er sprake van een tendens naar beroepskrachten die 'nabij zijn' en fungeren als aanspreekpunt. Daarnaast geldt een toenemende vraag naar gespecialiseerde beroepskrachten met een brede blik die specifieke kennis en vaardigheden inzetten voor bepaalde doelgroepen.

HRM en management in de zorg kunnen door het ontwerpen van functies invloed uitoefenen op de organisatie en verdeling van het werk. Maar ook op de afstemming van het totaal aan functies in de gehele instelling. Functiedifferentiatie kan daartoe als middel worden ingezet. Dit leidt tot het (her)schikken van taken en verantwoordelijkheden in nieuwe of hernieuwde functies. Het draagt bij aan het creëren van duidelijke functie-inhouden en verantwoordelijkheden die naast en/of boven elkaar worden onderscheiden.

Vaak wordt functiedifferentiatie beschouwd als een beheersinstrument, maar het is wel degelijk van invloed op de kwaliteit van de arbeid en het past daarmee in een goed sociaal beleid. Aandacht voor kwaliteit van de arbeid is nodig om (ziekte)verzuim en verloop te voorkomen. In relatie tot het performancemanagement is het van belang om een functie te bezien in samenhang met andere functies. Wanneer dat niet voldoende gebeurt, bestaat het risico dat door het verdelen of afsplitsen van taken, functies overblijven die onvoldoende kwaliteit van arbeid in zich hebben en niet bijdragen tot verbeterde prestaties.

Bij kwaliteit van arbeid gaat het om de regelmogelijkheden die iemand in zijn functie heeft, de leermogelijkheden die er zijn en de werkbelasting die inherent is aan de functie. Regelmogelijkheden verwijzen naar de bevoegdheden en de gelegenheid die een medewerker heeft om zelf problemen op te lossen. Leermogelijkheden hebben betrekking op de mogelijkheden tot beroepsinhoudelijke verdieping. Mensen hebben behoefte aan feedback op hun functioneren en de kwaliteit van hun handelen. Bovendien is het belangrijk dat sprake is van een bouwwerk van functies waarin enig loopbaanperspectief zit. De werkbelasting ten slotte verwijst naar een passende balans tussen licht en zwaar werk, zowel fysiek als mentaal.

Startpunt voor de keuzes die gemaakt worden in de opbouw van functies en kwaliteit van arbeid is de visie die een instelling (of afdeling) heeft op de verlening van zorg. Deze visie vertaalt zich namelijk in de organisatie van verpleegkundige en verzorgende processen. De vertaalslag voor HRM vindt plaats in relatie tot de dominante thema's van performancemanagement, sturen op cultuurontwikkeling, sturen op leren en ontwikkelen en maatschappelijk verantwoord ondernemen.

7.7.2 Competentiemanagement

Het managen van competenties biedt mogelijkheden tot aansturen en afstemmen van ontwikkelingen in de zorgverlening. Zij kunnen de richting aangeven voor de zorgverlening in de toekomst. Competentiemanagement is integraal verbonden met het management van talent en het sturen op prestaties in de zorgverlening.

Er bestaan over het begrip competenties uiteenlopende definities. Sommige daarvan gaan uit van de invalshoek van de individuele medewerker, andere kiezen de invalshoek van de organisatie. Binnen competentiemanagement komen de verschillende benaderingen van competenties samen.

Op individueel niveau zijn competenties afgeleid van succesvol gedrag. Succesvol gedrag is het gedrag dat binnen de context van de organisatie of functie van een persoon wordt verwacht. Als de context wijzigt, bijvoorbeeld omdat de omgeving verandert of doelstellingen aangepast worden, kan dat van invloed zijn op het succesvol gedrag. Competenties wijzigen dan ook in de loop der tijd. Competenties zijn opgebouwd uit (vakinhoudelijke) kennis, vaardigheden en karaktereigenschappen. Competenties worden vertaald in observeerbare kundige gedragingen die voortkomen uit een samenspel tussen kennis, vaardigheden en karaktereigenschappen die in een bepaalde situatie en vanuit een bepaalde attitude leiden tot succesvol gedrag.

Kennis
Kennis is gerelateerd aan scholing, ervaring, diploma's, werk- en denkniveau en vaktechnische specificaties die noodzakelijk zijn voor functievervulling.

Vaardigheden
Vaardigheden zijn datgene wat iemand waarneembaar in de praktijk kan laten zien. Vaardigheden zijn te vertalen in gedragscriteria: wat iemand moet kunnen om succesvol te zijn. Het handelen van een persoon wordt dus niet alleen bepaald door de kennis die hij bezit, maar ook door de mate waarin hij deze kennis weet om te zetten in waarneembaar gedrag.

(Karakter)eigenschappen
De bouwstenen die iemand bij zijn geboorte meekrijgt, noemen we (karakter)eigenschappen. Het betreft hier enerzijds de persoonskenmerken (zoals extraversie), anderzijds de verstandelijke vermogens en datgene wat ons drijft

(drijfveren). Deze eigenschappen zullen in de loop van het leven niet wezenlijk veranderen. Ze zijn niet direct zichtbaar, maar vertalen zich in ons dagelijkse handelen. Zij zijn bepalend voor de mate waarin iemand in staat is kennis, ervaring en vaardigheden zo aan te wenden dat deze leiden tot succesvol gedrag. Dit laatste impliceert dat bepaalde competenties voor sommige mensen moeilijk of zelfs niet zijn te ontwikkelen.

Binnen de lagen die we in een competentie kunnen onderscheiden, zijn de eigenschappen het meest verborgen. Dit kan worden geïllustreerd met behulp van de ijsbergmetafoor (figuur 7.3). Slechts een deel van de ijsberg ligt boven water. Het deel onder water is niet zichtbaar, maar vormt wel het fundament van de ijsberg. Zo geldt dat ook voor de eigenschappen die aan de basis liggen van competenties.

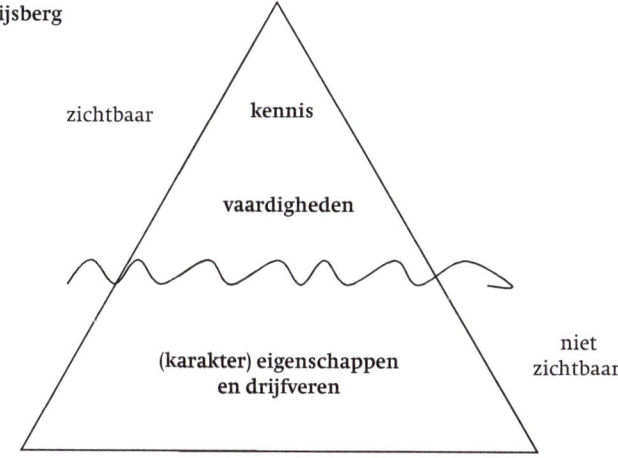

Figuur 7.3 IJsbergmetafoor

Attituden

Naast de genoemde aspecten zijn er ook nog attituden. Dit zijn denkbeelden van een persoon die bepalen hoe iemand in het leven staat. Attituden zijn niet aangeboren, maar worden vanuit onze culturele achtergrond en opvoeding aan ons doorgegeven en gedurende het leven aangevuld met eigen ervaringen. Voorbeelden hiervan zijn motivatie, normen en waarden. Attituden kunnen hardnekkig zijn, maar zijn wel te veranderen. Zij vormen een belangrijke voorwaarde voor succesvol gedrag. Attituden kunnen diep verankerd zijn in het wezen van een persoon en een belangrijke belemmering vormen voor het veranderen van gedrag.

Externe factoren

Externe factoren spelen ook een rol bij succesvol gedrag. Daarmee wordt bedoeld dat de omgeving een persoon in staat moet stellen om succesvol gedrag te laten zien. De juiste randvoorwaarden moeten worden gecreëerd. Een medewerker in de thuiszorg die veel zwaar lichamelijk werk moet verrichten, zoals het tillen van een cliënt, moet dat kunnen doen met de juiste faciliteiten.

Met behulp van competenties is het mogelijk om de ontwikkeling van de dienstverlening in de zorg en de ontwikkeling van medewerkers systematisch vorm te geven. Bovendien kunnen deze ontwikkelingen zorgvuldig op elkaar worden afgestemd, zodat succesvol gedrag wordt gestimuleerd.

Competentiemanagement is het sturen, monitoren, ontwikkelen en beoordelen van gedrag op basis van competenties waarbij het succesvolle gedrag als referentiekader geldt. Competentiemanagement is dus een managementinstrument.

In relatie tot de dominante thema's van HRM en het beleid dat zich richt op de in-, door- en uitstroom van medewerkers geldt dat competenties onder andere:
- een hulpmiddel kunnen zijn om de organisatiestrategie te vertalen naar gewenst individueel gedrag (performancemanagement);
- ambities van de instelling inzake zorgverlening en ambities van medewerkers op een uitstekende manier aan elkaar kunnen koppelen (sturen op leren en ontwikkelen);
- een hulpmiddel kunnen zijn bij het doorvoeren van veranderingen, omdat op basis van competenties aan medewerkers kan worden aangegeven wat van hen wordt verwacht (sturen op cultuurontwikkeling);
- het cement kunnen zijn van een consistent HR-beleid. Selecteren, ontwikkelen, opleiden en beoordelen kunnen door middel van competentiemanagement goed op elkaar worden afgestemd;
- kunnen bijdragen aan de beheersbaarheid van HRM, omdat meetbaar is welke resultaten worden behaald (maatschappelijk verantwoord ondernemen).

In de diverse fasen van de HR-cyclus van in-, door- en uitstroom van medewerkers, kunnen personeelsinstrumenten worden ingezet die tot doel hebben het HR-beleid te sturen. Voorbeelden zijn de functiebeschrijving, werving en selectie of scholing en ontwikkeling. Zorginstellingen kunnen competenties gebruiken bij de ontwikkeling en toepassing van deze personeelsinstrumenten. Het is bijvoorbeeld prettig als in de beschrijvingen van de functie ook vastligt op welke competenties wordt geselecteerd naast vereiste opleiding en ervaring. Daarmee wordt duidelijk aangegeven welk gedrag er van een medewerker wordt verwacht. Competenties vormen een hulpmiddel bij personeelsplanning. Het managen van competenties brengt sterke en zwakke punten aan het licht.

Diezelfde competenties kunnen benut worden als hulpmiddel bij functioneringsgesprekken om medewerkers te coachen. Ook kunnen ze worden toegepast in ontwikkelingsgesprekken om te onderzoeken wat de ontwikkelingsmogelijkheden van de medewerker zijn. Competenties zijn tevens bruikbaar in het kader van beoordeling. Beoordelen vindt dan plaats op basis van gedrag.

7.7.3 Functiewaardering in de zorgsector

Het onderscheiden van taken en verantwoordelijkheden en het benoemen van functie-inhouden leidt tot functiebeschrijvingen. Met behulp van goede functiebeschrijvingen en formatieoverzichten kunnen de gewenste doelen van de instelling beter worden gerealiseerd. Door de functie-inhoud een vast onderdeel te laten uitmaken van de functioneringsgesprekken en de resultaten van het werk aan de orde te stellen in werkoverleg, kan op de gewenste ontwikkelingen (performancemanagement, leren en ontwikkelen) worden gestuurd. Als die ontwikkelingsruimte duidelijk is verwoord in een functiebeschrijving, kan die officieel worden gewaardeerd.

Functiewaardering is een hulpmiddel voor een rechtvaardige verdeling van de loonsom. Voor die verdeling is behalve een ordeningssysteem ook een salarisstructuur noodzakelijk. Centraal staat: gelijk loon voor gelijk werk. Het belang van een inzichtelijke verdeling van de loonsom is groot, omdat de kosten van de gezondheidszorg voor twee derde bestaan uit loonkosten. Het gaat om een bedrag van ruim 40 miljard euro. Als deze kosten bijvoorbeeld stijgen met 1%, stijgen de totale kosten van de gezondheidszorg met meer dan 400 miljoen euro.

Door toename van zorgvraag en zorgaanbod, het aantal instellingen, de grootte van de instellingen en groeiende bewustwording van taak en positie van de zorg is de behoefte aan bedrijfsmatigere aanpak van loonkostenbeheersing (en sturingsmiddelen) toegenomen. Een integrale salarisstructuur is goed voor de beheersing van de algehele kosten in de gezondheidszorg. Ook dat is onderdeel van maatschappelijk verantwoord ondernemen.

Het huidige functiewaarderingsysteem FWG 3.0 bepaalt van elke functie de plaats in het functiebouwwerk van de zorgsector op basis van een aantal (negen) gezichtspunten. FWG-gegevens kunnen behulpzaam zijn bij het voeren van HR-beleid in de instelling en de aanpak van een aantal dominante thema's.

- *Bij werving en selectie* is het van belang om te beschikken over de actuele functie-informatie, zowel van de in te vullen functie als van de overige functies in de afdeling. Die gegevens zijn essentieel bij het analyseren van de personeelsbehoefte, maar ook bij het selecteren van de juiste medewerker.
- *Bij mobiliteit* en loopbaanontwikkeling zijn de functiegegevens en de functie-eisen belangrijk bij het nagaan van de mogelijkheden die er zijn of zich kunnen voordoen.
- Bij het vormgeven van het *talentmanagement of professionaliseringsbeleid* kan het opgebouwde personeelsbestand worden gebruikt om na te gaan wie voor welke opleiding in aanmerking komen of welke opleidingen moeten worden aangeboden. Ook bestaat de mogelijkheid om na te gaan of succesvol afsluiten van een opleiding uitzicht biedt op een andere functie. Men kan dus gerichter omgaan met de ontwikkeling van competenties van medewerkers.
- Bij het *vaststellen van de begroting* kan nagegaan worden welke effecten toekomstige ontwikkelingen zullen hebben. Toekomstscenario's kunnen zowel inhoudelijk, kwalitatief, organisatorisch als financieel in kaart worden gebracht. Zeker als zorgvisieontwikkelingen of ontwikkelingen op de arbeidsmarkt ingrijpende wijzigingen veroorzaken, is het zinvol om steeds voorafgaand enig inzicht te hebben in de effecten en de kosten.
- Bij *fusies, integratie en reorganisatie* kan het toekomstige organisatie- en formatieplaatje in kaart worden gebracht, al dan niet met overgangs- en tussenfasen.
- Bij *personeelsplanning en formatiebeheer* geldt hetzelfde.
- Bij het vormgeven van *arbo-* en *ziekteverzuimbeleid* kan gebruikgemaakt worden van de functie-eisen. Gedacht kan worden aan functies met bepaalde eisen aan oplettendheid en een grote mate van verantwoordelijkheid.
- Als een instelling *personeelsbeoordeling* wenst uit te voeren, is het onvermijdelijk om de functie-inhoud en de functie-eisen als basis te nemen.

7.8 HRM vertaald in de praktijk: beleid en concrete activiteiten

Om de gewenste HR-effecten en prestaties in de zorginstelling te bereiken, is het van belang om een cyclisch personeelsbeleid in te richten met betrekking tot de in-, door- en uitstroom van medewerkers. Dat dit beleid dient samen te hangen met de strategische keuzes die de instelling maakt, blijkt wel uit het voorgaande. Praktijkonderzoek van Leijten e.a. (2009) toont aan dat extra inspanningen om in zorginstellingen de instroom, de doorstroom en de uitstroom te bevorderen daadwerkelijk leiden tot een aanzienlijke verbetering van de sociale en financiële performance van zorginstellingen.

Belangrijk in de strategische sturing op de personeelsstromen is het besef dat de relatie tussen werkgever en werknemer in de zorg verandert. De eisen van werkgevers aan medewerkers met betrekking tot hun kwaliteit, de capaciteit om mee te groeien en hun flexibiliteit worden hoger. Werkgevers investeren tegelijkertijd meer in de arbeidstoekomst van de werknemers (denk aan performancemanagement en talentmanagement). De employability van de medewerkers wordt daardoor hoger. In de nieuwe relatie tussen werkgever en werknemer zit behoefte aan flexibiliteit, maar vooral aan individualisering en maatwerk.

7.8.1 Instroomactiviteiten

Werving
Tijdens de fase van instroom van medewerkers geldt het beleid inzake werving en selectie als een cruciale factor. De aantrekkingskracht en het imago van de zorginstelling zijn dan primair van belang om überhaupt medewerkers aan te trekken. Naamsbekendheid en beeldvorming spelen dan een rol. De sector beschikt over een grote pluriformiteit aan banen en kan dat als een unique sellingpoint benutten. Tegelijkertijd is het voor iedere instelling essentieel om zich van anderen te onderscheiden.

> Het Martini Ziekenhuis te Groningen heeft haar missie en visie vertaald naar de drie kernwaarden: *betrouwbaar, betrokken* en *open*. Deze kernwaarden komen op zoveel mogelijk plaatsen in de organisatie terug. De kernwaarden vormen ook de basis van het werving- en selectiebeleid van de gehele organisatie.

Bron: Jaardocument, 2011

In het wervingsbeleid dient verder te worden aangegeven welke kanalen worden benut en of intern dan wel extern personeel geworven wordt. Het besluit daarover is afhankelijk van het mobiliteitsbeleid dat de instelling hanteert.

Enkele relevante factoren die bepalend zijn voor de wervingsstrategie van de instelling:
- potentiële werknemers zijn niet of nauwelijks bereid ver te reizen of te verhuizen voor een nieuwe baan (reisbereidheid is gemiddeld 34 minuten);
- het opleidingsniveau is bepalend voor de mobiliteit (hoogopgeleiden zijn bereid om verder te reizen en te verhuizen);
- internet neemt een steeds grotere rol in bij het vinden van een nieuwe baan;
- landelijke en provinciale dagbladen zijn, naast internet, nog steeds de meest gehanteerde media bij de oriëntatie op de arbeidsmarkt;
- het inschakelen van familie, kennissen en relaties wordt als een goede aanvullende methode ervaren bij het vinden van nieuwe baan.

Het Amsterdamse VUmc maakt sinds april 2010 gebruik van een recruitmentteam dat onder andere social media inzet voor de werving van nieuwe personeelsleden. In een periode van acht maanden heeft het ziekenhuis 1,1 miljoen euro bespaard op de wervingskosten, de doorlooptijd is gehalveerd, moeilijke doelgroepen worden beter bereikt en het aantal open sollicitaties is toegenomen met zestig procent. Om dat te bereiken, gebruikt het recruitmentteam van het VUmc diverse social mediakanalen: Twitter, Facebook, Hyves, een speciale LinkedIn-careerpage en belangstellenden kunnen op YouTube kijken wat de functie precies inhoudt. De recruiters kijken specifiek naar wat er nodig is om een bepaalde vacature te vervullen. Daarnaast is elke recruiter individueel actief op social media.

Bron: Zorgvisie, april 2011

Selectie

Selectie van medewerkers hangt samen met de analyse van de actuele personeelsbehoefte. Deze staat niet op zichzelf, maar wordt afgeleid van de (toekomstige) ontwikkelingen in de zorg zoals de transmuralisering of extramuralisering. Dergelijke ontwikkelingen stellen immers eisen aan de kwaliteit van (toekomstige) medewerkers. In de selectiefase is het de kunst om toekomstig gedrag te voorspellen en de juiste kandidaat te selecteren. Specifieke competenties (kenmerkend voor de instelling) spelen daarin een steeds grotere rol.

Steeds meer instellingen – care en cure – investeren in kennismakingsprogramma's en stages als onderdeel van hun werving en selectiebeleid. Dat is met name effectief wanneer hoger opgeleid personeel moet worden aangetrokken onder net afgestudeerden en/of herintreders.

Een ander voorbeeld is het toepassen van een lange introductieperiode (van een jaar) waarin een afdeling of instelling een specifiek programma wordt aangeboden. Een nieuwkomer krijgt dan een mentor toegewezen die hem coacht op de geselecteerde zorgcompetenties.

7.8.2 Doorstroomactiviteiten

Is de medewerker eenmaal in dienst, dan is het beleid inzake functioneren, beoordelen en belonen van belang. Datzelfde geldt in toenemende mate voor beleid dat gericht is op de professionalisering (scholing en ontwikkeling) van medewerkers.

Gesprekkencyclus: functioneren, beoordelen, belonen
De functie van HRM is om de systematiek van evalueren, beoordelen en belonen vast te leggen en te bewaken. Een effectieve systematiek wordt ondersteund door resultaatgerichte functiebeschrijvingen waarin een relatie gelegd wordt naar prestatie-indicatoren en competenties.

> Om de nieuwe gesprekkencyclus in het Martini Ziekenhuis op een goede manier te ondersteunen, is hard gewerkt aan het ontwerpen van een transparant en helder functiegebouw waarin maximaal 120 functies in onderlinge samenhang worden getoond. Door de samenhang tussen functies en functieniveaus worden loopbaanpaden zowel horizontaal als verticaal goed zichtbaar. Bovendien is een competentiewaaier ontwikkeld, die meer concreet gedrag beschrijft wat daarbij hoort. De gedragsindicatoren zijn een hulpmiddel in het gesprek tussen leidinggevende en medewerker over het functioneren.

Bron: Jaardocument, 2011

Functioneringsgesprekken hebben tot doel de prestaties en motivatie van medewerkers te versterken, hun capaciteiten optimaal te benutten en werkomstandigheden te verbeteren. In het beoordelingsbeleid dient aandacht te zijn voor de vraag of sprake is van beoordeling op het functioneren of op het aanwezige potentieel. Ook kan sprake zijn van beloning naar prestatie, hoewel een dergelijke beoordelingssystematiek nadrukkelijk is gebonden aan afspraken met de ondernemingsraad van de instelling.

Nog net geen twintig procent van de medisch specialisten per ziekenhuis doet mee aan gesprekken over het eigen functioneren. Dat blijkt uit cijfers over 2009, die net zijn gepubliceerd door de Inspectie voor de Gezondheidszorg in het rapport 'Het resultaat telt'. Rien Meijerink, voorzitter van de Raad voor de Volksgezondheid en Zorg, is verrast door de cijfers en noemt dit aantal 'bizar laag'.

Bron: Zorgvisie, mei 2011

Personeelsontwikkeling en talentmanagement

Talentmanagement draait uiteindelijk, net als de wendbaarheid van een organisatie, om planning en strategie. Het omvat de ondersteuning bij het beheer en onderhoud van de competentievoorraad van management en professionals in de organisatie. Daarbij draait het dus om het aantrekken en vooral het behouden van talentvolle medewerkers en om de ontwikkeling van deze talenten. Vragen die een rol spelen: Wat is de uitstroom van mensen en kennis die je kunt verwachten? Wat is je aantrekkingskracht op grote talenten?

Als instellingen talentvolle medewerkers hebben kunnen aantrekken, is het zaak dat zij die voor langere tijd aan zich kunnen binden. Professionaliseringsbeleid is noodzakelijk om te stimuleren dat medewerkers beschikken over de gewenste competenties, de juiste attitude en een adequate inrichting van de organisatie. HRM voorziet in beleid om professionalisering van medewerkers te ondersteunen. Dat kan door middel van training of opleiding, maar ook methoden als coaching, intervisie, video-interactie zijn bekende en beproefde methoden.

Bij high potentials geldt dat het traineeship verliest aan aantrekkingskracht om medewerkers te ontwikkelen en te binden. Jobrotation werkt beter voor de meeste talenten. Een kijkje in de keuken op verschillende plaatsen blijkt de laatste jaren effectiever dan traditionele managementcursussen. Ook de inzet van talenten op grote veranderprojecten is een reden voor hen om aangehaakt te blijven.

"Talenten willen niet meer in een keurslijf, ze willen ondernemerschap en een 'zzp-gevoel' binnen een organisatie. Veel talenten, maar ook oudere werknemers die zichzelf aansturen. Wij vragen talenten ook of ze nog steeds voor ons willen blijven werken of ook buiten de deur willen kijken. We zijn aan het nadenken of het mogelijk is om talenten die kiezen voor de zzp-vorm onderdeel te maken van een 'flexibele vaste schil' die belangrijk is voor de organisatie. Daarmee ben je als bedrijf ook een stuk flexibeler en dat heb je in deze tijd hard nodig."

Bron: Verdoold, Yacht 2010

Vergroten van autonomie en regelruimte

Het vergroten van autonomie en regelruimte werkt stimulerend ten aanzien van de motivatie en betrokkenheid van medewerkers bij hun werk. Een manier om dat te bevorderen is het invoeren van zelfroosteren. Zelfroosteren heeft een uniek karakter en het gaat verder dan medewerkers laten meepraten over roosters en werktijden. Bij deze manier van flexibel werken bepaalt de werkgever het 'wat' en bepalen de medewerkers het 'hoe'. De manager of leidinggevende geeft per roosterperiode exact aan hoeveel en welk soort medewerkers er nodig zijn. Deze bezettingseisen kunnen per dag, week of roosterperiode verschillen. De medewerkers hebben vervolgens het recht hun eigen werktijden te kiezen, geheel zonder tussenkomst van de werkgever of planner. Daar tegenover staat wel dat medewerkers de gezamenlijke verantwoordelijkheid dragen om aan de bezettingseisen te voldoen. Ervaringen in de praktijk wijzen uit dat de motivatie en productiviteit van medewerkers na de invoering van zelfroosteren toeneemt – mits aan zekere randvoorwaarden is voldaan. Zo is het belangrijk om er voor te zorgen dat medewerkers over de juiste 'tools' beschikken om hun taak uit te voeren.

Stichting Schakelring heeft als eerste verzorging- en verpleegorganisatie in Nederland de stap gezet naar zelfroosteren. Net als veel andere zorgaanbieders werkte Stichting Schakelring al met wensen en ruilingen. Maar zelfroosteren gaat verder: medewerkers hebben samen de verantwoordelijkheid om het rooster voor hun team rond te krijgen. Dankzij zelfroosteren kan Stichting Schakelring het personeel efficiënter en cliëntgericht inzetten. "Veel zorginstellingen zien het uit handen geven van het rooster als een revolutionaire ommezwaai", zegt Guy Buck, voorzitter van de Raad van Bestuur. "Dat is het ook. Het is geen roostertruc, maar een echte organisatieverandering."

Een andere manier om voor medewerkers meer autonomie en regelruimte te creëren is de invoering van kernteams. Belangrijk is dat een dergelijk team bestaat uit een beperkt aantal medewerkers, zes tot acht, (en een leidinggevende) die gezamenlijk verantwoordelijk zijn voor de zorgverlening op een afdeling, of bij voorkeur voor de zorgverlening in een proces. De zorgvrager (klant) mag voor het ontvangen van goede zorg niet afhankelijk zijn van individuen. Effectief inzetten van kernteams op het zorgproces betekent dat de casuïstiek (vraagstukken) die medewerkers ervaren doelgericht kunnen worden gesproken. De praktijk leert dat het geven van (positieve en negatieve) feedback onderling gemakkelijker gaat. Medewerkers nemen betere verantwoordelijkheid voor eigen en andermans functioneren. Daarmee zijn zij niet langer verantwoordelijk voor een enkel onderdeel, maar voor het proces dat een klant doormaakt. HRM kan aan deze wijze van teamfunctioneren een bijdrage leveren door actie- en verbeterpunten, waaronder bijvoorbeeld trainingen, gericht in te zetten in een team. HRM kan immers aansluiten bij specifieke behoeften van professionals in een team.

Performancemanagement

Resultaatgericht werken is erop gericht om de doelen die de organisatie zichzelf stelt te vertalen in bijdragen van medewerkers en de medewerkers hieraan te verbinden. De organisatie kan haar doelen immers alleen op efficiënte en effectieve wijze realiseren wanneer alle medewerkers er optimaal aan bijdragen en als medewerkers ook weten wel gedrag en resultaat er precies van hem/ haar wordt verwacht.

Het proces van continue verbetering van de prestaties en competenties van individuele medewerkers is de belangrijkste motor achter de succesvolle realisatie van de strategie van de organisatie. Voor de medewerkers is het een noodzakelijke voorwaarde om voldoende uitdaging en voldoening te blijven vinden in het werken bij de organisatie. Als verwachtingen onduidelijk of onvoldoende uitdagend zijn en als goede prestaties weinig of geen verschil maken, zullen de beste mensen als eerste gefrustreerd raken en vertrekken.

HRM kan op verschillende manieren het performancemanagement in de organisatie versterken.

Onder druk van marktwerking is bijvoorbeeld klantgerichtheid een belangrijk onderdeel van de strategie van veel instellingen. Met behulp van klanttevredenheidsonderzoeken kan worden bepaald of de strategische prioriteit klantgerichtheid op het niveau van de werkvloer landt. Tegelijkertijd kan HR met een mix van interventies (onder andere trainingen, beloningssystemen) ertoe

bijdragen dat de prestaties van de organisatie met betrekking tot klantgerichtheid verbeteren.
Of wanneer bezuinigingen nodig zijn op het niveau van de werkvloer. In dat geval is het van belang dat HR in staat is relevante kengetallen te produceren. Bijvoorbeeld kengetallen met betrekking tot de hoeveelheid formatie, aantal mensen dat in deeltijd werkt, de verhouding vast en freelancepersoneel, de hoeveelheid mensen die op verschillende locaties of voor een deel thuiswerken, de gemiddelde duur van het dienstverband, de resultaten van de functionerings- en beoordelingsgesprekken van de afgelopen jaren, salaris, opleidingen, specifieke competenties en dergelijke. Dit type informatie is noodzakelijk om een correcte analyse te maken van de prestaties op het niveau van de werkvloer.

Behoud van medewerkers: 'active aging' beleid
Omdat er de komende jaren verhoudingsgewijs steeds minder jongeren op de arbeidsmarkt komen, wordt het behouden en efficiënt inzetten van werknemers een steeds grotere uitdaging voor de gezondheidszorg. De levensfasebewuste componenten van het hedendaagse personeelsbeleid bieden mogelijkheden voor een duurzame inzetbaarheid van de medewerker in de diverse fasen van zijn leven. Wet- en regelgeving zijn de laatste jaren eveneens sterk van invloed op het HR-beleid in de zorg. Dat geldt in het bijzonder voor onderdelen van het doorstroombeleid binnen de organisatie. De Arbeidsomstandighedenwet (Arbowet) verplicht werkgevers bijvoorbeeld om beleid te ontwikkelen dat een aanpak biedt voor de risico's op het terrein van welzijn, gezondheid en veiligheid. Met de komst van de Wet Verbetering Poortwachter hebben werkgevers daarnaast een nog grotere verantwoordelijkheid gekregen om werk te maken van verzuimbeleid.

De noodzaak van beleid dat rekening houdt met de veranderende omstandigheden van medewerkers in de verschillende fasen van hun leven en loopbaan wordt alleen maar groter. Kenmerkend is dat binnen HRM een verschuiving optreedt van doelgroepenbeleid naar beleid gericht op active aging. Kenmerkend voor doelgroepenbeleid is dat het vaak curatief is: het wordt ingezet op het moment dat zich problemen voordoen. Active aging is beleid dat gericht is op preventie: op het voorkomen van problemen bij medewerkers in de uiteenlopende levensfasen.
Bovendien is het maatwerk: het gaat om het stimuleren van medewerkers ongeacht hun leeftijd. Daarbij geldt dat iedere medewerker andere behoeften heeft. Wat de één motiveert, kan de ander demotiveren.

Een externe prikkel in succesvol active aging beleid is de mogelijkheid om extra 'inkomsten' te genereren. Medewerkers in de laatste fase van hun carrière benutten de andere inkomensbronnen als een mogelijkheid om de organisatie te verlaten of eerder te stoppen met werken. Het is dan met name de financiële prikkel die de doorslag geeft tot een dergelijke beslissing. Voor jongere generaties blijkt de mogelijkheid om er naast het werk in de instelling of de eigen afdeling nog (een) ander(e) bron(nen) van inkomsten op na te houden, juist een stimulans om langer bij dezelfde werkgever te blijven. Hier is niet zozeer de financiële prikkel aan de orde, maar de ideële. Zij ervaren uitdaging in het werk, omdat er sprake is van afwisseling en omdat zij de mogelijkheid hebben verschillende functies of taken te combineren.

7.8.3 Uitstroomactiviteiten

Sociaal beleid
Concurrentie en competitie in de zorgsector vereisen dat prestaties van organisaties en medewerkers zich voortdurend verbeteren. Niet voor niets is er de aandacht voor performancemanagement. Dit impliceert dat medewerkers die herhaaldelijk niet voldoen en die niet kunnen of willen meebewegen in de veranderende omgeving behoren uit te stromen.
Zorginstellingen hebben echter moeite met het loslaten van personeel. Belangrijk is dat zij in dat verband goed sociaal beleid voeren. Een medewerker voor wie er geen passende plaats meer is in de organisatie heeft recht op een re-integratietraject. Dat kan bestaan uit coaching, begeleiding tot en met outplacement. Te vaak komt persoonlijk talent bij re-integratie te weinig aan bod. En te vaak ontbreekt de begeleiding en betrokkenheid van de werkgever. De consequentie daarvan is dat re-integratie en outplacement vaak kostbare trajecten zijn.

Steeds vaker onderzoeken instellingen in de zorgsector de mogelijkheden tot regionale samenwerking in de uitstroom van personeel. Zij richten daartoe dan bijvoorbeeld een transfercentrum in. De functie daarvan is bijvoorbeeld dat het boventallig personeel binnen de deelnemende   >>

>> instellingen wordt opvangen en wellicht via uitzendconstructies elders aan het werk wordt geholpen. Ook kunnen boventalligen via het aanbieden van her-, om- en bijscholing zich voorbereiden op nieuwe banen. Een mogelijke derde taak van het regionaal transfercentrum omvat een regionale capaciteitsplanning, een soort behoeftebepaling aan opgeleid personeel in de nabije toekomst.

Flexibilisering van de werkrelatie
De waarde die werkgever en werknemer hechten aan de flexibele werkrelatie is een belangrijke bepalende factor in het uitstroombeleid. In de flexibele werkrelatie geldt dat een zorginstelling een groter beroep kan doen op de verandering bereidheid en inzetbaarheid van bijvoorbeeld verpleegkundigen en verzorgenden. Anderzijds krijgt de medewerker weliswaar te maken met afnemende baanzekerheid, maar kan hij in toenemende mate een beroep doen op faciliteiten om zich te ontwikkelen en te ontplooien. De medewerker blijft daardoor aantrekkelijk voor de arbeidsmarkt en heeft een grotere werkzekerheid in de toekomst. Uitstroom vindt niet alleen plaats verticaal, maar eveneens horizontaal. Er kan sprake zijn van kleine mobiliteit; verschuiving van taken binnen een functie of van grote mobiliteit; een verschuiving tussen functies of zelfs afdelingen en/of organisaties.

7.9 Planning en control van de HR-functie

Uit het voorgaande blijkt dat effectief personeelsbeleid van invloed is op de strategische en tactische besluitvorming in de organisatie. De effecten en de kwaliteit van de acties van HRM (afgeleid van de dominante thema's) kunnen inzichtelijk worden gemaakt met behulp van een goede cyclus van planning en control. Een dergelijke cyclus bestaat uit:
1. plannen maken: resultaatgericht formuleren van acties en hiervoor draagvlak creëren binnen de organisatie;
2. plannen uitvoeren: acties ondernemen om te komen tot concreet resultaat; het proces volgen en controleren;
3. evaluatie van de plannen: evalueren of de doelen gerealiseerd zijn en of de aanpak passend is;
4. aanpassen en bijstellen van de plannen: komen tot een borging van de plannen of een aangepaste doelstelling.

Op deze manier worden ervaringen uit het verleden gebruikt om nieuw beleid te ontwikkelen voor de toekomst. Het accent verschuift van controle (door het ministerie van VWS en zorgverzekeraars) naar terugkoppeling (binnen de organisatie zelf). Kwaliteitszorg is een waarborg voor een integrale benadering van personeelsmanagement in zorginstellingen. Vanuit het perspectief van kwaliteitszorg ontstaat in termen van HRM namelijk meer aandacht voor het functioneren van medewerkers en de persoonlijke ontwikkelingsmogelijkheden van medewerkers. De relatie tussen HRM en kwaliteitszorg kan worden verhelderd met behulp van een aantal voorbeelden.

- Kwaliteitszorg is een waarborg voor optimale inzet van medewerkers. Om medewerkers tot hun recht te laten komen en hun kwaliteiten te benutten, zijn uitgewerkte kaders nodig waarmee zowel managers als medewerkers goed uit de voeten kunnen. Op basis van kwaliteitszorg komen die kaders tot stand. Onderwerpen zijn bijvoorbeeld het beleid met betrekking tot werving en selectie, taakbelasting, loopbaanbeleid, functiewaardering en scholing.
- Kwaliteitszorg biedt een waarborg voor de manier waarop vanuit het personeel terugkoppeling wordt georganiseerd. Te denken valt aan onderzoek naar tevredenheid of werkdruk onder medewerkers in de afdeling of de organisatie, of het instellen van diverse gespreksorganen waar medewerkers hun inbreng kunnen leveren.
- Het personeel vormt de belangrijkste 'productiefactor' in de zorg. De relatief zelfstandige positie van medewerkers in de zorg (zoals verpleegkundigen, verzorgenden, specialisten, hulpverleners) en de geringe zichtbaarheid van het proces van zorgverlening, maken het noodzakelijk dat het management met regelmaat het personeel bevraagt op de kwaliteit van het beleid en de condities waaronder men werkt (kaders, faciliteiten, ondersteuning, enzovoort).
- Beleid inzake kwaliteitszorg maakt de organisatie bewust van de gevolgen van strategische keuzes en beleidsbeslissingen voor medewerkers in de zorginstelling. Gevolgen van beslissingen en condities werken niet voor alle personeelsleden hetzelfde uit.
- Het personeel doet zijn werk in de meeste gevallen in een directe relatie met de cliënt of patiënt en beschikt dus over veel informatie over de cliënt of patiënt, het feitelijke reilen en zeilen van de organisatie, de knelpunten en de mogelijke verbeterpunten. Kwaliteitszorg draagt eraan bij dat bijvoorbeeld informatie over wensen en behoeften van de zorgvrager ook in relatie wordt gebracht met het totale beleid van de zorginstelling.

De effecten van de inzet van HRM kunnen in kaart worden gebracht met behulp van een HR-map, bijvoorbeeld met behulp van het kwaliteitsmodel gebaseerd op de Balanced Scorecard. De Balanced Scorecard bestaat uit vier perspectieven:
* resultatenperspectief;
* klantenperspectief;
* interne perspectief;
* HRM-perspectief.

7.9.1 Resultatenperspectief: productiviteit x personeelskosten

Bij het resultatenperspectief gaat het om de resultaten uit arbeid. Dit zijn de arbeidsproductiviteit (bijvoorbeeld het aantal operaties dat kan worden uitgevoerd in een bepaald tijdsbestek) en de personeelskosten (salaris en werkgeverslasten) die gekoppeld zijn aan de resultaten.

7.9.2 Klantenperspectief: capaciteit x kwaliteit x behoud x investeringen

Het klantenperspectief heeft betrekking op het aantal mensen dat inzetbaar is (of niet), de samenstelling daarvan op basis van kenmerken als geslacht, leeftijd enzovoort; de aanwezigheid van voldoende competenties bij medewerkers, het binden van gemotiveerd en goed functionerend personeel.

7.9.3 Interne perspectief: selectie x beoordeling x ontwikkeling x beloning x administratie x budget

Bij het interne perspectief gaat het om de competenties die voor de uitvoering van de functie noodzakelijk zijn. Met deze competenties als uitgangspunt zijn de overige instrumenten effectief in te zetten. Selectie om de juiste medewerkers op de juiste plek te krijgen, beoordeling om het functioneren van de medewerker vast te stellen. Afhankelijk van de bevindingen kunnen dan keuzes worden gemaakt ten aanzien van beloningsmanagement en (loopbaan)ontwikkeling.

7.9.4 HRM-perspectief: competenties x fte x kosten

Wat is er nodig om de interne processen, de veranderingsprocessen en de arbeidsproductiviteit adequaat te faciliteren? Om daar antwoord op te geven moeten vanuit HRM-perspectief diverse competenties worden ingezet. Dit vergt dat de diverse HR-invalshoeken (paragraaf 7.3) in verband worden gebracht met resultaatgebieden, succesfactoren en stuurgetallen, er ontstaat een HR-map die de meerwaarde van HRM voor de organisatie inzichtelijk maakt (tabel 7.2).

Tabel 7.2 HR-map

	Resultaatgebied	Succesfactoren	Stuurgetallen
resultatenperspectief	- arbeidsproductiviteit - personeelskosten	- omzet - inleenkosten	- omzet per fte - inleen/kernbezetting
klantenperspectief	- capaciteit - kwaliteit - behoud	- effectieve werktijd - competenties - binding	- verzuimpercentage - beoordelingsscore - tevredenheidsscore - verlooppercentage
interne perspectief	- instroom - ontwikkeling	- selectie - mobiliteit	- vacatureduur - functieverblijftijd - horizontale mobiliteit
HRM-perspectief	- strategie - kwaliteit	- strategische HR-planning - competenties van medewerkers - competenties op gebied van HRM	- HRM-beleidsplan - HRM-tijd besteed aan veranderingsprocessen - competenties HRM-afdeling of beleidsvoering HRM - HR-kwaliteiten van het lijnmanagement

Literatuur

Akkerboom, H., W. Beijer & B. Tuin (2005), *Vraagsturing en competenties, ontwikkelen van competenties in de zorg*. Houten: Bohn Stafleu van Loghum.

Brancheorganisaties voor de zorg (2009). *Arbeidsmarktagenda 2015*. Bijlage bij brief 090428/JSp/MV

Evers, G.H.M. (2004), *De economische waarde van werknemers*. Oratie Universiteit van Tilburg.

Evers, G.H.M. & C.J. Verhoeven (1999), *Human Resources Planning, een integrale benadering van personeelsplanning*. Deventer: Kluwer.

Greiner, L.E. & T.G. Cummings (2005), 'OD: Wanted More Alive Than Dead!' in D.L. Bradford & W. Burke (eds.) *Reinventing Organization Development*. San Francisco: Pfeiffer.

Guiver-Freeman, M (2004), *Praktisch competentie-management*. Den Haag: Academic Service.

Hamstra, H. & M. van der Zee, M. (2011), *Jaardocument 2011 Martini Ziekenhuis Groningen*. Groningen.

Jongh, D.M. de, A.J.E. de Veer, F.J.J. Bolle & T.Th.C.M. de Kruijf (2006), *De aantrekkelijkheid van het beroep 2005, peiling onder het Panel Verpleegkundigen en Verzorgenden.* Utrecht: Nivel.

Kessels, J.W.M. & C.A. Smit (2000), *Opleidingskunde. Een bedrijfsgerichte benadering van leerprocessen.* Alphen aan den Rijn: Samsom.

Ketelaar, E.M. (2008), *Dossier Personeelsmanagement voortgezet onderwijs.* Alphen aan den Rijn: Kluwer.

Ketelaar, E.M. (2010), *Active Aging: het personeelsbeleid van de toekomst.* Publicatie Kluwer Navigator Onderwijs. Alphen aan den Rijn: Kluwer.

Lat, M. de, L. Burdorf & G.H.M. Evers (2008), *Badkuipmanagement. Het wordt tijd dat HRM'ers tot op de bodem gaan.* Working Paper. Tilburg: OSA.

Leijten, A.Th. (2009), 'De effecten van de kredietcrisis op de arbeidsmarkt in de zorg'. In W. van der Windt, F. van der Velde, en A. van der Kwartel, *Arbeid in Zorg en Welzijn.* Utrecht: Prismant.

Leijten, A.Th. (2010), *HRM in de zorg, ruimte voor initiatief.* Rotterdam: Whitepaper ADP Nederland BV.

Lingsma, M. & M. Scholten (2002), *Coachen op competentieontwikkeling.* Soest: Nelissen.

Paauwe, J. & P. Boselie (2000), 'Human Resource Management en het presteren van de organisatie'. In *MAB* 74, nr. 4, pp. 111-128.

Pool, J. & J.K. van Dijk (red.) (1999a), *Arbeidsmarkt, personeelsvoorziening en arbeidsvoorwaarden, bouwstenen voor personeelsmanagement in de zorg, deel 1.* Houten: Bohn Stafleu van Loghum.

Pool, J. & J.K. van Dijk (red.) (1999b), *Ontwikkeling en duurzame inzetbaarheid van personeel, bouwstenen voor personeelsmanagement in de zorg, deel 2.* Houten: Bohn Stafleu van Loghum.

Pool, J. & J.K. van Dijk (red.) (1999c), *Nieuwe vormen van organiseren en leidinggeven, bouwstenen voor personeelsmanagement in de zorg, deel 3.* Houten: Bohn Stafleu van Loghum.

Schuiling, G., W. Heine, H. van den Bogaart & M. Keuzenkamp (2007), *De toekomst van Human Resource Management.* Working Paper. Arnhem/Nijmegen: HAN.

Thierry, H. (2007), 'De cyclus van performance management'. In *Gids voor personeelsmanagement*, maartnummer.

Vonk, P. (2006), *Neem nooit competente mensen aan... En andere ideeën over zinvol competentiemanagement.* Deventer: De gezonde balans.

West, M.A. (2003), *Teamwork and patient Care in Health Services.* Birmingham: Aston Business School.

Zorginnovatieplatform (2009), *Zorg voor mensen, mensen voor de zorg. Arbeidsmarktbeleid voor de zorgsector richting 2025.* Rotterdam.

Websites

www.big-register.nl
www.competentieweb.nl
www.igz.nl
www.nu91.nl
www.kiwaprismant.nl
www.roa.unimaas.nl
www.zorgformat.nl
www.zorgvisie.nl

2# 8 Informatie- en communicatietechnologie

Wendy Jansen en Rob Bots

8.1 Inleiding

Informatie- en communicatietechnologie (ICT) speelt een steeds grotere rol in de zorg. De optimalisatie van directe zorgverlening, de zorgprocessen en de ondersteunende processen zijn zonder ICT niet meer denkbaar. Innovaties in de zorg worden voor een groot deel mogelijk gemaakt of ondersteund door ICT. Daarnaast verandert ICT de mate waarin patiënten geïnformeerd zijn over de zorg. In dit hoofdstuk bespreken we de relatie tussen ICT-ontwikkelingen en ontwikkelingen in de zorg. ICT is het verzamelwoord voor alles wat betrekking heeft op informatiesystemen, telecommunicatie en computers.

In Nederland is sprake van een aantal trends dat de rol van ICT in de zorg steeds belangrijker zal maken. Een ontwikkeling is dat het aantal arbeidskrachten in de zorg zal dalen, waardoor de vraag naar arbeidsbesparende technologie en naar slimmer organiseren steeds groter wordt. Om dit te realiseren worden ICT-toepassingen ingezet in het primaire proces (zorgprocessen zelf) en de ondersteunde processen (administratieve processen).
Een tweede terrein waarop ICT een belangrijke rol speelt, is de communicatie binnen en tussen zorginstellingen en andere partners in het zorgproces. Doordat zorgverleners meestal onderdeel uitmaken van een zorgketen, vindt voortdurend uitwisseling van informatie plaats. Deze informatie-uitwisseling heeft betrekking op patiënten/cliëntengegevens, logistieke zaken (bijvoorbeeld afspraken met specialisten), medicijngebruik, enzovoort. De mogelijkheden van moderne ICT-voorzieningen worden hierbij nog lang niet volledig benut. Gevolg is dat veel informatie-uitwisseling en onderlinge communicatie nog altijd langs

papieren weg plaatsvinden, waarbij vaak dubbel werk plaatsvindt. Daarnaast zien we de sterke toename van de verouderende populatie, van individualisering en van vergroting van de mobiliteit. De oudere mensen in de populatie willen zo lang mogelijk onafhankelijk wonen en zo lang mogelijk mobiel blijven. Hetzelfde geldt voor mensen met een chronische ziekte of handicap. Er is sprake van een toenemende behoefte om deze mensen actief in de samenleving te laten functioneren. ICT kan een belangrijke rol spelen bij het voldoen aan deze behoefte.

Een andere ontwikkeling waar ICT een belangrijke plaats heeft gekregen, is bij de patiënt of cliënt zelf. Deze beschikt in het algemeen over voorkennis, die op het internet aanwezig is in de vorm van inhoudelijke sites en gemeenschappen over alle mogelijke medische aandoeningen. Hierdoor ontstaat een andere verhouding van arts tot patiënt/cliënt. De vraag is op welke manier zorginstellingen deze veranderende verhouding kunnen ondersteunen. De patiëntenvoorlichting speelt hier nog nauwelijks op in. Bij patiënten en cliënten is bijvoorbeeld een grote behoefte aan betrouwbare kennis, vanwege de veelheid van informatie die op internet wordt aangeboden.

De zorg is in economisch opzicht niet te bestempelen als een ideale markt. Er ontstaat niet vanzelf een match tussen wat zorginstellingen produceren en wat de patiënt of cliënt wil. ICT kan een gedeelte van dit probleem zoals een gebrek aan concurrentie, verminderen door het transparant maken van de kwaliteit van zorgaanbieders via internet. ICT-oplossingen zijn bijvoorbeeld Kiesbeter.nl of digitale veilingen van zorg (Kok e.a., 2010).

Ondanks de belangrijke meerwaarde van ICT aan zorgproducten, zorgprocessen en aan de ondersteunende bedrijfsprocessen, bestaan er zorgen over het huidige niveau van ICT. Hierover gaat paragraaf 8.2. In paragraaf 8.3 komt ICT als ondersteuning van de directe zorgverlening aan de orde. Over de invloed van ICT op de ondersteunende en bedrijfsprocessen in de zorg gaat paragraaf 8.4. Ook het elektronisch patiëntendossier (EPD) komt hier aan de orde. ICT is niet alleen belangrijk voor bestaande zorgprocessen, maar kan ook een belangrijke aanjager zijn voor innovatie in de zorg (paragraaf 8.5). Omdat ICT van toenemend belang is voor alle aspecten in de zorg, is de sturing hiervan door het management een essentieel onderdeel geworden van de managementtaak. Daarom wordt in paragraaf 8.6 behandeld hoe vanuit een algemene strategie (zorgvisie) een informatieplan kan worden opgesteld. Het realiseren en beheren van informatie en informatieprojecten blijkt in de praktijk de meeste aandacht van het management te vragen. Daarom is paragraaf 8.7 gewijd aan het beheer van de informatievoorziening. Hier komen onderwerpen aan de orde als sturing van de informatievoorziening, de uitvoering van informatieprojecten en het toezicht daarop. Dit hoofdstuk besluit met de conclusie in paragraaf 8.8.

8.2 ICT in de zorg: een zorgenkindje?

De zorg is een zeer informatie-intensieve sector. In ziekenhuizen vormen bijvoorbeeld gegevens over diagnose, laboratoriumuitslagen, medicatiedossier en röntgenfoto's de basis voor de processen. Maar ook in andere zorginstellingen zijn de gegevens over de patiënt/cliënt, de behandelschema's en de contacten met de omgeving essentieel voor het kunnen uitvoeren van de activiteiten.

Investeringen in ICT zijn van vitaal belang om de kwaliteit van de gezondheidszorg, efficiency en onderzoek en ontwikkeling verder te versterken. De zorg heeft jarenlang gekampt met onderinvesteringen in ICT, maar loopt deze achterstand de laatste jaren snel in. Van de ICT-kosten wordt verwacht dat ze in de komende jaren jaarlijks 5-10% zullen stijgen.

Een punt van zorg blijft de grote versnippering van ICT-systemen binnen en tussen zorginstellingen. Veel systemen richten zich op losse delen van het zorgproces. Een landelijke ICT-infrastructuur en ICT-standaarden ontbreken. De bonte lappendeken van deelsystemen maakt de invoering van nieuwe technologietoepassingen moeilijk. Als reden voor deze zorgelijke situatie wordt genoemd het feit dat de zorg wordt uitgevoerd door individuele professionals. Dit heeft onder meer geleid tot sterke *eilandautomatisering*, dat wil zeggen dat de zorginstellingen, maar ook vaak onderdelen binnen de zorginstellingen, hun eigen informatiesysteem hebben ontwikkeld. Hierdoor is het niet of nauwelijks mogelijk informatie uit te wisselen met andere systemen. Ook het feit dat de zorgsector te maken heeft met sterk uiteenlopende belangen bij de verschillende partijen, belemmert systematische aandacht en daadkrachtige besluiten over investeringen in ICT (Scheepbouwer, 2006; Pluut, 2011). Zo zijn naast de zorgprofessionals de volgende partijen betrokken bij de besluitvorming over ICT in de zorg: politici, ambtenaren, verzekeringsorganisaties, de industrie, patiënten/consumentenorganisaties, management in de zorg, bedrijfsleven en technische experts. Het probleem van investeren in de zorg is dat de partij die investeert niet per definitie de vruchten plukt van zijn investeren. Door de ketenwerking in de zorg is de kans groot dat een investering op plek A een efficiencyverbetering oplevert op plaats B. ICT in de zorg is geen eenvoudig technische aangelegenheid, maar een bijzonder complexe bezigheid waar goed over de veranderkundige aspecten en het financierings- en businessmodel moet worden nagedacht.

Het besef dat ICT geen kostenpost is, maar een investering in meer efficiënte en kwalitatief betere zorg, neemt steeds meer toe. Dat is ook niet zo verbazingwekkend als we zien hoeveel mogelijkheden deze technologie biedt tot verbetering op zoveel terreinen binnen de zorg. In de komende twee paragrafen zullen deze mogelijkheden uitgebreid aan de orde komen.

8.3   ICT en de zorgproducten

Het volume van de groei in de zorg zal in de komende jaren blijven toenemen. Een deel van deze groei wordt veroorzaakt door demografische factoren, zoals de in de inleiding genoemde vergrijzing. We zien een groei in het volume van de zorg en tegelijk een stabilisatie en zelfs toekomstige afname van het aanbod van zorgverleners. Veel technologie zal gericht zijn op het verplaatsen van het zorgproces of de care naar de thuissituatie.

Mobiel werken in de zorg
Een belangrijke ICT-ondersteuning in de zorg is de toegang tot informatiesystemen, zonder dat de zorgverlener en patiënt/cliënt op een bepaalde locatie aanwezig moeten zijn. 'Anytime, anyplace, anyhow' is toegang mogelijk tot diensten, informatie en systemen waar ook ter wereld. Mobiel en draadloos bellen, internetten en arbeid smelten steeds meer samen. Een logische volgende stap vormen *de location-based services*, waarbij informatie en diensten afgestemd worden op de plaats waar de mobiele zorgverlener, cliënt of mantelzorger zich bevindt. Zorginstellingen maken steeds vaker gebruik van draadloze apparaten om ter plekke cliëntinformatie op te vragen en uitgevoerde werkzaamheden te registreren. Vooral in het kader van de invoering van functionele bekostiging bieden mobiele zorgtoepassingen kansen om efficiënte zorgketens (ketenintegratie) te bouwen.

Meer vertrouwen in de zorg
Bij Zorgorganisatie 's Heeren Loo gaat men niet over één nacht ijs. De zorgorganisatie heeft voor de vernieuwing van zijn IT-capaciteiten een zorgvuldige planning die tot 2015 loopt. Als onderdeel daarvan heeft men een langlopende proef uitgevoerd met de iPad. Tien medewerkers die zorgverlenen bij de cliënt thuis, zijn een halfjaar lang op pad gestuurd met een iPad. De dossiers van de cliënten kunnen via de iPad ter plekke worden geraadpleegd en desgewenst ook aangevuld. De resultaten van de pilot overtroffen de verwachtingen. De voornaamste winst werd geboekt op een vlak waar vooraf eigenlijk geen rekening mee was gehouden.   >>

>> 'Het werken met de iPad bleek bij de cliënten en hun omgeving de betrokkenheid en het vertrouwen in de zorgverleners sterk te verhogen, doordat ze nu direct kunnen lezen wat er aan het dossier wordt toegevoegd'. Gezien de doelstelling om cliënten zoveel mogelijk de regie over het eigen leven te geven, is dit de grootste winst die te boeken is. Ook de oorspronkelijke doelstelling werd ruim gehaald; de elektronische dossiers zijn nu gemiddeld ruim binnen twee dagen bijgewerkt en de volledigheid van de ingevoerde informatie steeg met ruim 20%.

Bron: AG, 10 mei 2012, p. 22-23

Een tweede belangrijke ontwikkeling is het aanbod van nieuwe hoogwaardige diensten op het gebied van datadistributie, zoals video/internettelefonie en webcams (bijvoorbeeld live broadcasting van een operatie, maar ook webcams op de couveuseafdeling en streaming video). Breedband maakt nieuwe toepassingen in de zorg mogelijk, zoals zorg op afstand en het verzenden van bestanden die veel capaciteit vragen (bijvoorbeeld röntgenfoto's).

Maar veel onlinediensten zoals thuiszorg online, telezorg, telemedicine en telecare vragen minder snelle verbindingen, zoals het volgende voorbeeld laat zien.

Het DiMove-project
DiMove (afkorting van Digitale Medicatieondersteuning epilepsiepatiënten) is een applicatie die epilepsiepatiënten waarschuwt als ze hun medicatie vergeten in te nemen. De applicatie stuurt per sms waarschuwingen naar patiënten, die daarnaast ook hun epileptische aanvallen kunnen registreren in een digitaal dagboek. Artsen hebben vervolgens inzage in het medicatie-innamepatroon van de patiënten en hun aanvalskalender. DiMove draagt bij aan kennis over de invloed van medicatietrouw op de kwaliteit van leven en de rol die ICT hierin speelt. Dit e-Health-project van hogeschool Windesheim is genomineerd voor de ZorgVeiligPrijs 2012, een prijs voor het beste initiatief op het gebied van patiëntveiligheid.

Bron: http://www.windesheim.nl/nl-nl/over-windesheim/nieuws/2012/juni/

Domotica
Met zorgdomotica (ook wel transmurale zorgtechnologie genoemd) kunnen senioren en mensen met functiebeperkingen langer, veiliger en comfortabeler in de eigen woning blijven wonen. Mensen willen dat zelf ook graag. Het woord

'domotica' is een samentrekking van domus en informatica en betekent letterlijk: woonhuisautomatisering. Het Domotica Platform Nederland heeft de term in 1994 omschreven als *alle apparaten en infrastructuren in en rond woningen, die elektronische informatie gebruiken voor het meten, programmeren en sturen van functies ten behoeve van bewoners en dienstverleners*. In een Domotica-woning worden zorgtaken, communicatie, ontspanning en andere huiselijke bezigheden door talrijke elektrische apparaten en netwerken gemakkelijker gemaakt (Domotica Platform Nederland). Ouderen en andere doelgroepen van zorg kunnen door deze toepassingen langer zelfstandig blijven wonen. Hierbij wordt onderscheid gemaakt in de toepassingsgebieden in de zorg (zoals veiligheid of monitoring), de domoticafuncties (zoals brandalarmering of inactiviteitdetectie) en domoticasystemen (zoals rookmelder of infraroodbewegingsmelder). Het zijn niet alleen ouderen die ondersteund kunnen worden door domotica. In figuur 8.1 zijn de diverse doelgroepen, hun speciale problemen en de bijdragen die domotica hieraan kan leveren weergegeven.

Probleem	Klantgroep	Zorgdoel
1. Veroudering	Ouderen die zich onveilig en eenzaam voelen	Kwaliteit van leven behouden
2. Veroudering en lichamelijke aftakeling	Ouderen die chronische beperkingen ondervinden	Kwaliteit van leven behouden Beperkingen compenseren
3. Chronische ziekte	Diabetes Hartfalen	Beperking compenseren Leven op orde krijgen Kwaliteit van leven behouden
4. Progressieve ziekte	Kanker	Leven draaglijk maken
5. Mantelzorg dementerenden	Partner dementerende	Evenwicht bereiken
6. Geestelijke of verstandelijke beperkingen	Ggz met woonbegeleiding of ambulante begeleiding Verstandelijk gehandicapten met woonbegeleiding	Evenwicht bereiken
7. Opvoedingsproblemen	Kinderen met extra begeleidingsbehoefte	Probleem te boven komen
8. Lichamelijke beperking		Beperking compenseren
9. Verkeerde leefgewoonten	Rokers, drinkers, veeleters enzovoort	Leefgewoonte wijzigen
10. Gezonde bevolking	Iedereen met algemene gezondheidsvraagstukken	Gezond blijven

Figuur 8.1 Overzicht van doelgroepen bij zorgdomotica
Bron: Nouws, 2008

Domotica biedt tevens kansen om de kwaliteit van de zorg te verbeteren en de kostenstijgingen in de hand te houden. Ook kunnen ouderen, gehandicapten en chronisch zieken dankzij domotica eerder naar huis terugkeren na een verblijf in een ziekenhuis of verpleeghuis. Toch komt domotica in de zorg, net als andere zorginnovaties, maar moeilijk van de grond. Transmurale zorgtechnologie is interdisciplinair van karakter; er zijn steeds meer partijen vanuit verschillende disciplines betrokken. Het veroorzaakt veranderingen in de zorg en het zorgproces voor de ontvangers en verleners van zorg en het roept ethische vraagstukken op. Een heldere zorgvisie en een goed uitgewerkt programma van eisen zijn noodzakelijk, waarbij de mensen om wie het gaat ook allemaal worden betrokken.

Het is dan ook belangrijk om eerst gezamenlijk vast te stellen wat de visie van de zorgaanbieder is ten aanzien van bijvoorbeeld kleinschalig wonen, welke doelgroepen het betreft en wat de wensen en mogelijkheden van cliënten, mantelzorg, familieleden en zorgverleners zijn. Het maakt nogal een verschil of domotica ingezet wordt voor de brede doelgroep senioren of voor bijvoorbeeld een kleine specifieke groep dementerenden of chronisch zieke jongeren. De doelstellingen kunnen liggen op het gebied van zorgkwaliteit, zelfredzaamheid, maar ook op het gebied van formatiesterkte of financiën.

Modelwoning voor Dementie

In Woerden is sinds kort een dementiemodelwoning te bezichtigen. Door de vergrijzing verdubbelt het aantal dementiepatiënten naar een half miljoen in 2050. Zij kunnen niet allemaal terecht in verpleeg- en verzorgingshuizen en dat is ook onwenselijk. Deze woning is gericht op mensen met dementie.
De woning is een samenwerking van OTIB en Alzheimer Nederland binnen het project Technologie Thuis Nu! Met hun inbreng is een woning tot stand gekomen die aan de wensen en eisen van mensen met dementie en hun mantelzorgers voldoet. In de modelwoning zijn slimme, bewezen technologische oplossingen voor de zorgvraag van mensen met dementie toegepast. Mensen met dementie willen zo lang mogelijk zelfstandig thuis wonen. De woning is echter een beginpunt. Op basis van bezoeken van onder andere ervaringsdeskundigen zal de woning verder worden ontwikkeld.

Bron: Kenniscentrum Aedes-Actix (www.kcwz.nl/dossiers/zorg_en_technologie/)

8.4 ICT ondersteunt de zorgprocessen

Zoals in de vorige paragrafen te zien is, is de automatisering in zorgorganisaties allang niet meer beperkt tot traditionele ondersteunende functies zoals financiën of personeelszaken. De invloed van ICT op de zorgprocessen ligt op een aantal terreinen. Zo kunnen een verbeterde planning en logistiek door ICT de efficiency van de processen in de huidige gefragmenteerde organisatie van veel zorginstellingen en -ketens verbeteren. De beperkte capaciteit van kostbare activa, zoals operatiekamers en MRI-scanapparaten, kan beter worden ingezet. Ook wordt de zorg voor de patiënt/cliënt overzichtelijker en transparanter en daardoor kan bijvoorbeeld het verblijf in een instelling worden verkort. Geautomatiseerde standaardisatie van behandelprotocollen zal leiden tot de uitwisseling van best practices en de verbetering van de kwaliteit van de zorg door betere behandelmethoden. Ten slotte leidt de verbetering van het inkoop- en voorraadbeheer door ICT-toepassing tot aanzienlijke efficiencyvoordelen (Scheepbouwer, 2006).

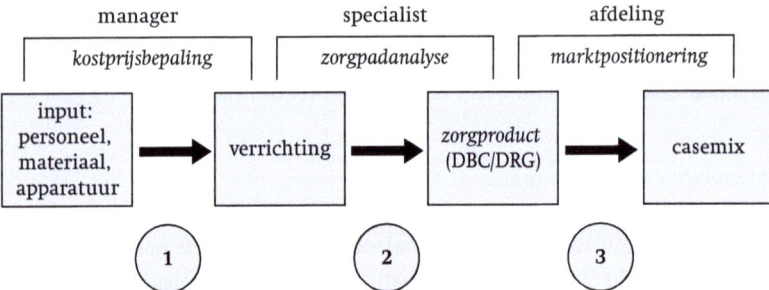

Figuur 8.2 Waardeketen binnen de curatief somatische zorg
Bron: Zuurbier e.a., 2008

Het is belangrijk bij het verbeteren van de processen de vraag te stellen: Hoe creëren we toegevoegde waarde in een zorgproces, met gebruikmaking van ICT? ICT is niet het doel, maar het middel. Het maken van keuzes om toegevoegde waarde te creëren gaat vaak gepaard met het herontwerpen van het zorgproces. ICT fungeert hierbij als middel om het herontworpen zorgproces te borgen. In figuur 8.2 is de waardeketen binnen een zorginstelling weergegeven, waarbij de toegevoegde waarde van ICT op de verschillende plaatsen kan worden bekeken. Veel ICT-initiatieven grijpen diep in op de primaire zorgprocessen en hebben invloed op grote delen van de organisatie, complete zorgketens regionaal of landelijk georganiseerd. Onderzoek naar het gebruik van ICT in ziekenhuizen laat zien dat het Elektronisch Patiënten Dossier (EPD), elektronische beeldverwerking, laboratoriumsystemen en elektronische medische correspondentie overal zijn of worden ontwikkeld.

De ziekenhuizen hebben voor de komende jaren plannen voor verdere ontwikkeling van IT op de ondersteuning van workflow, zorgketens en elektronische uitwisseling en elektronische archivering van papieren dossiers. Ook wensen ze uitbreidingen van het EPD, verpleegkundig dossier enzovoort. Qua hardware voert de pc de boventoon, maar laptop en notebook doen daar met 70 en 60% bijna niet meer voor onder. Artsen en verpleegkundigen zijn nagenoeg altijd intensief betrokken bij de EPD-ontwikkelingen. In de volgende paragraaf gaan we wat nader in op het EPD.

8.4.1 Elektronisch patiëntendossier

Een ICT-ontwikkeling, die al een aantal jaren sterk in de belangstelling staat, is het elektronisch patiëntendossier (EPD). Veel medische gegevens worden nu al digitaal bewaard binnen één ziekenhuis of één huisartsenpraktijk.

Het EPD bevat alle relevante gegevens, dat wil zeggen zowel actuele als historische gegevens die nodig zijn voor een optimale behandeling van een patiënt. Het EPD beperkt zich in de meeste gevallen tot de systemen in de zorginstelling, maar zal in de toekomst worden gekoppeld aan externe systemen zoals apotheek, laboratoria en andere zorginstellingen. Deze koppeling vormt een van de grootste uitdagingen voor de komende tijd. Het EPD biedt de mogelijkheid om gegevens van verschillende disciplines te ontsluiten en een integraal beeld van de patiënt te verschaffen. De zorgverlener heeft op deze manier altijd de beschikking over alle relevante informatie. Een snelle toegang tot informatie wordt gezien als sleutel tot snellere en accurate beslissingsmethoden en betere klinische resultaten.

Binnen het EPD is sprake van uniformiteit en structuur in registratie. Het EPD moet men overigens niet opvatten als alleen maar een geautomatiseerde vervanger van de huidige papieren dossiers. Zoals bij elke nieuwe toepassing van ICT is het noodzakelijk eerst inzicht te hebben in de te ondersteunen zorgprocessen, los van de wijze waarop ze zijn ingericht en vooral los van de technologie die nu is toegepast (veelal mapjes met papieren, foto's enzovoort). Daarnaast is ook een duidelijke visie vereist op de doelstellingen van het EPD en het soort (de 'generatie') ervan.

Generaties van EPD's

Onderzoeksbureau Gartner onderscheidt vijf generaties EPD-systemen, die beginnen met eenvoudige systemen voor inzage van patiëntengegevens tot complete geïntegreerde systemen die de zorgprocessen integraal ondersteunen (Freriks en Stegwee, 2008). De meeste ziekenhuizen in Nederland hebben nog geen EPD. Zij kunnen slechts een beperkte set van de elektronisch beschikbare informatie (onder andere laboratorium en röntgenverslagen) inzien, maar zijn wel op weg naar een 'eerste of tweede generatie' EPD. De eerste generatie laat zich het beste omschrijven als 'doorkijk': vanaf de computer kan de arts elders in het ziekenhuis opgeslagen patiëntgegevens bekijken. Bij de tweede generatie kunnen hulpverleners ook zelf gegevens invoeren. Maar om echt verbeteringen te realiseren, moet het EPD het zorgproces kunnen ondersteunen. Hiervoor zijn de volgende generaties van het EPD nodig. Een derde generatie EPD kan het proces dat de patiënt doorloopt stap voor stap volgen. Dit wordt ook wel een multidisciplinaire EPD genoemd, omdat er informatie vanuit verschillende stappen en daarmee disciplines in het dossier terug te vinden is. Zorgverleners worden met deze EPD's bovendien geholpen om medische standaarden toe te passen. De derde generatie EPD begint nu in Nederland zijn intrede te doen. Deze generatie vraagt niet alleen om inzicht in zorgprocessen en de organisatie ervan, maar ook vaak om een fundamentele wijziging in deze processen en organisatie. Dat is een dilemma voor het management. Of een keuze voor een EPD dat zorgprocessen ondersteunt en de organisatie de komende jaren vooruit zal helpen. Of te kiezen voor een eerste of tweede generatie EPD om dan via een leerproces en geleidelijke organisatiewijzigingen in de richting van de derde generatie te gaan.

De vierde en vijfde generatie EPD's kunnen medische kennis koppelen aan het specifieke ziektebeeld van een patiënt. Op deze manier adviseren ze per patiënt over bijvoorbeeld medicijngebruik en gewenste (be)handelingen (door middel van beslissingsondersteuning en de signalering van afwijkingen). Deze generaties zijn beschikbaar, maar worden in Nederland slechts op zeer kleine schaal ingevoerd. Ook voor de keuze voor het type EPD geldt, evenals voor alle informatiesystemen, dat men eerst goed in beeld moet hebben wat men wil bereiken, wat de strategische zorgvisie is.

In figuur 8.3 wordt de relatie tussen de visie op zorg en de daarbij passende ICT-keuzen weergegeven, die als basis voor een dialoog voor de meest passende EPD kan dienen (Pluut, 2011).

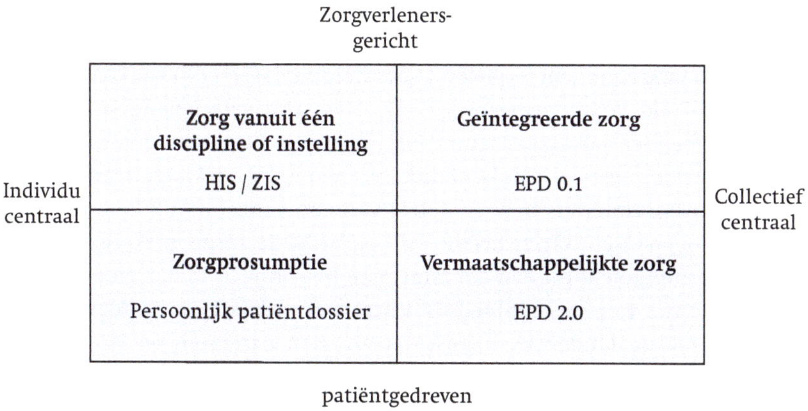

	Zorgverleners-gericht		
	Zorg vanuit één discipline of instelling	Geïntegreerde zorg	
Individu centraal	HIS / ZIS	EPD 0.1	Collectief centraal
	Zorgprosumptie	Vermaatschappelijkte zorg	
	Persoonlijk patiëntdossier	EPD 2.0	
	patiëntgedreven		

Figuur 8.3 Passende ICT-keuzen
Bron: Pluut, 2011

Voor- en nadelen van het EPD

Verwacht wordt dat na het invoeren van het EPD efficiënter overleg kan plaatsvinden tussen verschillende zorgverleners binnen de zorginstelling en (bij verdere generaties EPD) door de gehele keten. Beslissingen kunnen beter en sneller genomen worden op basis van complete en actuele patiënteninformatie. Ook medicatiefouten zullen voor een groot deel kunnen worden voorkomen. Daarnaast is de verwachting dat informatie niet meer zoekraakt of niet beschikbaar zal zijn. Bekend is immers welke onderzoeken verricht zijn en wat hiervan de uitslag was. Voor de patiënt/cliënt is het voordeel dat hij niet telkens hetzelfde verhaal hoeft te vertellen en opnieuw dezelfde vragen moet beantwoorden. Gegevens worden niet langer onnodig overgeschreven en dubbel onderzoek wordt voorkomen.

Nadelen van een EPD binnen een zorginstelling zijn onder meer de risico's voor privacyschending en het risico op medische fouten door tunnelvisie van de zorgverlener op basis van foute diagnoses/gegevens. Bij schakeling van EPD's buiten de zorginstelling worden deze risico's nog vergroot en komen extra risico's aan de orde.

Landelijk Schakelpunt

Als we spreken over het EPD denkt de meerderheid van de Nederlanders waarschijnlijk aan het landelijke EPD-project dat in 2011 gestrand is in de Eerste Kamer. Dit landelijke EPD heet overigens officieel nu geen EPD meer, maar landelijk schakelpunt (LSP), omdat het niet gaat om één centraal dossier met patiëntgegevens, maar om een landelijke 'verkeerstoren', waardoor een zorgverlener gegevens kan opvragen uit de dossiers van andere zorgverleners. Redenen voor het stranden van het landelijke EPD zijn onder meer het feit dat het LSP vooral als een technisch project is ingeschoten en er onvoldoende aandacht is geweest voor het feit dat het om een omvangrijk en ingewikkeld veranderingsproces gaat, waarbij vele belangen van vele belanghebbenden betrokken zijn. Ook het verplichte karakter van de aanvankelijke plannen voor een landelijk EPD leidde tot veel negatieve reacties (Pluut, 2012). Inmiddels hebben acties van een aantal betrokken partijen, zoals de koepelorganisaties KNMP, LHV en VHN, de zorgverzekeraars en de Tweede Kamer geleid tot een doorstart van het project. In dat model wordt de 'Organisatie van Zorgaanbieders' verantwoordelijk voor de gegevensuitwisseling via de landelijke infrastructuur. Een Patiënten en Privacyraad buigt zich over de privacyaspecten van de infrastructuur en adviseert de Vereniging van Zorgaanbieders over de doorontwikkeling van de landelijke infrastructuur. Bovendien moeten patiënten expliciet toestemming geven voor aanmelding en uitwisseling van hun gegevens. Hiermee is een groot deel van de nadelen en risico's van het eerste project opgevangen. De opt-in variant brengt overigens een grote belasting voor zorginstellingen met zich mee en ook het managen van de verschillende (veelal financieel gedreven) belangen blijft een uitdaging.

Gevolgen van Digitale Beelduitwisseling voor de privacy
Implementatie van digitale beeld- en verslaguitwisseling heeft impact op de privacy en beveiliging van medische beeldgegevens in en tussen ziekenhuizen. In de oude situatie werden beelden gebrand op cd's en vervolgens gedistribueerd naar een andere zorginstelling door de patiënt zelf, een taxi en in spoedgevallen door een ambulance. Wanneer een patiënt een cd meekrijgt en afgeeft voor verdere behandeling in een andere zorginstelling, dan geeft deze patiënt hiermee impliciet de toestemming om medische gegevens te delen. In de nieuwe situatie worden beelden automatisch of handmatig aangemeld bij een zogenaamde regionale verwijsindex. Vanuit deze index kunnen andere specialisten vervolgens de beelden   >>

\>\> opvragen. De impliciete toestemming van de patiënt is hiermee verdwenen en om beelduitwisseling mogelijk te maken zijn dan ook aanvullende afspraken nodig tussen zorgverleners, zorginstellingen en patiënten.

Bron: Hutink, 2011

Het landelijk EPD-project heeft maar weer eens laten zien dat men zulke complexe onderwerpen niet louter als technisch vraagstuk moet behandelen, maar dat men ook oog moet hebben voor zeggenschap en communicatie en de relatie moet leggen met de algehele doelen van gegevensuitwisseling. Privacyrisico's zijn onoverkomelijk, dus moet het waarom duidelijk zijn en gedragen worden door de belangrijkste stakeholders (Pluut, 2011).

8.5 ICT en zorginnovatie

In de vorige paragrafen zijn de huidige toepassingen van ICT in de zorgproducten en -processen behandeld. In deze paragraaf gaat het om de mogelijkheden van ICT om de zorg te innoveren.

Het is van groot belang dat zorginnovaties niet versnipperd worden ontwikkeld en aangeboden. Dat wordt een te kostbare zaak, waar niemand in en rond de zorg beter van wordt. De bestaande gezondheidszorg is bijvoorbeeld niet optimaal ingericht om chronische patiënten te behandelen, waardoor de kwaliteit van zorgverlening aan deze patiëntgroep tekortschiet. Op het gebied van de ketenzorg zijn veel problemen in de samenwerking en communicatie tussen de diverse partijen te zien. Dit zijn symptomen van de kloof tussen de vraag naar en het aanbod van zorgverlening (zie figuur 8.4). De vraag is hoe ICT-innovaties kunnen bijdragen aan het dichten van die kloof.

Deze vraagstelling was voor het Nationaal Regieorgaan voor ICT-onderzoek en -innovatie de aanleiding voor het ontwikkelen van een innovatieprogramma voor de gezondheidszorg (ICTRegie, 2006). Het uitgangspunt bij het ontwikkelen van dit programma is dat het veld aan zet is bij het benoemen en uitwerken van de kansrijke innovatiethema's. Daarom zijn de sleutelfiguren uit de gezondheidszorg, de ICT-bedrijven en de kennisinstellingen, uitgedaagd elkaar te inspireren tot kansrijke innovaties. Dit programma richt zich op het ontwikkelen van innovatieve zorgarrangementen voor chronisch zieken, die kwaliteitsverbetering en kostenreductie mogelijk maken. Vier programmalijnen

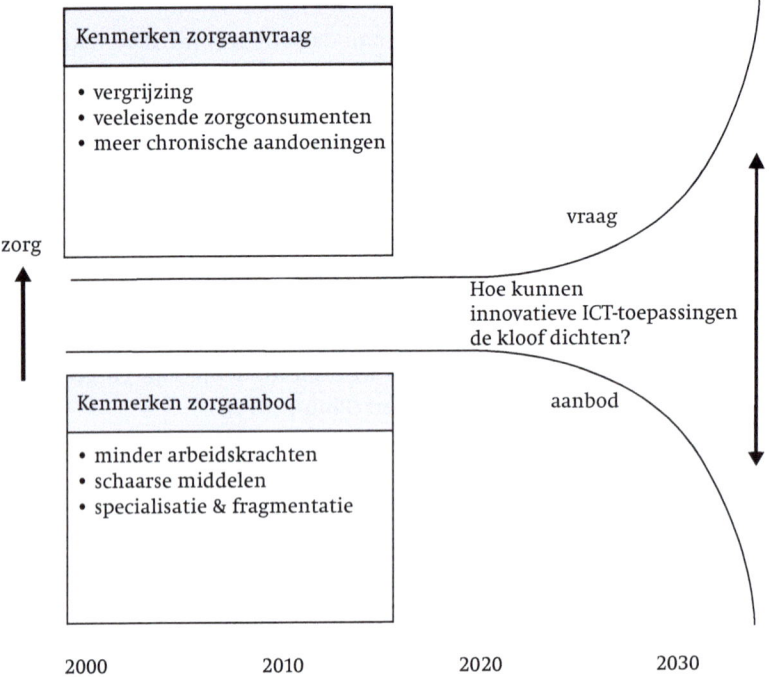

Figuur 8.4   Kloof tussen vraag en aanbod in de gezondheidszorg
Bron: ICTRegie, 2006

reiken bouwstenen aan voor het ontwikkelen van deze zorgarrangementen. Na een korte beschrijving van de bouwstenen wordt hierna aangegeven hoe zij kunnen worden gestapeld tot innovatieve zorgarrangementen (ICTRegie, 2006). Hoewel deze programmalijnen in 2006 zijn opgesteld, is het ontwerp nog steeds actueel en richtinggevend voor zorginnovatiemogelijkheden.

8.5.1   'Zorg in netwerken'

Onze hedendaagse samenleving wordt gekarakteriseerd als een netwerksamenleving. In navolging van andere sectoren zal de gezondheidszorg de mogelijkheden van internet benutten om de zorgverlening te organiseren als een gedistribueerd proces rondom de patiënt, waaraan diverse zorgverleners uit de eerste, tweede en derde lijn een bijdrage leveren. Coördinatie van deze partijen is nodig om een integraal zorgpakket te leveren dat aansluit op de zorgvraag van de patiënt. De ambitie van de programmalijn 'Zorg in netwerken' is om maatwerk zonder meerkosten te leveren door het expertiseniveau van de zorgverleners te koppelen aan de zorgvraag van de patiënt. Zorgverlening wordt georganiseerd als een netwerkorganisatie, waarbij complexe taken in de top en routinetaken aan de basis van de piramide worden gelegd. De netwerkorganisatie is in staat snel een team van zorgprofessionals te mobiliseren dat problemen van patiënten efficiënt en effectief aanpakt. De coördinatie wordt mogelijk gemaakt door een ICT-dienstenplatform dat informatie, technologie, zorgverleners en zorgafnemers ontkoppelt. Op die manier kunnen onafhankelijk van tijd en plaats zorgdiensten worden geleverd, waarbij alle relevante informatie (patiëntinformatie, medische informatie en financiële informatie) de patiënt volgt op zijn weg langs de diverse points of care in een gedecentraliseerd zorgnetwerk. Door een taakherschikking wordt geprobeerd de zorgtaken zo laag mogelijk in de zorgpiramide (figuur 8.5) te beleggen (lage kosten).

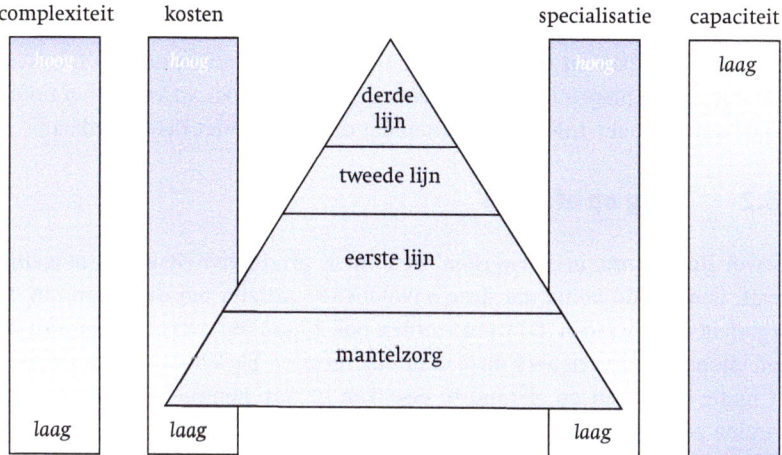

Figuur 8.5   Zorgpiramide
Bron: ICTRegie, 2006

Adequate coördinatie van die zorglijnen moet waarborgen dat een integraal zorgpakket wordt geleverd dat naadloos aansluit op de zorgvraag van de patiënt (kwaliteit) (ICTRegie, 2006).

De ICT-regiegroep heeft gelijk in deze analyse; de zorg vormt altijd een netwerkorganisatie of men dit nu wil of niet. Helaas is ook in de huidige situatie nog veel te verbeteren in de samenwerking tussen de zorgaanbieders en kan ook de rol van de ICT nog sterk verbeteren. Samenwerking in netwerken, ketenpartners, inspelen op wisselende omstandigheden en antwoord willen geven op individuele klantwensen, stelt hoge eisen aan de wendbaarheid van de informatie-uitwisseling in de zorgketen. De basis van ICT-samenwerking of-integratie tussen (deel)organisaties in een keten is in veel gevallen een ERP-systeem, waarmee de gehele logistiek wordt beheerst. Omdat de meeste ERP-systemen nogal star zijn, is het vaak beter te kiezen voor een gemeenschappelijk platform en een databasestructuur. De gegevensverwerkende processen kunnen dan per zorgaanbieder flexibel ingericht worden via workflows. Cloudtechnologie zou kunnen bijdragen aan een flexibele samenwerking in de netwerken/ketens, maar is dermate ingrijpend en complex, dat besluiten hiertoe alleen binnen een gedegen veranderproces en een dialoog met alle betrokken partijen kunnen plaatsvinden.

Als het gaat om patiënteninformatie, is het vanuit privacyoogpunt zinvol een onderscheid te maken naar verschillende niveaus van informatieuitwisseling. Primair voor samenwerking in de keten is signalering en doorverwijzing. Het raadplegen van patiëntgegevens zelf kan verbonden worden aan protocollen. Dan is de te raadplegen informatie gebonden aan het doel, waarvoor het nodig is voor de aanvrager. Informatie buiten dat doel is dan niet raadpleegbaar.

8.5.2 'Zorg op afstand'

Hoewel door 'Zorg in netwerken' een forse productiviteitswinst mogelijk wordt, is nu al duidelijk dat deze onvoldoende zal zijn om de stijging in de zorgvraag op te vangen. Daarom worden ook zorgtaken overgedragen van de professionele zorgverleners naar mantelzorgers en patiënten. In dat geval is het nodig patiënten op afstand te bewaken en van kennis en informatie te voorzien zodat zij zelf het management van hun eigen aandoening ter hand kunnen nemen (zelfmanagement). De ambitie van deze programmalijn is mensen door preventie zo veel mogelijk uit het zorgsysteem te houden en mensen die toch ziek worden te helpen bij het zelfmanagement van hun aandoeningen. Door aanpassing van de levensstijl en door verbetering van de medicatie- en therapietrouw worden complicaties voorkomen. Op die manier kan het aantal ziekenhuisopnames worden gereduceerd. Deze programmalijn richt zich op het ontwikkelen van een intelligente zorgomgeving (*ambient assisted living*) waarin de patiënt centraal staat. Deze wordt in zijn dagelijks bestaan ondersteund door (relatief) onzichtbare technologie die in de directe zorgomgeving geïntegreerd is, zoals weergegeven in figuur 8.6. Rondom de patiënt zijn cirkels getekend die de afstand in tijd en locatie tussen hem en zijn zorgverleners overbruggen.

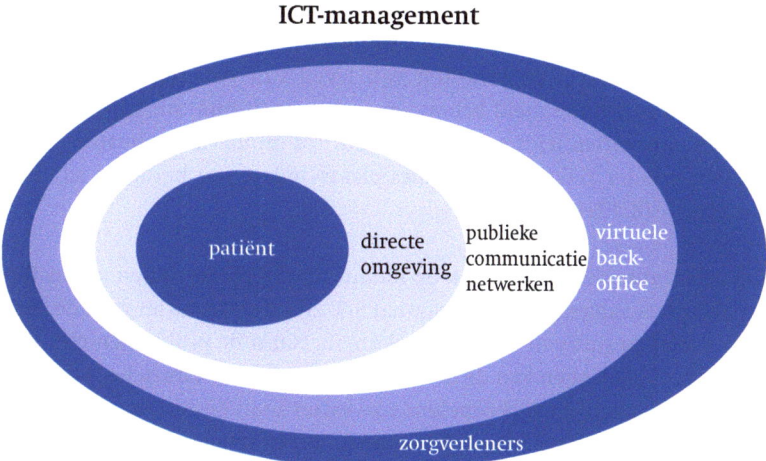

Figuur 8.6 Patiëntgerichte intelligente zorgomgeving
Bron: ICTRegie, 2006

Centraal staat de patiënt. De binnenste cirkel betreft sensoren en actuatoren die op het lichaam van de patiënt worden gedragen. Met behulp van de sensoren worden permanent de lichaamssignalen van de patiënt gemeten.

Rond de patiënt bevindt zich de directe omgeving. Deze cirkel bestaat uit additionele sensoren, actuatoren en hulpmiddelen (zoals personal digital assistant (PDA), smartphone of intelligente televisie) die geïntegreerd zijn in de directe woon- of werkomgeving van de patiënt.

Daaromheen vinden we de publieke communicatienetwerken. De brede beschikbaarheid van deze netwerken maakt het mogelijk vanaf vrijwel elke locatie toegang te krijgen tot internet. Dit verbetert de mobiliteit van patiënten, omdat zorgdiensten niet alleen in hun woon-werksituatie kunnen worden aangeboden, maar ook 'onderweg'.

De vierde cirkel geeft de virtuele backoffice weer. Het betreft een virtuele organisatie die zorgdiensten van meerdere aanbieders combineert tot een geïntegreerd zorgpakket.

De buitenste cirkel bestaat uit zorgverleners. Zij bepalen in overleg met de patiënt welke parameters door de intelligente zorgomgeving moeten worden bewaakt. Wijzigingen in de verzameling parameters of in de frequentie van meten beïnvloeden de zorgprocessen in de backofficesystemen (aanpassen van het zorgproces) en de sensoren/actuatoren in de directe omgeving van de patiënt (aanpassen van sensornetwerkconfiguratie). Een dergelijke intelligente zorgomgeving verbetert de kwaliteit van leven van patiënten en burgers, omdat zij hun zelfstandigheid behouden en langer in hun thuissituatie kunnen blijven. Bovendien leidt zelfmanagement tot minder complicaties. Daardoor zullen minder ziekenhuisopnames plaatsvinden, wat bijdraagt aan een kostenreductie (ICTRegie, 2006).

Hoewel veel ontwikkelingen (vaak op kleine schaal) plaatsvinden op dit terrein, zoals ook is aangegeven in paragraaf 8.3, zijn de innovaties voor de zorg op afstand niet zo snel van de grond gekomen. Naast de problemen met verschillende verwachtingen van de diverse partijen en de technische aspecten, moeten ook belangrijke overkoepelende kwesties zoals beveiliging, authenticatie, quality of service, toegankelijkheid, robuustheid, schaalbaarheid, systeemintegratie en standaardisatie worden opgelost in telezorgprojecten (Hettinga, 2009). Een nieuwe telezorgdienst zal bijvoorbeeld op verschillende manieren moeten integreren met bestaande technologie zoals hardware, infrastructuur en een breed scala aan software: van elektronische dossiers tot facturering. Deze legacy-problematiek is niet uniek voor ICT-implementatie in de zorgsector, maar de omvang ervan is wel zorgwekkend. Ook de diversiteit tussen zorginstellingen is groot. Wat betreft standaardisatie wijst Hettinga op de indeling van Goossen. Ten eerste zijn er natuurlijk de vele technische standaarden waaraan applicaties moeten voldoen. Bijvoorbeeld om communicatie over internet mogelijk te maken (TCP/IP, XML). Een tweede type standaarden richt zich op informatie-uitwisseling tussen informatiesystemen in de zorg. Bekende organisaties die zich hiermee bezighouden zijn internationaal Health Level Seven (HL7) en nationaal het NICTIZ (Krediet e.a., 2011). Een derde type standaarden is gericht op het ondersteunen en automatiseren van de werkprocessen van zorgverleners: de workflow. En de laatste twee typen standaarden richten zich meer op de medische inhoud van de applicaties: het vierde type op de klinische zorgpraktijk (welke zorghandelingen moeten verricht worden met gebruik van welke materialen) en het vijfde type op de te gebruiken terminologie en classificaties. Hettinga's ervaring is dat in de huidige telezorgprojecten weinig aandacht is voor de laatste drie typen standaarden. Echter: al is een telezorgtoepassing technisch in staat om informatie uit te wisselen met een ander programma, het gaat mis als terminologie of maten en schalen niet overeenkomen. Telezorgprojecten moeten daarom (in alle projectfases) meer aandacht besteden aan alle vijf typen standaarden (Hettinga, 2009).

8.5.3 'Zorg met kennis'

Een behandelplan binnen een paar minuten

Op het CeBIT (grootste beurs voor Computers en ICT-oplossingen) in 2012 in Hannover is de HANA Oncolyzer gedemonstreerd. Deze is gebouwd door het Berlijnse Academische ziekenhuis Charité, samen met SAP's Innovation Center, het Hasso Plattner Instituut, IBM en Cap Gemini. Artsen hebben doorgaans een week of drie nodig voor het opstellen van een individueel behandelplan, op basis van hun eigen ervaring met een beperkt aantal patiënten. Met de HANA Oncolyzer kunnen artsen binnen enkele minuten een behandelplan voor kankerpatiënten opstellen, gebaseerd op de resultaten en effecten van de behandelingen van 20.000 eerdere patiënten.

Bron: AG, 10 mei 2012

De taakherschikking van specialisten naar generalisten en van professionele zorgverleners naar patiënten noodzaakt tot een herallocatie van kennis. Als taakherschikking plaatsvindt, moet ook de kennis die nodig is voor de uitvoering van die taken aan de betreffende patiënten en zorgverleners worden overgedragen. Dit is urgent, omdat medische kennis nog onvoldoende wordt benut om medische fouten te voorkomen. De ambitie van deze programmalijn is het waarborgen dat 'state of the art' medische kennis op samenhangende wijze wordt toegepast om patiënten zo goed mogelijk te behandelen en te ondersteunen. Daarbij wordt getracht zo veel mogelijk evidence-based te werken. Op die manier wordt bijgedragen aan de professionalisering van patiënten en hun zorgverleners, worden medische fouten voorkomen en wordt zelfmanagement door patiënten optimaal gefaciliteerd.

Dit is een grote uitdaging, want de zorg is een kennisintensief domein. Medische kennis, zowel wat betreft ziekten als behandelingen, is omvangrijk en neemt in snel tempo toe. Het is voor zorgverleners en patiënten onmogelijk alle ontwikkelingen op de voet te volgen. Daardoor lukt het niet deze kennis op het juiste moment, op de juiste plaats en toegespitst op de individuele patiënt beschikbaar te hebben en toe te passen. Door kennis beter te ontsluiten, kan de patiënt beter worden behandeld.

Kwaliteitsverbetering kan het gevolg van de toepassing van evidence-based richtlijnen en een betere benutting van medische kennis bij het behandelen van patiënten zijn; kostenreductie is dan het gevolg van het feit dat daardoor minder onnodige fouten worden gemaakt. De kostenreductie vloeit ook voort uit het feit dat bij beslissingsondersteuning aan patiënten zelfmanagement mogelijk wordt, waardoor complicaties en daarmee gepaard gaande ziekenhuisopnames kunnen worden vermeden (ICTRegie, 2006).

Bij deze roep om meer evidence-based kennis en handelen, moet echter nooit uit het oog worden verloren dat de ervaring en intuïtie van de behandelende zorgverlener altijd een bijzonder belangrijke rol speelt.

8.5.4 Zorg op maat

Chronisch zieken hebben behoefte aan een integraal zorgpakket dat diverse vormen van medische en sociale zorg omvat. Bij de levering van dit pakket zijn zorgverleners uit verschillende zorglijnen betrokken. De bestaande gezondheidszorg is niet in staat dit pakket op een samenhangende wijze te leveren (IOM, 2001). Chronisch zieken worden geconfronteerd met een gefragmenteerde zorgverlening, omdat de gezondheidszorg niet georganiseerd is rondom de patiënt, maar rondom medische disciplines en autonome maatschappen. De ambitie is het integrale zorgpakket op een samenhangende wijze aan patiënten te leveren, zonder daarvoor meerkosten te maken. Daartoe wordt zorgverlening georganiseerd als een virtueel samenhangend proces rondom de patiënt. Hierdoor ervaart de patiënt deze zorg als integraal en niet als gefragmenteerd (zie figuur 8.7). Om dat te bereiken zonder meerkosten moeten mensen en middelen efficiënt worden benut.

ICT-management

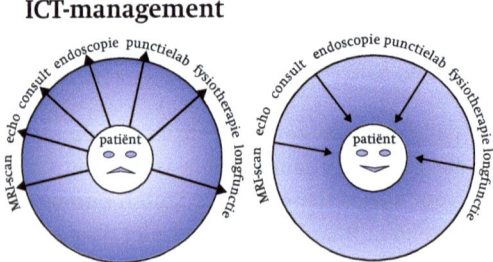

Figuur 8.7 Zorgproces en patiëntervaring
Bron: ICTRegie, 2006

De patiënt in de cirkel links ervaart de zorg als gefragmenteerd en moet voor diverse contacten bij verschillende 'loketten' zijn. Bij de patiënt in de cirkel rechts in figuur 8.7 doet de zorg zich voor als een organisatie waarbij geavanceerde ICT-systemen de noodzakelijke samenhang aanbrengen. Een geautomatiseerd planningssysteem wordt ontwikkeld dat de planning van zorgprocessen vanuit diverse invalshoeken optimaliseert (welbevinden van patiënten, werkomstandigheden van zorgverleners en productiviteit van zorgverleners). Dit planningssysteem functioneert in de context van een decentrale planning van de zorgverlening aan de patiënt, een 'genetwerkte' gezondheidszorg (waarin meerdere partijen samenwerken die elk vanuit verschillende locaties en organisaties opereren), een toenemende zorgvraag en een beperkte zorgcapaciteit. Het systeem moet rekening houden met de onzekerheden in de zorgverlening (complicaties, urgentie, onvoorspelbaarheid en variabele tijdsduur van stappen in het zorgverleningproces), de randvoorwaarden die de zorgverlening karakteriseren (zoals nuchterheid, voorbereidingstijd of inwerktijd), het welbevinden van zorgverleners en patiënten en de beschikbaarheid van patiënten, zorgverleners en medische apparatuur.

Bij toepassing van logistieke principes gaan productiviteits- en kwaliteitsverbetering van de zorgverlening hand in hand (Scheepbouwer, 2006). De productiviteitswinst wordt gerealiseerd door een efficiëntere benutting van mensen en middelen, terwijl de kwaliteitsverbetering voortvloeit uit het feit dat de zorgverlening kan worden ingericht als een virtuele samenhangende organisatie rondom de individuele patiënt (ICTRegie, 2006).

8.5.5 Hoe staat het nu met de zorginnovaties?

De hiervoor beschreven programmalijnen reiken bouwstenen aan voor het ontwikkelen van zorgarrangementen die in deze behoefte voorzien. Deze ICT-innovaties zouden theoretisch bij kunnen dragen aan de ontwikkeling van zorgarrangementen die tegelijkertijd de kwaliteit verbeteren en de kosten verlagen. De ontwerpers hiervan stellen dan ook: "Alle ICT-toepassingen zijn nodig om aan dit concept invulling te geven. Het gaat immers om samenhangende componenten. De taakherschikkingen in de programmalijnen 'Zorg in netwerken' en 'Zorg op afstand' zijn niet mogelijk als patiënten en zorgverleners niet van kennis en informatie worden voorzien en als de zorglogistiek niet goed wordt gecoördineerd". Daarmee is al aangegeven dat dit programma erg ambitieus is. Tot nu toe is het (nog) niet goed gesteld met het implementeren van deze innovaties. Als belangrijke onderliggende reden wordt de kloof tussen overheid en zorginstellingen genoemd. Het begrip innovatie biedt ruimte voor verschillende interpretaties. Zo ontstaat er een discrepantie tussen het beeld dat de overheid lijkt te hebben van de mate van innovatie bij zorginstellingen en het beeld hierover bij de instellingen zelf.

Daardoor ontstaat er een verschil in focus: zorginstellingen richten zich hoofdzakelijk op de continuïteit van de organisatie (een goede kwaliteit van zorg en het welbevinden van de cliënt) en de overheid focust zich vooral op de houdbaarheid van het zorgstelsel op lange termijn (financiën).
Er is geen heldere structuur in het web aan maatregelen als subsidie- en verbeterprogramma's en de instanties die zich hiermee bezighouden. Zorginstellingen zijn veel tijd kwijt met het vinden en selecteren van maatregelen en de administratieve lasten voor het aanwenden van stimuleringsprogramma's zijn hoog. Dit weerhoudt zorgbestuurders om gebruik te maken van stimuleringsmaatregelen.
Tot slot lijkt de wijze waarop innovatie wordt gestimuleerd geen positief effect te hebben op de verstandhouding tussen het ministerie van VWS en zorginstellingen. Verschillende bestuurders geven in het onderzoek aan de grote hoeveelheid stimuleringsmaatregelen te interpreteren als een blijk van wantrouwen jegens zorginstellingen, zowel vanuit de overheid als vanuit de maatschappij (Weger, 2010).
Hettinga (2009) noemt eveneens een aantal redenen. Zij stelt dat de zorgsector als extra uitdaging een zeer complexe financiële structuur met zich mee brengt die bovendien regelmatig onderhevig is aan wijzigingen. Ook tijd en geld zijn de problemen. Kleine en middelgrote bedrijven ontwikkelen veel ICT-vernieuwingen, maar zij hebben niet de middelen om hun innovaties de gebruikelijke lange en dure onderzoeksmethoden te laten ondergaan waarmee de meerwaarde ervan kan worden aangetoond. En de ontwikkeling van e-Health-innovaties staan niet in verhouding tot de doorlooptijd van wetenschappelijk onderzoek. De innovatie is alweer achterhaald als het bewijs rond is. De kunst is om een dialoog tot stand te brengen tussen de betrokken partijen (Hettinga, in Westenbrink, 2012).

8.6 Informatieplanning in de zorg

8.6.1 Inleiding

Zoals in de vorige paragrafen is gebleken, is ICT steeds meer een onmisbaar hulpmiddel om ambitieuze doelstellingen in de zorg op het gebied van kwaliteit, efficiency, kostenbesparingen en zorgmarketing te kunnen realiseren. De projectenkalender van een gemiddelde zorgorganisatie bestaat al snel uit tientallen ICT-projecten. Bestuurders, directeuren en managers staan voortdurend voor een dilemma om schaarse budgetten, middelen en resources zo efficiënt en effectief mogelijk in te zetten. ICT staat in de top drie van gespreksonderwerpen van Raden van Bestuur van zorginstellingen. Daarom is het formuleren van een zorgvisie en het maken van een daarbij aansluitend informatieplan essentieel om tot een afgewogen keuze te komen van ICT-projecten. in deze paragraaf wordt ingegaan op hoe zo'n informatieplan gemaakt kan worden. De praktijk wijst uit dat de realisering vaak toch lastiger is dan in eerste instantie wordt gedacht. Managers zonder eigen visie op ICT worden speelbal van tegengestelde belangen en visies. Zonder ICT-visie verliest men al snel het zicht op de ontwikkelingen en heeft men onvoldoende kaders om ICT te ondersteunen. Veel aandacht wordt dan ook besteed aan de ervaringen opgedaan met informatieplanning in de zorg.

8.6.2 Organisatiestrategie/zorgvisie, informatiestrategie en informatieplan

De aanleiding tot een informatiestrategie bestaat in de praktijk meestal uit enkele knelpunten in de bestaande informatievoorziening of veranderingen in de organisatie of haar omgeving, die gevolgen zullen hebben voor de informatievoorziening. Ook organisaties in de zorg merken dat ze sneller en heftiger worden afgerekend op het niet inspelen op de gewijzigde behoeften van de patiënt/consument en de gewijzigde manier waarop deze informatie inwint en vervolgens gebruikmaakt van de zorgproducten. Dit vergroot de noodzaak van het ontwikkelen van een zogenoemde *e-strategie*, waarin de informatiestrategie integraal met de organisatiestrategie aan de orde komt. Een kenmerk van e-strategieën is dan ook dat er meer aandacht wordt besteed aan de klant. Bij de overheid krijgt dit vooral gestalte via de eenloketgedachte. De organisatie van de dienstverlening wordt zo opgezet dat deze aansluit bij de vraagpatronen en behoeften van de patiënt/zorgconsument en niet volgens de interne, vaak versnipperde, werkprocessen. In hoofdstuk 5 is hierop ook ingegaan bij de bespreking van procesgericht werken.

Zorginstellingen zijn professionele organisaties waarin kennis centraal staat. De informatiestrategie van een organisatie bestaat uit het geheel van visies, uitspraken en richtlijnen die richting geven aan de ontwikkeling en inrichting van de ICT-huishouding en aangeven welke bijdrage daarmee wordt geleverd aan de doelstellingen.

Een informatiestrategie en het bijbehorende informatieplan worden ontwikkeld en vastgesteld in een proces, dat *informatieplanning* wordt genoemd.

Het informatieplan beschrijft de gewenste ICT-huishouding inclusief het actieplan (projectenkalender) voor de realisatie daarvan. Het biedt hiermee een groeipad waarlangs alle verbeteringen in de ICT-ondersteuning op gestructureerde, planmatige en kostenefficiënte wijze kunnen worden doorgevoerd. Het informatieplan vormt de basis voor toekomstige ICT-beslissingen en uitbreidingen en geeft antwoord op strategische vragen, zoals:

- Hoe kan het ICT-beleid beter afgestemd worden op het organisatiebeleid en hoe kan de organisatie beter profiteren van nieuwe ICT-ontwikkelingen?
- Welke toekomstige ICT-ondersteuning is nodig om de doelstellingen van de organisatie te kunnen realiseren (bijvoorbeeld om zeven dagen per week 24 uur dienstverlening aan patiënten/consumenten en samenwerkingspartners mogelijk te maken)?
- Wat zijn de organisatorische en personele consequenties van veranderingen in ICT-systemen?
- Welke zorgprocessen worden door welke nieuw aan te schaffen informatiesystemen ondersteund, bijvoorbeeld voor zorg op maat, dienstverlening via internet of domoticatoepassingen?
- Aan welke functionele en technische eisen moeten nieuwe informatiesystemen voldoen en hoe worden nieuwe informatiesystemen technisch gerealiseerd (bijvoorbeeld de mate waarin de ICT-ondersteuning probleemloos functioneert op momenten dat het nodig is of de beveiliging van privacygevoelige cliënt- en medicatiegegevens)?
- Op welke manier kunnen nieuwe informatiesystemen samenwerken met bestaande informatiesystemen binnen en buiten de organisatie?
- Hoe kan de ICT-dienstverlening het beste georganiseerd worden, zowel intern als extern?
- Wat is het benodigde ICT-budget om alle veranderingen succesvol te kunnen doorvoeren?

In de meeste gevallen vormt het ontbreken van een informatiestrategie de aanleiding tot informatieplanning bij zorgorganisaties. In het verleden is veelal vanuit de technische automatisering een min of meer ongecontroleerde groei opgetreden en komt onvermijdelijk een moment van bezinning. In de praktijk vormt de technologie zelf ook een aanleiding tot de informatieplanning. Nieuwe ICT-toepassingen en technologische mogelijkheden kunnen vaak door de marktdruk van leveranciers of door de relatieve monopoliepositie van leveranciers niet genegeerd worden en moeten op een samenhangende en systematische wijze worden beoordeeld op hun meerwaarde voor de zorg en zorgorganisatie.

8.6.3 Afstemming tussen organisatiestrategie (zorgvisie) en informatiestrategie

De afstemming tussen de algemene strategie (zorgvisie) en de informatiestrategie wordt meestal met de Engelse term *alignment* aangeduid (Bots en Jansen, 2005). Bij alignment gaat het erom dat in organisaties geen besluiten worden genomen over strategie en bedrijfsprocessen zonder rekening te houden met de huidige ICT-situatie en de mogelijkheden van (in de toekomst te gebruiken) ICT. Maar ook het omgekeerde geldt. Alle beslissingen over ICT moeten genomen worden vanuit de invalshoek van de gevolgen van deze beslissingen voor de organisatiestrategie en de processen. Alle huidige modellen en adviesmethoden op het gebied van de afstemming tussen organisaties en hun ICT zijn gebaseerd op het model in figuur 8.8.

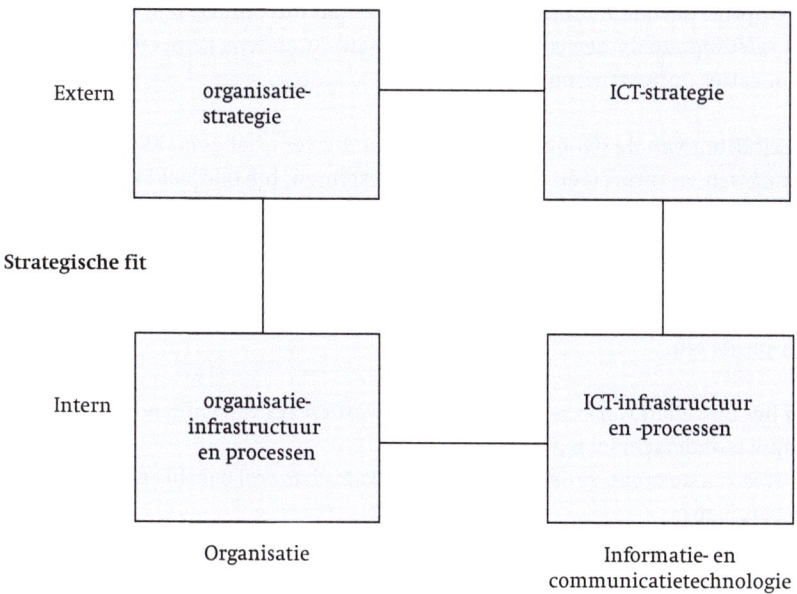

Figuur 8.8 Afstemmingsmodel
Bron: Henderson en Venkatraman, 2005

Aan de hand van het afstemmingsmodel wordt duidelijk dat ICT geïntegreerd moet worden in de organisatiestrategie door de afstemming tussen vier domeinen. De afstemming tussen de domeinen vindt plaats langs twee dimensies: er

moet een strategische 'fit' zijn in het interne en het externe domein en er moet een functionele integratie zijn tussen het organisatiedomein, zoals de bedrijfsprocessen en het ICT-domein. Kijkend naar de strategische dimensie moet het management een keuze maken ten aanzien van de volgende aspecten:
- reikwijdte: wat is het product/de dienst, wat is het marktsegment en welke rol speelt ICT hierbij;
- kerncompetenties die bijdragen tot de gekozen strategie;
- samenwerking: de relatie tussen organisaties om bepaalde competenties te bereiken en de mogelijkheden die ICT hierbij biedt.

Wat betreft de dimensie van de interne organisatie moet worden gekeken naar de infrastructuur en architectuur en naar de werkprocessen. Informatiesystemen zijn nooit een doel op zich, maar moeten altijd bijdragen tot een verbetering van de processen. Daarnaast moeten ze ook passen in het totaalplaatje van de informatievoorziening van de organisatie (architectuur) en in de totale ICT-voorziening, zoals het computernetwerk en de andere gemeenschappelijke applicaties (infrastructuur).

Flexibiliteit van de ICT-ondersteuning is nodig voor het gemakkelijk kunnen aanpassen en uitbreiden van informatiesystemen, bijvoorbeeld voor het koppelen van nieuwe informatiesystemen voor elektronische zorgdossiers, ketenzorg of mobiele planning en registratie. Er moet duidelijkheid zijn over nut, noodzaak en prioriteitstelling van ICT-investeringen en de aansturing van (projectmanagement) en verantwoordelijkheid voor (opdrachtgeverschap) ICT-projecten.

Bij het opstellen van een informatieplan worden zes verschillende niveaus en stappen onderscheiden (figuur 8.9).
1. Hoe ziet de organisatie haar toekomst, wat is haar rol daarin en wat wil men bereiken?
2. Wat zijn de belangrijkste eisen en wensen, op korte en lange termijn (bijvoorbeeld zorgpaden en ondersteunende processen)?
3. Wat zijn de belangrijkste uitgangspunten, randvoorwaarden, standaarden en richtlijnen (incl. informatiearchitectuur)?
4. Welke producten en diensten, bedrijfsprocessen en informatiestromen en bedrijfsgegevens?
5. Welke informatiesystemen, gegevensstromen en systeemkoppelingen?
6. Welke componenten, datastromen en interfaces?

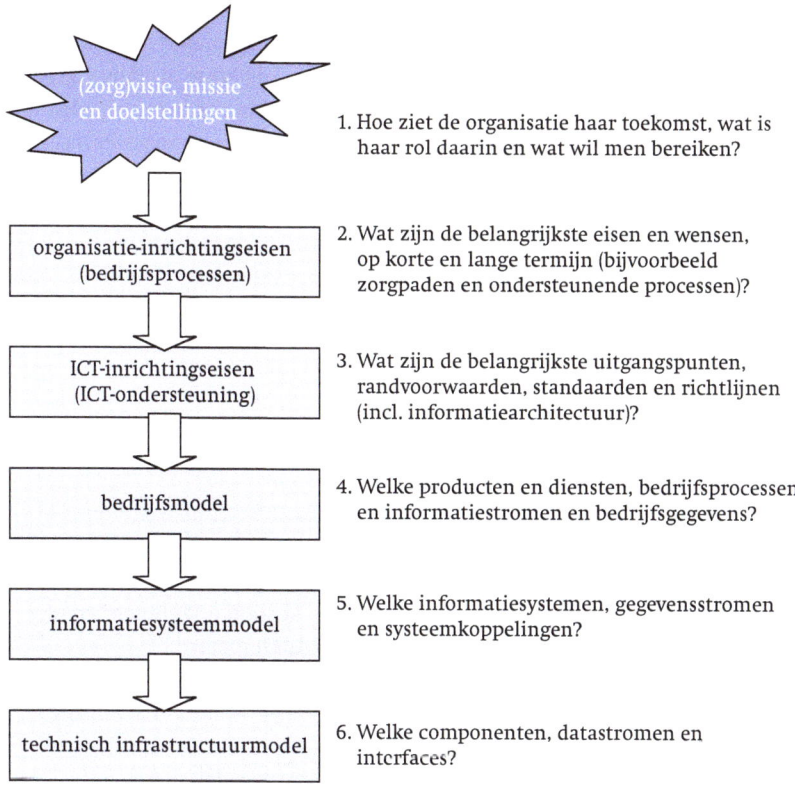

Figuur 8.9 Verschillende niveaus en stappen van een informatieplan

De in figuur 8.9 aangegeven niveaus en stappen houden het volgende in.

Visie, missie en doelstellingen zorgorganisatie (ICT-governance)
Als eerste worden visie, missie en bedrijfsdoelstellingen van de zorgorganisatie vastgesteld. Waar wil de organisatie op termijn heen (visie), wat is haar belangrijkste rol daarin (missie) en wat wil de organisatie concreet bereiken (doelstellingen). Deze stap is nodig om de gewenste doelgerichtheid af te dwingen. Hierdoor wordt het eenvoudiger om de noodzaak en prioriteit van nieuwe ideeën, projectvoorstellen en investeringen objectief vast te stellen. Door deze stap wordt het ICT-beleid vanzelf beter afgestemd op het organisatiebeleid (dit wordt ICT-governance genoemd).

Organisatie-inrichtingseisen zorginstellingen

Als tweede worden de belangrijkste eisen en wensen van managers, samenwerkingspartners en patiënten/consumenten voor zowel de korte als lange termijn geïnventariseerd. Deze eisen en wensen hebben betrekking op het aanbieden van (nieuwe) producten en diensten, de inrichting en aanpassing van zorgprocessen (ketenzorg) en de daarvoor benodigde bedrijfsgegevens (patiënten/consumenten/ cliënten, producten/diensten, processen en financiën). Deze eisen worden samen met de belangrijke trends en ontwikkelingen (zoals kleinschalig wonen, telemedicine, functionele bekostiging) vertaald naar organisatie-inrichtingseisen. Voorbeelden van organisatie-inrichtingseisen zijn: locatieonafhankelijk werken en invoer aan de bron.

ICT-inrichtingseisen zorgsector

Digitale Beelduitwisseling

Er is een grote behoefte aan transmurale digitale beelduitwisseling. Dit blijkt uit de vele regionale initiatieven om digitale beelduitwisseling op te starten. Digitale beelduitwisseling verbetert de medische processen van specialisten, kan ingezet worden voor kostenverlagingen en de patiënt hoeft minder dubbele onderzoeken te ondergaan.
Implementatie van digitale beelduitwisseling heeft een impact op de processen in en tussen de ziekenhuizen. In de nieuwe situatie worden beelden automatisch of handmatig aangemeld bij een regionale verwijsindex. Vanuit deze index kunnen andere specialisten de beelden opvragen.
In opdracht van de Stichting Elektronische Zorg Dossier Amsterdam (EZDA) en de Amsterdamse ziekenhuizen is een architectuurschets e-Radiology Architecture opgesteld. Bij deze architectuurschets is de voorwaarde gehanteerd dat deze 'regionale' oplossing ook gebruikt kan worden voor landelijke beelduitwisseling. Daarnaast moet dit netwerk ook voldoen aan landelijke wetgeving. Initiatiefnemers die starten of reeds gestart zijn met regionale infrastructuren kunnen dit document gebruiken om voor te bereiden voor regionale en landelijke opschaling.
Om uiteindelijk landelijk beeld- en verslaguitwisseling mogelijk te maken is er wel een connectie nodig tussen de regionale architecturen en een landelijke architectuur. Deze beide architecturen kunnen elkaar aanvullen om communicatie in de zorg te verbeteren. De e-Radiology Architecture is een eerste verkenning om beide architecturen op elkaar aan te sluiten.

Bron: Hutink, 2011

Het voorbeeld van de digitale beelduitwisseling geeft goed aan dat de visie op zorg (in dit geval regionale samenwerking op basis van wederzijdse uitwisseling van digitale beelden) leidt tot een behoefte aan afspraken (architectuur) over de ICT zowel binnen de instellingen als daarboven. Een zorgvisie leidt tot vaststelling van de belangrijkste ICT-inrichtingseisen. Dit zijn relevante uitgangspunten, randvoorwaarden, standaarden en richtlijnen voor het realiseren van de benodigde ICT-ondersteuning, rekening houdend met de eerder opgestelde organisatie-inrichtingseisen. Denk aan eisen ten aanzien van leveranciers (ervaring, continuïteit, service), levering (in huis of uitbesteding (outsourcing)), informatiearchitectuur (geïntegreerd of op basis van bouwstenen), software (standaard of maatwerk, closed of open source) en technologie, platformen, databases en netwerken.

Bedrijfsmodel zorg

Vervolgens wordt het bedrijfsmodel opgesteld. Het bedrijfsmodel is een beschrijving van alle relevante producten en diensten, bedrijfsprocessen, informatiestromen en bedrijfsgegevens. Belangrijk is niet te vervallen in details, maar de beschrijving te beperken tot die onderwerpen die van belang zijn voor het maken van de juiste keuzen. Primair kunnen drie hoofdprocessen onderscheiden worden: het primaire proces van zorg- en dienstverlening, het besturingsproces en het externe verantwoordingsproces. Deze stap kan versneld worden uitgevoerd als men gebruikmaakt van bijvoorbeeld bedrijfsprocesmodellen die opgesteld zijn door brancheorganisaties.

Informatiesysteemmodel

Op basis van de organisatie- en ICT-inrichtingseisen, en rekening houdend met de al bestaande situatie, wordt het bedrijfsmodel 'vertaald' naar een informatiesysteemmodel. Het systeemmodel is een beschrijving van alle bestaande en nieuw aan te schaffen informatiesystemen, gegevensstromen en systeemkoppelingen. In het informatiesysteemmodel krijgen de belangrijkste informatiesystemen een plaats zoals patiënt/cliëntregistratie, zorg zwaartemeting en kwaliteitsmeting, elektronisch patiëntendossier, planning, roostering, administratie en facturering op patiënt/consument/cliëntniveau. Voor de zorg wordt gewerkt aan uniforme modellen, die referentiemodellen worden genoemd. In een referentiemodel zijn de spelregels gedefinieerd voor het ontwerpen en bouwen van informatiesystemen. Hiermee wordt ervoor gezorgd dat iedereen volgens dezelfde bouwprincipes informatiesystemen in elkaar zet. In 2011 is het eerste referentiemodel voor de Nederlandse Ziekenhuizen vastgesteld.

Technische infrastructuur zorgmodel

Op basis van alle organisatie- en ICT-inrichtingseisen en rekening houdend met de bestaande situatie wordt het systeemmodel 'vertaald' naar een model voor de technische infrastructuur. Deze laatste stap bestaat uit het beschrijven van alle technische componenten (hardware, software, netwerk, datacommunicatie, servers, desktops), datastromen en technische interfaces. In deze stap is een belangrijke rol weggelegd voor automatiseerders en technisch specialisten.

8.6.4 Prioriteit ICT-systemen en -projecten in de zorg

Na het doorlopen van deze zes stappen kan vastgesteld worden welke bestaande softwaresystemen geoptimaliseerd (applicatiebeheer), verbeterd (aanpassing of gebruik gaan maken van onbenutte functionaliteiten), uitgefaseerd (vervanging op termijn) of vervangen (directe vervanging) moeten worden. Ook wordt tijdens alle stappen vastgesteld op welke wijze de overgang van de huidige naar de gewenste situatie plaatsvindt (transitieprojecten). Het is dan relatief eenvoudig om de prioriteit van alle lopende en nieuw op te starten projecten vast te stellen. Projecten die het meest voldoen aan de doelstellingen, organisatie-inrichtingseisen en ICT-inrichtingseisen én de hoogste financiële bijdrage leveren, verdienen de voorkeur. Projecten met de hoogste prioriteit kunnen vervolgens opgenomen worden in een projectenkalender. Door voor ieder project in kaart te brengen wat de benodigde ICT-capaciteit en gebruikerscapaciteit is, kan vastgesteld worden of er capaciteits- of budgetproblemen ontstaan.

8.6.5 Organisatie van ICT-ondersteuning bij zorginstellingen

Om een goede ICT-ondersteuning mogelijk te maken, zijn vier elementen van belang: (1) management en organisatie van de ICT-ondersteuning, (2) werkprocessen met betrekking tot de levering van de gewenste ICT-diensten, (3) systemen en hulpmiddelen die daarbij nodig zijn en (4) mensen die de ICT-ondersteuning leveren en de kennis en kunde die men daarvoor nodig heeft. Bij het opstellen van het informatieplan is het belangrijk duidelijkheid te scheppen over de rol van de bedrijfsfuncties informatiemanagement, applicatiebeheer en automatisering. Voor een optimaal resultaat dient er een duidelijke scheiding te zijn tussen enerzijds de klant en opdrachtgever van ICT-projecten en anderzijds de leverancier en opdrachtnemer van ICT-diensten. Bij de meeste zorgorganisaties ontbreekt de functie van 'informatiemanager', waardoor een goede afstemming tussen organisatie en ICT ontbreekt.

Op basis van het informatieplan kan vervolgens het vereiste ICT-budget vastgesteld worden. De vraag is in hoeverre het huidige ICT-budget voldoende is voor het realiseren van alle organisatiewensen en -eisen en de daarvoor benodigde ICT-ondersteuning.

8.6.6 Waar wringt de schoen in de zorg?

Niet alleen in de zorg, maar ook in veel andere instellingen zijn er bepaalde rode draden waarop de manager moet letten om de informatieplanning tot een succes te maken.

Zijn er voldoende stuurvariabelen?
Vaak zijn ICT-afdelingen technisch en taakgeoriënteerd. In feite werden eilandjes gevormd met als uitgangspunt de technische objecten. Voorbeelden hiervan zijn de netwerkafdeling, de UNIX-afdeling en de Windows-afdeling. Hierbij lag de focus voornamelijk op het beheer van specifieke objecten. De stuurvariabelen die hierbij gebruikt werden, waren puur van technische aard en gericht op het object van beheer.

Gaandeweg werden processen geïntroduceerd waarbij ook stuurvariabelen over de technische eilanden heen vergaard dienden te worden. Deze verandering van werken en de snelheid waarmee de technologie zich ontwikkelt, maken het voor de ICT-managers extra moeilijk. Temeer omdat ook de bedrijfsvoering meer en andere eisen stelt aan de ICT-middelen ter realisatie en/of ondersteuning van de bedrijfsprocessen. Managers aan de kant van de bedrijfsvoering hebben steeds meer behoefte aan strategische/tactische stuurinformatie. De aanwezige informatie is te zeer gericht op technische aspecten en (nog) vrijwel niet op de link tussen de ICT-middelen en hun rol in de bedrijfsprocessen.

Is er voldoende strategische borging?
ICT wordt in een zorginstelling vaak nog niet gezien als een belangrijk productiemiddel. Het eigenaarschap van ICT is hierdoor veelal belegd bij de ICT-afdeling. Dit heeft ertoe geleid dat ICT ongewenst sturend is en de bedrijfsvoering zich hierdoor laat sturen. Wat je dan ook vaak hoort, is dat de ICT-afdeling niets kan, altijd te laat is, hoge kosten doorberekent en een kwalitatief slechte dienstverlening levert. Om dit te veranderen moet de bedrijfsvoering zich eigenaar gaan voelen van het productiemiddel ICT: met ICT gaan we businesszorg genereren.

Het eigenlijke probleem ligt op strategisch niveau. Op dit niveau speelt de vraag: Wat wil het management met het bedrijf bereiken? Deze vraag zou het uitgangspunt moeten zijn om daaraan de nodige acties ten aanzien van de inzet van ICT ter ondersteuning van de bedrijfsvoering te koppelen. De inzet van ICT-middelen is in de wereld waarin we nu leven een afgeleide van deze vraag. De primaire focus ligt vaak op de zorg. Indien de problematiek niet op strategisch/tactisch niveau is belegd, is de ICT-organisatie in veel gevallen reactief aan het 'brandjes blussen' in plaats van proactief bezig te zijn om op toekomstige situaties te anticiperen; laat staan dat meedenken met de bedrijfsvoering en ICT inzetten als effectief middel voor bestaande en nieuwe business ter sprake komt vanuit de vraagzijde bij de bedrijfsvoering.

Is de externe focus voldoende aanwezig?

In ICT-organisaties binnen zorginstellingen is men de afgelopen tien jaar druk bezig geweest met het inrichten van de interne ICT-organisatie en de optimalisatie van de techniek. Het definiëren van ICT-diensten die de ICT-organisatie moet of wil leveren aan de bedrijfsvoering was een ondergeschoven kindje. De afstemming tussen wat de bedrijfsvoering aan functionaliteit wil, welke kwaliteit is gewenst en wat het mag kosten, werd daarom niet adequaat gerealiseerd. Vandaar dat de bedrijfsvoering over het algemeen niet tevreden was over de inzet van ICT. De inzet van ICT-middelen ter ondersteuning, of zelfs ter realisatie, van de bedrijfsprocessen is onderbelicht gebleven. Op dit moment is binnen veel bedrijven de synergie van de bedrijfsprocessen met ICT onvoldoende ingevuld.

De huidige ontwikkelingen in de zorg vergen juist samenwerking met andere zorginstellingen in de keten van zorgverlening. Zorgketens vinden hun vertaling in netwerken van communicatie tussen die instellingen. Dit vergt een vergaande afstemming tussen ICT- en bedrijfsprocessen. Dat houdt in dat de ICT-afdeling in een zo vroeg mogelijk stadium samen met de klant overeenstemming moet krijgen over afstemming van de gevraagde ICT-dienstverlening, kortom een externe focus is vereist.

Is de planning haalbaar?

De bedrijfsvoering heeft (te) hoge verwachtingen van de mogelijkheden van ICT. Helaas zijn in het verleden bij veel organisaties die verwachtingen niet waargemaakt. Dit heeft meerdere oorzaken, bijvoorbeeld dat de verwachtingen niet goed zijn gecommuniceerd, of dat er een verkeerde inschatting gedaan is waardoor de gewenste functionaliteit niet geboden kon worden. De bedrijfsvoering heeft derhalve niet het vertrouwen dat de ICT-organisatie haar dienstverlening op orde heeft. Dit blijkt onder meer uit de periodieke dienstniveaurapportages die veelal zeer gedetailleerde gegevens bevatten over enerzijds de technische infrastructuur en anderzijds het functioneren van de interne ICT-organisatie.

Zijn er transparante communicatielijnen?
De bedrijfsonderdelen waar de (primaire) bedrijfsprocessen worden uitgevoerd en de ICT-afdeling zijn binnen bedrijven vaak aparte disciplines die niet of nauwelijks met elkaar communiceren, laat staan dat ze op elkaar afgestemd zijn. De gevolgen hiervan zijn: ICT-projecten die in tijd en geld ver uit de pas lopen, ontevreden klanten en gebruikers, ongewenste en ongebruikte ICT-producten, kostbare en tijdrovende herstelwerkzaamheden. De echte klachten en problemen komen immers pas tot uitdrukking nadat het informatiesysteem in productie is genomen en dan kan een organisatie ook vaak niet veel meer dan doorgaan, met alle gevolgen van dien.

Is er voldoende ICT-kennis op managementniveau?
Diverse onderzoeken van organisatieadviesbureaus tonen aan dat er op topniveau in grote organisaties geen of nauwelijks kennis aanwezig is over de (on)mogelijkheden van ICT en wat ICT inhoudt. De complexiteit van ICT en de dynamiek van de bedrijfsvoering en haar omgeving spelen deze onkunde in de hand. De vraag rijst dan: Hoe kan het management zonder enige kennis van ICT beslissingen nemen over een adequate inzet van ICT ter ondersteuning van de bedrijfsvoering? Op topniveau ontbreekt veelal een functie van chief information officer (CIO) die expliciet het reilen en zeilen van de ICT en de mogelijkheden daarvan bewaakt, daarop inspeelt en zorgt dat op directieniveau ICT een belangrijke kwestie is. De grootste uitdaging van de CIO is het realiseren van de veranderingen zowel aan de kant van de bedrijfsvoering als aan de technologische kant om ICT zo goed mogelijk te laten functioneren ter ondersteuning en ter realisatie van de bedrijfsprocessen.

Is er inzicht in kosten en baten?
Bij veel organisaties is niet te achterhalen wat ICT nu precies kost en wat die nu eigenlijk oplevert (baten). De kosten zijn niet inzichtelijk te maken, veelal vanwege de onoverzichtelijkheid en complexiteit van ICT-middelen. Daarbij is het bijzonder moeilijk om de infrastructuur, die door iedereen gebruikt wordt, door te berekenen aan een bepaald product of bepaalde dienst. De kosten en baten dienen inzichtelijk te zijn, omdat ICT steeds meer een *business-enabler* wordt, ofwel direct toegevoegde waarde en concurrentievoordeel oplevert.

Multidisciplinaire samenwerking
De inzet van ICT werd in het verleden telkens aangestuurd door technisch deskundigen die hun technische kennis wisten in te zetten voor de ondersteuning van het bedrijfsproces. Gaandeweg is de ICT zo met alles verweven dat niet alleen technisch, maar ook functioneel op strategisch niveau ICT-aangelegenheden gelegd dienen te worden. Hiertoe spelen competenties van een heel andere orde. Bovendien is de ICT-afdeling gedwongen samen te werken met een organisatie, die zelf ook een archipel van eilandjes vormt. Chirurgen werken op de chirurgieafdeling; klinisch chemici werken op het klinisch laboratorium enzovoort.
Hieruit blijkt dat deze problematiek niet eenvoudig is en eigenlijk een schaap met vijf poten vereist. Een invulling van deze taak vereist dus een team van meerdere personen die elk een deel voor hun rekening nemen. Hierbij is de afstemming tussen specifieke competenties van de personen een vereiste om ICT en bedrijfsvoering adequaat op elkaar af te stemmen.

8.7 Beheer van de informatievoorziening

ICT-projecten bedenken is één, ze uitvoeren en de bestaande informatiemiddelen optimaal benutten en beheren is twee. Tegenwoordig worden de beheerders (automatiseringsdeskundigen en/of het rekencentrum) geconfronteerd met informatiesystemen waarbij gebruikers in de informatiesystemen ingrijpen en tevens vaak een gedeelte van het beheer verzorgen. Veel organisaties zijn overgegaan naar onlinesystemen, die in de vorm van netwerken in stand worden gehouden. Dit zorgt voor een in toenemende mate ingewikkelde en onoverzichtelijke situatie. Dit klemt te meer daar organisaties steeds afhankelijker worden van hun informatiesystemen. Hierdoor is het in stand houden van de ICT (zorgen dat het netwerk en de computers het blijven 'doen') en het bewaken van de functionaliteit (zorgen dat de systemen de informatie blijven leveren die ze geacht worden te leveren) in veel gevallen van levensbelang.

Daarnaast gaat het bij het beheer van de informatievoorziening om omvangrijke kosten. Waar voorheen van elke euro die bij de ontwikkeling van informatiesystemen werd besteed, tachtig cent elk jaar voor het beheer moest worden gerekend, kan nog steeds de stelregel worden gehanteerd dat van elke euro minstens vijftig cent voor het in stand houden ervan moet worden besteed. Dit betekent dat het management in de zorg zich ervan bewust moet zijn dat elke investering in ICT een blijvende kostenpost zal betekenen, die verdere investeringen kan beperken. Hiermee dient al bij het begin van het ontwerpproces rekening te worden gehouden.

In veel organisaties is nog weinig zicht op de kosten van het in stand houden van de informatievoorziening. Het management van een organisatie weet voor de machines of transportmiddelen exact het percentage uitval door storing, hoe vaak gebruik wordt gemaakt van welke middelen, welke kosten een en ander met zich meebrengt. De gegevens over storing van hard- en software, intensiteit van gebruik van ICT-apparatuur en -programmatuur daarentegen zijn in veel organisaties nog niet of nauwelijks beschikbaar. Dit maakt het voor het management bijzonder moeilijk om gefundeerde besluiten te nemen over investering in nieuwe hard- en software.

8.7.1 Organisatie van het ICT-beheer

Het is aan te bevelen voor elke organisatie waar de geautomatiseerde informatievoorziening van belang is na te gaan in hoeverre de vorenstaande beheersaspecten zijn geregeld. Een belangrijk aandachtspunt is hierbij waar het beheer in de organisatie wordt geplaatst. Dit zal afhankelijk zijn van de vorm van de informatievoorziening enerzijds en het belang van de ICT voor de organisatie anderzijds. Bij centrale systemen ligt het voor de hand het beheer centraal te houden. Bij *gedistribueerde* systemen zien we in toenemende mate dat de ontwikkeling en het beheer van de centrale databases centraal door de ICT-afdeling worden verzorgd, terwijl het beheer van de decentrale toepassing de verantwoordelijkheid van de decentrale onderdelen is. Juist bij deze laatste vorm is het van groot belang na te gaan of en op welke wijze de genoemde processen van beheer inderdaad worden gecontroleerd. Bij beheer door de gebruikersorganisatie is de kans groot dat hieraan minder belang wordt gehecht en dat meer aandacht wordt besteed aan de bedrijfsprocessen zelf. Om grote problemen te voorkomen, is het absoluut noodzakelijk duidelijke afspraken hierover te maken en regelmatig na te gaan of het beheer inderdaad op alle punten goed wordt uitgevoerd. Indien de informatievoorziening van levensbelang is voor de organisatie, is het aan te bevelen het beheer centraal te houden.

Voor de organisatievorm van het beheer bij een centrale ICT-afdeling zijn overigens verschillende mogelijkheden. Naast een afdeling die integraal voor de ICT-dienstverlening zorgt, kunnen ook binnen de ICT-afdeling aparte onderdelen worden geformeerd die zich elk met een van onderscheiden processen bezighouden. Ook hier moet met name aan de samenhang tussen deze processen veel aandacht worden besteed, omdat dit opknippen leidt tot een aantasting van het denken in het totale proces van beheer. Ook kan men denken aan een afzonderlijke afdeling met ICT-deskundigen, die zich vooral bezighoudt met het onderzoeken van nieuwe mogelijkheden, zoals de innovaties in de zorg en het begeleiden van de invoering van deze nieuwe toepassingen. Maar ook hier zal aan de relatie van deze nieuwe ontwikkelingen met en inpassing in de bestaande ICT-voorziening veel aandacht moeten worden geschonken.

8.7.2 Informatiebeveiliging

Omdat zorginstellingen in toenemende mate afhankelijk zullen worden van hun interne informatiesystemen en de netwerken met anderen, wordt de beveiliging hiervan een steeds belangrijker item. Er kan immers van alles gebeuren. Zo kunnen er allerlei rampen (brand, wateroverlast, stroomuitval) gebeuren, maar kan men ook het slachtoffer worden van computerfraude en computercriminaliteit. Daarom is een belangrijk onderdeel van het beheer van de ICT het organiseren en onderhouden van een samenhangend pakket van maatregelen om betrouwbaarheid en continuïteit van de informatievoorziening te waarborgen; ook van het informatiesysteem en de gegevens daarin. Hierbij moeten beveiligingsmaatregelen worden opgesteld en toegepast om gegevens en de gegevensverwerking te beschermen tegen niet-geautoriseerd gebruik, (on)opzettelijke wijziging, vernietiging of openbaarmaking en om de gevolgen van calamiteiten te beperken. De keuze voor veiligheidsmaatregelen wordt bepaald door de mate waarin men afhankelijk is van de automatisering, de specifieke kwetsbaarheden en de noodzaak om aan wettelijke voorschriften te voldoen. In dit verband dienen zorginstellingen te voldoen aan de NEN7510 (code voor informatieveiligheid). Ziekenhuizen moeten in dit kader aan zo'n 125 normen voldoen. Deze normen hebben betrekking op Beschikbaarheid, Integriteit en Vertrouwelijkheid van informatiesystemen. De inspectie voor de gezondheidszorg (IGZ) ziet hier in hun toezicht op toe bij zorginstellingen. De maatregelen moeten worden genomen op basis van een risicoanalyse. In een dergelijke risicoanalyse worden mogelijke kansen op gevaren geïnventariseerd en de mate waarin die schadelijk zijn voor de bedrijfsprocessen/organisatie. Een honderd procent dekkend veiligheidsplan zal echter nauwelijks mogelijk zijn of op gespannen voet staan met het soepel functioneren van de organisatie. Op basis van een risicoanalyse worden de gevaren in beeld gebracht en worden er prioriteiten gesteld.

Ter bestrijding van de hiervoor genoemde gevaren kan een drietal soorten beschermingsmaatregelen worden getroffen:
a. *organisatorische* beschermingsmaatregelen, zoals het toekennen van autorisaties, functiescheiding, richtlijnen en procedures voor de actualiteit, onderhoud en beheer van gegevens, vervanging en deskundigheid, beveiligingsplan;
b. *fysieke* beschermingsmaatregelen, zoals de fysieke toegang tot automatiseringsruimte, uitwijkmogelijkheden, maken van backups, noodaggregaat;
c. *programmeerbare* beschermingsmaatregelen: wachtwoorden, identificatie gebruiker, goede conversie van bestanden, testen programmatuur, virusbeveiliging.

De risicoanalyse, de prioriteiten en de voorgestelde maatregelen worden vastgelegd in een *beveiligingsplan*. Essentieel voor het in de praktijk functioneren van een beveiligingsplan is de bewustwording van de gevaren bij management en medewerkers in de organisatie. Het slordig omgaan met codes of het kiezen van te zeer voor de hand liggende wachtwoorden kan een heel beveiligingssysteem onderuit halen. investeren in de bewustwording én in de bewaking van de gemaakte afspraken is derhalve noodzakelijk.

8.8 Conclusie

De organisatie van het zorgaanbod verandert als gevolg van het toepassen van ICT. Zo doorbreekt ICT de traditionele machtsverhoudingen. Door het internet weet de patiënt soms meer van de nieuwste technieken om een zeldzame ziekte te bestrijden dan de arts. De patiënt komt in ieder geval beter beslagen ten ijs. Door e-mail en de technologische ontsluiting van informatie wordt de organisatie van de zorg ook steeds transparanter. Hierdoor kan de autonomie van de medewerkers en professionals verminderen. Ook op bestuursniveau zien we veranderingen. Traditionele besturingsconcepten van organisaties moeten worden aangepast. Belangrijk hierbij is dat de partijen in de zorgsector dit met elkaar moeten organiseren. Investeren in losse ICT-projecten heeft weinig zin als de meerwaarde vooral ligt in de communicatie tussen de systemen van alle betrokken partijen. Samenwerking in de zorgsector lijkt moeilijk, omdat partijen niet graag hun autonomie prijsgeven. Dit vraagt het doorbreken van de cultuur van schuttingen, domeinen en politieke belangen in de zorg.

ICT stelt organisaties in staat in te spelen op de echt belangrijke zaken in de zorgverlening. Dat vereist een duidelijke toekomstvisie op de besturing van de eigen organisatie en het zorgnetwerk. Hier is aandacht voor de inbreng van de zorgverleners en van de zorgconsumenten van groot belang. Kortom, het managen van ICT in de zorg vergt vooral organisatorisch en mensgericht inzicht in plaats van technologische kennis.

Literatuur

Bots, R.T.M. & W. Jansen (2005), *Organisatie en Informatie*. Groningen: Wolters-Noordhoff.
Freriks, A. & R. Stegwee (2008), 'Met het vliegtuig kom je in Spanje, maar hoe kom je op Mars?' In *ZMmagazine*, nr. 1, 2008. Rotterdam: Media Business Press.
Hettinga, M. (2009), Telezorg: van Buzz naar Business? Lectorale Rede, Zwolle: Christelijke Hogeschool Windesheim.
ICTRegie (2006), *Patiëntgerichte i-Zorg voor Chronisch Zieken*. Den Haag: Nationaal Regieorgaan voor ICT-onderzoek en -innovatie.
Hutink, H. (2011), *Digitale beelduitwisseling in de regio's*. Eindresultaten, Rapport van Nictiz.
IOM (2001), *Crossing the Quality Chasm: A New Health System for the 21st century*. Washington DC: Institute of Medicine, National Academies Press.
Kok, L., C. Tempelman, S. van der Werff & C. Koopmans (2010), *ICT in Zorg en onderwijs*, Onderzoeksrapport in opdracht van Ministerie van Economische Zaken, SEO Economisch Onderzoek. Amsterdam, http://www.kcwz.nl/doc/zorg_en_technologie/ICT%20in%20zorg%20en%20onderwijs.pdf.
Krediet, I.W. Goossen en I. Hübner, *IT-ontwikkelingen in de Nederlandse ziekenhuizen 2011, Een inventarisatie van IT, EPD en e-Overdracht in de zorg*, Zwolle, http://www.windesheim.nl/~/media/Files/Windesheim/Research%20Publications/20120503_Rapport_IT_ontwikkelingen.pdf.
Nouws, H. (2008), Klant in Beeld, Handreiking cliëntprofielen en aanbodsarrangementen bij zorg op afstand en beeldcommunicatie, publicatie in opdracht van Actiz in het kader van het programma Zorg op Afstand, http://www.kenniscentrumwonenenzorg.nl/doc/zorg_en_technologie/Klant%20in%20beeld.pdf.
Pluut, B. (2011), *De veranderkundige aspecten van EPD's*, gastcollege op de Erasmus-universiteit op 7 juni in het kader van het vak 'veranderingen en verandermanagement voor het Instituut Beleid en Management Gezondheidzorg', http://www.bettinepluut.nl/category/arts-patientrelatie/.
Pluut, B. (2012), *Ontwikkelingen rond het landelijk EPD sinds november 2011*, http://www.bettinepluut.nl/ontwikkelingen-rond-het-landelijk-epd-sinds-november-2011/.
Scheepbouwer, A.D. (2006), *Zorg voor Innovatie! Sneller beter - Innovatie en ICT in de Curatieve Zorg*. Eindrapportage. Den Haag: KPN.

Weger, M. (2010), Onderzoek kplusv: kloof tussen Rijk en Zorg belemmert innovatie, http://www.kplusv.nl/onderzoek-kplusv-kloof-tussen-rijk-en-zorg-belemmert-innovatie.
Westenbrink, B. (2012), 'De ICT-innovaties voor de zorg, ze landen niet'. In *Win*', *het nieuws- en opinieblad van Windesheim voor studenten en medewerkers*, Win'/15, jrg. 20. http://www.windesheim.nl/onderzoek/onderzoeksthemas/gezondheid-en-welzijn/ict-innovaties-in-de-zorg/.
Zuurbier, J.J.,M. van Susante & E. van den Berg (2008), Investeren in de waardeketen, *Een onderzoek naar rendement van ICT investeringen*. Rapport in opdracht van de Nederlandse Vereniging van Ziekenhuizen. Arnhem: Q-consults.

Websites

Domotica Platform Nederland: www.domotica.nl/domotica.php
http://www.nvz-ziekenhuizen.nl/
www.snellerbeter.nl

9 Logistiek management

Lars Nieuwenhoff

9.1 Inleiding

In dit hoofdstuk wordt het aspect logistiek management in de zorg uitgediept. Externe druk en publieke aandacht voor de kwaliteit en de betaalbaarheid van de zorg waren aanleiding voor VWS om anders naar de besturing van zorgprocessen te kijken, waarbij besturingsconcepten van grote en complexe organisaties als voorbeeld dienden. Het bedrijf TNT (kernactiviteit pakjeslogistiek) rapporteerde over de toepasbaarheid van hun beheerstechnieken op zorgorganisaties. Conclusies waren dat patiënten 'tevredener' zouden zijn door de effectievere patiëntenlogistiek, personeel een vermindering van werkdruk zou ervaren en de organisatie financieel voordeel zou hebben door verbeterde capaciteits- en productiesturing. De schatting van de besparingen bedroegen voor alleen de ziekenhuissector al drie à vier miljard euro als gevolg van slimmere patiëntenlogistiek en grootschaliger inkopen. Daarnaast is onder druk van DBC-financiering en nieuwe kwaliteitseisen, de focus van zorgorganisaties verschoven van 'efficiënt intern proces' naar 'maximale kwaliteit en minimale ligduur'. 'Minimale ligduur' noodzaakt tot een snelle behandeling van de patiënt. 'Maximale kwaliteit' noodzaakt tot het blijven volgen en afstemmen van 'bewerkingen' en 'vertragingen' in het zorgproces, teneinde knelpunten structureel te verbeteren. Zie daar de noodzaak van onderlinge afstemming tussen afdelingen, maar belangrijker nog, afstemming van de benodigde middelen per patiënt per afdeling, productiestraat of zorgpad.

Achtereenvolgens komen in dit hoofdstuk drie elementen aan bod: patiëntenlogistiek, goederenlogistiek en inkoop. In paragraaf 9.2 en 9.3 wordt de patiëntenlogistiek uitgediept. Dit element is voornamelijk van toepassing op ziekenhuizen en omdat de impact op het primaire proces zo groot is, wordt er specifiek aandacht aan besteed. In paragraaf 9.2 wordt de parallel aangetoond tussen de logistiek van patiënten en logistiek in profitorganisaties. Daarna wordt in paragraaf 9.3 de besturing van de strategische capaciteiten in het primaire proces uitgewerkt, teneinde een optimale beheersing van de patiëntenlogistiek mogelijk te maken en de optimale bezetting van de strategische capaciteiten te realiseren.

In paragraaf 9.4 wordt ingegaan op de goederenlogistiek in zorginstellingen; de ondersteuning van het primaire proces, door het realiseren van de beschikbaarheid van benodigde hulpmaterialen, en/of ondersteunende diensten op de juiste plaats en tijd tegen minimale kosten met een afgesproken kwaliteit.

In paragraaf 9.5 wordt als derde element de inkoopfunctie binnen een zorginstelling toegelicht als belangrijke kostenbeïnvloedende factor van een zorginstelling.

9.2 Patiëntenlogistiek

Als we spreken over patiëntenlogistiek dan wordt het primaire zorgproces bedoeld dat betrekking heeft op de invulling van de zorgvraag van patiënten of cliënten in een zorginstelling en dan voornamelijk in ziekenhuizen. In sommige situaties, als er sprake is van een zorgpad of -keten, wordt ook de 'voorkant' (huisarts of andere verwijzer) en de 'achterkant' (revalidatie, paramedische disciplines) van die keten betrokken in dit proces. De definitie van patiëntenlogistiek die hierna zal worden gehanteerd luidt:
Patiëntenlogistiek is de coördinatie van alle stappen in het zorgproces die nodig zijn om in de zorgvraag van een patiënt te voorzien, op een voor de patiënt zo prettig mogelijke manier en voor de organisatie zo effectief mogelijke manier.

Patiëntenlogistiek draait dus om de ordening van samenhangende zorgfuncties.

In de patiëntenlogistiek worden inmiddels logistieke concepten gebruikt die oorspronkelijk voortkomen uit de profitsector. Dit is mogelijk omdat (a) in de zorg de planning van schaarse capaciteiten en de productiebesturing op een zelfde manier in relatie tot elkaar staan en (b) de noodzaak van kostenbeheersing een vergelijkbaar belangrijk thema is. Ter illustratie is een voorbeeld opgenomen waaruit de overeenkomst blijkt tussen het concept 'supply chain control' in de industrie en 'transmurale patiëntenlogistiek' in een netwerk van zorgleveranciers.

Profitsector

Een autofabrikant heeft een netwerk van enkele hoofdleveranciers aan wie de productie van systeemdelen (remunit, dashboard, stoelen enzovoort) is uitbesteed. Elke hoofdleverancier heeft weer een eigen netwerk van subleveranciers die componenten aanleveren voor de productie van een systeemdeel (remschijf, remklauw, leidingen enzovoort). Doordat de autoverkopen variëren en modellen worden aangepast of vervangen, schommelt de behoefte aan systeemdelen. Gegeven de fluctuerende marktvraag moet elk bedrijf in de keten zich inrichten om die gevraagde flexibiliteit te kunnen waarmaken. Dat betekent dat de hoofdleveranciers voorraad houden voor de autofabriek en de subleveranciers voorraad houden voor de systeemdeel-/hoofdleveranciers.

Daarvoor is transparantie van planning nodig. Als de laatste schakel, de autofabrikant, zijn productieplanning bijstelt, moeten de voorgaande schakels die informatie zo snel en nauwkeurig mogelijk ontvangen om aan die toekomstige vraag te kunnen voldoen. De voorgaande schakel beslist wat de eigen uiterste mogelijkheden zijn en geeft simultaan feedback aan de laatste schakel en de voorgaande schakel. Zo wordt samenhangend en simultaan gestuurd in drie organisaties. Communicatie vindt plaats op orderniveau (wekelijks) door levertijden van orders. Ieder kwartaal wordt een jaar vooruitgekeken naar trends in de afzetmarkt. Jaarlijks worden de effecten van nieuwe producten op de productiecapaciteit gecommuniceerd. Die simultane aansturing van de organisaties maakt de keten samenhangend.

De autofabrikant wil om die reden de hele keten (eigen fabriek, hoofdleveranciers en subleveranciers) beheersen, zodat de productiekosten van een auto zo laag mogelijk worden gehouden.

Zorginstelling

Een ziekenhuis maakt deel uit van een zorgketen. Aan de voorkant van de schakel 'ziekenhuis' zijn er de schakels 'huisarts', 'huisartsenpost', 'ambulancedienst', 'kraamverpleegkundige', 'trombosedienst enzovoort. Aan de achterkant zijn er thuiszorgorganisaties, verpleeghuizen, revalidatiecentra en gespecialiseerde ziekenhuizen enzovoort. Binnen het netwerk wordt voortdurend overlegd over capaciteit (aantallen patiënten), verbetering van zorgproducten of samenstelling van overdrachtsprotocollen.

Deze schakels in de zorgketen zijn samen verantwoordelijk om de kwaliteit van dienstverlening te verhogen en kosten te besparen.

Er zijn dus parallellen te trekken tussen zorginstellingen en profitorganisaties. Echter, de snelheid waarmee logistieke principes in de zorg worden geïntroduceerd behoeft nog verbetering. Ter illustratie: Ford heeft in 1910, onder dwang van concurrentie, de eerste T-Ford aan de lopende band geproduceerd. De standaardisatie van de productie in een productiestraat leidde tot constantere (hogere) kwaliteit en een kostprijsdrukkend effect. In de zorg is daarentegen het groeperen van patiënten met een vergelijkbaar medisch probleem in een standaardbehandeltraject – als ware het een 'lopende band' – pas in de jaren negentig van de vorige eeuw 'ontdekt'. Inmiddels zijn dergelijke 'productiestraten' gemeengoed in de zorg.

Een vorm van een productiestraat is de cataractstraat, waarbij een relatief eenvoudige operatieve ingreep aan het oog wordt gedaan. De arts doet de ingreep bij de eerste patiënt, terwijl de volgende patiënt al wordt voorbereid. Zodra de eerste patiënt klaar is, wordt er gewisseld zodanig dat de wisseltijd zo kort mogelijk wordt gehouden. Optimaal is als de straat bestaat uit twee of drie OK's. De arts 'hopt' dan van OK 1 waar hij de ingreep heeft gedaan naar OK 2 waar patiënt 2 reeds volledig is voorbereid. Ondertussen bereidt het team patiënt 3 al helemaal voor in OK 3, waar de arts op dat moment niet is. De capaciteit 'arts' (bottleneck capaciteit) wordt op deze manier zo effectief mogelijk ingezet.

Standaardisatie is een belangrijke voorwaarde voor de flexibele inzet van capaciteiten, al dan niet op meerdere locaties, bevordert de veiligheid en daarmee de kwaliteit van zorg en vermindert de variatie van doorlooptijden van patiënten. Standaardisatieaspecten in het voorbeeld zijn:
- Patiënten: Groepering van redelijk gezonde patiënten met een ongecompliceerde aandoening. Alle patiënten moeten voor een begeleider zorgen die 'aan- en afvoer' van de patiënt verzorgt, angstgevoelens verlaagt en daarmee ook het percentage 'no show' verlaagt.
- Proces: Er wordt slechts één soort ingreep uitgevoerd, waardoor vaste aanvoer-, operatie-, wissel- en afvoertijden ontstaan.

- Middelen: De cataractoperatie vindt plaats met één soort oogchirurgisch apparaat en andere hulpinstrumenten zijn ook uniform.
- Medewerkers: De medewerkers zijn breed inzetbaar binnen het proces door roulatie over de afdeling; voorlichting geven, operatie voorbereiden, ondersteunen van de arts, plaatselijke anesthesie toedienen, begeleiding na de ingreep en eventuele vervolgafspraak plannen.
- Procedures en protocollen: Alle teamleden conformeren zich aan alle aspecten van het proces om dit verder te optimaliseren.

Conclusie: Logistieke concepten uit de profitsector zijn van toepassing op de logistiek van patiënten, op zijn minst als beginpunt. Om patiëntenlogistiek verder te kaderen worden enkele gehanteerde begrippen toegelicht.

Zorgproces

Een aaneenschakeling van 'bewerkingen' van een patiënt, die zijn beschreven in een zorgprotocol, een eigen bewerkingsduur heeft en vaak volgorde-afhankelijk is binnen een set bewerkingen. Deze kenmerken treft men ook aan in een productieomgeving in de profitsector.

Wat het zorgproces verschillend maakt, is dat de invulling van de zorgbehoefte kan verschillen per patiënt, zorg niet 'uit voorraad' leverbaar is en de bewerkingsduur per patiënt varieert, omdat het resultaat van de behandeling niet op voorhand vaststaat.

Capaciteit

Een hulpbron die tijdens de productie niet wordt verbruikt, maar wordt gebruikt. Voorbeelden zijn personeel, diagnostische apparatuur en gebouwen/ vierkante meters. Een capaciteit is soms schaars en moet worden verdeeld over meerdere deelprocessen, zorgpaden, afdelingen of locaties. Voorbeelden zijn een intensive care bed, een specialist of een operatiekamer.

Bij de planning van het zorgproces wordt de beschikbaarheid van de meest schaarse capaciteit als uitgangspunt genomen. Indien meerdere deelprocessen gebruikmaken van een gedeelde capaciteit dan moet de planning per zorgproces worden vergeleken met de planning van de gedeelde capaciteit en zodanig worden aangepast dat er geen overlap in gebruik ontstaat.

Capaciteitssturing

De capaciteit 'personeel' is enigszins flexibel, maar andere capaciteiten zoals vierkante meters of dure diagnostische apparatuur, zijn op korte termijn niet flexibel in te krimpen of uit te breiden. Er is dus een noodzaak voor planning en daarmee sturing voor capaciteitsbepalende factoren en men bekijkt deze dan ook jaarlijks vanuit een langere termijnperspectief.

Productiebesturing

Patiëntenlogistiek en capaciteitsmanagement vormen samen de productiebesturing. Het beslaat het ontwerpen, plannen, invoeren en beheersen van patiëntstromen en zorgactiviteiten binnen een zorgsysteem om een op de klant afgestemde leveringsflexibiliteit (op afspraak of met spoed) en leverbetrouwbaarheid (minimale wachttijd) te realiseren teneinde output/throughput (kwaliteit) te maximaliseren binnen een vast budget.

Productiesturing beslaat niet één bepaalde instelling, maar de besturing van patiëntenstromen van regionaal samenwerkende instellingen. Transferverpleegkundigen regelen bijvoorbeeld dat individuele patiënten soepel overgaan van ziekenhuis naar verpleeghuis of verder kunnen worden behandeld door de thuiszorg, omdat de benodigde instructies zijn overgedragen.

Leveringsflexibiliteit

Een deel van de totale capaciteit is altijd bestemd voor acute en spoedeisende hulp; de Spoedeisende Hulp (SEH), selecte OK-capaciteit, de intensive care (IC), en de cardio care (CC-Eerste Harthulp). De parallel met industriële productiebesturing is de 'eerste hulp'-functie van een serviceafdeling.

De verwevenheid van capaciteiten en de vereiste leveringsflexibiliteit maken planningsprocessen van een ziekenhuis kwetsbaar. Als een specialist of een apparaat een dag uitvalt, kan zich een domino-effect voordoen en kunnen meerdere planningen verstoord raken.

> Als onverwacht de beddencapaciteit bijna volledig benut raakt op de afdeling cardiologie als gevolg van spoedopnames, besluit de zorgmanager tot een opnamestop. Alle voorgaande afdelingen in het zorgproces, zoals de OK en radiologie, moeten dan ook snel hun dag- en zelfs weekplanning herzien door bijvoorbeeld de geplande plaatsingen van pacemakers te verschuiven naar een later tijdstip.

Om te kunnen voldoen aan eisen van maximale kwaliteit en minimale kosten is effectieve coördinatie van alle stappen in het zorgproces nodig om de zorgvraag van een patiënt te kunnen beantwoorden op een voor hem zo prettig mogelijke manier en voor de organisatie zo effectief mogelijke manier.

9.3 Sturing van capaciteiten in het zorgproces

9.3.1 Patiëntenstroombeheersing

Een belangrijk element van de patiëntenlogistiek is de patiëntenstroombeheersing. Dit betreft de besturingsactiviteiten die worden toegepast op een stroom van individuele patiënten door een keten van zorgafdelingen. Om dit te kunnen realiseren is er behoefte aan een goede planningsfunctie. In een industriële productieorganisatie is de functie van 'productieplanner' zeer herkenbaar ingevuld. Naast capaciteitsplanning vindt hier vaak ook nog materiaalplanning plaats die de voorraad en inkoop van basismateriaal aanstuurt.

In ziekenhuizen was de functie 'productieplanner' veel minder ontwikkeld; patiëntenstroombesturing gebeurde traditioneel per afdeling. Omdat patiëntenstroombesturing veel invloed heeft op afdelingsprestaties, is de aandacht geleidelijk verschoven van processturing binnen een afdeling naar procesmanagement van de hele keten. Idealiter vindt de sturing van de patiëntenstroom plaats op het hoogste niveau om daarmee samenhang te bewaren tussen alle capaciteitsplanningen van afdelingen en aanpalende zorgfuncties. Deze planningsactiviteit noemen we hierna 'masterplanning'. Daarbij gaat het niet over individuele patiënten, maar over zorgproductiecapaciteit in termen van aantallen spreekuren, bedden, OK-sessies, IC-bedden, MRI-blokken, beddencapaciteit in het verpleeghuis enzovoort. Daarbij wordt meer en meer gebruikgemaakt van opnameplanningssystemen die van de zorgproducerende functies zowel de beschikbaarheid van de (kritische) capaciteiten plant, als de benodigde inzet van personeel van diverse afdelingen. In het kader van 'maximale kwaliteit en minimale ligduur' is afstemming tussen de verschillende schakels in het proces van cruciaal belang voor een ziekenhuis.

In de besturingsplattegrond (figuur 9.1) is schematisch weergegeven welke besturingsactiviteiten op welk niveau in de organisatie plaatsvinden om afstemming te verkrijgen tussen de verschillende capaciteiten. De figuur toont drie lagen. De bovenste laag wordt op strategisch niveau in de organisatie opgesteld en bevat masterplannen met daarin de geplande productie. De middelste laag toont de belangrijkste te plannen capaciteiten per afdeling c.q.

op tactisch niveau. De onderste laag toont de operationele planning voor/van individuele patiënten zodat 'maximale kwaliteit en minimale ligduur' ook daadwerkelijk worden gerealiseerd. De plattegrond is geordend naar capaciteiten voor de poliklinische zorg (linkerdeel) en voor de klinische zorg (rechterdeel). Specialistencapaciteit overlapt de klinische als de poliklinische zorg door inzet in beide gebieden, ook als er met zorgpaden wordt gewerkt.

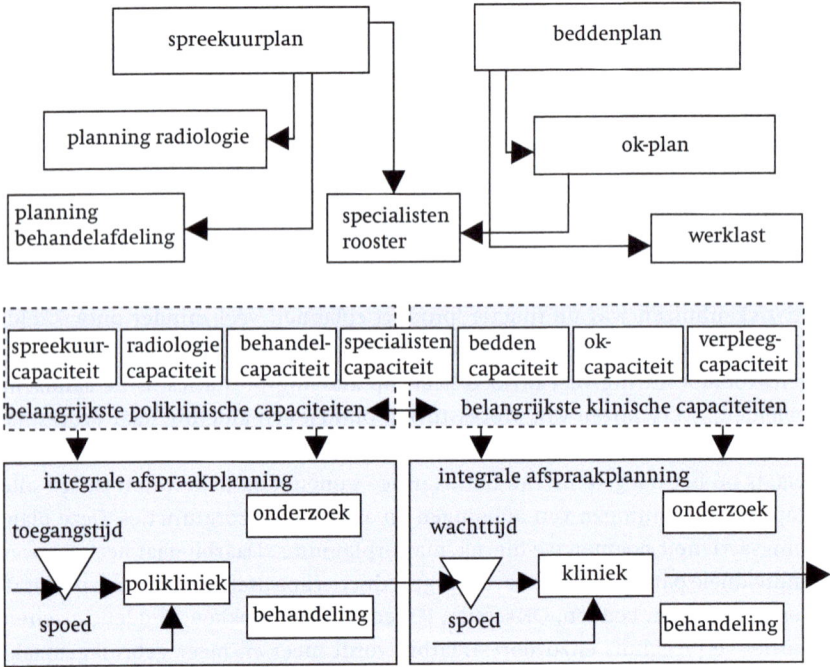

Figuur 9.1 Besturingsplattegrond

9.3.2 Totstandkoming van het masterplan

Als de besturingsplattegrond wordt opgesteld voor de planning in een ziekenhuis is het volgende te zien. Jaarlijks worden afspraken gemaakt tussen zorginstelling en zorgkantoor (en in de toekomst met de zorgverzekeraar(s)) over het aantal DBC's of ZZP's dat wordt geleverd/afgenomen en over de kwaliteit per DBC of ZZP. Deze productieafspraken vormen samen de input voor het masterplan en worden vervolgens vertaald naar de benodigde hoeveelheid capaciteiten.

De schaarse capaciteiten moeten dan worden verdeeld over de afdelingen, waarbij geldt dat de begrenzing van deze capaciteiten de productie stuurt! Top-down en bottom-up afstemmingsgesprekken leiden uiteindelijk tot het masterplan, met als onderdelen OK-plan, klinische capaciteitsplan, spreekuurplan enzovoort.

De gang van zaken bij de totstandkoming van het masterplan verloopt dan ongeveer als volgt. Om het klinische capaciteitsplan op te kunnen stellen, zijn minimaal de volgende capaciteiten benodigd: beddencapaciteit, OK-capaciteit, verpleegcapaciteit en beeldvormende capaciteit. Eerst wordt de meest schaarse capaciteit gepland, hier het beddenplan. Dit plan wordt gematcht met het OK-plan en de mogelijkheden tot bijsturing in dat plan. Als het beddenplan niet haalbaar is binnen de mogelijkheden van het OK-plan, dan moet er een volgende versie van beddenplan worden opgesteld. Uiteindelijk komt er een planning tot stand die haalbaar is voor beide capaciteiten. Deze versie wordt dan getoetst aan de verpleegkundige capaciteit. Als de mogelijkheden van de verpleegkundige capaciteit overschreden worden, begint het proces opnieuw. Uiteindelijk is het resultaat een capaciteitsplan dat is afgestemd binnen de klinische zorg. Het klinische capaciteitsplan moet dan nog worden getoetst op gevolgen voor het poliklinische capaciteitsplan. Als de poliklinische zorg onhaalbare verschuivingen signaleert, dan moet het integrale klinische plan weer worden aangepast.

De planningsopgave is dus complex, gevoelig en tijdsintensief. Een complicerende factor in deze is de capaciteit 'specialisten', omdat deze slechts zeer beperkt is bij te stellen. Er zijn beslissingsondersteunende computermodellen ontwikkeld voor de afstemming tussen de verschillende capaciteiten die het mogelijk maken om 'wat-als...'-vragen te beantwoorden, zodat effecten van verandering in één capaciteit op andere planningen kunnen worden doorgerekend. Om capaciteitsverschuivingen redelijk snel te kunnen invoeren, is een hiërarchie aangebracht in de totale ziekenhuisplanning: de bovenliggende planning bepaalt de uitgangspunten van de onderliggende planningen.

Tabel 9.1 toont de vijf hiërarchische planningsniveaus die in de praktijk worden gebruikt. De begrenzing van de planningen wordt bepaald door de planningshorizon c.q. de termijn waarop een capaciteit kan worden bijgestuurd. Deze organisatie van het planningsproces vergemakkelijkt het toewijzen van planningsverantwoordelijkheden en het kiezen van mensen die de planningswerkzaamheden uitvoeren.

Tabel 9.1

Besturingsniveau	Planningshorizon	Planningsonderwerpen
strategisch plan	2-5 jaar	keuzen met betrekking tot zorgspecialisatie keuze voor samenwerken met welke andere instellingen
hoofdplanning patiëntenstroom	1-2 jaar	productieafspraken zorgverzekeraars
capaciteitstoewijzing	maanden tot jaar	verdeling capaciteiten over specialisten
capaciteitsroostering	weken tot maanden	roostering van de capaciteiten
operationele plannen	dagen tot weken	individuele patiënten

De planningscyclus om het masterplan en de onderliggende verdeling van hoofdcapaciteiten op te stellen, krijgt een vervolg in de planning van de capaciteiten per afdeling. Iedere afdeling plant de eigen capaciteit met als eerste kernvraag: Wat is de optimale bezettingsgraad gegeven de planning van de hoofdcapaciteiten? Bij de bepaling van de bezettingsgraad is de maximale benutting van de schaarse hoofdcapaciteiten (bedden, OK, IC, CC, verpleging, specialisten, beeldvormende technieken) leidend. Als een bezettingsgraad te laag is, wordt de schaarse capaciteit onvolledig gebruikt, wat leidt tot wachtlijsten en hogere kosten. Volledige bezetting van bijvoorbeeld een beddenplan wil zeggen dat er nooit een bed leeg is. Tussen deze twee suboptimale situaties ligt een soort afgewogen optimum.

Als de optimale bezettingsgraad van een afdeling is bepaald, volgt een tweede kernvraag: Bij welke bezettingsgraad c.q. welke afwijking in bezetting van de geplande hoofdcapaciteiten is er welke investeringsbehoefte in apparaten, middelen, opleiding of ruimtes om de bottleneck te verhelpen? Een eventueel antwoord op deze vraag leidt weer tot veranderingen in het masterplan.
De hiervoor beschreven planningsmethodiek is gerelateerd aan een meer traditionele organisatievorm. Onder andere vanuit de gedachte de planningscomplexiteit te verminderen c.q. de patiëntenlogistiek te optimaliseren, zijn ook andere organisatieprincipes toegepast.
- Het clusteren van patiënten met een gelijksoortige aandoening in één traject en de zorg specifiek voor hem organiseren in een zorgpad.
- Het clusteren van behandelcapaciteiten in een centrum, bijvoorbeeld door het organiseren van een moeder-kindcentrum, vaatcentrum enzovoort.
- Het onderbrengen van diagnose en behandeling in gescheiden organisatorische eenheden.
- Het groeperen van specialismen die dezelfde bottleneck-capaciteit gebruiken, bijvoorbeeld alle spoedeisende zorg.

Een aandachtspunt dat geldt voor elk van de organiseerprincipes is dat er voor moet worden gewaakt om 'besturingsknelpunten' op te lossen door de inzet van meer arbeidscapaciteit ten behoeve van de coördinatie van patiëntenstromen.

9.3.3 Strategische capaciteit 'ruimte'

In hoofdstuk 1 werd kort ingegaan op zorgvastgoed als strategische factor. In deze paragraaf wordt stilgestaan bij de nauwe relatie tussen 'ruimte' en patiëntenlogistiek. Het serviceniveau voor patiënten en de doelmatigheid van de organisatie nemen toe door effectief ruimtegebruik, met positief effect voor de 'maximale kwaliteit en minimale ligduur'. De twee invalshoeken die vanuit patiëntenlogistiek invloed hebben op het ruimtegebruik, zijn de doelgroepenbenadering en de patiëntenstromenbenadering.

Doelgroepenbenadering
Instellingen die hebben gekozen voor een organisatievorm gebaseerd op doelgroepen worden qua ruimtegebruik voornamelijk gekenmerkt door een op de doelgroep afgestemde identiteit van de ruimtes, resulterend in een clustering en (gedeeltelijke) afzondering van de spreekuur-, verpleeg- en onderzoekscapaciteiten en in sommige gevallen ook van de behandelcapaciteiten.

In een moeder-kindkliniek zijn de patiëntenkamers in eerste instantie ingericht voor de bevalling en daarna kunnen ze snel worden getransformeerd tot een verblijfsruimte, zodanig dat moeder en kind (en eventueel de overige gezinsleden) bij elkaar kunnen blijven na de bevalling. Kapitaalintensieve capaciteiten zoals de OK's, IC, laboratoria zijn gecentraliseerd vanuit doelmatigheids- en kwaliteitsoogpunt.

Patiëntenstromenbenadering
In de patiëntenstromenbenadering zijn de bouwkundige keuzes met name terug te zien in, of het scheiden van de spoedeisende zorg (acute stroom) en de electieve zorg (planbare stroom), en/of het creëren van productiestraten. Vanuit het perspectief van optimalisatie van de patiëntenlogistiek worden gelijksoortige processen zoveel mogelijk gescheiden door een goede capaciteitsplanning en/of ruimtelijke scheiding.

Voor spoedpatiënten wordt een aparte 'vrije route' gecreëerd van SEH naar beeldvorming, naar OK, verloskamer, IC en/of CCU. De scheiding kan verder worden gerealiseerd door het realiseren van een aparte acute opnameafdeling bij de SEH waar patiënten maximaal 48 uur blijven en waar wordt besloten in welke stroom de patiënt uiteindelijk wordt ondergebracht (naar huis, poliklinisch of klinische behandeling).

Voor de electieve stroom kan er nog onderscheid worden gemaakt tussen kortdurende zorg en chronische zorg. Vanwege het langdurige karakter van de behandeling van chronische patiënten is het wenselijk om dit bouwkundig te vertalen in kleinschalige voorzieningen buiten de hoofdlocatie.

De kortdurende planbare zorg wordt bij voorkeur ondergebracht in gestandaardiseerde, zeer flexibele voorzieningen met korte lijnen tussen spreekuur, onderzoek, behandeling en verpleging.

De standaardisatie van ruimtes geeft de mogelijkheid om met grote flexibiliteit groei en krimp op te vangen op dezelfde locatie binnen één specialisme, maar ook tussen specialismen. Dit kan per dagdeel variëren op basis van de patiëntenvraag en de overige capaciteiten.

9.4 Goederenlogistiek

In deze paragraaf staan facilitaire processen centraal, die de uitvoering van het primaire proces binnen een zorgafdeling ondersteunen. Een belangrijk deel van die ondersteuning is de goederenlogistiek. Hierbij wordt ervoor gezorgd dat benodigde materialen en diensten op de juiste plaats en tijd aanwezig zijn tegen minimale kosten met een afgesproken kwaliteit, waarbij het uitgangspunt is dat de zorgmanager integraal verantwoordelijk is voor 'zijn' afdeling en dat 'de facilitaire dienst' de ondersteunende processen uitvoert, maar uiteraard is een andere ordening mogelijk.

Achtereenvolgens wordt een overzicht gegeven van de taken van de zorgmanager in relatie tot de goederenlogistiek en de ondersteunende diensten. Aansluitend wordt het logistieke proces uiteengezet en worden de belangrijkste aspecten van logistieke beheersing van de goederenstromen toegelicht inclusief de ondersteuning door automatisering.

9.4.1 Besturing van het goederenlogistieke proces

Goederenlogistiek in de zorg kan als volgt worden gedefinieerd:
In een zorginstelling is goederenlogistiek het geheel aan regelingen om goederen die de zorgafdelingen verbruiken op de juiste tijd en plaats beschikbaar te hebben binnen een kostenbudget onder scherpe kwaliteitscondities.

De zorgmanager zal de aspecten uit deze definitie per goederenstroom moeten invullen. Het 'geheel aan regelingen' zal voor de zorgmanager voornamelijk de volgende zaken omvatten:
- Leverancierskeuze
- Goederenontvangst en opslag
- Bestelprocedure en distributie naar de afdeling
- Afvoer van gebruikte hulpmaterialen
- Bijsturing van deze processen op basis van rapportages
- Artikelstandaardisatie

Daarbij zijn er voor de zorgmanager enkele belangrijke aandachtspunten bij de invulling van het logistieke proces waarop expliciet gestuurd zou moeten worden:
1. De mate van uitbesteding van het logistieke proces en de precieze afbakening van de dienstverlening is een strategische keuze. Het criterium is of inzet van personeel uit het primaire proces noodzakelijk is om invloed te hebben op de kwaliteit of het tijdstip van dienstverlening.

> Vult een OK-assistent de voorraad hechtsets op een OK aan of doet een facilitaire medewerker dat.

2. Bewaking van kwaliteit van en budget voor hulpmaterialen. Door gemaakte afspraken over de dienstverlening vast te leggen in een interne overeenkomst (SLA (Sercice Level Agreement) of DVO (dienstverleningsovereenkomst)) tussen de facilitaire dienst en de zorgafdeling kan er worden gestuurd op kwaliteit en kosten en de behoeften vanuit het primaire proces.

> Een cliënt uit een verpleeghuis wordt geopereerd en komt weer naar het appartement in het verpleeghuis met een stoma. Er moet worden gecontroleerd of dit nieuwe product is opgenomen in het voorraadbestand van het verpleeghuis en onafhankelijk daarvan moet het specifiek worden 'ingeregeld' in de bevoorradingsprocedure voor de afdeling.

3. Kiezen van een logistiek concept voor iedere verschillende goederenstroom (zie paragraaf 9.4.2). De wijze en planning van de dienstverlening met betrekking tot het primaire proces van de afdeling wordt gemaakt door de zorgmanager samen met de facilitaire dienst.

Voor de goederenstroom 'medische en verpleegkundige hulpmiddelen' kan qua locatie van voorraad worden gekozen voor een voorraad per kamer, voor een voorraad binnen een zorgafdeling, voor een centrale voorraad voor de hele instelling of voor een combinatie.

4. Verbeteren van de prestaties van dienstverlening. In de SLA kunnen de afgesproken prestaties als kengetal worden opgenomen. Dit biedt de mogelijkheid om de eigen dienstverlening te 'benchmarken' met vergelijkbare zorginstellingen. Op basis hiervan kan de dienstverlening van de ondersteunende dienst verder worden verbeterd.

Expliciete aandacht op deze punten geven de zorgmanager belangrijk instrumentarium om zijn afdeling optimaal te sturen. Een hulpmiddel daarbij is een Service Level Agreement (SLA).

SLA

Ook de zorgmanager heeft behoefte aan sturing van de logistieke goederenstromen. Daartoe moet de inhoud en uitvoering van de logistieke dienstverlening voldoende bekend zijn. Een instrument daarvoor is de SLA. Een SLA beslaat onder andere de wederzijdse intenties van klant en leverende partij, spelregels, rapportageafspraken, normen van klanttevredenheid, contactpersonen, communicatieafspraken en prestaties in termen van kwantitatief meetbare grootheden, betalingsvoorwaarden en juridische kaders. De zorgafdeling en het facilitair bedrijf streven naar kosten- en capaciteitsbeheersing binnen de kaders van de afgesproken dienstverlening. Hierbij is het meestal zo dat, indien er een SLA bestaat tussen zorgafdeling en facilitair bedrijf, er over het algemeen niet wordt gefactureerd tenzij er wordt gewerkt met Resultaat Verantwoordelijke Eenheden (RVE) of businessunits. Rapportage over de SLA geeft aan wat de leverbetrouwbaarheid en kosten zijn (geweest) van de dienstverlening en maakt monitoring en evaluatie tussen zorgmanager en de facilitaire dienstverlener mogelijk.

9.4.2 Goederenlogistieke concepten

Het besturen van een logistieke keten vraagt om een integrale benadering van de stromen in de hele keten. In figuur 9.2 zijn de stromen weergegeven als een 'logistieke keten': goederen doorlopen van producent naar patiënt een keten van in serie geschakelde organisaties en afdelingen. De verbinding van de schakels zijn orders en leveringen. De schematisch weergave van het logistieke concept – hier specifiek voor medische en verpleegkundige hulpmiddelen – toont de logistieke processen in hun onderlinge samenhang, waarbij de driehoeken opslagpunten zijn met stilliggende goederen; de dikke pijlen staan voor de stromende goederen, dunne pijlen zijn informatiestromen (zoals bestellingen). Retourstromen, facturen en orderbevestigingen zijn niet in dit schema opgenomen. De schakel na de patiënt is wel weergegeven; de afvalstroom (bijvoorbeeld naaldcontainers die naar een centraal verwerkingspunt worden getransporteerd).

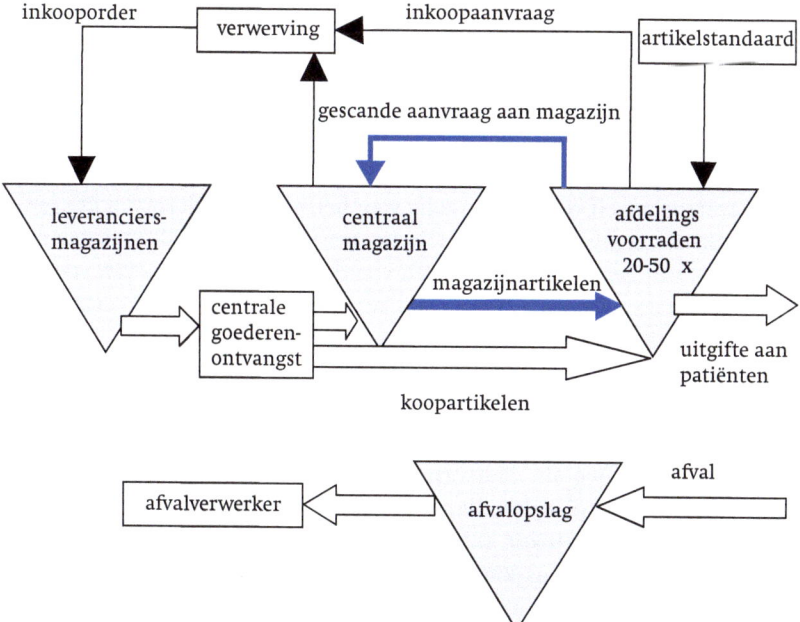

Figuur 9.2 Logistiek concept voor medische en verpleegkundige hulpmiddelen

Integrale aansturing van een logistieke keten betekent dat de verantwoordelijkheid voor het balanceren van de schakels verwerving, magazijn, intern transport, interne distributie en afvalstromen bij voorkeur in één hand is. De manager van het facilitaire bedrijf is verantwoordelijk voor het balanceren van de kosten van de centrale voorraad met de bestelkosten en de gevraagde servicegraad. Er kunnen hiervoor verschillende bevoorradingsconcepten worden gehanteerd.

Optoppen
Een veel voorkomend logistiek bevoorradingsconcept is 'optoppen'. In figuur 9.2 staat de meest rechtse driehoek boven voor de afdelingsvoorraad van de (zorg)afdelingen. Aanvulling van die afdelingsvoorraad vindt plaats vanuit het centrale magazijn voor gemeenschappelijke artikelen (magazijnartikelen) en vanuit de voorraad van leveranciers voor afdelingsspecifieke artikelen (koopartikelen). Uitgangspunt van het logistieke concept is de minimalisatie van betrokkenheid van de medewerkers uit het zorgproces bij het bestelproces. Medewerkers in het primaire proces 'bestellen' door het ontnemen van een product aan een voorraadpositie. De daaropvolgende inventarisatie van de voorraadhoogte van die positie door een facilitaire medewerker leidt tot aanvulling van de voorraad.

Consignatievoorraad
Dit bevoorradingsconcept wordt gehanteerd voor relatief dure artikelen met een laag verbruik, zoals implantaten (bijvoorbeeld een pacemaker of knie). De voorraad ligt fysiek bij de afdeling waar de ingreep of behandeling plaatsvindt, maar is eigendom van de leverancier. Al naar gelang de afspraken is de afdeling of de leverancier zelf verantwoordelijk voor het voorraadbeheer van de consignatieartikelen; een belangrijke taak in het geval van een recall-actie (zie paragraaf 9.4.5) van een steriel artikel. Een voordeel van deze wijze van voorraad houden is dat een instelling alleen maar kosten heeft als producten daadwerkelijk worden gebruikt. Leveranciers bieden de dienst vaak aan als 'service', waarbij hun voorraad- en beheerkosten zijn verdisconteerd in de aankoopprijs.

Roulerende gebruiksartikelen
Het betreft producten als OK-instrumenten, bedden, linnen, uniformen, rolstoelen en divers verpleegkundig materiaal. Deze artikelen rouleren van een voorraad naar een gebruiker, en vandaar naar een reiniging- en/of sterilisatiebewerking. In deze cyclus kiest de zorgmanager meestal voor 'afkoop' van tekortrisico's door inzet van een grotere voorraad.

Just-In-Time-levering (JIT)

Bij dit concept is er geen of weinig voorraad ter besparing van ruimte of handling of voorkoming van bederf. Het betreft meestal te steriliseren producten, maaltijdcomponenten of eetwaar, maar kan ook op andere goederen worden toegepast. De bestellingen van afdelingen worden gebundeld en de leverancier zorgt voor levering op het vereiste *leveringsmoment* en voor de juiste samenstelling van de levering op artikelniveau per afdeling. Op de afdeling worden de artikelen vrijwel direct gebruikt en vindt nauwelijks opslag in een voorraadkast plaats.

Figuur 9.2 geeft ook het verband aan tussen informatiestromen en goederenstromen. Zo genereert een bestelling een goederenverplaatsing en een factuur. Goederenstroombesturing impliceert dus informatiestromen. Deze informatiestromen bevatten bestelinformatie met welke goederen, in welke hoeveelheid, waar vandaan, waar naar toe gaan en ten laste van welk budget ze komen en vormen daarmee de bron van rapportages. Een aantal van die rapportages is belangrijk voor de zorgmanager om de geleverde prestaties van de logistieke dienst te kunnen beoordelen. Informatiesystemen zijn daarom een belangrijk instrument (zie paragraaf 9.4.4).

9.4.3 Inrichting van de goederenstroom

Deze paragraaf beschrijft de belangrijkste logistieke functies en hun onderlinge samenhang in de goederenstroom. Deze functies zijn de belangrijkste activiteiten van voorraadbeheersing. Het startpunt van de procesbeschrijving van de goederenstroom is het centrale magazijn dat duizenden artikelen bevat. De voorraad van elk van die artikelen moet op tijd worden aangevuld, omdat misgrijpen tijdens een medisch ingreep of behandeling ongewenst is. Het is zaak dat het facilitaire bedrijf tijdig bestelt, zodat de goederen ook tijdig kunnen worden geleverd aan de zorgafdelingen.

Bestelling

De voorraad van ieder artikel wordt bijgehouden in een Logistiek Informatiesysteem (LIS, zie paragraaf 9.4.4). Met het LIS kan op meerdere manieren de voorraadhoogte worden gestuurd. De voorraad van de meeste artikelen wordt beheerd met een bestelniveau. Zodra de voorraad in het centrale magazijn onder dit gekozen bestelniveau zakt, genereert het LIS een bestelling voor het magazijn aan de inkoopfunctie. Dit bestelniveau is minstens gelijk aan het gemiddelde verbruik van een artikel tijdens zijn levertijd. Het bestelniveau wordt daarboven gekozen om pieken in de vraag af te kunnen dekken.

Verwerving

De inkoopafdeling groepeert periodiek (bijvoorbeeld wekelijks) alle bestellingen per leverancier, maakt een inkooporder en verzendt deze. Het betreft bestellingen van de magazijnartikelen, maar ook van koopartikelen (artikelen met maar één verbruikende afdeling die de voorraad zelf op de afdeling beheert). De inkopers verwerven de artikelen bij de leveranciers die door de zorgmanagers en inkoop zijn geselecteerd. Het selectieproces, waarin wordt afgestemd met de budgethouders over de specificaties, kosten en leveringseisen van de te verwerven producten, vindt plaats onder verantwoordelijkheid van inkoop (zie paragraaf 9.5).

Ontvangst

De leverancier levert de goederen af bij de goederenontvangst van het centrale magazijn. Hier worden de ontvangen goederen geteld, geïnspecteerd op transportschade en 'binnen' geboekt.

Inslag

De ontvangen goederen worden in de daarvoor bestemde magazijnlocatie opgeborgen (steriele opslag, bulk opslag of niet-steriele opslag) en de voorraad wordt bijgewerkt in het LIS. Voor steriele artikelen gelden speciale controles (zie hierna). De ontvangstboeking leidt uiteindelijk tot de betaalbaarstelling van de factuur die de leverancier zal sturen.

Levering

Aan de hand van een voorbeeld wordt de goederenstroom verder gevolgd van het magazijn naar de afdeling.

> Een ziekenhuis heeft een centraal magazijn en zorgafdelingen met een eigen voorraadpunt. Uitgiften uit dit voorraadpunt aan een patiënt worden niet geregistreerd, tenzij anders is bepaald vanuit wet- of regelgeving. Iedere afdeling heeft een eigen unieke samengestelde voorraad met geselecteerde medische en verpleegkundige artikelen uit het ziekenhuisassortiment. De afdelingsvoorraad bevindt zich in kasten, rekken of karren met een voorraadpositie per artikel. De voorraadpositie is een mandje, vakje of plank met per artikel een tekst en een barcode. >>

>> Die barcode is een unieke code die in het LIS verwijst naar de bestelinformatie (artikelomschrijving, artikelnummer, bestelhoeveelheid, gegevens lokale opslag: ruimtenummer, kastnummer, planknummer).
Wekelijks scant en telt een magazijnmedewerker de voorraadposities. Na het scannen van alle barcodes van deze afdeling leest het LIS de barcodes uit. Hiermee zijn de bestellingen van iedere afdeling bekend. In sommige gevallen is het LIS al gekoppeld aan de kastvoorraad en worden verbruikte goederen automatisch geregistreerd en verwerkt in een bestelling.
Het LIS produceert een picklijst per afdeling. Dit is een document waarop de artikelen staan die de magazijnmedewerker uit de verschillende opslaglocaties (steriele opslag, niet-steriele opslag of opslag van bulkartikelen) moet halen. De lijst is geordend op looproute. De magazijnmedewerker pickt de goederen en bundelt ze per afdeling. De magazijnmedewerker voegt de inruimlijsten toe. Hierop staat in welke kast en op welke plek in de kast het artikel wordt ingeruimd.
De magazijnmedewerker ruimt de afdelingsvoorraad in. Niet-geleverde artikelen van de bestelling worden nageleverd. De nieuwe geplande leverdatum wordt gecommuniceerd met de afdeling.

In sommige gevallen zijn er afdelingsvoorraadbeheerders die de goederenstroombesturing beïnvloeden. Deze functionarissen voeren de bestelfunctie zelf uit, bijvoorbeeld de beheerder van de consignatievoorraad binnen de OK die zelf bestelt, omdat er per patiënt meerdere maten implantaat moeten worden besteld ter voorkoming van misgrijpen tijdens de operatie. Ook functionarissen van technisch inhoudelijke afdelingen (laboratoria, apotheek, voedingsdienst, technische dienst) bestellen soms zelfstandig, omdat de aard van hun artikelen zodanig specialistisch is of inkoop aan wettelijke bepalingen is gebonden (medicijnen), dat een inkoper niet of weinig betrokken is bij het inkoopproces. Ook medisch specialisten hebben soms unieke expertise, als het investeringsgoederen betreft. De kunst in deze situaties is om deze functionarissen te 'dwingen' een pakket van eisen te formuleren en in samenwerking met de inkoop de goederen te verwerven via het reguliere verwervingsproces dat voor de hele instelling geldt. In paragraaf 9.5 wordt de inkoopfunctie in zorginstellingen verder toegelicht.

9.4.4 Informatisering van de logistieke goederenstroom

De sturing van de logistieke goederenstroom wordt ondersteund door een logistiek informatiesysteem. Kern van een effectief LIS is dat het hele logistieke proces wordt ondersteund, waarbij een willekeurige bestelling kan worden ingevoerd in het LIS, autorisatie van de bestelling is geautomatiseerd in een workflow en plaatsing van een bestelling bij leveranciers is geautomatiseerd. Door koppeling van andere systemen kan de functionaliteit van het LIS verder worden benut. Bijvoorbeeld de koppeling van het apotheeksysteem; decentrale medicijnvoorraden op de afdeling, kunnen na te zijn gescand, rechtstreeks worden besteld bij de apotheek en worden geleverd door een magazijnmedewerker.

Het LIS heeft ook een belangrijke taak in het bepalen van de juiste voorraadhoogte per artikelpositie, voorraadpunt of magazijnlocatie. Daartoe is de verbruikshistorie per artikel een essentieel gegeven: de gemiddelde omloopsnelheid en de pieken en dalen bepalen uiteindelijk de noodzakelijke voorraadhoogte per artikel. Ook als artikelen meer of minder worden gebruikt dan gepland, kan een actueel LIS helpen deze schommelingen in verbruik op te vangen. Het LIS moet te allen tijde actueel worden gehouden bij assortimentwijzigingen, bijvoorbeeld omdat patiëntencategorieën worden verschoven tussen afdelingen. Er zijn dan andere medische hulpmiddelen nodig.

Tot slot kan het LIS ook de capaciteitsplanning van het logistieke personeel ondersteunen op basis van productienormen (kengetallen over de hoeveel tijd die een ingewerkte magazijnmedewerker nodig heeft om een afdeling volledig af te werken) en de daadwerkelijke inzet.

9.4.5 Verschillende logistieke goederenstromen

In deze paragraaf wordt ingegaan op de verschillende goederenstromen met hun kenmerken. In tabel 9.2 zijn de verschillende goederenstromen benoemd, met de specifieke kenmerken per artikelsoort en de gevolgen daarvan voor de logistiek.

Tabel 9.2

Goederenstroom	Artikelsoort + kenmerken	Gevolgen voor logistiek
Medische en verpleegkundige artikelen	– verbandmiddelen, naalden, katheters – steriele artikelen voor eenmalig gebruik – verbruiksartikelen – steriele artikelen – uiterste gebruiksdatum	– grootste goederenstroom naar zorgafdelingen – grijpvoorraad op de afdeling – veel artikelkennis nodig bij magazijnmedewerker door diversiteit van artikelen – magazijnartikel
Disposables	– instrumentarium, afdekmateriaal voor eenmalig gebruik – verbruiksartikelen – steriele artikelen – uiterste gebruiksdatum leidt tot beperkte bestelgrootte – geconditioneerde opslag – kostbare artikelen	– onderdeel van de goederenstroom medische en verpleegkundige artikelen – gediplomeerde DSMH (Deskundige Sterile Medische Hulpmiddelen) is verantwoordelijk voor controle richtlijnen steriele goederenstroom – FIFO (First In First Out) van producten met eerste verloopdatum (oudste artikelen staan vooraan op de voorraadpositie zodat deze het eerst worden uitgegeven) – bouwkundige eisen opslagruimte (stofvrij, sluiswerking, conditionering vochtigheid en temperatuur, droge reiniging) – dubbele verpakking, veel ruimtebeslag – strenge regels voor ontvangst, registratie, opslag, transport en controle
	– instrumentarium – steriele artikelen voor hergebruik – uiterste gebruiksdatum – geconditioneerde opslag – complexe artikelen – specifieke samenstelling van sets – dure artikelen	– separate stroom tussen CSA en OK, poliklinieken, functieafdelingen – aparte procedure voor reinigen, samenstellen instrumenten en sets, steriliseren – dagelijkse bevoorrading naar afdelingen als gevolg van beperkte hoeveelheid instrumentensets steriele opslag
Patiëntenmateriaal	– menselijk materiaal: bloed, urine, ontlasting – laboratoriumonderzoek – snelheid van de uitslag bepaalt de snelheid van de behandeling	– kostenbesparing mogelijk door snel proces – separate logistieke stroom tussen zorgafdelingen en laboratorium
Medicijnen	– medicijnen en infuusvloeistof – veiligheid bij verstrekking – geconditioneerde bereiding – dure artikelen – diefstalgevoeligheid opiaten – infuusvloeistof GEEN medicijn	– instellingsapotheker is verantwoordelijk voor hele proces – infuusvloeistof is magazijnartikel en kan separaat worden behandeld

Tabel 9.2 Vervolg

Goederenstroom	Artikelsoort + kenmerken	Gevolgen voor logistiek
Maaltijden	- eten en drinken - HACCP-normen - dieet-eisen - verschillende bereidingswijzen - verschillende distributiewijzen - verschillende verstrekkingswijzen	- planning is cruciaal - warm distribueren: speciale transportmaterialen - opwarmen op locatie: speciale apparatuur - zelf bereiden: speciale hygiëne- en bereidingseisen - geportioneerde verstrekking: warmhoudtableaus/dienbladen - bord ter plaatse vol scheppen: buffetapparatuur
Verpleegkundige materialen	- bedden, infuuspalen, krukken, rolstoelen - centrale reiniging of reinigen op de afdeling - hygiëne eisen - eisen aan kwaliteit van zorg in verband met vervangingsnormen	- centrale reiniging: reinigen, opmaken en opslag in beddencentrale (open magazijn) - aandachtspunt is de opslag van vuile bedden - reiniging op de afdeling: kantelmachine benodigd - aandachtspunt is opslag en transport van reinigingsmiddelen en schoon linnengoed
Uniformen	- maat- of persoonsgebonden - automatische uitgifte/inname of linnencentrale - voldoende reserve kleding / aantal sets in omloop - OK-kleding wordt veel vaker gewisseld - vervangingsnorm bewaken	- uniformenstroom tussen wasserij, uitgiftepunt en drager - omloopsnelheid wasserij bepaalt aantal sets - mogelijkheid om stroom OK-kleding te koppelen aan andere logistieke stroom - eigen voorraad OK (condities en ruimte) - calamiteitenregeling bij uitval wasserij
Platgoed	- lakens, dekens/dekbedden, kussens, handdoeken, washandjes - huur of eigendom - verrekening op gewicht - aparte stroom van linnengoed met bloed (in aparte zakken)	- voorraadpunt per afdeling/groep afdelingen - periodieke vulling in verhouding tot benodigde ruimte voor opslag - veel ruimte nodig voor overslag (mogelijkheid tot optimaliseren door JIT)
Afval	- specifieke soorten ziekenhuisafval: radioactieve stoffen, naalden, patiëntenmateriaal - kleine volumes - specifieke verwerking met hoge kosten (ook voor distributie) - grote informatiebehoefte	- aandachtspunt is afspraken maken bij inkoop - organiseren als separate retourstroom
Drukwerk	- honderden verschillende artikelen: brochures, receptenbriefjes en briefpapier - lage kostprijs per product	- standaardiseren en behandelen als magazijnartikel
Kantoorartikelen		- kan meelopen in stroom verpleegkundige materialen naar afdelingen
Post	- verspreiding via postkamer - fysiek of scannen	- verspreiding koppelen aan andere goederenstromen naar afdelingen
Medische gassen	- distributie in gasflessen - veiligheidsprocedures - scholing medewerkers	- speciale transportmiddelen

Recall
Speciale aandacht dient er te zijn voor de behandeling van steriele goederen. In verband met een eventuele terugroepactie (een recall) houdt de instelling twee registraties bij: één registratie van het productiebatch- of lotnummer en één registratie op basis waarvan patiënten kunnen worden getraceerd bij wie het artikel tijdens hun behandeling is toegepast. Een recall wordt geïnitieerd door een leverancier of door de instelling zelf, als de steriliteit van een artikel niet voldoet aan de eisen of er een gebrek wordt geconstateerd. Op basis van het productiebatch- of lotnummer wordt gecontroleerd of de betreffende artikelen zijn ontvangen, dan wel waar ze zijn opgeslagen of gebruikt. Indien de behandelend arts dit noodzakelijk acht, worden patiënten bij wie het artikel is toegepast tijdens de behandeling teruggeroepen.

Om het voorgaande te kunnen borgen zijn er bij inkoop, goederenontvangst en opslag enkele extra aandachtspunten:
- goedkeuring voor gebruik van het artikel in Nederland;
- controle van de uiterste gebruiksdatum en een onbeschadigde buitenste verpakking;
- disposables worden in de transportverpakking direct naar de (steriele) opslag gebracht;
- transportverpakking wordt buiten de steriele opslaglocatie verwijderd;
- transport van steriele opslag naar gebruikslocatie in specifieke gesloten container;
- FIFO inruimen.

9.4.6 Afsluitende opmerkingen

Als afsluiting enkele opmerkingen die gelden voor het totaal van de goederenstromen.

Combineren van transportstromen
Een instelling kent veel verschillende goederenstromen. Sommige kunnen worden gecombineerd, andere echter niet als gevolg van een dwingende timing of specifieke hygiëne-eisen. De goederenstromen kruisen patiëntenstromen, kruisen elkaar en strijden om schaarse vierkante meters. Let wel, patiëntentransport verdient zeer zeker de aandacht, omdat er een substantieel beslag wordt gelegd op de transportcapaciteit doordat er veel patiënten van en naar behandel- en onderzoeksafdelingen moeten worden gebracht. Combineren met de stroom van bedden en verpleegkundig materiaal is aan te bevelen.

Logistieke vierkante meters

Tijdens bouwactiviteiten in een zorginstelling is het risico dat in de ontwerpfase de focus te veel gericht is op efficiënt gebruik van vierkante meters in relatie tot de patiëntenlogistiek en te weinig op de voordelen die kunnen worden gehaald door ook de relatie met de goederenlogistiek te leggen. Er dient een expliciete afweging te worden gemaakt over de locatie en het oppervlak van logistieke ruimten. Er zijn voorbeelden van instellingen waar een centraal magazijn bij de oplevering een factor drie te klein was ontworpen of waar geen steriel magazijn was voorzien. De beschikbaarheid van vierkante meters c.q. ruimtes zijn van grote invloed op een effectieve uitvoering van die logistiek. Schaarste van vierkante meters kan direct leiden tot hogere transportfrequenties, meer aflevermomenten en daarmee tot hogere arbeidskosten en meer sturingslast.

Logistiek inspelen op calamiteiten

In het geval van een externe ramp komt in principe een uitzonderlijk aantal patiënten in korte tijd naar een ziekenhuis. Daartoe zijn speciale maatregelen getroffen die zijn vastgelegd in een rampenopvangplan. Daarin is er naast de medische zorg, expliciete aandacht voor de goederenvoorziening van in eerste instantie SEH en OK en in tweede instantie IC, CSA en andere afdelingen. Enkele aandachtspunten:
- Er dient voldoende voorraad te zijn van artikelen die snel verbruikt gaan worden; in eerste instantie binnen de SEH en daarnaast elders in het ziekenhuis.
- Het personeel van de SEH moet zelf in staat zijn de voorraad de SEH 'in te trekken'.
- Tegengaan van materiaaltekorten door tijdig oproepen van voldoende gekwalificeerd magazijnpersoneel en het hebben van bestelprocedures zonder gebruik van het LIS.

Kwaliteit van het logistieke personeel

De laatste opmerking is gewijd aan het logistieke personeel. Personeel met logistieke taken moet redelijk veel regelingen en afstemmingen kennen. Zij moeten gevoel, inzicht en tact hebben. Bij vervanging 'even een uitzendkracht van de straat plukken' is er vaak niet bij. Om de gewenste flexibiliteit te hebben, is personeel nodig met de kundigheid en motivatie om op meer plaatsen te worden ingezet op basis van variabele contracturen.

9.5 Het inkoopproces

In deze paragraaf wordt ingegaan op de rol van de inkoopfunctie in een zorginstelling. Hierbij komt aan de orde hoe de inkoopfunctie is ingericht en hoe deze functie maximaal kan worden benut.

9.5.1 De professionele ontwikkeling van de inkoopfunctie

Tot grofweg een halve eeuw geleden werd inkopen gezien als allereerst een administratief proces. De toegevoegde waarde van de inkoopfunctie was vooral het administratief vastleggen van orders, ontvangsten, facturen en verplichtingen. Leveranciers en mogelijke leveranciers hadden gemakkelijk toegang tot eindgebruikers en niet ieder afdelingshoofd had evenveel aandacht voor zakelijke aspecten.

Sindsdien is de inkoopfunctie geleidelijk geprofessionaliseerd en daardoor aanvaard binnen het management van zorginstellingen. Doorslaggevend daarvoor was de noodzaak om schaalvoordelen haalbaar te maken. Hoe groter het inkoopvolume, des te scherper de prijzen en des te beter de onderhandelingspositie om ook meer service te krijgen. Het streven naar inkoopvolume bevorderde de interne artikel- en leveranciersstandaardisatie. Daarnaast ontstonden inkoopcombinaties. Zorginstellingen die samenwerken (inkoopvolume samenbrengen) kunnen immers betere inkoopcondities afspreken.

De gecentraliseerde inkooporganisatie is vervolgens in toenemende mate ondersteund door informatiesystemen. Gecentraliseerd inkopen heeft immers groot belang bij efficiënte inkoopprocessen. Iedere ondersteunende dienst wordt door haar klanten afgerekend op herkenbaar effect en op de kosten van dat geleverde effect. Informatiesystemen kunnen de inkoopkosten verlagen door herhalend 'doe'-werk weg te halen. Dit speelt met name in de administratieve processen. Het gebruik van informatiesystemen verschuift dan ook de aandacht van operationele inkoopmedewerkers ('verwervers') van het 'doe'-werk naar gegevensbeheer en systeembeheer. Hier wordt later dieper op ingegaan.

9.5.2 De plaats en inzet van de inkoopfunctie in de zorginstelling

Bij het proces van de leverancierskeuze voor een inkooppakket moet als principe altijd een inkoper betrokken zijn. De budgethouder doet er altijd verstandig aan om de inkoper als commercieel adviseur en als regisseur van het inkoopproces in te zetten. Om een budgethouder integraal verantwoordelijk te kunnen stellen, is meestal gekozen voor de plaatsing van de inkoopafdeling in het onderdeel 'facilitaire dienst'.

> De voedingsdienst in een ziekenhuis produceert maaltijden. Maaltijdcomponenten (zoals groenten of vlees) worden dagelijks besteld bij een aantal leveranciers buiten de verwervingscapaciteit van de inkoopafdeling om. De administratieve dienst van de instelling ziet geen bestellingen, ontvangsten, constateert geen prijsverschillen en hoeft alleen gefiatteerde facturen af te boeken. De voedingsdienst is vanuit inkoopperspectief een autonoom organisatieonderdeel. Het verwervingsproces is efficiënt omdat er weinig afdelingsoverschrijdende informatiestromen zijn. De verstandige budgethouder schakelt in dit voorbeeld de commerciële procesexpertise van de faciliteit 'inkoper' in om de mogelijkheden te onderzoeken van aanbesteding via een inkoopcombinatie. De professionele inkoper is onafhankelijk en vervult daarmee ook de rol 'oog van de directie'.

In de zorgsector zien we daarnaast vaak 'inkoopteams'. Deze projectgroepen bestaan uit een toepassingsdeskundige (de gebruiker), de commercieel deskundige inkoper en iemand die (bij investeringsartikelen) de installatie- en onderhoudskosten kan inschatten. De budgethouder heeft als integraal verantwoordelijke de rol van opdrachtgever en beslist van tevoren welke aspecten bij de keuze het belangrijkst zijn. Naast het leveren van de commerciële regie heeft de inkoper een autonome rol om op te treden als oog van de directie.
Een budgethouder kan ervoor kiezen om zelf de initiële artikel- en leverancierskeuze te doen en het verwerven, ontvangen en overige administratieve handelingen uit te besteden aan de facilitaire dienst. Met zulke budgethouders (vaak manager van een autonome functionele afdeling) zal de ondernemende inkoper toch contact houden om aandacht te krijgen voor zijn mogelijke toegevoegde waarde bij een volgende leverancierskeuze. Professionals hebben vaak respect voor andermans professionaliteit.

9.5.3 Inrichting van het inkoopproces voor verbruiksgoederen

Bij de inrichting van het inkoopproces, wordt vaak gebruikgemaakt van een aantal logisch opeenvolgende fasen. Hierna worden deze fasen nader toegelicht.

Fase 1: Inkoopplanning

In fase 1 kiest de instelling voor een aantal langlopende structuren, zoals deelname aan een inkoopcombinatie of de structurele doorlevering aan een kleinere instelling waarmee wordt samengewerkt. Het faseresultaat bestaat uit een geplande samenwerking, in de tijd geplande inkoopacties, gezamenlijke evaluaties en artikelstandaardisatie.

Een inkoopcombinatie is een samenwerkingsverband van een aantal instellingen, meestal in een zelfde regio met als doel kennis te delen, maar vooral de beste inkoopcondities te kunnen bedingen op basis van hoog gezamenlijk inkoopvolume. Overheid en politiek eisen van zorginstellingen besparingen en noemen met name gezamenlijk inkopen als middel.

Het inkoopproces vraagt veel werk. Zowel een instelling alleen of een inkoopcombinatie behandelen inkooppakketten volgens een meerjarenplanning, met een afgewogen frequentie van eens per twee of drie jaar. Een inkooppakket ontstaat bij voorkeur na een proces van artikelstandaardisatie. Een leverancierswisseling van een breed toegepast artikel vraagt actualisering van zorgprotocollen, maar ook van voorraadposities door bijvoorbeeld andere verpakkingsafmetingen, -eenheden, of samenstelling. Een voorbeeld hiervan is de zogenaamde 'procedure-tray' (standaardcombinatie van afdekmaterialen en disposable medische artikelen) die bij één bepaalde zorghandeling hoort, samen te stellen volgens de specificatie van de instelling, al dan niet gesteriliseerd.

Fase 2: Afkadering

In deze fase wordt de inhoud van het inkooppakket vastgesteld. Dat gebeurt ondermeer door het Pakket van Eisen (PVE). Dit zijn de functionele specificaties die in (principe) de eindgebruikers aan de artikelen stellen op basis van de primaire zorgprocessen. Het is hier dat de vakkennis van de gebruiker aan bod komt. Door minimumeisen te formuleren schept de gebruiker ruimte voor de inkoopfunctie. Die ruimte levert mogelijkheden voor kostenbesparing op.

Het pakket van eisen houdt rekening met de behoeften van ook die organisatieonderdelen die niet onder de verantwoordelijkheid van de budgethouder vallen. Het signaleren van suboptimalisatie is een taak voor de inkoper namens de directie van de instelling. Het faseresultaat bestaat uit een inkooppakket, een pakket van eisen, het verwachte jaarverbruik en de looptijd.

Het jaarverbruik is het verwachte gebruik per artikel. Deze indicatie geeft de leverancier het inzicht om de eigen interne logistieke processen (magazijn-, en distributiecapaciteit, vermijden van slow-moving artikelen) te organiseren. De daaruit voortkomende kostenreducties bij de leverancier zijn immers de basis voor kwantumkorting. Indien het toegezegde jaarverbruik niet wordt gehaald, kan een leverancier kiezen voor constructies waarbij de korting pas achteraf wordt terugbetaald.

De zekerheden van leverafspraken die langer lopen dan een jaar stellen de leverancier in staat om zich efficiënt te organiseren. De gebruiker en de inkoper kijken echter ook naar de veranderlijkheid van het aanbod aan de markt. Een innovatieve artikellijn van een andere leverancier kan de kosten van uw zorgproces reduceren. Indien uw inkoopcontract nog een looptijd van twee van de drie jaar heeft, kan de instelling niet slagvaardig profiteren van die besparingsmogelijkheid of kwaliteitsverbetering.

Door aan te sluiten op ICT-oplossingen in de organisatie kan de leverancier de transactiekosten van bestellen, leveren en factureren verlagen. Vermindering van de orderhandlingkosten (printen, autoriseren, in een envelop doen) zijn al voldoende argument. Daarnaast verlengt papieren orderhandling de levertijd van artikelen met twee of drie dagen en is daardoor voorraadverhogend. Ook het doorvoeren van jaarlijkse prijswijzigingen wordt op deze wijze eenvoudig, door een bestand met artikelen die de instelling in het verleden kocht, in het LIS ingelezen, na autorisatie door de inkoper.

Fase 3: Offerte verkrijging en afbakening van mogelijke leveranciers
Het resultaat van dit deel van het inkoopproces is het bekend worden van leveranciers die kunnen en willen voldoen aan het pakket van eisen en vooral tegen welke commerciële voorwaarden. Dit alles op basis van ontvangen offertes.

Fase 4: De gunning
Het begin van deze fase is een aantal offertes met artikelen die alle aan de belangrijkste minimumeisen voldoen. Het resultaat van deze fase is de keuze van de

leverancier. Het is onwaarschijnlijk dat alle aanbieders 100% en/of op dezelfde wijze aan de criteria voldoen die zijn vastgelegd in het pakket van eisen. Ook de kans op echt grote prijsverschillen is meestal niet zo groot. Simpelweg de goedkoopste aanbieder kunnen kiezen, is in die gevallen niet mogelijk. Hier liggen openingen voor het subjectieve aanbod van de leveranciers. De kunst is om de technische criteria nu weg te laten. Alle offertes bieden immers artikelen die voldoen aan de minimumeisen uit het pakket. Nu is het de beurt aan de bijkomende wensen. Men kan letten op de integrale besparingsmogelijkheden, op de productveiligheid of op de waarde van impliciet meegeleverde diensten. Dit hangt verder af van de aard van het artikel en de instelling. Kleinere bijstellingen in de offerte kunnen in dit stadium nog mogelijk zijn. Onderhandelen is echter een vak dat weinigen beheersen. Laat dit de inkoper doen en ondermijn zijn onderhandelingspositie niet door eigen voorkeuren te laten blijken.

Fase 5: Leveranciersbeheer

Het resultaat van deze fase is een samenwerking tussen leverancier en instelling. Beide partijen hebben belang bij effectieve communicatie om knelpunten weg te nemen. Vragen over toepassingsmogelijkheden, kleine assortimentsveranderingen, kleine logistieke knelpunten verlopen bij voorkeur tussen de direct belanghebbenden. Echte knelpunten die de relatie raken, horen naar de inkoper te worden gebracht.

Het LIS meet de leveranciersprestaties: het percentage leveringen binnen de afgesproken norm, het percentage complete leveringen en het percentage afkeur. Het LIS meet ook de organisatieprestaties zoals het aantal spoedorders en voorraadverschillen.

Inkopers praten in deze fase hoogstens enkele keren per jaar kort met vertegenwoordigers van de leverancier om zo een routine te hebben waarin klachten en correcties kunnen worden besproken.

9.5.4 Het inkoopproces voor gebruiksgoederen

Voorgaand werd een algemeen inkoopproces voor verbruiksgoederen geschetst. Ten opzichte van dit proces legt het inkoopproces voor gebruiksgoederen enkele accenten anders, onder meer door het aantal deelnemers in het proces en door een andere waardebepaling. In deze paragraaf wordt de structuur geschetst waarbinnen de deelbelangen worden afgewogen en de rol van de inkoopfunctie wordt weergegeven.

Voor een hightechanalyseapparaat is besloten dat het vervangen gaat worden. Bij het inkoopproces worden alle afdelingen met een deelverantwoordelijkheid betrokken:
- de gebruiker van het apparaat;
- de afdeling die het onderhoud uitvoert en de onderhoudskosten budgetteert;
- de afdeling die het apparaat gaat aansluiten op het ICT netwerk;
- overigen.

De gebruiker van het apparaat kijkt naar de invulling van de primaire taak van het apparaat, maar ook naar de invloed op de productiviteit van het zorgproces. De technische dienst beheert het budget voor onderhoudskosten. Deze afdeling wil weten wat een servicecontract kost, wat er in dat contract gedekt wordt en zij wil kunnen beoordelen of het onderhoud door eigen personeel of door een externe partij kan/moet worden uitgevoerd. Er moeten gegevens komen van de kans op defecten. Ook moet er zicht zijn op de kosten van eventuele disposable artikelen die het apparaat vereist.

Een integrale afweging van alle waarden en kosten van een gebruiksgoed vindt plaats op basis van overzicht door middel van getalsmatig weergegeven eigenschappen. Hiervoor is een inkoopteam nodig met vertegenwoordigers van alle belanghebbenden. De rol van de inkoper in dit team is:
- het inbrengen van commerciële expertise;
- het coachen op commercieel gedrag, want alle teamleden hebben contact met de potentiële leveranciers en het moet duidelijk zijn wat men wel en niet kan zeggen);
- het houden van een totaaloverzicht op de kwaliteit;
- snelheid van het inkoopproces door het proces te structureren met een integrale visie op de kosten.

9.5.5 Randvoorwaarden voor het inkoopproces

In deze paragraaf worden enkele belangrijke randvoorwaarden verder uitgewerkt.

De organisatie van de inkoopfunctie
Voor een budgethouder is de inkoopfunctie een faciliteit om professioneler in te kopen. Grotere instellingen hebben vaak een eigen inkoopafdeling; kleinere

instellingen kunnen initieel inkopen uitbesteden, zelfs verwerven. Uitbesteding van de inkoopfunctie kan plaatsvinden aan grotere instelling of aan gespecialiseerde bedrijven. Een eigen inkoopafdeling mag niet te klein zijn om voldoende continuïteit te kunnen bieden in ziekte en vakantietijd.

De breedheid van het totale inkooppakket vraagt om enige specialisatie van de inkopers. Vaak wordt gestreefd naar een werkverdeling waarbij de leverancier met één inkoper zaken doet. Herhalingsorders en andere dagelijkse operationele zaken worden door inkoopassistenten gedaan. De werkverdeling van de inkopers verandert meestal als er wordt deelgenomen aan een inkoopcombinatie en tevens als Europees moet worden aanbesteed.

Inkoopcombinaties

De Nederlandse ziekenhuizen werken samen in diverse regionale en inmiddels ook internationale inkoopcombinaties. Een inkoopcombinatie is een samenwerkingsverband van een aantal instellingen, meestal in eenzelfde regio, met als doelen de beste inkoopcondities te kunnen bedingen op basis van hoog gezamenlijk inkoopvolume en het delen van kennis. Een inkoopcombinatie hoort gekoppeld te zijn aan de directies van de instellingen die deelnemen. Zonder dit draagvlak kunnen zowel inkoop als de budgethouders terugvallen in het comfort, maar ook de suboptimalisatie van het 'eigen koninkrijk'. Bundeling van inkoopvolume vraagt immers artikelstandaardisatie over instellingen heen en daarmee de bereidheid om te investeren in het proces en eventueel concessies te doen.

Het gevaar dat permanent op de loer ligt, is dat een inkoper zijn prioriteiten eerst bij de nabije klanten legt en pas daarna bij de verre inkoopcombinatieklanten. Dit is ook de reden dat inkoopcombinaties een coördinator aanstellen.

Artikelstandaardisatie

Artikelstandaardisatie is genoemd als essentieel voor de efficiëntie van de logistieke keten van producent naar de patiënt. Verwerven is een schakel van die totale logistieke keten. Artikelstandaardisatie beperkt ook in deze schakel het aantal orderregels, vergroot het inkoopvolume per artikel en daarmee de kostprijs. De kans op incourante artikelen daalt evenals de kans op steriele artikelen met overschreden houdbaarheidsdatum. Artikelstandaardisatie draagt ook bij aan patiëntveiligheid indien een instelling zorgprotocollen heeft. In die protocollen staan artikelsoorten met naam en maat genoemd.

Grotere zorginstellingen, zoals ziekenhuizen, hebben duizenden verschillende artikelen. Er is altijd een zekere druk van potentiële leveranciers om ook hun producten in gebruik te nemen. Directies van grote zorginstellingen benoemen in de meeste gevallen een Materiaal Advies Commissie (MAC) die tegendruk geeft aan de aanwas van nieuwe artikelen. Daarin hebben zitting vertegenwoordigers van de kliniek, de polikliniek, OK, inkoop, de hygiënist en anderen op uitnodiging indien daar behoefte aan is.

Grote zorginstellingen hebben een omgeving van zorginstellingen met wie wordt samengewerkt om patiëntenzorg en -logistiek soepel aan te laten sluiten. Deze instellingen kunnen wederzijds samenwerken aan artikelstandaardisatie als uitgangspunt voor het scheppen van gezamenlijk inkoopvolume. Een verpleeghuis (grootverbruiker incontinentiemateriaal) en een ziekenhuis (grootverbruiker verpleegkundige hulpmiddelen) kunnen dan deze materialen bij elkaar bestellen tegen de inkoopprijs van de grootverbruiker. De extra handlingkosten van de leverende partij moeten dan bewaakt worden. In wezen is dit het begin van een regionaal ziekenhuismagazijn en een gezamenlijke inkoopfunctie.

Kwaliteitsbeheersing
Elke leverancier meet vrijwel zeker de logistieke prestatie per klant met een aantal kengetallen. Een bedrijf dat deze kengetallen met de instelling wil delen, laat daarmee zien de eigen processen te beheersen ten gunste van de klanten. Kortom, bij het beoordelen van een offerte gaat het niet alleen om prijzen, maar ook om het zien van aspecten die de instelling kosten besparen.

Standaardinkoopcondities
Inkopers van Nederlandse zorginstellingen zijn verenigd in het NVILG (zie www.nvilg.nl). Deze vereniging onderhoudt een set van inkoopcondities die instellingen vrij algemeen gebruiken. Inkoopvoorwaarden spelen vooral een rol bij zakelijke conflicten die met juridische middelen worden uitgevochten.

Inkoop en Europa
Een belangrijke ontwikkeling in de inkoopfunctie is direct het gevolg van ontwikkelingen in Europa. De Europese gemeenschap streeft naar een Europese marktwerking. Waar voorheen Nederlandse bedrijven leverden aan Nederlandse zorginstellingen, streeft de EU naar een situatie waarbij Europese aanbieders leverancier kunnen worden voor alle Europese afnemers.
Bestaande leveranciers krijgen te maken met meer concurrentie, waardoor er bijvoorbeeld druk op de verkoopprijzen ontstaat. Om een begin te maken heeft de EU afgesproken dat alle overheidsinstellingen in principe Europees moeten aanbesteden.

Europees aanbesteden komt in grote lijnen neer op het volgende: Het inkooppakket (met het pakket van eisen) en de kopende instelling maken zich bekend in een openbaar register. Alle potentiële aanbieders kunnen het register inzien en een offerte uitbrengen. De gehanteerde manier van leverancierskeuze is transparant en controleerbaar. Toezicht op deze manier van kiezen geschiedt in principe door de andere aanbieders. Als de aanbestedingsregels niet worden nageleefd, loopt de aan te besteden partij het risico dat de meest benadeelde partij (partij die de opdracht niet toegekend heeft gekregen) naar de civiele rechter stapt om een kort geding aan te spannen.

In de zorg is dit inmiddels ook gebeurd (zie www.nvilg.nl waar een uitspraak van de rechter is na te lezen). Daarentegen is er inmiddels ook jurisprudentie die aangeeft dat algemene ziekenhuizen niet Europees aanbestedingsplichtig zijn. De wetgeving hieromtrent zal verder uitkristalliseren, maar zolang zorginstellingen niet wettelijk verplicht zijn om Europees aan te besteden, is er discussie over het uiteindelijke nut. Inkoopprocedures zijn niet efficiënter of slagvaardiger geworden door tussenschakeling van een Europese aanbesteding.

9.5.6 E-procurement

Verwervingsprocessen kunnen goedkoper worden gemaakt door de koppeling van informatiesystemen. De essentie is de vermijding van handmatig overnemen van papieren gegevens naar een digitaal informatiesysteem. Begrippen die in dit kader van belang zijn, zijn e-business en e-procurement (elektronisch inkopen).

In deze paragraaf wordt nader ingegaan op het elektronisch inkopen. E-procurement ondersteunt de verschillende fasen van het bestelproces. Er worden drie vormen onderscheiden. De eerste vorm is het bestellen uit een elektronische catalogus van de inkopende organisatie. Hierin zijn producten opgenomen van meerdere leveranciers die kunnen worden besteld. De tweede vorm is het bestellen via een intermediaire partij (elektronische marktplaats). De derde vorm is bestellen uit een elektronische catalogus van een leverancier.

E-procurement is vooral interessant voor het bestellen van producten met hoge bestelkosten (pc's, meubilair, kantoorartikelen, drukwerk). Door de bestelling elektronisch te laten plaatsvinden kunnen deze bestelkosten aanzienlijk worden verlaagd. De voordelen van e-procurement zijn daarnaast een betere interne dienstverlening (up-to-date elektronische catalogus, inzicht in statusbestelling, kortere bestel- en levertijden), lagere interne proceskosten, lagere prijzen en minder facturen.

De geschetste omschrijving van e-procurement is herkenbaar voor hen die wel eens kopen via internet bij een postorderbedrijf. Een instelling heeft meer oplossingen nodig voor de ondersteuning van de verwerving van medisch verpleegkundige artikelen. Wenselijk is dat de order uit het eigen informatiesysteem komt opdat de administratieve systemen ook meteen worden geactualiseerd. Gewenst is een elektronische uitwisseling van berichten met daarin inkooporders, orderbevestigingen, pakbonnen, facturen en artikelbestanden tussen een instelling en haar leveranciers.

9.5.7 Tips om de bijdrage van inkopers te maximeren

Tot slot zijn puntsgewijs enkele aandachtspunten en adviezen weergegeven om de inkoopfunctie in de zorginstelling zo goed mogelijk vorm te geven:
- Investeer in artikelstandaardisatie binnen de instelling.
- Neem deel aan inkoopcombinaties.
- Investeer in artikelstandaardisatie samen met deelnemers aan een inkoopcombinatie.
- Maak een inkooplogboek waarin de argumenten van elke inkoopbeslissing zijn weergegeven. Zo hoeft de volgende keer het wiel niet opnieuw te worden uitgevonden en kunnen andere instellingen eventueel hetzelfde proces hanteren.
- Specificeer functionele minimumeisen in het pakket van eisen.
- Ontwikkel gevoel voor inkooppakketten waarop nog te besparen is.
- Prijs is belangrijk, maar bepaalt niet volledig het integrale kostenniveau.

Literatuur

Borghuis-Lub, T. (2011), *Flow in de zorg. Patiëntenlogistiek: niet harder, maar anders werken*. Borghesi Consultancy.
Engelbrecht, A.J.J. (2002), *Logistiek management in dienstverlening*. Utrecht: Lemma.
Klijn, E. en Hesp, S. (2003), *Dagbehandeling in Ziekenhuizen*. Utrecht: Lemma.
Lapre, R. en G. van Montfort (2003), *Bedrijfseconomie van de gezondheidszorg*. Maarssen: Elsevier gezondheidszorg.
Schrijvers, G., e.a. (2002), *Moderne patiëntenzorg in Nederland; van kennis naar actie*. Maarssen: Elsevier gezondheidszorg.
Vissers, E.J. & R. Beech (2005), *Health operations management: patient flow logistics in health care*. Routledge.
Visser, H.M. & A.R. van Goor (2011), *Werken met logistiek*. Groningen: Noordhoff Uitgevers.
Weijers, S & H.H. Glöckner (2009), *Logistiek in de zorg (Werken met Logistiek)*. Groningen: Noordhoff Uitgevers.

Patiëntenlogistiek

www.nvz-ziekenhuizen.nl
www.zonmw.nl
www.zorg-logistiek.nl

Inkoop en logistiek in de zorg

www.nvilg.nl
www.coppa.nl
www.nvz-ziekenhuizen.nl

10 Gezondheidsrecht

Peter Simons

10.1 Inleiding

Het gezondheidsrecht omvat het geheel van regels die gelden in de gezondheidszorg. Als we de gezondheidszorg als spel opvatten – met een speelveld, spelers en spelregels – is het belangrijk dat de zorgmanager de spelregels beheerst. Het voorkomt dat de manager als speler (grote) fouten maakt, waardoor hij buiten spel (= aansprakelijk) wordt gezet.
De manager in de zorg hoeft daarvoor niet alle ins en outs van de spelregels te kennen; wel in hoofdlijnen. Dit hoofdstuk gaat over deze hoofdlijnen. In paragraaf 10.2 worden de politieke keuzes geschetst. Die keuzes hebben gevolgen voor de andere spelers waarmee de zorginstelling te maken heeft; buiten de zorginstelling (paragraaf 10.3) en binnen de zorginstelling (paragraaf 10.4). In paragraaf 10.5 wordt de positie van de zorgmanager in relatie tot de zorgprofessional belicht. Een spannende confrontatie; ook in juridisch opzicht.

10.2 Overheid en gezondheidszorg

De grondwet geeft de betrokkenheid van de overheid met de gezondheidszorg in hoofdlijnen aan. In afzonderlijke wetten wordt de verfijning aangebracht. Politieke partijen verschillen van mening over de uitwerking van de grondwet.

10.2.1 De grondwet

Samenleven gaat niet zonder problemen. De vraag is of en zo ja in hoeverre er voor de overheid een taak is weggelegd om een bijdrage te leveren aan de

oplossing van die problemen in bijvoorbeeld de sector gezondheidszorg. De kern van die bijdrage is in de Grondwet vastgelegd.
De burger heeft van de overheid vrijheden in de Grondwet gegarandeerd gekregen. Hiertoe behoren onder andere: vrijheid van godsdienst of levensovertuiging (artikel 6 Gw), vrijheid van meningsuiting (artikel 7 Gw), vrijheid van vereniging en vergadering (artikelen 8 en 9 Gw), recht op eerbiediging van persoonlijke levenssfeer (artikel 10 Gw), recht op onaantastbaarheid van het lichaam (artikel 11 Gw), recht op het niet-ontnemen van iemands vrijheid (artikel 15 Gw). Deze zogenaamde klassieke grondrechten vormen de basisgaranties van de overheid naar zijn burgers. De garanties zijn echter niet absoluut. In wetten kan de overheid beperkingen stellen aan deze grondrechten. Dat is ook gebeurd. Een voorbeeld is de Wet BOPZ waarin het mogelijk is om met toestemming van een rechter gedwongen te worden opgenomen in een psychiatrisch ziekenhuis. En, in de Wet publieke gezondheid is de arts verplicht bij een vermoeden van de aanwezigheid van een bepaalde besmettelijke ziekte – bijvoorbeeld SARS – bij een patiënt, dit met naam en toenaam te melden aan de directeur van de GGD.

De overheid wil ook het welzijn van haar burgers bevorderen. Daarom zijn de sociale grondrechten in de Grondwet opgenomen, bijvoorbeeld: bevordering werkgelegenheid, opstellen van regels voor werkers, hun arbeidsomstandigheden en medezeggenschap (artikel 19 Gw), aandacht voor bestaanszekerheid van burgers en spreiding van de welvaart (artikel 20 Gw), maatregelen treffen ter bevordering van de volksgezondheid, voldoende woongelegenheid, ontplooiing en vrijetijdsbesteding (artikel 22 Gw). De overheid bemoeit zich daardoor met alle aspecten van het maatschappelijk leven, zoals inkomen, wonen, werken, zorg, onderwijs en vervoer. In tal van wetten wordt de opdracht die de overheid zichzelf in de Grondwet stelt, in wetten verankerd: AOW, Wet werk en bijstand, de Arbeidsomstandighedenwet, AWBZ enzovoort. Burgers kunnen met een beroep op deze wetten hun 'welzijn' verbeteren; er zijn afdwingbare garanties voor de burgers ontstaan.

10.2.2 De grote politieke vragen in de gezondheidszorg

Uit de grondwet vloeien doelen voort die de overheid nastreeft. Als het om gezondheidszorg gaat, zijn er de volgende overheidsdoelen: een betaalbare, kwalitatief goede en toegankelijke zorg voor alle burgers. Veel discussies zijn er over de nadere concretisering en realisering van deze doelen. Politieke partijen en maatschappelijke organisaties verschillen van mening over

de mate waarin de doelen worden ingevuld (ideologische verschillen), over de economische/financiële mogelijkheden om de doelen te bereiken en over de wijze waarop een overheid in staat is de doelen praktisch waar te maken.
De politieke en maatschappelijke discussies gaan over:
1. De – exacte – betekenis van de doelen. Wanneer is er eigenlijk sprake van betaalbare, goede en toegankelijke zorg? Hoeveel mogen de zorgkosten in de komende jaren groeien? Is kwaliteit van zorg het benadrukken van het zelfbeschikkingsrecht van de burger of het verplichten/opdringen van zorg bij een psychiatrische patiënt? Willen we bredere of juist smallere verzekeringspakketten in AWBZ/ZVW?
2. De rol van de overheid. In sommige onderdelen van de gezondheidszorg is de overheid zelf hulpverlener en financier. Denk aan het werk van de GGD'en in de Wet Publieke gezondheid. In andere delen is de overheid de financier/organisator en wordt de uitvoering door particulieren gedaan, denk aan de huishoudelijke zorg in de Wet maatschappelijke ondersteuning (WMO). Van oudsher speelt het particulier initiatief (zorginstellingen, individuele hulpverleners, particuliere zorgverzekeraars) de belangrijkste rol. In hoeverre moet de overheid zich dan hiermee bemoeien? Er zijn twee uitersten. In het ene geval schrijft de overheid in wetten voor wat burgers, zorginstellingen en verzekeraars moeten (centrale overheidsregulering) en in het andere geval geeft de overheid de ruimte aan 'marktpartijen' om via competitie vraag en aanbod in evenwicht te krijgen (marktregulering). De werkelijkheid anno 2013 is, dat in de Nederlandse gezondheidszorg sprake is van een tussenvorm, namelijk 'geconditioneerde marktregulering'. Er is vrijheid voor marktpartijen binnen wettelijke grenzen, waarop de overheid toezicht houdt. Mogen ziekenhuizen wel of geen winst uitkeren aan de eigenaren?
3. De ruimte voor zorgprofessionals/zorgmanagers om eigen keuzes te maken. De hulpverlener moet zich aan de wet houden. De wet, bijvoorbeeld de WGBO verwijst ook naar regels die niet door de wetgever zijn gemaakt. Vele andere verantwoordelijken (beroepsverenigingen, kwaliteitsinstituten, brancheorganisaties, patiëntenverenigingen) maken – vaak met elkaar – op diverse niveaus (landelijk, sector, patiëntengroep) regels die als verfijning van het wettelijk kader kunnen gelden: convenanten, beroepscodes, richtlijnen enzovoort. Binnen de zorginstelling vindt verdere verfijning van de regels plaats, bijvoorbeeld in een taak-functieomschrijving of een protocol. We spreken van 'geconditioneerde zelfregulering'. De overheid verwacht die verfijning ook. Ontbreekt de verfijning, dan kan de wetgever

besluiten zelf wetgeving te maken in een algemene maatregel van bestuur (AMvB) of ministeriële regeling. Hoeveel ruimte moet er voor de zorgmanager of zorgprofessional op de werkvloer overblijven bij het realiseren van betaalbare, goede en toegankelijke zorg voor elke patiënt die zich aandient?

In wetgeving worden de keuzes vastgelegd (www.overheid.nl).

10.3 De driehoek in de gezondheidszorg

De overheid wil goede, betaalbare en toegankelijke zorg voor de burgers. Het belangrijkste middel voor een overheid is wetgeving. Wetgeving heeft betrekking op de drie belangrijkste relaties in de gezondheidszorg:
- zorginstelling-patiënt;
- zorginstelling-zorgverzekeraar;
- verzekerde-zorgverzekeraar.

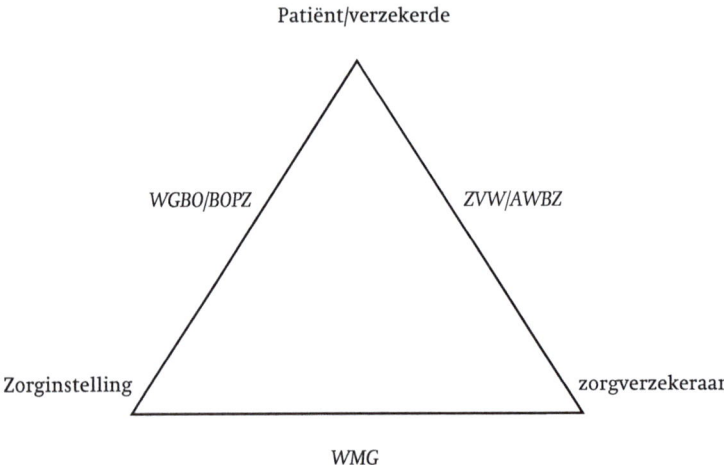

Figuur 10.1

Het leidend principe in de Nederlandse gezondheidszorg is de 'geconditioneerde marktregulering' die voor de drie zijden van de driehoek is vastgelegd in de Wet marktordening gezondheidszorg (WMG) uit 2006. De overheid legt kaders voor de drie relaties (vrager-aanbieder) in wetgeving vast wat betreft het aangaan, de inhoud en de beëindiging van de relatie die meestal via een overeenkomst tot stand komt. De overheid houdt vervolgens toezicht op het werk van de partijen.

10.3.1 Relatie zorginstelling-patiënt

De belangrijkste wet in de relatie zorginstelling-patiënt is de WGBO, de Wet op de geneeskundige behandelingsovereenkomst. Bij een gedwongen opname, verblijf en ontslag geldt echter in de eerste plaats de WBOPZ, de Wet bijzondere opnemingen in psychiatrische ziekenhuizen; de WGBO is dan aanvullend. Verder gelden er voor heel specifieke situaties afwijkende of aanvullende regels. Naast de WGBO gelden er dan regels uit: de Wet op de orgaandonatie (WOD) bij orgaantransplantaties, de Wet afbreking zwangerschap (WAZ) bij abortus, de Wet levensbeëindiging op verzoek en hulp bij zelfdoding, de Wet op de Lijkbezorging (WLb) en de Wet medisch-wetenschappelijk onderzoek met mensen. Deze wetten worden niet uitvoerig besproken.

Aanvang van de relatie patiënt-zorginstelling
De relatie kan tot stand komen al dan niet op basis van een overeenkomst. In de WBOPZ is vastgelegd dat een patiënt die een gevaar voor zichzelf/anderen/algemene veiligheid veroorzaakt op grond van een geestesstoornis gedwongen kan worden opgenomen in een psychiatrisch ziekenhuis/instelling voor verstandelijk gehandicapten/psychogeriatrisch verpleeghuis als er geen andere mogelijkheden zijn om het gevaar te keren. Er zijn diverse routes – waaronder de 'in bewaring stelling, ibs' bij spoed en de 'voorlopige rechterlijke machtiging' bij geen spoed – in de BOPZ beschreven. Er gelden strikte regels bij opname (bijvoorbeeld schriftelijk informeren over rechten, overhandigen huisregels, zorgvuldig documenteren). De burgemeester kan de zorginstelling bij weigering dwingen een patiënt met een ibs op te nemen.
De meeste relaties patiënt-zorginstelling komen echter tot stand door overeenkomst.

De voorfase van de overeenkomst (precontractuele fase)
De patiënt kan in theorie kiezen van welke zorginstelling hij zorg wil ontvangen. In de praktijk is de keuze echter vaak beperkt vanwege de geografische afstand, de aard van de zorg, de beschikbaarheid van de gewenste hulpverlener, de afspraken tussen de verzekeraar en de zorginstelling of de aanwezigheid van

wachttijden (zie: www.kiesbeter.nl). Goede voorlichting door de zorginstelling hierover die volgens de WMG verplicht is, voorkomt misverstanden. De zorginstelling – vertegenwoordigd door bijvoorbeeld de zorgmanager – en eventueel de betrokken zelfstandig werkende medisch specialist(en) – doen een voorwaardelijk aanbod aan de patiënt tot het afsluiten van een behandelings-/zorg-/begeleidingsovereenkomst volgens de regels die in de WGBO (1995) zijn opgenomen. Werknemers van de zorginstelling zijn dus nooit contractspartij. Zij voeren wel de overeenkomst(en) uit. De WGBO is als onderdeel van boek 7 (Bijzondere overeenkomsten) opgenomen in het BW. De zorginstelling hoeft niet altijd zo'n aanbod te doen. Bijvoorbeeld: er is geen plek of de vertrouwensrelatie tussen de hulpverleners en patiënt is onherstelbaar beschadigd, doordat de patiënt zich tegen over het personeel misdragen heeft. Omdat de nazorgverplichting niet geldt in de precontractuele fase, voeren hulpverleners soms eerst een oriënterend gesprek met de patiënt waarin wordt nagegaan of de hulpverleners bereid zijn een behandelingsovereenkomst af te sluiten. In dit gesprek komt dan bijvoorbeeld aan de orde hoe de patiënt zelf de opvang na ontslag uit de zorginstelling heeft geregeld. Bij binnenkomst in de zorginstelling wordt reeds nagegaan of betaling van de rekening gegarandeerd is.

Door een afspraak met bijvoorbeeld de arts te maken en elkaar voor een oriënterend gesprek te ontmoeten, kan worden afgeleid dat de zorginstelling/ patiënt een behandelingsovereenkomst mogelijk willen afsluiten. Zorgmanager en arts kunnen afspraken maken hoe zij zorgvuldig met deze fase om willen gaan.

Afsluiten van de overeenkomst

In beginsel gelden dezelfde voorwaarden als voor de totstandkoming van iedere andere overeenkomst. Er moet sprake zijn van:
- wilsovereenstemming;
- handelingsbekwaamheid;
- niet-strijdig met de goede zeden, de openbare orde of een dwingende wetsbepaling.

De hulpverlener kan na de voorfase een aanbod van zorg doen en de patiënt is vrij (zonder drang of dwang) om het aanbod te aanvaarden. Er is dan wilsovereenstemming. De patiënt is veelal verzekerd tegen de kosten die voortvloeien uit het afsluiten van de overeenkomst. Voorwaarden ter financiering van de zorg kunnen door de verzekeraar echter wel worden gesteld. Kennis hiervan bij alle partijen is noodzakelijk. Bij wilsovereenstemming tussen hulpverlener en patiënt is de overeenkomst een feit. De overeenkomst wordt meestal mondeling afgesloten. Een schriftelijke overeenkomst is niet nodig en vaak zelfs onwenselijk. Het verzakelijkt de hulpverleningsrelatie. Zorgmanager en zorgprofessional kunnen over de wijze van vastlegging afspraken maken. Hoewel er in het overeenkomstenrecht de contracteervrijheid geldt, is de hulpverlener echter gebonden aan zijn hulpverleningsplicht in acute, levensbedreigende situaties. Vanwege handelingsonbekwaamheid bij jongeren onder de 16 jaar en wilsonbekwame volwassenen is de opdrachtgever de wettelijk vertegenwoordiger. Naast de vertegenwoordigers uit de WGBO (artikel 7: 465 BW), geeft het BW (artikel 6:198-202 BW) de mogelijkheid van zaakwaarneming.

De overeenkomst mag niet inhouden het plegen van een strafbaar feit, bijvoorbeeld het uitnemen van een nier bij een minderjarige ten behoeve van transplantatie (WOD). Het is ongeoorloofd het aangaan van een overeenkomst te weigeren vanwege het verschil tussen de hogere verwachte werkelijke kosten van de zorg en de door de Nederlandse Zorgautoriteit (NZa) vastgestelde tarieven. De zorginstelling moet de hogere kosten compenseren met de lagere kosten die voor de zorgverlening aan andere patiënten gemaakt worden.

Eveneens mag een zorginstelling een patiënt niet weigeren met als argument dat het budget voor dat jaar is overschreden. Een beroep op overmacht is uitgesloten.

De inhoud van de overeenkomst

De exacte zorg staat bij de start van de relatie vaak nog niet precies vast. Gedurende de zorgverlening wordt in gesprekken tussen de betrokken hulpverlener(s) en patiënt de inhoud nader ingevuld en uitgevoerd (onderzoeken, behandeling en daaraan verbonden verpleging en verzorging) volgens het behandel-, verpleeg-, of begeleidingsplan. Als het gaat om een BOPZ-opname dient het behandelplan ook door overleg en zo spoedig mogelijk na opname tot stand te komen. De hulpverlener verbindt zich hierbij tot het leveren van een inspanning (inspanningsverbintenis) en meestal niet tot het garanderen van een bepaald resultaat (resultaatsverbintenis). De inspanning houdt in dat hij zich op grond van de jurisprudentie dient te gedragen 'volgens de mate van zorgvuldigheid die een redelijk bekwaam en redelijk handelend beroepsgenoot in soortgelijke omstandigheden had mogen worden verwacht'. Met name de WGBO, de BOPZ, de Wet BIG en de KWZ geven het wettelijk kader aan waarbinnen de zorg gegeven moet worden. Het WGBO-kader is van semi-dwingend recht. Dit betekent dat van de bepalingen in de WGBO niet ten nadele van de patiënt mag worden afgeweken (artikel 7:468 BW). De regels uit de Wet BIG/KWZ/BOPZ zijn van dwingend recht: alleen in noodsituaties mogen de regels opzij gezet worden.

Een redelijk bekwaam en redelijk handelend beroepsgenoot moet bij de uitvoering van de overeenkomst de zorg van een goed hulpverlener in acht nemen en daarbij handelen in overeenstemming met de professionele standaard (artikel 7:453 BW). De wetgever geeft hiermee aan dat de hulpverlener (zorgmanager en zorgprofessional) de rechten van de patiënt zoals deze in de WGBO zijn opgenomen (informatierecht, zelfbeschikkingsrecht, privacyrecht), moet naleven en daarnaast handelt volgens de normen/kennis/ervaring die binnen de beroepsgroep aanwezig zijn. De hulpverlener maakt gebruik van vakliteratuur, klinische lessen, standaarden, richtlijnen, protocollen, beroepscodes en dergelijke.

Rechten van de patiënt

- Recht op zelfbeschikking

Een behandelingsovereenkomst geeft niet automatisch groen licht voor de te verlenen zorg. Soms is bij het aangaan van de overeenkomst nog niet duidelijk welke zorg in aanmerking komt. Verder is mogelijk dat de patiënt na het sluiten van de overeenkomst van gedachten verandert. De patiënt moet in staat worden gesteld vrijwillig (mondeling) toestemming te geven. Het toestemmingsvereiste is gebaseerd op het zelfbeschikkingsrecht van de patiënt zoals dit is vastgelegd in artikel 11 Grondwet en de WGBO (artikel 7:450 lid 1 BW). Voor minderjarigen gelden afwijkende regels (artikel 7: 447-453 BW). Toestemming kan de patiënt pas geven als de patiënt goed geïnformeerd is. Men spreekt daarom van 'informed consent'. Indien de patiënt wilsonbekwaam is ('niet in staat zijn tot een redelijke waardering van zijn belangen ter zake'), zal toestemming gevraagd moeten worden aan de vertegenwoordiger van de patiënt. De WGBO geeft een rangorde van vertegenwoordigers (artikel 7:465 BW). Het inschakelen van de rechter bij het aanwijzen van een vertegenwoordiger is soms zeer gewenst. De WGBO kent de mogelijkheid om tegen de wil van een wilsonbekwame patiënt/vertegenwoordiger een behandeling te geven; de BOPZ kent eveneens dwangbehandeling indien het volstrekt noodzakelijk is de behandeling te geven om gevaar in de instelling te voorkomen of om een terugkeer in de samenleving mogelijk te maken (artikel 38 BOPZ).

Voor het geval de patiënt zijn wens zelf niet meer kan aangeven, is er de mogelijkheid dit in een zorgverklaring, behandelverbod (bijvoorbeeld een niet-reanimatieverklaring) of levenswensverklaring neer te leggen. Vaak stelt de patiënt in zo'n verklaring ook een vertegenwoordiger aan met wie de hulpverlener moet overleggen. Voor zover de schriftelijke verklaring een zorgweigering inhoudt – zgn. negatieve schriftelijke wilsverklaringen (artikel 7:450 lid 3 BW) – moet deze verklaring in beginsel gerespecteerd worden. Wenst de patiënt wel bepaalde zorg, dan kunnen juridische, organisatorische of medisch-ethische argumenten realisatie van de wensen – die mogelijk zijn vastgelegd in een positieve wilsverklaring – in de weg staan. Een belangrijk juridisch argument is dat de gewenste behandeling om medisch redenen zinloos is (geworden); veelal een multidisciplinaire beslissing.

De WGBO geeft ruimte om nadere afspraken te maken in de zorginstelling/op de afdeling over de items die het zelfbeschikkingsrecht aangaan (schriftelijk vastleggen toestemming, verklaringen van de patiënt, wilsonbekwaamheid van de patiënt, vertegenwoordiger van de patiënt, dwangbehandeling).

- Recht op informatie
De patiënt heeft recht op informatie over:
* zijn gezondheidstoestand en de vooruitzichten;
* aard en doel van de voorgestelde zorg;
* de te verwachten gevolgen en risico's daarvan voor zijn gezondheid; en
* mogelijke alternatieve zorg.

Indien de patiënt dit wenst, heeft hij recht op schriftelijke informatie (artikel 7:448 BW). Het maken van folders is een verantwoordelijkheid van de zorginstelling en de zorgprofessionals. In de zorginstelling dient voor de patiënt (en hulpverlener) duidelijk te zijn wie, wanneer, welke informatie in het algemeen geeft. Afstemming tussen hulpverleners is noodzakelijk. Dit beleid kan in een protocol zijn vastgelegd. In toenemende mate wordt gebruikgemaakt van informatiechecklists waarop genoemde vragen gesteld en beantwoord kunnen worden. De checklist wordt opgenomen in het dossier van de patiënt. In de WGBO is een uitzondering op de informatieplicht opgenomen (artikel 7: 448 BW); de zgn. 'therapeutische exceptie'. Dat betekent het niet informeren, omdat de informatie kennelijk ernstig nadeel voor de patiënt oplevert.

Informatie over/van de patiënt ligt opgeslagen in (elektronische) patiëntendossiers. Hulpverleners zijn verplicht een dossier van de patiënt aan te leggen, vanwege het waarborgen van de continuïteit van zorg, het afleggen van verantwoording en het mogelijk maken van toetsing (artikel 7:454 BW). Zij dienen dit op een zorgvuldige wijze te doen. Dit betekent onder andere dat alleen noodzakelijke informatie wordt opgeslagen (gegevens over de gezondheid, de zorgvraag, het zorgplan, de uitgevoerde zorg, de evaluatiegegevens, afspraken met andere hulpverleners en aanvullingen die de patiënt wenselijk acht). De hulpverlener

heeft de plicht het zorgdossier ten minste vijftien jaar na de vastlegging van de gegevens te bewaren (artikel 7:454 lid 3 BW). Deze termijn wordt korter indien de patiënt gebruik heeft gemaakt van zijn vernietigingsrecht. Binnen drie maanden na het verzoek van de patiënt moet de vernietiging hebben plaatsgevonden. Uitzonderingen zijn echter mogelijk (artikel 7:455 BW).
De patiënt heeft een rechtstreeks inzagerecht in zijn eigen dossier (artikel 7:456 BW). Voor een eventueel afschrift moet de patiënt een redelijke kostenvergoeding betalen. De hulpverlener is verplicht – indien gewenst – een toelichting op het dossier te geven. De therapeutische exceptie geldt niet. Het inzagerecht kan slechts op één grond worden beperkt: het noodzakelijkerwijs beschermen van de privacy van een ander. De patiënt heeft het recht de informatie in zijn dossier te corrigeren en aan te vullen (artikel 7:454 lid 2 BW). De informatie die opgeslagen ligt in het patiëntendossier moet beschermd worden tegen inzage door onbevoegden. In het privacyreglement kunnen daartoe de nodige voorzieningen zijn getroffen. Tot de bevoegden behoren in beginsel de medehulpverleners van de patiënt. Anderen (familie, verzekeringsarts, bedrijfsarts) mogen niet zonder nadrukkelijke toestemming van de patiënt het dossier inzien (artikel 7:457 BW). Uitzonderingen zijn mogelijk. Denk aan informatieverstrekking ten behoeve van wetenschappelijk onderzoek (artikel 7:458 BW).

Op basis van de Wet bescherming persoonsgegevens (WBP, 2001) is het noodzakelijk dat het ziekenhuis een reglement heeft, waarin onder andere staat hoe de patiënt zijn rechten kan realiseren. Het bestaan van het privacyreglement moet dan onder de aandacht van de patiënt worden gebracht. Afspraken tussen zorgmanager en zorgprofessionals zijn noodzakelijk.

- Recht op geheimhouding
Van oudsher heeft de hulpverlener te maken met de zwijgplicht die in het Wetboek van strafrecht (artikel 272 WvSr) is vastgelegd. Ook in de WGBO is de geheimhoudingsplicht opgenomen (artikel 7:457 BW). Zelfs als de rechter bijvoorbeeld een arts als getuige oproept, behoort de hulpverlener te zwijgen (het zgn. verschoningsrecht). Het beroepsgeheim heeft echter zijn grenzen. Zo kan een wet de hulpverlener verplichten informatie prijs te geven (bijvoorbeeld in de WLb: arts moet schriftelijk verslag uitbrengen aan gemeentelijk lijkschouwer bij euthanasie). De inspectie is de mogelijkheid geboden om in bepaalde gevallen het zorgdossier van de patiënt in te zien, zonder diens toestemming. Soms zijn er hogere belangen in het spel dan 'vertrouwen'. Denk aan kindermishandeling. Een zorginstelling moet afspraken maken over de wijze waarop

de instelling met een vermoeden van kindermishandeling omgaat (Wet meldcode huiselijk geweld en kindermishandeling). Zo worden er ook afspraken gemaakt over de omgang met de politie op de afdeling of de (sociale) media. De zwijgplicht geldt ook niet tegenover hulpverleners die rechtstreeks betrokken zijn bij de behandeling/verpleging van de patiënt (artikel 7:457 lid 2 BW). Maakt de patiënt echter bezwaar tegen de informatieoverdracht aan een medehulpverlener, dan behoort dit in beginsel te worden gerespecteerd. We spreken van een zgn. 'toevertrouwd geheim'. De aanwezigheid van een 'hoger belang' kan het noodzakelijk maken om een toevertrouwd geheim te doorbreken.

- Huisregels

In een zorginstelling zijn huisregels waaraan alle patiënten zich moeten houden onontbeerlijk voor een ordelijke gang van zaken op de afdeling(en). Ze mogen de vrijheid van patiënten niet verder inperken dan voor deze orde nodig is. Bijvoorbeeld: bezoektijden, rusttijden, gebruik van mobiele telefoon, alcohol, drugs. Via een informatieboekje of folders behoort de zorginstelling de patiënt op de hoogte te brengen van de regels. Patiënten behoeven niet bij aanvang van de behandelingsovereenkomst in te stemmen met de regels. Sommige huisregels vloeien rechtstreeks voort uit wetgeving. Zo is in de Tabakswet bepaald dat in zorginstellingen er een (algeheel) rookverbod geldt. Huisregels zijn algemene regels waarop in een behandelplan van mag worden afgeweken (bijvoorbeeld aanpassen van de bezoektijd in verband met de gezondheidstoestand van de patiënt). In het huisreglement mogen geen zaken geregeld worden die in behandelplannen thuishoren. In huisregels komt het cliëntenbeleid van de instelling tot uitdrukking. Op grond van de Wet medezeggenschap cliënten zorginstellingen heeft de cliëntenraad een verzwaard adviesrecht (artikel 3 WMCZ).

De plichten van de patiënt

De patiënt heeft naast rechten een gering aantal plichten in relatie tot de hulpverlener. Indien de patiënt wilsonbekwaam is, gelden de plichten in beginsel voor de vertegenwoordiger.
- De patiënt moet de hulpverlener voldoende informeren om een juiste oordeelsvorming mogelijk te maken.
- Heeft de patiënt in overleg met zijn hulpverlener gekozen voor een bepaalde zorg, dan moet hij in redelijke mate zijn medewerking daaraan verlenen. Een redelijke medewerking wil echter niet zeggen dat elk advies van de hulpverlener moet worden opgevolgd (artikel 7:452 BW).
- De patiënt moet de zorg betalen. De noodzakelijke zorg is opgenomen in de ZVW of de AWBZ, waardoor de verzekeraar de kosten vergoedt. Voor legale

inwoners van Nederland die niet verzekerd zijn en de zorg niet kunnen betalen, biedt de bijzondere bijstand mogelijk een oplossing. Voor illegale mensen is een aparte voorziening getroffen.
* De patiënt is in beginsel verplicht tot overleg met de hulpverlener, indien hij klachten heeft over de zorgverlening. Daarna is het pas mogelijk bij anderen te klagen. Indien de hulpverlener schade lijdt door onverantwoord gedrag van de patiënt, dan moet de patiënt deze schade vergoeden.

Einde van de behandelingsrelatie

De beëindiging van de overeenkomst gebeurt meestal in onderling overleg tussen hulpverlener en patiënt. De meest voorkomende reden is dat de zorg niet meer noodzakelijk (geïndiceerd) is. Indien de patiënt zich in het voorstel tot beëindiging (nog) niet kan vinden, kan een second opinion een uitkomst bieden. Een andere reden is dat er geen medische mogelijkheden meer zijn. Bijvoorbeeld een terminale patiënt gaat naar huis en ontvangt thuiszorg. Het is noodzakelijk dat er een goede overdracht plaatsvindt waardoor de continuïteit verzekerd is (nazorg). Er moeten afspraken gemaakt worden met andere zorginstellingen (ketenzorg). Zorgmanager en zorgprofessional hebben hierin een gezamenlijke verantwoordelijkheid.

De overeenkomst kan ook eenzijdig worden opgezegd door patiënt of hulpverlener. De patiënt kan te allen tijde de overeenkomst opzeggen, omdat hij bijvoorbeeld ontevreden is over de zorgverlening. Nazorg moet door de hulpverlener altijd worden aangeboden in afwachting van de komst van de nieuwe hulpverlener. Indien de patiënt de zorginstelling wil verlaten, mag hij niet worden tegengehouden. De hulpverlener zal de patiënt wel moeten wijzen op mogelijke nadelige gevolgen voor zijn gezondheid. De hulpverlener is dan niet aansprakelijk voor de gevolgen. De hulpverlener kan de patiënt om een schriftelijke verklaring vragen waarin de patiënt erkent voor eigen risico te vertrekken. De patiënt is niet verplicht zo'n verklaring te geven of te ondertekenen. Het is belangrijk een aantekening te maken in het dossier van de patiënt. Bij een BOPZ-verblijf is het de BOPZ-arts die toestemming gevraagd moet worden voor het ontslag (en verlof).

De hulpverlener mag de overeenkomst eenzijdig beëindigen indien zich een 'gewichtige reden' voordoet (artikel 7:460 BW). In het algemeen is hiervan sprake als de vertrouwensrelatie onherstelbaar is verbroken. Denk aan een patiënt die de rekening van de hulpverlener niet wenst te betalen, een blijvend verschil van mening over de te verlenen zorg of een patiënt die zich onbehoorlijk gedraagt tegenover de hulpverlener. De hulpverlener moet de patiënt tijdig informeren over de eenzijdige beëindiging van de hulpverleningsrelatie en moet nazorg aanbieden. Weigert de patiënt de nazorg of de opvolgende hulpverlener dan ligt de verantwoordelijkheid voor onvoldoende continuïteit van zorg bij de patiënt. Indien er geen andere hulpverlener gevonden wordt, dan zal de behandelingsovereenkomst alleen mogen worden beëindigd indien het gedrag van de patiënt een bedreiging heeft gevormd voor het geestelijk of lichamelijk welzijn van de hulpverlener en zijn directe omgeving (personeelsleden, medepatiënten, bezoekers). Eenzijdige beëindiging door de hulpverlener vereist afstemming tussen zorgmanager en zorgprofessional. Bij problemen in de hulpverleningsrelatie kan de patiënt gebruikmaken van het klachtrecht en/of de hulpverlener aansprakelijk stellen.

10.3.2 Relatie verzekerde-verzekeraar

Er zijn twee socialeverzekeringswetten die handelen over verplichte ziektekostenverzekeringen: de Zorgverzekeringswet en de Algemene wet bijzondere ziektekosten. Daarnaast bieden zorgverzekeraars aanvullende ziektekostenverzekeringen aan.

De zorgverzekeringswet (ZVW)
Aanvang van de ZVW-zorgverzekering
De Zorgverzekeringswet (ZVW) is een verplichte (basis)verzekering voor ziektekosten – waaronder (psychiatrisch) ziekenhuis, medicijnen, hulpmiddelen – voor iedereen die rechtmatig in Nederland woont of in loondienst werkt (artikel 2 ZVW). De burger die geen basisverzekering afsluit, krijgt een boete van ongeveer € 130 per maand. Zolang de burger niet is verzekerd, moet hij de zorg zelf betalen. Mogelijk kan hij een beroep doen op bijzondere bijstand van zijn gemeente. De zorgverzekeraars (private ondernemingen) zijn verplicht om iedereen te accepteren die in het werkgebied woont van de verzekeraar (artikel 3 ZVW). Er is een groep mensen die vrijgesteld is van de ZVW- (en AWBZ-) verzekering; de zgn. gemoedsbezwaarden. Zij betalen wel een vervangende belasting. De vervangende belasting vormt het spaarsaldo waaruit de gemoedsbezwaarde de zorgrekening kan betalen. De gemoedsbezwaarde heeft geen recht op zorgtoeslag.

Illegalen
Zij die niet rechtmatig in Nederland zijn, zijn niet verzekerd voor de ZVW (en AWBZ). Hij betaalt de kosten zelf. De illegaal heeft recht op noodzakelijke zorg, ook al kan hij de zorg niet zelf betalen. Het College voor zorgverzekeringen (CvZ) maakt afspraken met zorginstellingen over (deels) de vergoeding van de kosten. Het CvZ krijgt hiervoor geld uit de begroting van het ministerie van VWS (artikel 122a ZVW).

Inhoud van de ZVW-verzekering

De verzekering gaat over de premie, het basispakket en het eigen risico. Iedereen betaalt een procentuele premie van het inkomen (inkomenssolidariteit) die – als de verzekerde in loondienst is – door de werkgever wordt betaald (artikel 41 ZVW). De overheid bepaalt de hoogte van deze premie. De premies worden in het Zorgverzekeringsfonds gestort, dat beheerd wordt door het CvZ. Uit dit fonds krijgen de verzekeraars een uitkering (onder andere afhankelijk van aantal verzekerden en betaalde ziektekosten). Verzekerden van 18 jaar en ouder betalen daarnaast een nominale premie. De zorgverzekeraar stelt de hoogte van deze premie vast. Zorgverzekeraars kunnen zich door het premieverschil van elkaar onderscheiden en zo aantrekkelijk of minder aantrekkelijk zijn voor potentiële verzekerden. De nominale premie is gemiddeld € 105 per maand. De verzekeraar mag de nominale premie voor een persoon met een hoog ziekterisico niet hoger maken dan voor een gezond persoon (risicosolidariteit). De verzekering gaat in op de dag dat de zorgverzekeraar het verzoek van de verzekeringsnemer heeft ontvangen (artikel 5 ZVW). Verzekerden met een laag inkomen kunnen ter compensatie een zorgtoeslag ontvangen bij de Belastingdienst.
Wanbetalers blijven verzekerd. Zij mogen niet jaarlijks switchen van verzekeraar. Wel betalen zij na zes maanden een hogere nominale premie die met 30% verhoogd is. Het CvZ int deze premie door inhouding op loon of uitkering.

De overheid bepaalt in hoofdlijnen de inhoud van het basispakket (artikel 10 ZVW). Een overzicht is te vinden op www.cvz.nl.
De zorgverzekeraar kan op twee manieren aan zijn zorgplicht voldoen: de zorgverzekeraar kan zorg in natura leveren (de naturapolis) of hij kan de verzekerde de kosten van de zorg terugbetalen (de restitutiepolis), artikel 11 ZVW. De verzekerde die de naturapolis heeft afgesloten dient zich te wenden tot een zorgaanbieder waarmee de verzekeraar een contract heeft gesloten. Gaat de verzekerde naar een andere zorgaanbieder, dan heeft de verzekerde recht op vergoeding van de kosten tegen een door de verzekeraar vastgesteld tarief (artikel 13 ZVW).
Er geldt een verplicht eigen risico van € 350 per jaar (2013). Daarboven kan de verzekerde een vrijwillig eigen risico overeenkomen (tussen € 100 en € 500).
Het College Toezicht Zorgverzekeraars houdt toezicht op de zorgverzekeraars en beoordeelt of de modelverzekeringscontracten voldoen aan de eisen van de wet. De Nederlandse Zorgautoriteit (NZa) houdt toezicht op de uitvoerders van de ZVW (en AWBZ) door de rechtmatigheid van de uitgaven te toetsen.

Wachttijden

De aanpak van wachttijden is belangrijk. Dat wordt verklaard door de taak die de overheid heeft bij het toegankelijk houden van de zorg (artikel 22 Gw) en de uitkomst van juridische procedures die op zorg wachtende patiënten voerden. De kern van de rechterlijke uitspraken is dat als een patiënt de maximaal aanvaardbare wachttijd voor de geïndiceerde zorg overschrijdt, hij op kosten van zijn zorgverzekeraar geholpen moet worden bij het vinden van een zorgaanbieder (zorgbemiddeling). Veldpartijen hebben over de maximaal aanvaardbare wachttijd afspraken gemaakt voor niet acute zorg, de zgn. Treeknormen. De toegangstijd polikliniek is vier weken. De wachttijd voor diagnostiek en indicatiestelling: vier weken. De wachttijd tot behandeling in dagopname: zes weken en de wachttijd tot behandeling in meerdaagse opname: zeven weken. Bij overschrijding van de Treeknormen moet de zorgverzekeraar de zorgkosten vergoeden.

Einde ZVW-zorgverzekering

De zorgverzekering eindigt automatisch als de verzekerde buiten het werkgebied van de verzekeraar gaat wonen. De verzekerde kan verder door opzegging de verzekering per 1 januari van het volgende kalenderjaar beëindigen (artikel 7 ZVW).

De ontevreden ZVW-verzekerde

Allereerst vraagt de verzekerde aan zijn zorgverzekeraar de beslissing waarmee de verzekerde het niet eens is te heroverwegen. Als het antwoord niet bevredigd is, kan de verzekerde zijn probleem voorleggen aan een onafhankelijke instantie: de Stichting Klachten en Geschillen Zorgverzekeringen (SKGZ). Dat kan door bemiddeling van de Ombudsman Zorgverzekeringen of door een bindende uitspraak van de Geschillencommissie Zorgverzekeringen (www.skgz.nl).

De Algemene wet bijzondere ziektekosten (AWBZ)

De groep AWBZ-verzekerden is gelijk aan de groep ZVW-verzekerden. De AWBZ is een volksverzekering; de genoemde groep is automatisch (van rechtswege) verzekerd. Inschrijving vindt plaats bij het afsluiten van de basisverzekering (artikel 5 AWBZ).

Inhoud AWBZ-verzekering

De inhoud van de verzekering omvat de premie, de zorgaanspraken en eigen bijdragen van de gebruikers.

Op grond van de Wet financiering sociale verzekeringen (2004) bepalen de ministers van VWS en SZW – na advies van het CvZ – elk jaar welk percentage van het inkomen aan AWBZ-premie (12,15%) moet worden betaald. De AWBZ-premie wordt in een bedrag geheven met de overige volksverzekeringspremies en de inkomstenbelasting (loonheffing). Voor werknemers en uitkeringsgerechtigden wordt de loonheffing ingehouden op het loon of uitkering. Zelfstandigen ontvangen een aanslag van de Belastingdienst.

De geïnde AWBZ-premies worden door de Belastingdienst gestort in het Algemeen Fonds Bijzondere Ziektekosten. Het fonds wordt beheerd door het CvZ. Het CvZ verdeelt de middelen op basis van regio, leeftijd, geslacht en aantal verzekerden over de ruim dertig regionale zorgkantoren. De zorgverzekeraars bij wie de AWBZ-verzekerden zijn ingeschreven, hebben de uitvoering van de AWBZ-zorg overgedragen aan deze zorgkantoren (artikel 6 AWBZ). De NZa toetst op de rechtmatigheid en doelmatigheid van het beheer en besteding van de gelden door de zorgkantoren.

De AWBZ-zorgaanspraken liggen op het gebied van langdurige ziekte, handicap of ouderdom. De AWBZ onderscheidt vijf zorgfuncties: persoonlijke verzorging, verpleging, begeleiding, behandeling en verblijf in een verpleeghuis/verzorgingshuis (www.cvz.nl). Een belangrijke voorwaarde voor het verkrijgen van AWBZ-gefinancierde zorg is de indicatiestelling door het Centrum Indicatiestelling Zorg (CIZ, artikel 9a AWBZ). Het CIZ bepaalt objectief, integraal en onafhankelijk hoeveel behoefte er aan hulp is. Een en ander is geregeld in het Zorgindicatiebesluit (1997) en in de werkdocumenten van het LVIO. De indicatie betreft de functie, de omvang en de duur van de zorg. Het zorgkantoor neemt vervolgens een besluit over het aantal uren zorg dat men krijgt. De zorg kan op verzoek zijn toegekend als een persoonsgebonden budget (PGB). PGB is er niet voor de functie behandeling en verblijf.

In de AWBZ is de betaling van (inkomensafhankelijke) eigen bijdragen opgenomen voor gebruikers. Zij krijgen van het Centraal Administratie Kantoor (CAK) een nota en het CAK stort de geïnde eigen bijdragen in het Algemeen Fonds Bijzondere Ziektekosten (www.hetcak.nl).

Einde van de AWBZ-verzekering

De verzekering eindigt door verhuizing naar het buitenland of door overlijden.

Onvrede bij verzekerde

De cliënt kan binnen zes weken bezwaar aantekenen tegen het indicatiebesluit bij het CIZ. Als het CIZ van plan is het bewaar ongegrond te verklaren, brengt het CvZ eerst advies uit aan het CIZ. Het CvZ brengt binnen tien weken advies uit. Uiterlijk 21 weken na ontvangst van het bezwaarschrift moet het CIZ een beslissing nemen. Daarna staat beroep open bij de rechtbank (sector bestuursrecht) en hoger beroep bij de Centrale Raad van Beroep in Utrecht. Voor het besluit van het zorgkantoor geldt een soortgelijke procedure.

Aanvullende verzekeringen

Naast de ZVW- en AWBZ-verzekeringen zijn er verzekeringen die vrijwillig door de burger kunnen worden afgesloten bij verzekeraars. De overheid bemoeit zich niet met de premie, pakket en andere verzekeringsvoorwaarden.

10.3.3 Relatie zorginstelling-zorgverzekeraar/zorgkantoor

De zorginstelling en de zorgverzekeraar/zorgkantoor sluiten zorginkoopcontracten af. De zorginstellingen moeten daartoe wel het recht hebben gekregen.

Wet toelating zorginstellingen (WTZi)

Zorginstellingen die zorg aanbieden zoals omschreven in de ZVW/AWBZ hebben volgens de Wet toelating zorginstellingen (WTZi, 2005) een toelating nodig van de minister van VWS. De instellingen moeten voldoen aan de zogenaamde transparantie-eisen inzake de bestuursstructuur en een ordelijke bedrijfsvoering (Uitvoeringsbesluit WTZi). De minister verleent de toelating als de exploitatie past in de beleidsregels die hij heeft opgesteld (artikel 9 WTZi). Deze beleidsregels komen tot stand nadat de minister een keer per vier jaar zijn beleidsvisie geeft op een kwalitatief goed, doelmatig, evenwichtig en voor eenieder toegankelijk stelsel van gezondheidszorg (artikel 3 WTZi). Bijvoorbeeld de beleidsvisie over de acute zorg. De beleidsregels bevatten hiervan afgeleide criteria (spreiding, prioriteiten bij de bouw). Deze visie bevat tevens het financieel kader dat beschikbaar is.

Indien er bij het verzoek om toelating tevens bouw van ziekenhuizen, AWBZ-instellingen die de zorgfunctie verblijf aanbieden plaatsvindt, beslist de minister op de aanvraag nadat het College Bouw Zorginstellingen en zorgverzekeraars in de gelegenheid zijn gesteld hun visie te geven. De extramurale zorgaanbieders mogen een winstoogmerk hebben; intramurale zorgaanbieders niet (artikel 5 WTZi).

Wet bijzondere medische verrichtingen (WBMV)

Op grond van de Wet bijzondere medische verrichtingen (WBMV, 1997) mag de minister van VWS het aanbod van voorzieningen in de top(klinische) zorg die hoogspecialistisch van aard en zeer kostbaar zijn, vaststellen. Door een vergunningenstelsel kan de minister de zorg concentreren, deskundigheid tot stand brengen, de kosten beperkt houden en de wildgroei tegen gaan. De WBMV geldt onder andere voor transplantatiegeneeskunde. De wet maakt het mogelijk om het uitvoeren van medische verrichtingen te verbieden als deze uit maatschappelijk, ethisch of juridisch oogpunt ongewenst zijn en om ontwikkelingsgeneeskunde te stimuleren.

Wet marktordening gezondheidszorg (WMG)

Er is geen contracteerplicht voor de ZVW-verzekeraar die zorg wil inkopen bij een ziekenhuis voor zijn verzekerden met een zorgpolis in natura. Zorgverzekeraars sluiten bijvoorbeeld geen overeenkomsten voor vanwege kwaliteitsredenen (bijvoorbeeld onvoldoende aantal operaties). ZVW-verzekeraars gaan steeds vaker kwaliteitseisen opnemen in de inkoopcontracten. Het ziekenhuis krijgt betaalt naar prestatie (overeengekomen prijs x overeengekomen aantal diagnosebehandelingcombinaties, DBC's), zgn. prestatiebekostiging. Er is vrije prijsvorming wat betreft het B-segment (70% van de zorg). De ZVW maakt marktwerking dus mogelijk. Voor een klein deel van de ziekenhuiszorg (A-segment: 30%) worden nog wel de tarieven door de NZa (www.nza.nl) vastgesteld volgens de WMG. De Nederlandse Zorgautoriteit (NZa) zal van prijs- en voormalig budgetvaststeller toegroeien naar een marktmeester. De marktmeester moet erop toezien dat de zorgmarkt eerlijk en open blijft functioneren.

Voor de extramurale AWBZ-zorg is er marktwerking over prijs, hoeveelheid en kwaliteit. Voor de intramurale AWBZ-zorg (zorgfunctie verblijf) is die contracteervrijheid er (nog) niet. De overheidssturing is hier nog groot. De NZa beoordeelt de afspraken (prijs en aantal zorgzwaartepakketten) tussen de zorgkantoren en de intramurale zorgverleners aan de hand van beleidsregels die door de minister van VWS zijn goedgekeurd. In elk zorgzwaartepakket staat op hoeveel zorg de cliënt gemiddeld mag rekenen.

10.4 De zorginstelling nader beschouwd

Een zorginstelling is zorgverlener, ondernemer en werkgever. Zorginstellingen hebben een maatschappelijk doel. Zij beogen verantwoorde patiëntenzorg te leveren. De zorginstelling is op grond van de WGBO/KWZ respectievelijk de hulpverlener/zorgaanbieder. Zorgverlening in een zorginstelling moet georganiseerd worden door het inzetten van mensen en middelen. Dat vereist samenwerking tussen de medewerkers, waarin de KWZ/Wet BIG een belangrijke rol spelen. De zorginstelling is daarmee ondernemer. De meeste medewerkers die in de zorginstelling werkzaam zijn, zijn 'in dienst van de instelling' – dat zijn werknemers – en daardoor is de instelling ook werkgever.

10.4.1 Juridische structuur

Zorginstellingen zijn meestal stichtingen (artikel 2: 285-304 BW). De stichting is een rechtspersoon (artikel2:4 BW) die door zijn bestuurders vertegenwoordigd wordt. Een rechtspersoon kan als een zelfstandige eenheid in het maatschappelijk verkeer optreden. De rechtspersoon heeft een eigen vermogen, dat gescheiden is van het vermogen van de bestuurders. Schulden van de rechtspersoon kunnen dus niet verhaald worden op de bestuurders. De stichting heeft een Raad van Bestuur (voor de dagelijkse leiding) en een Raad van Toezicht. De Stichting heeft een ideëel doel. Winst mag gemaakt worden, maar mag niet worden uitgekeerd aan de bestuurders van de stichting. In de toekomst is het wellicht toegestaan dat ziekenhuizen – dan als rechtspersoon een NV – winst uitkeren aan aandeelhouders. De stichting zet personeel in dat meestal bestaat uit werknemers, stagiaires, uitzendkrachten en vrijwilligers. Met de werknemers sluit de zorginstelling arbeidsovereenkomsten af. Kenmerkend voor de arbeidsovereenkomst is de hiërarchische gezagsrelatie: de werknemer voert in beginsel redelijke opdrachten uit die de leidinggevende namens de werkgever hem geeft (artikel 7:660 BW). Aan de arbeidsovereenkomst zijn verder veel rechten en plichten voor werkgever en werknemer verbonden die vastliggen in onder andere de wet, de van toepassing zijnde cao en huisregels. Onderdeel van de cao is vaak de aanwezigheid van een zogenaamd Professioneel Statuut. Het regelt de bijzondere relatie werknemer/professional-werkgever. Werknemers kunnen via de ondernemingsraad of commissies van de raad (Wet op de ondernemingsraden, WOR) invloed uitoefenen op het financieel-, organisatorisch en personeelsbeleid van de zorginstelling.

In ziekenhuizen is het gebruikelijk dat medisch specialisten (soms ook gespecialiseerde verpleegkundigen) niet in loondienst werkzaam zijn. Zij zijn zelfstandige en vormen met andere specialisten van hetzelfde specialisme vaak een maatschap. Maatschap is een vorm van samenwerking tussen twee of meer personen (maten) met het doel gezamenlijk voordeel (winst!) te behalen (artikel 7A:1655 BW). Specialisten niet in loondienst werken in het ziekenhuis op basis van een toelatingsovereenkomst. In de overeenkomst is de verantwoordelijkheid van de medisch specialist en de verantwoordelijkheid van het ziekenhuis zo geregeld, dat een geïntegreerd medisch-specialistisch bedrijf tot stand komt waarin een gezamenlijke verantwoordelijkheid wordt gedragen voor de integrale zorgverlening aan de patiënt. De medisch specialist verleent medisch-specialistische zorg en is daarmee verantwoordelijk voor het primaire proces. De Stichting stelt ruimte, outillage en personeel ter beschikking waardoor de medisch specialist zijn werkzaamheden in het ziekenhuis kan verrichten. Beide partijen houden zich aan de financiële, organisatorische en kwaliteitskaders zoals deze door het bestuur zijn vastgesteld. De medisch specialist heeft meestal de bevoegdheid om specifieke opdrachten over de te verlenen zorg te geven aan de werknemers van het ziekenhuis.

10.4.2 Verantwoorde zorg organiseren

Zorgaanbieders moeten volgens de Kwaliteitswet Zorginstellingen (KWZ) verantwoorde zorg organiseren (artikelen 1 en 2 KWZ). Onder verantwoorde zorg wordt verstaan zorg van goed niveau, die in ieder geval doeltreffend, doelmatig en patiëntgericht wordt verleend en die afgestemd is op de reële behoeften van de patiënt (artikel 2 KWZ). Met het oog op het vereiste van verantwoorde zorg stelt de wet eisen aan de structurering van de zorgorganisatie. De zorgaanbieder moet de zorgverlening op zodanige wijze organiseren, de instelling kwalitatief en kwantitatief zodanig voorzien van personeel en materieel en zorg dragen voor zodanige verantwoordelijkheidstoedeling, dat een en ander leidt tot verantwoorde zorg. De zorgaanbieder betrekt hierbij de resultaten van overleg tussen andere zorgaanbieders, zorgverzekeraars en patiënten/consumentenorganisaties. De zorgaanbieder draagt er zorg voor dat indien patiënten ten minste 24 uur verblijven er geestelijke verzorging beschikbaar is die zoveel mogelijk aansluit bij de godsdienst of levensovertuiging van de patiënten (artikel 3 KWZ). Het structureren van de zorgorganisatie omvat tevens de systematische bewaking, beheersing en verbetering van de kwaliteit van de zorg. De zorginstelling verzamelt en registreert daartoe systematisch gegevens over de kwaliteit van de zorg, toetst aan de hand van deze gegevens of de structuur van de zorgorganisatie leidt tot verantwoorde zorgverlening en past de structuur aan als de uitkomst van de toetsing daar aanleiding toe geeft (artikel 4 KWZ). Het wordt aan de zorgaanbieder overgelaten om aan genoemde artikelen nader inhoud te geven. Bijvoorbeeld: goede medicijndistributie, aanwezigheid en toepassing van protocollen, goede organisatie van de routing van de zorg, voorkomen van infecties in de instelling, een goede routing van uitslagen, aanwezigheid van folders ten behoeve van de informatieverstrekking, de besluitvorming en het toepassen van vrijheidsbeperkingen (fixatie, separatie, medicatie), de werkwijze bij zorg-ethische kwesties enzovoort. De minister kan echter in een AMvB voor een aangewezen categorie zorginstellingen nadere regels stellen indien het niveau van zorg dit vereist (artikel 6 KWZ). Brancheorganisaties ondersteunen zorginstellingen door uitwerkingen van verantwoorde zorg in kwaliteitskaders vorm te geven. Via Verpleegkundige Adviesraden (VAR) in de zorginstelling kunnen professionals invloed uitoefenen op het kwaliteitsbeleid van de zorginstelling. Over voorgenomen besluiten betreffende de systematische bewaking, beheersing of verbetering van de kwaliteit van zorg heeft de cliëntenraad verzwaard adviesrecht. Indien het advies niet wordt opgevolgd kan de cliëntenraad de commissie voor vertrouwenspersonen inschakelen. De commissie die bestaat uit drie leden (een door de raad, een door de zorgaanbieder en een door de twee leden zelf gekozen) heeft tot taak te bemiddelen en zo nodig een bindende uitspraak te doen (artikel 10 WMCZ).

De zorgaanbieder legt jaarlijks vóór 1 juni een verslag ter openbare inzage, waarin de zorgaanbieder verantwoording aflegt van het beleid dat hij het afgelopen kalenderjaar heeft gevoerd ter uitvoering van de artikelen 2, 3 en 4 KWZ en van de kwaliteit van zorg die hij dat jaar heeft verleend. In het verslag wordt verder vermeld de betrokkenheid van patiënten/consumenten bij het kwaliteitsbeleid, de frequentie en resultaten van de kwaliteitsbeoordelingen en de gevolgen die de zorgaanbieder heeft verbonden aan klachten en meldingen over de kwaliteit van de verleende zorg. Een afschrift van het kwaliteitsjaarverslag wordt gestuurd naar de minister van VWS, de regionale inspecteur voor de volksgezondheid en de regionale algemene patiëntenvereniging (artikel 5 KWZ).
Indien de minister van VWS vindt dat de zorgaanbieder de hiervoor genoemde eisen onvoldoende naleeft, kan hij de zorgaanbieder een schriftelijke aanwijzing geven. De aanwijzing geeft de redenen van ingrijpen aan, de te nemen maatregelen en de termijn waarbinnen de zorgaanbieder de maatregelen moet hebben genomen. De inspecteur kan een schriftelijk bevel geven indien het nemen van een maatregel in verband met het gevaar voor de veiligheid of gezondheid redelijkerwijs geen uitstel kan verdragen. De zorgaanbieder moet onmiddellijk aan het bevel voldoen (artikel 7 KWZ). De inspectie is belast met toezicht op de

naleving van genoemde artikelen (artikel 8 KWZ). De minister is bevoegd bestuursdwang toe te passen ter handhaving van de gegeven aanwijzing of bevel (artikel 14 KWZ). Calamiteiten en seksueel misbruik moeten door de zorgaanbieder bij de inspectie worden gemeld (artikel 4a KWZ).

10.4.3 Samenwerking van zorgprofessionals

Bij het organiseren van verantwoorde zorg moet de zorginstelling ook rekening houden met de Wet BIG; de Wet beroepen in de individuele gezondheidszorg. De Wet BIG richt zich weliswaar op beroepsbeoefenaars in de zorg, maar heeft indirect ook effect op de (on)mogelijkheden om de zorg in de zorginstelling op een verantwoorde wijze te organiseren.

Titelbescherming
Voor bepaalde beroepsbeoefenaars (artikel 3-beroepen in de Wet BIG) geldt dat zodra zij zich in het BIG-register hebben laten registreren, zij gebruik mogen maken van een beschermde beroepstitel. Vandaar dat gesproken wordt over constitutieve registratie. Beroepstitelgerechtigden kunnen zich na vijf jaar laten herregistreren als zij voldoen aan de gestelde eisen: scholing of werkervaring. In de zorginstelling zullen hierover afspraken gemaakt moeten worden (www.bigregister.nl).
Naast de beroepstitelgerechtigden zijn er opleidingstitelgerechtigden (artikel 39-beroepen BIG). Laatst genoemden ontvangen hun titel bij diplomering. Er geldt geen BIG-registratie. Naast het BIG-register dat de overheid organiseert, hebben veel beroepsverenigingen zgn. kwaliteitsregisters. Zorginstellingen kunnen registratie als voorwaarde stellen voor bijvoorbeeld aanname of promotiebeleid.

Specialisaties
De Wet BIG biedt verder de mogelijkheid voor opleidingseisen, deskundigheidsgebieden en beschermde titels vast te stellen voor specialisaties van artikel 3-beroepen. Voor artsen is dat op ruime schaal reeds gebeurd. Pas in 2010 zijn vijf verpleegkundige specialismen gerealiseerd. Daarnaast zijn er gespecialiseerde verpleegkundigen. Op de afdeling zullen in het kader van de KWZ keuzes moeten worden gemaakt over de juiste mix van bijvoorbeeld verpleegkundigen, verpleegkundig specialisten en gespecialiseerde verpleegkundigen.

Deskundigheidsgebieden
De wetgever omschrijft in de Wet BIG negentien gebieden van de gezondheidszorg waarbinnen de daaraan gekoppelde BIG-titelgerechtigden (arts,

fysiotherapeut, diëtist, ergotherapeut, verpleegkundige enzovoort) deskundig worden verondersteld, vanwege het voltooien van een bepaalde opleiding. Dat geldt ook voor specialisten. Aan deze opleidingen zijn opleidingseisen verbonden (artikel 18-34 BIG).

De deskundigheidsgebieden zijn ruim omschreven (artikel 18-33 BIG). Met name beroepsorganisaties en tuchtrechters kunnen een verfijning aanbrengen. Zo behoort het tot het deskundigheidsgebied van een verpleegkundige om wel de symptomen van een psychose bij een patiënt vast te stellen, maar niet om hieraan een medische diagnose te verbinden. En, tot het deskundigheidsgebied van de arts behoort het om de patiënt te informeren over de voor- en nadelen van een behandeling. Het valt binnen het deskundigheidsgebied van de verpleegkundige om de patiënt de nodige instructies te geven bij een gekozen behandeling.

Een titelgerechtigde die zonder noodzaak buiten het deskundigheidsgebied treedt, geldt als een niet-gekwalificeerde hulpverlener. Aan een strafbaar feit maakt de titelgerechtigde zich schuldig indien hij zonder noodzaak buiten het deskundigheidsgebied treedt en schade of een aanmerkelijke kans op schade bij de patiënt veroorzaakt (artikel 96 BIG). Bij de samenwerking tussen de titelgerechtigden zullen de diverse deskundigheidsgebieden een belangrijke rol dienen te spelen.

Voorbehouden handelingen
Het uitgangspunt in de Wet BIG is dat het bedrijven van de geneeskunst vrij wordt gelaten. Een uitzondering maakt de wetgever voor handelingen die een aanmerkelijk risico voor de gezondheid van de patiënt opleveren als zij door niet-deskundigen worden uitgevoerd. De wetgever heeft veertien categorieën van zogenaamde 'voorbehouden handelingen' in de Wet BIG opgenomen (artikel 36 BIG). Deze zijn:
- heelkundige handelingen;
- verloskundige handelingen;
- verrichten van endoscopieën;
- verrichten van katheterisaties;
- geven van injecties;
- verrichten van puncties;
- brengen onder narcose;
- gebruikmaken van radioactieve stoffen of toestellen die ioniserende stralen uitzenden;
- verrichten van electieve cardioversie;

- toepassen van defibrilatie;
- toepassen van elektroconsulsieve therapie;
- steenvergruizing voor geneeskundige doeleinden;
- verrichten van handelingen ten aanzien van menselijke geslachtscellen en embryo's, anders dan gericht op natuurlijke wijze tot stand brengen van een zwangerschap;
- voorschrijven van UR-geneesmiddelen volgens de Geneesmiddelenwet.

Het gevolg van het niet-vrijgeven van genoemde handelingen is dat er een bevoegdheidsregeling in de Wet BIG is opgenomen. De wetgever onderscheidt twee groepen bevoegden. Bevoegden die op eigen initiatief voorbehouden handelingen mogen verrichten, worden in de Wet BIG genoemd: arts, tandarts en verloskundige. Voorwaarde is wel dat de voorbehouden handeling behoort tot het deskundigheidsgebied van de hulpverlener en de betreffende hulpverlener redelijkerwijs mag aannemen dat hij bekwaam is. Zij worden 'zelfstandig bevoegden' genoemd (artikel 36 BIG). Als het om voorschrijven van UR-geneesmiddelen gaat, maakt de BIG het mogelijk dat de minister in een ministeriële regeling bepaalde gespecialiseerde verpleegkundigen een bevoegdheid geeft. Voorwaarden zijn: arts/tandarts/verloskundige moet de diagnose hebben gesteld, protocollen/standaarden moeten worden gevolgd en door de minister opgelegde beperkingen moeten worden opgevolgd. De minister heeft reeds drie categorieën verpleegkundigen geselecteerd (oncologie-, diabetes- en longverpleegkundigen), maar een wettelijke bevoegdheid is nog niet gegeven. Er zijn sinds 2010 vijf verpleegkundig specialismen bij AMvB geregeld. Het behoort tot het deskundigheidsgebied van de verpleegkundig specialist om een aantal voorbehouden handelingen (bijvoorbeeld injecteren, heelkundige handelingen) te indiceren en de opdracht tot uitvoering te geven.

De tweede groep bevoegden zijn de 'bevoegden onder voorbehoud'. Zij mogen de voorbehouden handeling pas verrichten als aan een aantal eisen is voldaan (artikel 35 en artikel 38 BIG). Die eisen zijn:
- de opdrachtgever moet een (tand)arts, verloskundige, verpleegkundig specialist zijn;
- de opdrachtgever moet redelijkerwijs mogen aannemen dat de opdrachtnemer bekwaam is de handeling behoorlijk te verrichten;
- de opdrachtgever moet, als dit redelijkerwijs nodig is, aanwijzingen over de uitvoering geven;
- de opdrachtgever moet, als dit redelijkerwijs nodig is, toezicht houden op de uitvoering; en

- de opdrachtgever moet, als dit redelijkerwijs nodig is, voldoende kunnen verzekeren, dat hij tijdens de uitvoering kan ingrijpen. De wetgever spreekt van 'tussenkomst'.

Als het voor een goede beroepsuitoefening nodig is, kan de wetgever bij AMvB bepalen dat de twee laatstgenoemde eisen achterwege kunnen blijven voor bepaalde voorbehouden handelingen die door bepaalde categorieën van beroepsbeoefenaars worden verricht. Deze zogenoemde 'functionele zelfstandigheid' wordt tot het deskundigheidsgebied van deze beroepsbeoefenaars gerekend (artikel 39 BIG). In het Besluit functionele zelfstandigheid (1997) heeft de wetgever besloten om aan met name verpleegkundigen een functionele zelfstandigheid toe te kennen ten aanzien van de voorbehouden handelingen:
- subcutane, intramusculaire of intraveneuze injectie;
- verrichten van blaaskatheterisaties bij volwassenen, inbrengen van een maagsonde of een infuus;
- verrichten van een venapunctie en van een hielprik bij neonaten.

De eisen die de Wet BIG stelt aan de opdrachtnemer luiden:
- de opdracht moet afkomstig zijn van een zelfstandig bevoegde;
- de opdrachtnemer moet redelijkerwijs mogen aannemen dat hij bekwaam is om de handeling behoorlijk uit te voeren; en
- de opdrachtnemer voert de aanwijzingen van de opdrachtgever uit.

Zowel de zelfstandig bevoegde als de uitvoerder plegen een strafbaar feit indien zij de hiervoor genoemde voorwaarden niet in acht nemen bij het (laten) verrichten van een voorbehouden handeling (artikel 97 BIG). Ook tuchtrechtelijk kan worden opgetreden.

Bij de samenwerking tussen de diverse categorieën zorgprofessionals zal met de Wet BIG ernstig rekening moeten worden gehouden. Professionals zijn immers gehouden zich aan de eisen van de BIG te houden. Het is dan ook niet verwonderlijk dat in zorginstellingen behandeling en verpleging geschiedt binnen een multidisciplinair team. Om duidelijkheid te verkrijgen over de betekenis van genoemde onderdelen in concrete situaties zullen nadere afspraken tussen zorgprofessionals gemaakt moeten worden in bijvoorbeeld het zorgplan of in protocollen. De zorginstelling waar de beroepsbeoefenaars werken, heeft in het kader van de KWZ de plicht de voorwaarden te scheppen waaronder die afspraken binnen de regels uit de Wet BIG (en WGBO) kunnen plaatsvinden, bijvoorbeeld door de installatie van een protocollencommissie.

10.4.4 De ontevreden patiënt

De patiënt kan ontevreden zijn over de geleverde zorg in de zorginstelling. Die onvrede kan zich richten tegen een of meerdere zorgprofessionals en/of de zorginstelling. De zorgmanager vertegenwoordigt vaak de zorginstelling of wordt ingeschakeld bij klachten tegen een zorgprofessional. De zorgmanager zal in veel gevallen betrokken zijn bij procedures in het klachtrecht, bestuursrecht, civielrecht, tuchtrecht en strafrecht. De patiënt kiest een of meerdere procedures; afhankelijk van het doel dat de patiënt nastreeft.

Klachtrecht
Als klachtopvang of klachtbemiddeling (door bijvoorbeeld de klachtenfunctionaris www.klachtenopvangzorg.nl) de onvrede bij de patiënt niet heeft weggenomen of de patiënt deze vormen afwijst, is het mogelijk dat de patiënt/vertegenwoordiger een klacht indient bij de klachtencommissie van de zorginstelling. Volgens de Wet klachtrecht cliënten zorgsector (WKCZ, 1995) is een klachtencommissie verplicht voor zorgaanbieders die ZVW/AWBZ-zorg geven. De aanwezigheid van een klachtencommissie moet onder de aandacht van de patiënten worden gebracht. De klachtencommissie onderzoekt de klacht door eigen onderzoek, hoor- en wederhoor van klager en aangeklaagde en eventueel raadpleging van deskundigen. De aangeklaagde kan een zorgprofessional zijn en/of een zorgmanager. De handelwijze van de medewerker wordt vervolgens beoordeeld. Dit oordeel en een mogelijk advies over te nemen maatregelen (protocol aanpassen, scholing organiseren) gaan naar klager, aangeklaagde en de Raad van Bestuur van de zorginstelling. Laatstgenoemde geeft binnen een maand aan of, en zo ja, welke maatregelen zullen volgen. Elke instelling moet in zijn klachtreglement de precieze klachtprocedure aangegeven (artikel 2 WKCZ). Indien de patiënt ontevreden is over de maatregelen van de directie dan is er in de VVT-sector een beroepsmogelijkheid.

Bestuursrecht
Bij de Inspectie voor de gezondheidszorg kan de patiënt terecht voor het melden van mogelijke misstanden in de zorg; niet voor klachtbehandeling. Bij een misstand gaat het om een ernstige bedreiging voor veiligheid/gezondheid of het onvoldoende organiseren van kwaliteit van zorg. In het kader van de KWZ kan de Inspectie maatregelen treffen (www.igz.nl) .

Tuchtrecht

In de Wet BIG is vastgelegd dat voor de beroepsbeoefenaars die in het BIG-register staan het wettelijk tuchtrecht geldt (artikel 47-76 BIG). De patiënt/vertegenwoordiger/de zorginstelling kan een tuchtzaak tegen zo'n hulpverlener schriftelijk starten bij een van de vijf regionale tuchtcolleges. Dat kan ook tegen een zorgmanager zijn als hij te kort is geschoten in het organiseren van verantwoorde zorg. Het tuchtrecht is vooral gericht op het handhaven van normen die in een bepaalde beroepsgroep gelden (goede communicatie tussen patiënt en hulpverleners, tussen hulpverleners onderling, goede diagnose- en therapiestelling, goede nazorg enzovoort). Meestal worden klager en aangeklaagde in de gelegenheid gesteld hun opvattingen mondeling toe te lichten in een openbare zitting, waarna er binnen twee maanden een uitspraak volgt. Hoger beroep is mogelijk bij het Centraal Tuchtcollege te Den Haag. De tuchtrechter kan maatregelen opleggen die variëren van een waarschuwing tot doorhaling van de inschrijving in het BIG-register. Een geanonimiseerde versie van de uitspraak kan worden geplaatst in de *Staatscourant* en vakbladen (artikel 11 BIG) en op de site (www.tuchtrecht.nl). Daarmee kan de opvatting van het tuchtcollege andere beroepsgenoten tot lering strekken

Strafrecht

De patiënt kan bij de politie aangifte doen van een strafbaar feit. Hulpverleners of zorginstellingen kunnen strafbare feiten, zoals opgenomen in het Wetboek van Strafrecht (WvSr) begaan (mishandeling, dood door schuld enzovoort). De aangifte wordt beoordeeld waarna de officier van justitie al dan niet besluit tot vervolging. Vanwege de vele eisen die aan een strafrechtprocedure verbonden zijn, komt het niet vaak tot strafprocedure en nog minder tot een veroordeling. Sancties kunnen zijn: een geldboete, gevangenisstraf of ontzetting. In een strafzaak is de patiënt geen partij. Toch bestaat de mogelijkheid dat de patiënt zijn schadevergoedingsclaim inbrengt. De strafrechter kan deze claim toewijzen. Het bespaart de patiënt een aparte civiele procedure.
Naast het WvSr bevatten andere wetten op het gebied van de gezondheidszorg strafbepalingen. Denk hierbij aan de WOD, WMO en de Wet BIG.

Civiel recht

Bij de burgerlijke rechter kan de patiënt een procedure starten om de (im)materiële schade ten gevolge van een foute medische behandeling of verpleging vergoed te krijgen, als de zorginstelling de schade niet wenst te vergoeden.

Het probleem is dat de patiënt veel moet bewijzen: de schade, de omvang van de schade, de fout van de hulpverlener en dat de schade het gevolg is van de fout van de hulpverlener. De bewijslast is bovendien moeilijk, met name of er sprake is van een fout; een toerekenbare tekortkoming. Het gaat dan bijvoorbeeld om het niet naleven van veiligheidsvoorschriften (bijvoorbeeld het gebruik van bedhekken, het controleren van medicatie). De positie van de patiënt wordt enigszins vergemakkelijkt door de bepaling in de WGBO dat de zorginstelling, waar de hulpverlener al dan niet als zelfstandige werkt, als gedaagde fungeert (de zogenaamde centrale aansprakelijkheid, artikel 7:462 BW). Dit voorkomt dat de patiënt moet bewijzen welke individuele hulpverlener in de instelling de fout heeft gemaakt. De rechter kan beslissen dat de bewijslast wordt omgedraaid: de hulpverlener moet bewijzen dat hij geen fout gemaakt heeft. Dit is het geval als de hulpverlener door slechte dossiervorming/dossierbeheer het verzoek van de patiënt om inzage op zijn dossier dwarsboomt.

Een andere, eenvoudiger manier om de schade vergoed te krijgen is het starten van een procedure bij de Geschillencommissie zorginstellingen (www.degeschillencommissie.nl).

10.5 De zorgmanager en de zorgprofessional samen verantwoordelijk voor goede zorg

In een zorginstelling werken op de afdeling een zorgmanager en vele zorgprofessionals in een team. De manager is verantwoordelijk voor het operationele beleid en het faciliteren van het primaire zorgproces door het beschikbaar stellen van ruimten, materiaal en personeel. Dat organisatorisch proces is veelal hiërarchisch geordend hetgeen juridisch afgedekt is via het afsluiten van arbeidsovereenkomsten. De medezeggenschap (vaak: informeren, overleggen) van de medewerker vindt plaats in het werkoverleg. In een werkoverlegreglement zijn de exacte bevoegdheden van de teamleden geformuleerd. Bij de beleidskeuzes die de zorgmanager maakt/voorstelt, is hij gehouden de financiële, organisatorische, personele en kwaliteitsbeleidskaders van de zorginstelling, de betreffende sector (cao en branchekaders) en de wettelijke regels op te volgen.

De zorgprofessional is primair verantwoordelijk voor de uitvoering van de zorg aan patiënten. Als 'goed hulpverlener' moet hij zich daarbij houden aan de professionele standaard: het geheel van wettelijke, maatschappelijke, instellings- en veldnormen dat de zorgprofessional bindt tijdens zijn werkzaamheden. De professionele standaard geeft de zorgprofessional houvast bij het bepalen van zijn zorginterventies, bij het afleggen van verantwoording en het voorkomen van aansprakelijkheid. De zorgprofessionals behoren op enigerlei wijze – via lidmaatschap van een werkgroep, protocollencommissie, beroepsorganisatie, inspraakprocedures bij wetgeving, enzovoort – wel betrokken te zijn geweest bij de totstandkoming van de normen; ook op afdelingsniveau. De normen zijn verwerkt in wetten, richtlijnen, beroepscodes, standaarden, protocollen, scholingsplan, afdelingsregels enzovoort.

Zorgprofessionals hebben tot taak om een oplossing voor een zorgprobleem te vinden die passend is bij het probleem waarmee de professional geconfronteerd wordt. Omdat elke zorgsituatie anders is, heeft de professional vrijheid nodig om de juiste interventie te kiezen; dat is zijn professionele autonomie. Zonder vrijheid zou de professional geen maatwerk kunnen leveren en daardoor geen 'goed hulpverlenerschap' tonen. De zorgmanager dient erop te letten dat het afdelingskader daarom niet te strak is. Meestal wordt de vrijheid gebruikt om binnen de professionele standaard tot keuzes te komen. Soms vereist goed hulpverlenerschap dat er keuzes gemaakt moeten worden die alleen mogelijk zijn als buiten het kader van (delen van) de professionele standaard wordt getreden. Een bepaald advies van een deskundige/een voorschrift in een protocol/een wettelijk ge- of verbod wordt genegeerd. Vooral bij het niet volgen van de professionele standaard is de bereidheid tot het afleggen van verantwoording (motiveren van de keuze) vooraf of naderhand aan zorgmanager zeer belangrijk.

De professionele autonomie van de zorgprofessional kan op gespannen voet staan met de professionele standaard van met name de professional die in loondienst is. Het te ruim gebruikmaken van de professionele autonomie kan in de visie van de werkgever leiden tot noodzakelijk geachte arbeidsrechtelijke consequenties. Een belangrijke reden overigens waarom met name artsen alleen op basis van een toelatingsovereenkomst willen werken. In veel cao's is daarom rekening gehouden met deze spanning door de introductie van een Professioneel Statuut of verwijzing naar de beroepscodes. Het werken in loondienst mag je functioneren als professional niet belemmeren. Bij een geschil tussen zorgmanager en zorgprofessional kan de klachtencommissie voor werknemers in de zorginstelling een oplossing bieden.

Consultatiebureauarts Y (werknemer) is werkzaam bij de Stichting Thuiszorg (werkgever). In die functie geeft zij samen met wijkverpleegkundigen vorm aan het basispakket Ouder- en Kindzorg. In 1995 is de Ouder- en Kindzorg efficiënter ingericht met dien verstande dat een aantal vaccinaties uit het Rijksvaccinatieprogramma door consultatiebureauartsen aan wijkverpleegkundigen wordt gedelegeerd. Consultatiebureauarts Y is het niet eens met deze nieuwe werkwijze. Zij is van mening dat de door Stichting Thuiszorg vastgestelde werkwijze een onaanvaardbare schending van haar medisch professionele autonomie inhoudt. De Stichting Thuiszorg verzoekt de kantonrechter de arbeidsovereenkomst met consultatiebureauarts Y te ontbinden.

De Stichting Thuiszorg verklaart voor de rechter dat het protocol dat ontwikkeld is voor het delegeren van vaccinaties, voldoet aan de daaraan in medisch opzicht te stellen eisen. De Inspectie voor de Gezondheidszorg onderschrijft de door de Stichting Thuiszorg ingevoerde werkwijze.

De kantonrechter overweegt dat het hier in de kern gaat om de vraag of de consultatiebureauarts weigert gevolg te geven aan een al dan niet redelijke opdracht van Thuiszorg. De kantonrechter oordeelt dat in dit geval sprake is van een redelijke opdracht nu het betrokken protocol is opgesteld in samenspraak tussen consultatiebureauartsen en verpleegkundigen en door de Inspectie voor de Gezondheidszorg goed is bevonden. Bovendien is de door Stichting Thuiszorg voorgestelde werkwijze min of meer algemeen aanvaard. De medisch-ethische opvattingen van de consultatiebureauarts Y over haar professionele autonomie dienen daarvoor te wijken. In zo'n geval zullen zowel werkgever als werknemer zich moeten inspannen tot een wederzijds aanvaardbare oplossing te komen. Lukt dat niet dan blijft uiteindelijk niets anders over dan dat er sprake is van een onwerkbare situatie die ontbinding van de arbeidsovereenkomst rechtvaardigt.

De kantonrechter stelt vervolgens de consultatiebureauarts Y in de gelegenheid zich alsnog aan het protocol te binden. Wanneer arts Y dat uiteindelijk niet doet, ontbindt de kantonrechter de arbeidsovereenkomst. De kantonrechter stelt daarbij vast dat de werkgever f 30.000,- schadevergoeding aan arts Y moet betalen.

Bron: Tijdschrift voor Gezondheidsrecht 1997, nr. 1997/6.

In de afgelopen jaren zijn aan tucht-, straf- en civiel rechters casussen voorgelegd die te maken hebben met de spanning die kan bestaan tussen professionele standaard en professionele autonomie. Een impressie:
1. Een richtlijn is een gezaghebbend advies, waarvan gemotiveerd moet worden afgeweken indien toepassing leidt tot slechte zorg/hulp.
2. Indien een instellingsprotocol betreffende een bepaalde hulpverlening in strijd is met een richtlijn, dan dient de hulpverlener gemotiveerd het protocol te negeren.
3. Een beroepsbeoefenaar mag een instellingsprotocol betreffende de organisatie van de zorg niet naast zich neer leggen. Wel kan hij trachten het instellingsbeleid te wijzigen (via ondernemingsraad, adviesraad, protocollencommissie en dergelijke).
4. Een patiënt kan niet met een beroep op het zelfbeschikkingsrecht eisen dat de beroepsbeoefenaar zich niet houdt aan wet, richtlijnen of protocollen.
5. Een beroepsbeoefenaar heeft meer autonomie in het maken van een eigen keuze indien hij binnen het deskundigheidsgebied van zijn beroep blijft.
6. Door middel van afspraken tussen professionals, kan de autonomie van een van hen toenemen.
7. Waar de autonomie van de hulpverlener door de wetgever ontbreekt, is de mogelijkheid van afwijken zeer lastig. De hulpverlener dient dan de overmachtssituatie aan te tonen.

Uitspraken van rechters leiden er toe dat wettelijke beroeps- of instellingsnormen worden aangepast. Als de afdelingsnorm moet worden aangepast, is er echt werk aan de winkel voor zorgmanager en zorgprofessional.

11 Leiderschap en (zelf)management

Monica Grummels en Janet Turkstra

> *Leiderschap is een non-thema*
> **Jos de Blok, directeur Buurtzorg**

11.1 Inleiding

In dit hoofdstuk komen managers en bestuurders aan het woord over leiderschap in de zorg. In het eerste deel gaat het vooral over leidinggeven aan anderen (paragraaf 11.2-11.5), in het tweede deel over leidinggeven aan jezelf: zelfmanagement (paragraaf 11.6-11.9).

11.2 De cliënt centraal

Een zorginstelling op lange termijn gezond houden lukt wanneer het medisch resultaat goed is en de cliënt het gevoel heeft dat vriendelijk en zorgzaam personeel proactief in zijn behoefte voorziet (zie hoofdstuk 3: Marketing en cliëntgerichtheid). Hoe kan een leidinggevende medewerkers inspireren de beste zorg te leveren? Veel medewerkers willen juist graag inspelen op de behoefte van de cliënt. Dat lukt vaak niet omdat zij: de tijd of de rust er niet voor hebben, ontoereikend geschoold zijn, te veel tijd kwijt zijn aan de administratieve afhandeling, met te weinig zijn of te weinig steun van het management ervaren.

11.3 De uitdaging

Als leidinggevende sta je voor verschillende uitdagingen: Hoe lukt het om te laveren in het spanningsveld tussen de behoefte aan standaardisatie enerzijds en de diverse behoeften van de cliënten anderzijds? Hoe kan jij

leidinggeven aan zorgprofessionals met een grote eigen verantwoordelijkheid? Hoe bied je ruimte aan medewerkers om de cliënt centraal te stellen in een tijd waarin zorguitgaven sterk onder druk staan? Wat kunnen teams doen om te zorgen dat de cliënt toch tevreden is? Zeven factoren bepalen volgens Gallup (Lee, 2009, p. 21) voor een belangrijk deel de patiënttevredenheid. De zorgmedewerkers:
- spelen proactief in op de behoefte van de cliënt;
- werken samen als een team;
- zijn zorgzaam en vol medeleven;
- stellen de cliënt op de hoogte als een behandeling wordt uitgesteld;
- leggen de werking van medicijnen, procedures en behandelingen uit;
- grijpen prompt in bij pijnklachten;
- reageren binnen een redelijke termijn.

Twee aspecten vallen op: veel factoren zijn terug te voeren op het inlevingsvermogen van de medewerkers en kosten niet per se extra geld. Daarnaast zijn veel factoren terug te voeren op de relatie tussen de cliënt en de medewerkers en tussen de medewerkers onderling.
En hoe kun jij als individu verantwoordelijkheid nemen in jouw eigen werk en sturing geven aan het werk van anderen? Het hoofdstuk gaat hierop in.

Raad van Bestuur MC Groep: focus op service en doelmatigheid
Willem de Boer, lid van de Raad van Bestuur, was blij maar verrast dat de medewerkers van het MC Zuiderzee zo snel na de overname weer trots op het ziekenhuis waren en plezier in hun werk uitstraalden (zie hoofdstuk 3: Marketing en cliëntgerichtheid). "In de onzekere tijd voor onze komst, maakten veel medewerkers zich zorgen om hun baan en hypotheek, omdat het IJsselmeerziekenhuis voor de overname door de MC Groep in financiële nood verkeerde en te kampen had met een slecht imago." Winter en De Boer brachten zekerheid en een nieuwe cultuur mee. Ze zijn gewend om snel weloverwogen keuzes te maken op basis van vragen: Wat is het probleem en welke oplossingen zijn mogelijk? Als B de beste oplossing lijkt, kiezen ze daarvoor. Dat geeft duidelijkheid en rust. De eerste honderd dagen na onze komst waren medewerkers vooral overtuigd van het nut en de noodzaak dat het anders moest. In die tijd hebben wij grote slagen kunnen maken op basis van duidelijke doelen.
De MC Groep is een platte organisatie. "Wij bespreken de strategie en implementatieplannen met de afdelingshoofden van de vakgroepen en laten het dan los. Want uiteindelijk moeten de professionals 'hun ding   >>

>> doen'. Daar hebben zij voor gestudeerd", aldus De Boer. "Wij bieden de professionals een toetsend kader waarmee beslissingen worden getoetst op criteria op basis van de:
1. **productiviteit**: hoeveel patiënten ziet een arts per dag?
2. **servicegerichtheid**: kunnen patiënten binnen drie dagen bij ons terecht?
3. **kwaliteit en veiligheidseisen**: treden er complicaties op na een operatie?
4. **opleidingsbehoefte**: welke bijscholing is nodig?
5. **investeringsbehoefte**: welke middelen zijn nodig om goed te kunnen presteren?"

De Boer erkent dat zij nog meer aan 'walking around' kunnen doen. "Qua leiderschap kunnen wij nog wel verbeteren", zegt hij glimlachend. "Wij proberen te werken aan bewustwording bij medewerkers." Zo focust Loek Winter op service waardoor patiënten sneller terecht kunnen, de wachtlijsten zijn gereduceerd en patiënten korter op de uitslag hoeven te wachten. De Boer heeft doelmatigheid als speerpunt ingebracht. "Er was en er is nog steeds veel verbeterpotentieel. Wij stimuleren medewerkers zich steeds opnieuw af te vragen waarom ze doen wat ze doen. Waarom ligt een patiënt bijvoorbeeld 106 dagen in het ziekenhuis? Waarom ontslaan wij een patiënt niet op vrijdagmiddag in plaats van op maandagochtend? Door hier kritisch naar te kijken, hebben wij de gemiddelde ligduur van patiënten van vijf naar vierenhalve dag teruggebracht. Daarnaast hebben wij de overhead van honderdtwintig medewerkers teruggebracht naar zeventig. Ook de artsen en verpleegkundigen leveren met tien procent minder mensen twintig procent meer productie bij een gelijk aantal bedden. Desondanks gaat het beter dan voorheen." De Boer is eveneens kritisch op spillage van medicijnen. Ook hier stuurt hij op bewustwording: "Als een medewerker weet dat een medicijn duizend euro kost, zal hij er zorgvuldig mee omgaan en het op tijd in de koelkast terugzetten. Hetzelfde geldt voor volumes. Waarom gebruiken wij een verpakking van 200 gram, terwijl 100 gram is voorgeschreven?"

Als klein regionaal ziekenhuis moet je keuzes maken. 'Nee zeggen' hoort daarbij. Het is een vorm van leiderschap dat duidelijkheid schept. De Boer gelooft dat het ziekenhuis nieuwe stijl veel meer hybride vormen van samenwerking zal opleveren waarbij verschillende partijen gaan verbinden. Zo had de MC Groep tot voor kort een kleine formatie van tweeënhalf oogspecialisten. "Wij hebben onze specialisten ondergebracht bij het >>

>> Zonnestraal ziekenhuis in Lelystad, dat binnenkort naar ons terrein verhuist. Zo verandert onze rol: Wij worden verhuurder van een bedrijfsverzamelgebouw en dragen onze verantwoordelijkheid over, waardoor wij kunnen focussen op andere specialismen. Besteedden wij als Raad van Bestuur eens in de tachtig dagen tijd aan oogheelkunde, in het Zonnestraal ziekenhuis doen zij dat de hele dag. Dat is uiteindelijk voor iedereen beter."

11.4 Resultaat versus perceptie

In de ideale zorgorganisatie dragen de beste zorgverleners en medewerkers bij aan de beste zorg. De cliënt is tevreden en voelt zich omringd door begripvolle en zorgzame medewerkers. Ondanks uitstekende medische zorg kan de patiënt toch ontevreden zijn. Als manager ben je verantwoordelijk voor de prestaties van jouw afdeling en/of team. Een goed resultaat leidt niet automatisch tot tevreden cliënten en om de instelling op lange termijn financieel gezond te houden, is het nodig dat zowel het medische resultaat als het beeld dat de cliënt ervan heeft goed zijn. Een positieve cliënt levert soms positieve communicatie op en een negatieve cliënt regelmatig negatieve communicatie. De motor achter groei is met name de perceptie van de cliënten. De economische uitwerking van deze prestatieverbetering staat weergegeven in figuur 11.1.

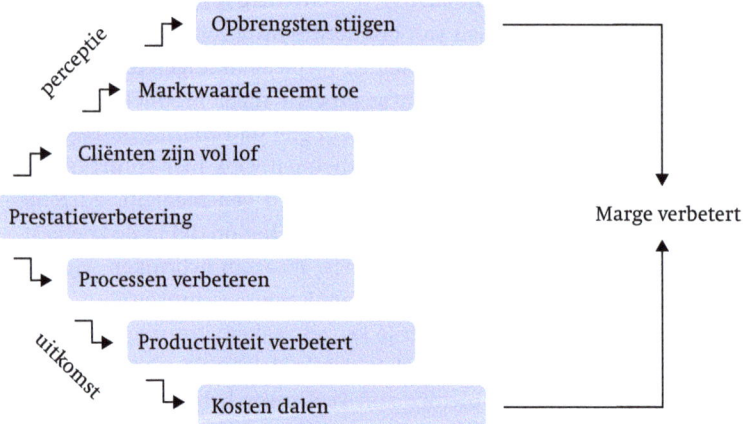

Figuur 11.1 De economische uitwerking van prestatieverbetering
Bron: Lee, 2009, p. 22

Wanneer een cultuur gewenst is waarin alle medewerkers bijdragen aan het in stand houden van het bedrijf, dan is het van belang dat iedereen met dat idee vertrouwd is en dat de werkvloer centraal staat. Zeven basisprincipes stellen de cliënt en de werkvloer centraal (gebaseerd op de www.dewerkvloercentraal.nl en bewerkt naar eigen inzicht van de auteurs):
- Zorgmedewerkers maken het verschil in het leven van cliënten door de manier waarop ze met hen (en de familie) omgaan.
- Op de werkvloer gebeurt het echte werk vanwege de relatie tussen de medewerker en de cliënt.
- De organisatie erkent het belang van een goede relatie tussen medewerkers en de cliënt en faciliteren medewerkers hierin.
- De organisatie is er voor de cliënten (en niet andersom).
- Ideale zorg kan helaas meestal niet, maar goede communicatie wel.
- Medewerkers weten zelf wat ze nodig hebben om hun werk goed te kunnen doen.
- Alle medewerkers die contact hebben met de cliënt en zijn familie hebben invloed op de perceptie, niet alleen de zorgprofessionals.

Resultaat versus perceptie bij Interzorg

Van visie naar resultaat en perceptie
"Onze cliënten willen zichzelf zijn en betekenisvol blijven beleven" volgens Astrid-Odile de Visser, Voorzitter van de Raad van Bestuur van Interzorg. "Daarom bieden wij respectvol en gepassioneerd een helpende hand." Deze visie geeft richting aan alle medewerkers van de Drentse instelling die zorg, wonen en dienstverlening aan ouderen, mensen met NAH (niet aangeboren hersenletsel) en visueel beperkten biedt.
Het is volgens De Visser behoorlijk complex om cliëntgerichte zorg te verlenen. "Omdat cliëntgerichtheid diversiteit vraagt, terwijl men vanuit de historie en vanuit kostenbewustzijn gericht is op het verlenen van efficiënte zorg, de zogenaamde eenheidsworst. Als organisatie moet je niet alleen roepen dat je cliëntgericht bent, je moet het ook bewijzen in de praktijk. Dat betekent dat je zorgverleners moet faciliteren en zorgverleners nodig hebt die zich goed kunnen verplaatsen in de cliënt en zich steeds afvragen:
- Wat wil de cliënt?
- Hoe kan ik de zorg daar op aanpassen? >>

>> Zorgmedewerkers vinden het moeilijk om de juiste vragen te stellen en te achterhalen wat ECHT nodig is. Daarnaast is onze cliënt meestal niet gewend om individuele wensen kenbaar te maken. Dat heeft onze aandacht. Wij zien een groep top-medewerkers die goed werk levert, in staat is om de behoefte te achterhalen en daar op in te spelen. Daarnaast is er een groep medewerkers die nog denkt vanuit zijn functieprofiel. Als de handelingen en/of taken daar niet in staan, valt het buiten hun verantwoordelijkheid. Deze groep komt lastig tot zelfsturing." De Visser heeft niet de illusie dat 'bij iedereen de knop om gaat'. Om mensen te inspireren geeft zij de voorkeur aan resultaatafspraken, die ingaan op ervaringen van de cliënt: "Ik wil graag dat mijn cliënten zich prettig voelen." Deze afspraken vervangen afspraken op het niveau van taken en handelingen, die voorbij gaan aan de behoefte van de cliënt.

De Visser probeert heilige huisjes te slechten en beeldvorming ter discussie te stellen. Zij doet een appel op ieders verantwoordelijkheid. De medewerker mag en kan zelf bepalen wat nodig is om te zorgen dat een cliënt zich beter voelt. De verantwoordelijkheid ligt zo laag mogelijk in de organisatie. De Visser grijpt elke gelegenheid aan om de diverse behoeften van de cliënt centraal te stellen. Zij loopt mee met de teams, zet interne communicatiemiddelen in (zie ook hoofdstuk 3: Marketing en cliëntgerichtheid) en heeft het thema tot speerpunt gemaakt bij het middelmanagement. Tijdens een meeloopdag sprak zij een bevlogen verpleegkundige die vol passie over de cliënten sprak. Zij vertelde echter ook dat zij cliënten tussen 17.00 en 18.00 uur niet kan helpen om naar het toilet te gaan, omdat zij dan met de broodkar rondgaat. De medewerkster had er niet bij stilgestaan dat wat voor haar zo vanzelfsprekend is, bijzonder onprettig is voor cliënten. Door mee te lopen weet De Visser beter wat op de werkvloer speelt en wat nodig is om te verbeteren. Sinds kort werkt Interzorg met persoonlijk begeleiders per cliënt. Daar zijn extra uren voor vrijgemaakt. Deze begeleider is de vertrouwenspersoon van de cliënt. Elke maand evalueert hij de zorg met de cliënt: hoe ervaart de cliënt de zorg en wat kan beter? De begeleider bespreekt dit met de collega's. De begeleiders zijn: verpleegkundigen niveau 3 of 4, communicatief vaardig, empathisch en goed in coördinatie. >>

>> Interzorg heeft het project 'de werkvloer centraal' van antropoloog en jurist Anne-Mei The geïntroduceerd om de mensen op de werkvloer meer verantwoordelijkheid te laten nemen. De managers van de teams zijn hier ook nauw bij betrokken.
Samenvattend stelt De Visser dat zorgorganisaties moeten sturen op:
- Vakmensen voor het beste medische resultaat. De medewerkers moeten de lat hoog leggen en een maximaal haalbaar aanbod voorleggen.
- Communicatief vaardige professionals die zich kunnen inleven in de behoefte van de cliënt en daar naar handelen (perceptie).
- Een goede bedrijfsmatige organisatie achter de schermen zodat de diversiteit aan de voorkant mogelijk is. Dat kan onder meer door te specialiseren in de zorg.

11.5 Drie rollen: leider, manager en coach

De leidinggevende in de zorg is verantwoordelijk voor het behalen van de organisatie-, afdelings- of teamdoelstellingen. De leidinggevende heeft drie rollen (Lingsma, 2009, p. 24): de leider, de manager en de coach.

De leider definieert hoe de toekomst eruit zou moeten zien. Hij brengt de mensen op één lijn met die visie en inspireert hen deze visie te verwezenlijken ondanks obstakels (Kotter, 2007, p. 40).

De manager is verantwoordelijk voor het behalen van de doelstellingen, de resultaten en de kwaliteit daarvan. Hij is gericht op output en bedrijfsprocessen en stimuleert medewerkers resultaten te behalen. Hij is gericht op het oplossen van problemen.

De coach richt zich op de bevordering van de ontwikkeling van de medewerker zodat deze resultaten behaalt en zingeving ervaart.

Om cliëntgerichtheid te realiseren ligt de focus op de rol van de leider, omdat gezamenlijke beeldvorming cruciaal is. Welke rol jij als leidinggevende aanneemt is afhankelijk van jouw focus. Jouw focus kan liggen op het bedrijf (intern) en de markt (extern) en de huidige gang van zaken (het heden) en de visie van de cliëntgerichte organisatie die nagestreefd wordt (toekomst), zie figuur 9.2.

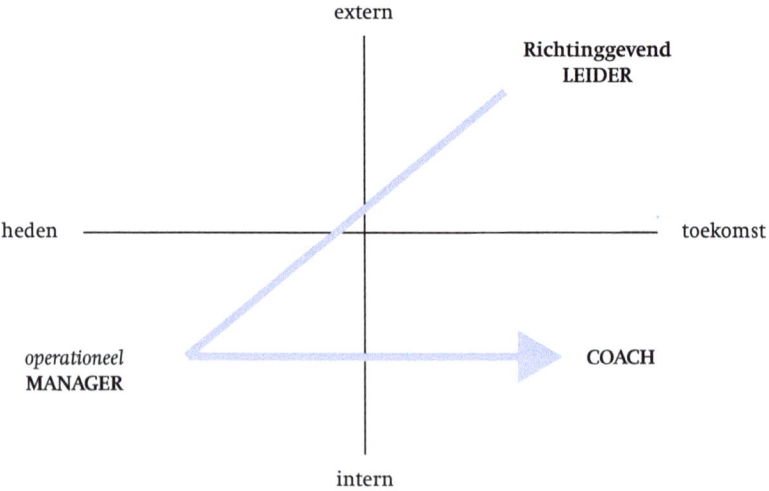

Figuur 11.2   Focus van de manager
Bron: Lingsma, 2009

De drie rollen worden toegelicht aan de hand van voorbeelden. Om de rollen effectief in te zetten is persoonlijk leiderschap essentieel. Pas wanneer je zelf in staat bent om jouw leven en werk effectief in te richten, ben je in staat om anderen daarin te inspireren. Aan het einde van het hoofdstuk wordt hier aandacht aan besteed.

11.5.1   De leider: uitdragen van de visie

'Nee zeggen' is een vorm van leiderschap
Willem de Boer, MC Groep

De leider stelt de richting vast, brengt mensen op één lijn, motiveert en inspireert hen om de weg vrij te maken voor een cliëntgerichte organisatie. De leider zorgt dat alle medewerkers doordrongen zijn van het nut en de noodzaak. Dat doen ze op basis van een hoop- of angstscenario. Waar angst leidt tot reacties als verstarring, vluchten of vechten, stimuleert hoop doorgaans proactief gedrag. Medewerkers in de zorg weten doorgaans zelf goed wat ze moeten doen om goede zorg te leveren. De meeste professionals hebben een BIG-registratie waardoor ze zelf verantwoordelijk zijn voor hun medisch handelen. De focus van de leider ligt vooral op het creëren van een gezamenlijk gevoel van

urgentie om de cliënt, zijn behoefte centraal te stellen. Uit tienduizenden patiënttevredenheidsonderzoeken blijkt dat vijf punten de hoogste correlatie hebben met patiënttevredenheid en -loyaliteit (Lee, 2009, p. 13). Dat zijn:
S   Stel je open voor de behoefte van mensen voordat ze er zelf om vragen (initiatief).
H   Help elkaar (teamwork).
A   Accepteer de gevoelens van anderen.
R   Respecteer de waardigheid en privacy van je medemens (hoffelijkheid).
E   En leg uit wat er aan de hand is.

De leider communiceert hier veel over met de mensen in de organisatie. Vanuit zijn visie verwacht hij vanzelfsprekend bepaald gedrag van elke medewerker en spreekt hij anderen aan op gewenste competenties. De leider laat voorbeeldgedrag zien.

Leiderschap bij Buurtzorg
Jos de Blok, directeur van het succesvolle Buurtzorg Nederland, vindt leiderschap een non-thema: "Vanzelfsprekende dingen moet je niet organiseren. Als het nodig is, dan organiseert het zich van onderaf. Als je het van bovenaf gaat opleggen, dan gebeurt het niet", aldus De Blok. "Financiële mensen zijn te veel leidend geworden in de zorg. Wij werken met professionals. Die weten zelf het beste wat nodig is." De Blok schrijft daarom geen beleidsnotities, wat de Raad van Toezicht overigens niet erg waardeert. "Wij hebben ook geen middellangetermijnstrategie. Wij leveren vakmanschap en nemen onze verantwoordelijkheid. Doordat wij dat goed doen, hebben wij een financieel gezond bedrijf."
"Onze professionals proberen zichzelf zo snel mogelijk overbodig te maken. Zij zorgen dat de cliënt zichzelf weer kan redden. Bij veel thuiszorgorganisaties helpen laagopgeleiden cliënten lange tijd bij het aantrekken van steunkousen en stellen de zorg niet ter discussie. De wijkverpleegkundigen van Buurtzorg doen dat wel en proberen de zelfredzaamheid van de cliënten te vergroten. De verpleegkundige gaat actief de wijk in en legt verbindingen tussen mensen die wat aan elkaar kunnen hebben en kijkt wat het informele netwerk kan oplossen. Zij neemt verantwoordelijkheid voor wat ze ziet en schakelt de ene keer de familie en de andere keer de specialist in als dat nodig is."
"Het succes van de zelfsturende teams wordt bepaald door collega's die elkaar vertrouwen, het vak beheersen (vakmanschap), open staan voor de >>

>> Buurtzorg-werkwijze, flexibel zijn, een leuk mens zijn en genieten van hun werk bij Buurtzorg. Twaalf coaches ondersteunen de ruim veertig teams." Coaches moeten volgens De Blok 'lieve mensen' zijn, die oprecht geïnteresseerd zijn in de medewerkers als het even iets minder gaat. "De teams nemen zelf nieuwe medewerkers aan en dragen zelf de werkwijze over." Daar bemoeit De Blok zich niet mee. "Wel organiseert Buurtzorg bijeenkomsten voor nieuwe medewerkers waarin centraal staat hoe wij naar problemen van cliënten kijken."

Jos de Blok gaat regelmatig zelf de wijk in, spreekt met cliënten en luncht samen met teams om 'beelden' te delen. Medewerkers van Buurtzorg zijn actief op een weblog community. Zij initiëren zelf regelmatig projecten om de zelfredzaamheid van kwetsbare groepen te ondersteunen, zoals een wandelgroep, een buurtfeest of radio Steunkous (www.radiosteunkous.nl).

11.5.2 De manager

Professionals hebben doorgeleerd om te kunnen en te mogen werken.
Ze zijn intrinsiek gemotiveerd, tot ze hun baas ontmoeten.

Harry Starren

Volgens het boek *First break all the rules* vertrekken werknemers vanwege hun managers, niet vanwege de organisatie. Managers die ingaan tegen gevestigde meningen en praktijken vergroten juist de productiviteit en de loyaliteit van hun werknemers (Weggeman, 2007, p. 5). Over de gewenste managementstijl zegt Weggeman: "Inspireer professionals, ben er, durf te differentiëren, fungeer als hitteschild voor de 'ruis van boven' en houd van het vak van je mensen". De manager kan het beste sturen door los te laten (Lingsma, 2009). Dat versterkt het gevoel van eigenaarschap en maakt dat medewerkers verantwoordelijkheid nemen.

Theorie in praktijk: de manager van de SEH afdeling
Esther Hiemstra, manager en arts van de afdeling Spoed Eisende Hulp van het MC Zuiderzee, kwam in dienst na de overname. Zij is goed te spreken over de ondersteuning vanuit de Raad van Bestuur. Na hun komst zijn meer ervaren artsen aangesteld op de afdeling. Ervaren SEH-artsen kunnen sneller een diagnose stellen, behandelen en 'erger' voorkomen dan jonge artsen. Door beter te organiseren zijn de wachttijden korter dan voorheen. >>

>> De SEH heeft nu standaard elke twee uur ruimte op de afdeling radiologie, waardoor patiënten daar sneller terecht kunnen. Hiemstra houdt van procesoptimalisatie en staat zelden voor verassingen. De praktische arts plant lang vooruit en houdt rekening met mogelijke verschuivingen in het personeelsbestand door ziekteverzuim of vertrek. "We calculeren anderhalve maand in om een nieuwe arts in te werken."

Hiemstra ziet graag dat de artsen van de SEH oprecht aandacht geven aan de patiënt. Dat doet zij zelf ook. Waarom bent u hier?, vraagt ze steevast aan nieuwe patiënten. Ook al weet zij het antwoord al van de Triageverpleegkundige (die de ernst van de klachten beoordeelt, de patiënt vertelt wat de wachttijd zal zijn en de arts inlicht). Hiemstra merkt dat het gesprekje aan het vertrouwen bijdraagt en dat patiënten het fijn vinden dat zij naast de patiënt gaat zitten en niet blijft staan tijdens een gesprek.

De manager zorgt dat het systeem van mensen en (technologische) processen soepel blijft draaien waardoor de medewerkers hun werk goed kunnen doen. Goed management leidt tot een bepaalde mate van voorspelbaarheid en regelmaat en leidt telkens tot kortetermijnresultaten. De zaken waar veel zorgmanagers zich op richten: klinische resultaten en processen zijn echter niet de zaken waarmee de strijd om het hart van de patiënt wordt gewonnen.

Uit gesprekken met leiders, managers, medewerkers, cliënten en uit diverse klanttevredenheidsonderzoeken blijkt dat nog veel te verbeteren valt op het gebied van cliëntgerichtheid. Zo lang er zorg bestaat, hebben cliënten *vooral* behoefte aan geruststelling (zie publicaties Florence Nightingale en Peter Drucker). Daar moet je als manager op inspelen met jouw team. Zorg dat medewerkers competent zijn door hen te trainen in communicatieve vaardigheden en het omgaan met en voorkomen van agressie.

Leidinggeven en arbeidssatisfactie in een huisartsenpraktijk
Volgens een huisarts verbonden aan een groepspraktijk met vijf huisartsen, drie praktijkondersteuners, zeven doktersassistentes en een artsassistent in opleiding moet elke medewerker vooral kunnen luisteren en inspelen op de ongerustheid van de patiënt. Medewerkers horen elke cliënt vriendelijk en correct te bejegenen. Nieuwe medewerkers worden altijd naar aanleiding van een opleiding of een stage in de praktijk >>

>> geselecteerd. De artsen hebben zo een goed beeld van de manier waarop medewerkers met patiënten omgaan. De huisartsen komen na afloop van het spreekuur naar de assistentes toe om te achterhalen of er nog iets speelt. Dat is duidelijk en voorkomt dat het spreekuur verstoord wordt door vragen. De huisartsen bespreken met de praktijkondersteuners en assistentes wat zij van hen verwachten, bijvoorbeeld wanneer de borstkankerbus komt: 'Hoe kunnen de assistentes het beste handelen wanneer cliënten verder onderzoek nodig hebben?' De meeste medewerkers zijn al lang in dienst: de ondersteuners gemiddeld twaalf jaar en de assistentes gemiddeld acht jaar. Op arbeidssatisfactie scoren zij een 8,2. Managementtaken zoals het voeren van functioneringsgesprekken blijven door tijdgebrek wel eens te lang liggen. Echt zorgen maakt de huisarts zich niet: "Als er iets is dan horen wij het wel".

Initiatieven van medewerkers om de cliëntgerichtheid te versterken hebben ruimte nodig. De manager kan ideeën faciliteren door tijd en middelen beschikbaar te stellen, zoals in het voorbeeld van Interzorg waar persoonlijke begeleiders extra uren kregen. Of de medewerkers van Buurtzorg Amsterdam, die middelen kregen om radio Steunkous op te zetten. Ook onderlinge afspraken kunnen bijdragen aan een betere service: duidelijke afspraken met betrekking tot protocollen, roostering en planning.

De manager heeft een signalerende functie door regelmatig te peilen wat 'speelt' in het team. Omdat de manager – uit angst voor repressie – vaak de laatste is, die dit te horen krijgt, streeft hij bij voorkeur een open cultuur na. Wanneer de manager 'gedoe' of weerstand aan de oppervlakte weet te krijgen, kan hij er wat aan doen. Drie belangrijke aspecten dragen bij aan een open cultuur: vertrouwen, empathie en coaching (Vineet Nayar, 2012).

Vertrouwen
Medewerkers die het gevoel hebben dat hun manager – wat er ook gebeurt – achter hun staat, voelen de vrijheid om te ondernemen en te innoveren en zijn bereid om buiten hun comfortzone te gaan om hun prestaties te verbeteren. Hebben medewerkers het gevoel dat ze jou kunnen vertrouwen wat er ook gebeurt?

Empathie
Merk jij het als jouw medewerkers binnenkomen met een gespannen blik op hun gezicht? Of ben je zo verdiept in de cijfers en deadlines dat je het niet

opmerkt? Erkennen van jouw eigen en andermans emoties creëert ruimte en saamhorigheid.

Coaching
Talent alleen is niet voldoende. Net als sporters hebben ook medewerkers een coach nodig die hun persoonlijk groei stimuleert. Voor jou als manager geldt dat de rol van de coach de mogelijkheid biedt om van een afstand naar een incident te kijken.

11.5.3 De (team)coach

Om succesvol te coachen moet aan een aantal basisvoorwaarden (mede gebaseerd op Lingsma, 2009) voldaan worden:
- Een visie om het toekomstbeeld van cliëntgerichte zorg concreet te maken. Hoe ziet dat eruit?
- Commitment. Een coach kan niemand verplichten cliëntgericht te werken. Hij kan mensen wel bewust maken van negatieve effecten van bepaald gedrag. De coach kan exploreren wat maakt dat iemand niet wil en coachen op wat wel mogelijk is.
- Een veilige en open sfeer die uitnodigt om aan de eigen en de teamontwikkeling te werken. Iedereen neemt de tijd om zonder oordeel naar elkaar te luisteren.
- Ruimte voor eigen inbreng.

Wat van bovenaf wordt opgelegd, wekt meestal weerstand op. De kracht van medewerkers moet worden benut. Zij bedenken zelf hoe zij vanuit hun eigen passie, kracht en talent gaan bijdragen. Daardoor voelen zij zich gehoord, nemen verantwoordelijkheid en communiceren beter met elkaar en de cliënten. Dat vergroot hun werkplezier waardoor zij in staat zijn om betere zorg te bieden.

11.6 Leiderschap en zelfmanagement volgens Covey: inleiding

Het is niet de sterkste in zijn soort die overleeft, noch de meest intelligente, maar degene die het meest openstaat voor verandering.
Charles Darwin (1809-1882)

In de voorgaande hoofdstukken zijn diverse bedrijfskundige aspecten in de zorg beschreven. Behalve kennis van en ervaring met deze aspecten is in de toepassing daarvan het belangrijkste instrument de medewerker ofwel jijzelf. Meestal werk je in een grote organisatie met tal van regels, procedures, processen en afspraken en daarnaast nog protocollen, beroeps- en gedragscodes. Je werkt met collega's, geeft mogelijk leiding aan anderen en ontvangt weer leiding van anderen. Je brengt kennis, ervaring, inzichten, normen en waarden en persoonlijkheid mee om je beroep uit te oefenen. Veranderingen in de omgeving op velerlei terreinen, zowel intern (bijvoorbeeld nieuwe behandelmethoden) als extern (wetten en regels, bezuinigingen) dwingen je telkens opnieuw tot aanpassingen. Je schoolt jezelf continu bij en past je aan aan nieuwe wetten en protocollen. De succesfactor om als organisatie te overleven is de mate en de snelheid waarin de organisatie zich weet aan te passen aan de eisen uit de omgeving. Dit geldt voor alle organisaties, dus ook voor de zorgsector: de medewerkers, het menselijk kapitaal, moeten in staat zijn zich continu aan te passen.

Stephen Covey staat al vele jaren in de top tien van meest verkochte boeken over persoonlijk leiderschap. Zijn bestseller *De zeven eigenschappen van effectief leiderschap* geeft een volledig beeld van leiderschap. Covey ziet leiderschap als een proces. Hij gelooft dat iedereen een leider kan worden. Op dat laatste, de maakbaarheid van jezelf (i.c. de positieve psychologie) is de laatste jaren kritiek gekomen. Niet in de laatste plaats door de nieuwe inzichten over de werking van onze hersenen. De discussie 'nature versus nurture', 'word je als leider geboren' versus 'de invloed van opvoeding' woedt volop. Volgens breinonderzoekers is van 'maakbaarheid' nauwelijks sprake. Dick Swaab (*Wij zijn ons brein*), stelt bijvoorbeeld dat 'vrije wil' niet bestaat, maar dat mensen handelen vanuit de hersenstoffen die worden aangemaakt. Ondanks deze kanttekeningen heeft Covey vele mensen geïnspireerd om persoonlijk leiderschap te tonen.

Leiderschap in de zorgpraktijk
Wat is het beeld van managers in de zorg over effectief leiderschap en hoe zien zij zichzelf als leider? Esther Hiemstra, manager van de afdeling Spoedeisende Hulp van het MC Zuiderzee in Lelystad stelt zichzelf niet 'boven' haar teamleden op en werkt gewoon mee. Zij ziet het samenwerken met het team en 'het goede voorbeeld geven' als vorm van leiderschap. Zij is zich ervan bewust dat haar voorbeeldgedrag invloed heeft op de houding van teamleden. Bij het selecteren van nieuwe artsen wordt vooral gelet op communicatieve vaardigheden en houding. Artsen moeten vertrouwen kunnen inboezemen. Een jonge arts die zeer zelfverzekerd is, kan volgens haar last hebben van zelfoverschatting. Een eigenschap die een risico vormt voor de veiligheid. Zelfkennis en kunnen reflecteren op   >>

>>   het eigen gedrag en dat van anderen vindt Hiemstra belangrijke eigenschappen van haar medewerkers. Met intervisie en coaching-on-the-job stimuleert zij dit. Het leidinggeven kost haar weinig moeite, omdat de artsen behoorlijk zelfsturend zijn: "We draaien 24/7 en veel van die tijd ben ik zelf niet aanwezig."

Volgens een huisarts zijn de belangrijkste criteria voor het functioneren in een huisartsenpraktijk: contact leggen, medisch handelen, luisteren en advies geven. Van doktersassistenten wordt gevraagd een zo goed mogelijke inschatting te maken van een probleem door goed te luisteren en door te vragen. De assistentes krijgen steeds meer taken in hun pakket zoals een wrattenspreekuur, het afnemen van bloed en het maken van uitstrijkjes. Dat is niet alleen efficiënt. Het maakt het werk van de medewerkers ook afwisselender en daardoor leuker. De artsen faciliteren dat door met hen te oefenen en protocollen op te stellen. Wanneer onverhoopt iets misgaat, dan bespreken de huisartsen dat met hen.

Het leiderschapsproces ontwikkelt zich in elkaar opvolgende stadia: stadium 1, de ontwikkeling van de persoonlijkheid; stadium 2, de ontwikkeling van zinvolle en effectieve (werk)relaties; stadium 3, het (blijven) vernieuwen van jezelf. Covey vat leiderschap op als een cluster van eigenschappen die aan te leren zijn. De definitie van 'eigenschap' is de doorsnede van kennis (wat, waarom), vaardigheid (hoe) en streven (motivatie). De drie stadia in het leiderschapsproces en de daarbij behorende eigenschappen zijn hier schematisch weergegeven.

	Paragraaf
Stadium 1: Overwinningen op jezelf	11.7
• Proactiviteit	11.7.1
• Persoonlijk leiderschap: beginnen met het einde voor ogen	11.7.2
• Zelfmanagement: beginnen bij het begin	11.7.3
Stadium 2: Overwinningen op je omgeving	11.8
• Interpersoonlijk leiderschap: winnen/winnen	11.8.1
• Empathische communicatie: eerst begrijpen, dan begrepen worden	11.8.2
• Creatieve samenwerking: synergie	11.8.3
Stadium 3: Vernieuwing	11.9
• Zelfvernieuwing: blijven ontwikkelen en vernieuwen	11.9.1

In het eerste stadium groei je van een afhankelijk naar onafhankelijk persoon. In deze context betekent afhankelijkheid het afhankelijk zijn van het oordeel van anderen. In stadium 2 groei je van onafhankelijkheid naar wederzijdse afhankelijkheid: zinvolle relaties zonder jezelf te verliezen. En in stadium 3 ontwikkel je jezelf en (nieuwe) relaties.

Covey hanteert het principe 'van binnen naar buiten'. De kern van de identiteit, persoonlijkheid, drijfveren en motieven vormen het vertrekpunt. 'Van binnen naar buiten' betekent dat iemand om te beginnen in zijn privéleven moet slagen, voordat hij dat daarbuiten kan, dat hij aan zichzelf trouw moet zijn voordat hij iemand anders iets belooft; kortom, om relaties met anderen te verbeteren, moet je bij jezelf beginnen. Mensen die 'van buiten naar binnen' leven, wijten het aan hun omgeving dat ze problemen hebben, het druk hebben, geen leuke baan of collega's, een slechte relatie, moeilijke kinderen enzovoort. Het probleem ligt bij de ander. Mensen die zich slachtoffer voelen, nemen geen of onvoldoende verantwoordelijkheid. Ze laten de dingen op zich afkomen zonder er invloed op uit te oefenen. Ze sturen niet of onvoldoende om verbetering in hun situatie te brengen. Mensen die 'van buiten naar binnen' leven, zijn geen leiders. Hoe leef jij?

11.7 Stadium 1: Overwinningen op jezelf

Verbeter de wereld, begin bij jezelf. Dat is gemakkelijker gezegd dan gedaan. Een van de moeilijkste opgaven in het leven is het leidinggeven aan jezelf: Jezelf aanpakken en in actie komen, verantwoordelijkheid nemen en offers brengen. Daar hebben we lang niet altijd zin in. Jezelf overwinnen, is echter de eerste stap naar leiderschap.

11.7.1 Proactiviteit

Proactief handelen begint bij zelfinzicht of zelfbewustzijn. Zelfbewustzijn is onmisbaar en daardoor fundamenteel als het gaat om leiderschap. Zelfbewustzijn stelt iemand in staat om, met een afstand, zichzelf én de omgeving te onderzoeken. Het is het vermogen om na te denken over het eigen denkproces. Het bepaalt niet alleen iemands gedrag, maar ook de manier waarop hij andere mensen ziet. Indien hij over onvoldoende zelfbewustzijn beschikt, heeft hij de neiging zichzelf als norm te nemen (ik ben objectief) en van daaruit anderen te beoordelen. Dit wordt wel omschreven als het 'projecteren' van eigen bedoelingen of gevoelens op het gedrag van anderen. Dergelijk gedrag beperkt enorm en stelt iemand nauwelijks in staat met anderen een goede relatie aan te gaan.

Proactiviteit is meer dan initiatieven nemen. Het betekent dat wij mensen verantwoordelijk zijn voor ons eigen leven. Ons gedrag is afhankelijk van onze besluiten, niet van onze omstandigheden. Als een zorginstelling moet sluiten, reorganiseren of inkrimpen, zullen er ontslagen vallen. Degene die werkloos is geworden, heeft globaal twee keuzes. Hij kan ervoor kiezen bij de pakken te gaan neerzitten en zal zich dan gelegitimeerd voelen tot inactiviteit omdat hij 'niet gekozen' heeft voor werkloosheid. Een ander zal de situatie (verandering) als feit accepteren en ervoor zorgen zo snel mogelijk elders aan het werk te komen. Het woord *verantwoordelijkheid* betekent dat je je antwoord kiest. Proactieve mensen zijn zich bewust van dit vermogen. Ze wijten niets aan de situatie of de conditionering van hun gedrag (ik kan er niets aan doen, het ligt aan mijn opvoeding). Hun optreden komt voort uit een bewuste keuze, gebaseerd op waarden. Het is niet iets dat voortvloeit uit omstandigheden en gevoelens.

Reactieve mensen worden sterk beïnvloed door hun omstandigheden. Als het goed weer is, voelen ze zich goed; bij slecht weer presteren ze slechter. Ook het 'sociale weer' heeft veel invloed op reactieve mensen. Gevoelens worden door anderen bepaald, waardoor zij zich afhankelijk maken van anderen. Het vermogen om een impuls ondergeschikt te maken aan een waarde is het kenmerk van iemand die proactief in het leven staat. Kortom, proactieve mensen laten zich leiden door hun waarden, reactieve door hun gevoelens. Op hen is het spreekwoord van toepassing: een mens lijdt het meest van het lijden dat hij vreest. Onze gedachten over een situatie bepalen onze gevoelens en daarmee ons gedrag. Hoe wij reageren op onze ervaringen is cruciaal. Waaraan herken je proactiviteit? Bijvoorbeeld aan het taalgebruik (zie tabel 11.1).

Tabel 11.1

Reactieve taal	Proactieve taal
Ik kan er niets aan doen, ik heb altijd pech	Laat ik eens kijken of er alternatieven zijn
Zo ben ik nu eenmaal	Ik kan het ook anders aanpakken
Hij maakt me zo kwaad	Ik bepaal zelf mijn gevoelens
Ik kan het niet	Ik kan kiezen
Ik moet	Ik geef daaraan de voorkeur
Als ik maar...	Dat ga ik doen
Ze moeten mij altijd hebben	Vervelend, eens kijken hoe ik dit oplos

Reactief taalgebruik is niet ongevaarlijk, het kan snel een selffulfilling prophecy worden. Mensen voelen zich bevestigd in hun eigen gedachten, ze zijn slachtoffer en bevestigen dat zelf keer op keer.

Om je bewust te worden van jouw eigen proactiviteit is het zaak te onderzoeken aan welke dingen je de meeste tijd en energie besteedt. Bij talloze zaken ben je in meer of mindere mate betrokken, bijvoorbeeld werk, gezondheid, partner, kinderen, de school van de kinderen, vrienden en vriendinnen, buren, collega's, de politiek, de sportvereniging. Als het goed is, zijn er meer zaken waarbij je betrokken bent dan waarop je invloed hebt. Waar je wel invloed op hebt, is op een kleinere cirkel binnen de cirkel van betrokkenheid (zie figuur 9.1). Door vast te stellen aan welke van deze twee cirkels je de meeste tijd en energie besteedt, kun je erachter komen in hoeverre je proactief bent.

Proactieve mensen richten zich vooral op hun cirkel van invloed. Ze spannen zich in voor zaken waar ze echt iets aan kunnen doen. Reactieve mensen richten zich op de cirkel van betrokkenheid. Ze letten in eerste instantie op de zwakheden van anderen, op problemen in hun omgeving en op omstandigheden waar ze weinig of niets aan kunnen doen. Reactieve mensen verdoen op het werk veel tijd met roddelen, maken zich zorgen over een zieke collega en besteden veel tijd aan het praten met anderen over die zieke collega. Een reactieve medewerker blijft zich boos maken over directiebesluiten en zet zich mopperend af tegen het instellingsbeleid en de zoveelste bezuiniging. Hij beschuldigt anderen (de organisatie wil het zo, ik niet) en voelt zich machteloos. Door die negatieve energie verwaarloost hij de dingen waar hij echt invloed op kan uitoefenen. Het gevolg is dat zijn cirkel van invloed kleiner wordt. Alles wat zich binnen de cirkel van betrokkenheid bevindt, krijgt greep op iemand als hij zelf binnen die cirkel actief is (ik trek probleemgevallen aan). Al die tijd neemt hij immers geen proactief initiatief om een positieve verandering teweeg te brengen.

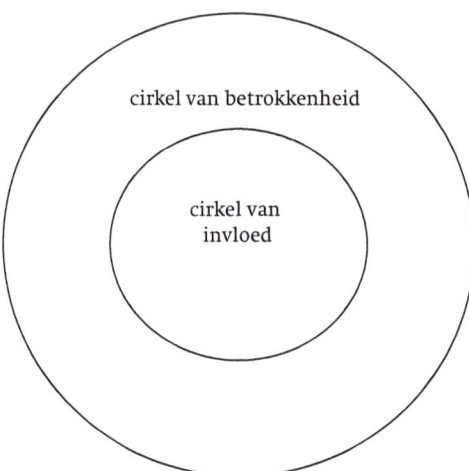

Figuur 11.3

Als je een situatie wilt verbeteren, richt dan je energie op datgene waar je grip op hebt: jezelf.

Succes is mogelijk als je accepteert dat je niet overal invloed op kunt uitoefenen of overal greep op hebt: als je je richt op datgene wat je wel kunt beïnvloeden. Inspirerend is de slogan uit de Verenigde Staten: 'Jij maakt het verschil'. Door jouw bijdrage verandert iets, in positieve zin.

Beloften doen en nakomen zijn belangrijke begrippen binnen de cirkel van invloed. Of iemand trouw blijft aan wat hij zich voorneemt en wat hij aan anderen toezegt, is de essentie van proactiviteit en vormt de kern van persoonlijke groei. Door zelfbewustzijn en zijn geweten krijgt hij inzicht in zijn tekortkomingen. Hij kan er iets aan doen. Hij kan zijn talenten ontwikkelen en zaken veranderen of uit zijn leven bannen. Hij kan een beroep doen op zijn voorstellingsvermogen en vrije wil om dat besef te cultiveren: beloften doen, doelstellingen formuleren en ze trouw blijven. Dat geeft richting in het leven en werk. Het is een bron om kracht uit te putten. Door zichzelf en anderen iets te beloven en dat geleidelijk te ontwikkelen, wordt zijn eergevoel (waarde) sterker en zijn stemmingen (gevoelens) niet meer zo bepalend. Voor de overbelaste manager in de zorg kan dit een punt van aandacht zijn. Hij zegt zaken toe aan medewerkers, maar door de waan van de dag vergeet hij die na te komen. Als dat belangrijke zaken zijn, komt de vertrouwensrelatie op het spel te staan.

In staat zijn jezelf tot iets te verplichten, is de belangrijkste voorwaarde voor de ontwikkeling van de basiseigenschappen van effectiviteit.

Hoe vaak komt het niet voor dat er tijdens een teamoverleg afspraken worden gemaakt voor over twee weken, die twee maanden later nog op de actielijst staan. De leidinggevende is cultuurdrager en in grote mate verantwoordelijk voor het klimaat van samenwerken. Hij kan zich beter aan de afspraken houden. Wanneer hij dat niet doet, zullen medewerkers zich minder verplicht voelen dat wel te doen.

11.7.2 Persoonlijk leiderschap: beginnen met het einde voor ogen

Covey beschrijft het 'einde' heel letterlijk door te vragen je voor te stellen wat er op je begrafenis of crematie gezegd zal worden en door wie. Het is een confronterende, maar richtinggevende exercitie. Wat wil je dat mensen over je zeggen als je dood bent, wat voor type mens was je, voor wie wil je belangrijk zijn geweest, wat wil je hebben bereikt? Het nut van deze exercitie is je te realiseren dat 'alles twee keer wordt geschapen': één keer in gedachten of op papier, één keer bij de daadwerkelijke uitvoering – net als een scheepsbouwer die eerst een schip ontwerpt en het daarna laat bouwen.

De kern van persoonlijk leiderschap is een duidelijk doel voor ogen hebben en daarop focussen.

Leiderschap en management: de twee scheppingen
Volgens Covey is leiderschap de eerste schepping, management de tweede. Management is de dingen goed doen, leiderschap is de juiste dingen doen. De manager denkt vooral in resultaten: hoe kan ik bepaalde zaken het beste doen? Hij probeert zo efficiënt en succesvol mogelijk zijn doel te bereiken. De leider overziet het geheel en houdt in de gaten of men op het juiste pad is.

In grote organisaties spreekt men van strategisch, tactisch en operationeel niveau. Op strategisch niveau werken leiders met visie die op hoofdlijnen een meerjarenplan uitstippelen. Op *tactisch* niveau bevinden zich de middenmanagers die de missie en de visie vertalen naar jaarplannen. Op operationeel niveau werken de uitvoerenden (de handen aan het bed) die de jaarplannen in de dagelijkse praktijk omzetten. Wanneer de manager ook een leider is, zal hij leidinggeven volgens bepaalde waarden. De nadruk ligt dan niet alleen op controle, efficiency en regels; een grote valkuil voor managers. Plannen, organiseren, delegeren, controleren, regels opleggen en naleven, efficiënt werken zijn allemaal kenmerken van management. Ze zijn heel belangrijk, maar zonder leiderschap wordt managen een aaneenschakeling van handige foefjes. Word daarom je eigen schepper. Volgens Covey is het niet nodig je leven in te richten op basis van je geheugen (verleden/reactief). Het kan ook op basis van het voorstellingsvermogen (toekomst/proactief/visie). Deze stelling lijkt lijnrecht tegenover onze opvoeding te staan. Immers, de meesten van ons zijn opgevoed met het idee dat de eerste vier levensjaren bepalend zijn voor de rest van ons leven. Ook heeft de stelling dat we voor 80% genetisch bepaald zijn, tegenwoordig een grote aanhang. Het hangt van je instelling af of je hierin gelooft of niet. Als het comfortabel is om het verleden (opvoeding, ingrijpende gebeurtenissen) als kapstok te gebruiken voor het weinig succesvolle heden, wil je niet veranderen. Je neemt liever niet de volledige verantwoordelijkheid voor je eigen leven. Covey stelt dat het verleden een beperkende factor is. De toekomst, jouw voorstellingsvermogen (hoe ziet het 'eindproduct' eruit) bied je een 'onbeperkt potentieel'. Deze American-dreamachtige (maakbaarheid) benadering past misschien niet zo goed bij ons. Echter, de kern van de boodschap is steeds: neem het heft in handen, laat de rugzak van onverwerkte emoties, nare ervaringen, gebrekkige opvoeding je niet belemmeren een betere toekomst te hebben dan het verleden was.

Het Slotervaartziekenhuis dat werd overgenomen en een commercieel ziekenhuis werd, is het resultaat van een visie. Voorzitter van de Raad van Bestuur, Aysel Erbudak, zette in *Management Scope* (december 2007) haar visie op de toekomst van het ziekenhuis uiteen: de manier waarop zij wil dat mensen zich manifesteren in hun werk en de manier waarop ze haar ambitie, samen met de medewerkers, wil vormgeven. Door duidelijk te zijn over haar beweegredenen en haar ambitie zorgde zij ervoor dat de negatieve medewerkers, óf veranderden in coöperatieve medewerkers, óf hun conclusies trokken en vertrokken. Ook zijn medewerkers ontslagen die in haar ogen slecht functioneerden. Een duidelijk signaal voor anderen over haar verwachtingen. De verandering veroorzaakte veel conflicten met medewerkers en de ondernemingsraad. Onderzoek, opleiding en ontwikkeling staan hoog in haar vaandel. Zelfs zodanig dat wanneer medewerkers zich niet willen ontwikkelen, dat reden voor vertrek kan zijn. Als medewerkers een congres willen volgen, laat Erbudak het ziekteverzuim meewegen. Veel kort verzuim kan duiden op een geringe motivatie. In zo'n geval kende zij de aanvraag niet altijd toe. Deze gewaagde manier van optreden wordt lang niet door iedereen in dank afgenomen. Onderzoek doen, jezelf als organisatie continu vernieuwen, is ook een van de drijfveren van Erbudak. Zij heeft zich, als ondernemer en leider, in korte tijd ingewerkt in de ziekenhuiswereld. Het ziekenhuis is sinds 2007 winstgevend.

Het proces van zelfmanagement heeft tot doel je leven te leven vanuit je principes (waarden, overtuigingen, drijfveren). Principes zouden het centrum moeten zijn. In veel gevallen is dat niet zo. Centra kunnen in de loop van het leven veranderen, verschuiven. Het is goed je af te vragen vanuit welk centrum je (vooral) leeft. Is dit het centrum van principes? Of leef je meer voor je partner, gezin, werk, genot, geld, bezit, vrienden, vijanden, het geloof of je 'ik' (egocentrisme). Als je niet of in onvoldoende mate vanuit je principes leeft, ben je voor je gevoel van zekerheid afhankelijk van anderen of van materie. Als het gezin het centrum van het leven is en de kinderen gaan het huis uit, zal dat een enorme leegte achterlaten die sommige mensen niet op weten te vullen, anders dan door zich voortdurend met de levens van hun volwassen kinderen te bemoeien. Is werk het centrum, dan ervaren mensen hun functie als hun persoonlijkheid en zijn zij afhankelijk van de status, macht en invloed daarvan. Als dat wegvalt, kan iemand 'zichzelf' kwijt zijn en enorm in psychische problemen komen.

11.7.3 Zelfmanagement: beginnen bij het begin

Zelfmanagement is het praktische resultaat van de eerste twee eigenschappen. Het is de tweede schepping, de materiële uitvoering van proactiviteit en persoonlijk leiderschap. Het is doen: organiseren en uitvoeren op basis van prioriteiten. Bij het kiezen van de juiste prioriteiten kan de timemanagementmatrix behulpzaam zijn (tabel 11.2).

Tabel 11.2 Timemanagementmatrix

	Dringend	Niet dringend
Belangrijk	I crises, urgente problemen, projecten met een deadline	II toekomstplannen uitwerken, relaties en netwerken face-to-face onderhouden, nieuwe mogelijkheden herkennen en onderzoeken, planningen maken, recreëren.
Niet belangrijk	III interrupties, tussendoor vragen van collega's, sommige telefoontjes, sms-jes, emails, vergaderingen, social media als Twitter en Facebook.	IV tv kijken, schoonmaken, gamen, beuzelarijen, sommige telefoontjes, sms-jes, e-mails, social media activiteiten, plezierige activiteiten

Kwadrant I
Veel van onze tijd wordt opgeslokt door dringende, belangrijke kortetermijnzaken (brandjes blussen). 'Je wordt door de waan van de dag meegesleept.' Of hieronder ook de administratieve taken van artsen en andere hulpverleners vallen, die eerder toeneemt dan afneemt, is een punt van discussie. Andere belangrijke zaken die minder dringend zijn, komen daardoor in het gedrang.

Kwadrant II
Zo is het werken aan relaties, een goede verstandhouding met medewerkers en andere relevante collega's heel belangrijk, ook in de toekomst. Daar komen veel managers niet voldoende aan toe. 'Ik zie mijn leidinggevende altijd van de ene naar de andere vergadering of afspraak rennen, tijd voor een gesprek is er niet.' Kwadrant II is de kern van effectief persoonlijk management. Effectieve mensen denken in mogelijkheden en kansen, niet in problemen. Werken in kwadrant II betekent dat je vooruitdenkt, oorzaken van problemen wegneemt of minimaliseert, waardoor crises niet meer voorkomen. Hier geldt het Paretoprincipe: 80%

van de resultaten vloeit voort uit 20% van de activiteiten. Voor niet-effectieve managers geldt andersom het principe in relatie tot de omgang met medewerkers: 80% van je tijd besteed je aan 20% van je medewerkers, aan degenen die veeleisend, onverantwoordelijk en weinig proactief zijn. Dit geldt ook voor niet-effectieve medewerkers die 80% van hun tijd laten opslokken door veeleisende patiënten en daardoor te weinig oog hebben voor andere patiënten. Managers verwaarlozen het contact en de relatie met de medewerkers die niet veeleisend zijn en zelf verantwoordelijkheid nemen voor hun werk. Die verwaarlozing kan op de lange duur zijn tol eisen: de goede mensen vertrekken het eerst.

Kwadrant III en IV
Veel zaken in kwadrant III (zie tabel 11.2) lijken belangrijk, maar zijn het niet. Het is de kunst dat onderscheid te maken. Dringende zaken zijn vaak energievreters, vooral als ze niet echt belangrijk zijn. Volgens Covey werken effectieve mensen nooit binnen kwadrant III en IV, want deze activiteiten, dringend of niet, zijn niet belangrijk. De activiteiten zijn sterk afhankelijk van anderen waardoor je geleefd wordt. Een aantal activiteiten uit III kun je delegeren.

Effectief management valt of staat bij kwadrant-II-activiteiten; hoe kun je dat bewerkstelligen? Organiseren op basis van kwadrant II draait om drie sleutelactiviteiten.
1. *Rollen definiëren.* Welke rollen heb je in het leven? Schrijf deze op, bijvoorbeeld (in willekeurige volgorde): specialist, verpleegkundige, arts, manager, teamleider, echtgenote, moeder, dochter, tennismaat, vriendin, orkestlid.
2. *Doelen kiezen.* Welk resultaat of resultaten wil je binnen elke rol de komende week/maand/jaar verwezenlijken. Noteer deze als doelen.
3. *Plannen.* Reserveer in je agenda tijd voor het behalen van die doelen, bijvoorbeeld naar de bioscoop met een vriendin of voorlezen op de school van je zoon, wintersportvakantie met partner. Reserveer ook tijd voor het plannen!

11.8 Stadium 2: Overwinningen op je omgeving

In de vorige paragrafen ging het over de groei van afhankelijkheid (van anderen, materie) naar onafhankelijkheid (principes) en hoe dit vorm te geven (proactief, richtinggevend, organiserend). Hierna wordt de groei naar wederzijdse afhankelijkheid (omgeving/relaties) beschreven.

Effectieve wederzijdse afhankelijkheid is alleen mogelijk bij de gratie van echte onafhankelijkheid. Overwinningen op jezelf gaan vooraf aan overwinningen op je omgeving. Zonder de benodigde volwassenheid en persoonlijkheid kun je geen effectieve relatie aangaan. De belangrijkste bijdrage die je in een (werk)relatie kunt bieden, is niet wat je zegt of doet, maar wie je bent.

Hoe kun je een goede relatie met anderen opbouwen en onderhouden? En wat heeft dat met leiderschap te maken?
- De ander begrijpen;
- op de details letten;
- je aan je afspraak houden;
- verwachtingen duidelijk maken;
- integriteit tonen; en
- excuses maken bij onheus gedrag of fouten.

Samengevat betekenen de voorgaande punten dat een goede relatie begint met serieus proberen de ander te begrijpen. Geef de ander aandacht door details te onthouden en daarop terug te komen, door een klein gebaar (cadeautje, hulp bieden). Zorg ervoor dat je elkaars verwachtingen begrijpt, check dit als het onduidelijk is. Heel belangrijk is geloofwaardigheid. De basis van leiderschap is integriteit en dat is meer dan oprechtheid of eerlijkheid. Een integere persoon komt zijn afspraken na en maakt verwachtingen waar. Een integere leidinggevende schept vertrouwen. Een manier om dat binnen het team te tonen, is door loyaal te zijn tegenover medewerkers die er niet zijn, het op te nemen voor iemand die er niet is. Daarmee win je het vertrouwen van de aanwezige medewerkers. Maak je een fout, schat je een situatie verkeerd in, geef dat toe en maak je welgemeende excuses. Het toegeven van een fout getuigt van zelfvertrouwen en kracht. Tenzij je het excuus gebruikt om niet de volle verantwoordelijkheid te hoeven nemen (ik was het er al niet mee eens en zie je wel...). Deze houding verzwakt je positie en maakt je ongeloofwaardig.

11.8.1 Interpersoonlijk leiderschap: winnen/winnen

Verwar winnen/winnen niet met de onderhandelingsstrategie win/win. Een win-winsituatie nastreven is een prima, pragmatische manier om alle partijen tevreden uit een onderhandeling te laten komen en de relatie goed te houden. Denken in termen van winnen/winnen betekent samenwerking in plaats van rivaliteit. Er wordt van uitgegaan dat er genoeg is voor iedereen. Het succes van de een hoeft niet ten koste te gaan van de ander. Winnen/winnen is het geloof in de derde weg: niet jouw benadering is de beste, niet de mijne, maar een derde, betere benadering. Het vereist zelfbewustzijn, verbeeldingskracht, geweten en een vrije wil.

In de thuiszorg werkt een Marokkaanse vrouw die vrij vraagt voor het Suikerfeest, de afsluiting van de ramadan. Haar vorige leidinggevende vond het principieel fout om haar vrij te geven, immers, met Kerstmis moeten sommige christelijke collega's ook gewoon werken. De nieuwe leidinggevende zet het onderwerp 'werken op feestdagen' op de agenda van het werkoverleg. Gezamenlijk wordt gekeken of de islamitische collega's kunnen werken op de christelijke feestdagen en andersom. Sommige christelijke en islamitische collega's bleken niet erg aan de feestdagen te hechten en wilden dan best werken. Ineens was er een veel bredere discussie mogelijk en kon iedereen zijn voorkeuren kenbaar maken. Uiteindelijk kon bijna iedereen worden ingeroosterd naar eigen wens. Er was een derde, betere weg gevonden en bovendien een langetermijnoplossing. Daar waar het niet lukte, was men toch tevreden, omdat er duidelijk gestreefd werd naar een zo goed mogelijke situatie voor iedereen.

11.8.2 Empatische communicatie: eerst begrijpen, dan begrepen worden

Een medewerker komt naar je toe met de boodschap dat ze hoofdpijn heeft en slecht ziet. Je biedt haar jouw bril aan en geeft een aspirine voor de hoofdpijn. Werkt dat? Nee, want de medewerker heeft hoofdpijn, omdat ze haar hoofd tegen een kast gestoten heeft, een koud kompres was beter geweest. Ze ziet slecht, omdat ze door het stoten van haar hoofd haar rechterlens verloren heeft. Je hebt niet echt geluisterd naar haar problemen en daardoor de verkeerde oplossingen geboden.

Eerst begrijpen dan begrepen worden is essentieel voor effectieve communicatie. Als je effectief met iemand wilt omgaan en beïnvloeden, moet je die persoon eerst begrijpen. De communicatietechniek van 'actief luisteren, samenvatten en doorvragen' is onvoldoende. Als je deze techniek toepast zonder werkelijke interesse, zal degene die tegenover je zit zich gemanipuleerd voelen. Wat werkt wel? Empatisch luisteren, je echt inleven in de situatie van de ander, jezelf opzij zetten. Dit lukt als je werkelijk openheid wilt en vertrouwen biedt. Het is moeilijk, omdat we gewend zijn om onszelf te profileren, te luisteren met als doel een antwoord te geven en niet met de intentie de ander werkelijk te begrijpen.

Een leidinggevende verzucht dat hij een van zijn verpleegkundigen niet begrijpt. 'Ik begrijp haar niet, ze luistert gewoon nooit naar mij.' De vraag die gesteld moet worden is: heb je wel eens ECHT naar haar geluisterd? Als je empatisch naar haar luistert, heb je grote kans dat je haar beter leert kennen en begrijpen.

Volgens communicatiedeskundigen is lichaamstaal veel belangrijker dan woorden. Bij empatisch luisteren gebruik je niet alleen je oren, maar ook je ogen en hart. Je luistert om te kunnen voelen en de boodschap te kunnen vatten. Je projecteert niet je eigen film, je laat je eigen aannames los en begeeft je in de wereld van de ander. Empatisch luisteren valt midden in de cirkel van invloed: je kunt iemand beïnvloeden én je stelt jezelf open op waardoor je beïnvloed kunt worden. Dit vergroot de cirkel van invloed.
Empatisch luisteren is niet zonder risico, immers, door je open te stellen ben je zelf ook kwetsbaar.

11.8.3 Creatieve samenwerking: synergie

Synergie is de meerwaarde van het geheel ten opzichte van de delen, 1 + 1= veel meer dan 2. De relaties die de delen met elkaar onderhouden, vormen zelf een heel krachtig deel. In relatie tot leiderschap kun je zeggen dat synergie de vijf voorafgaande eigenschappen bundelt, waardoor nieuwe mogelijkheden ontdekt worden. Synergie ontstaat door synergetische communicatie. Volgens Covey leren wij vooral ons gereserveerd op te stellen tegenover anderen, waardoor veel mensen nog nooit of slechts in heel geringe mate synergetische ervaringen hebben gehad. 'Een van de meest tragische aspecten van het bestaan.' Dat is niet verwonderlijk, want synergetische communicatie vereist een grote mate van zelfvertrouwen, openheid en avontuurlijkheid. Je moet goed met onvoorspelbaarheid om kunnen gaan.

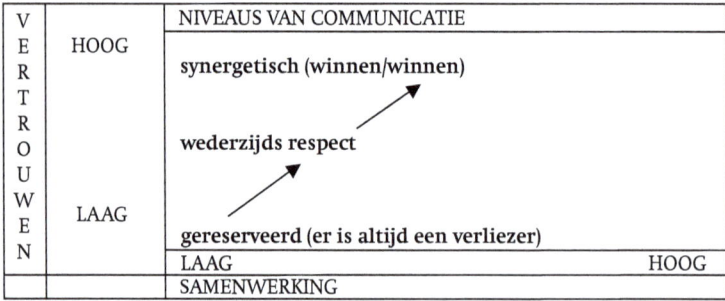

Figuur 11.4 Verschillende niveaus van communicatie in relatie tot vertrouwen en samenwerking

Redelijke volwassenen communiceren op het middelste niveau, op basis van respect. Zij respecteren elkaar en willen vervelende confrontaties vermijden. Het contact is beleefd, maar niet empatisch. Er is nauwelijks sprake van creativiteit of synergie. Het resultaat is vaak 1 + 1 = 1,5; beide partijen hebben water bij de wijn gedaan.

Synergie is gebaseerd op een hoge mate van vertrouwen. De oplossingen die worden bedacht, zijn beter dan alles wat aanvankelijk werd voorgesteld en iedereen is daarvan overtuigd. Sterker nog, iedereen geniet van het creatieve avontuur.

Je bent afdelingsmanager en jouw afdeling is aan de beurt voor het organiseren van het jaarlijkse uitje van de gehele organisatie (ruim honderd personen). Jij vraagt een van je teamleiders drie opties te zoeken binnen een bepaald budget. Iedereen mag stemmen en de meeste stemmen gelden. De teamleider gaat aan de slag en na een paar dagen heeft ze de volgende keuzen: een sportieve activiteit (kanowedstrijd), een pretpark en een cursus 'creatief koken' onder leiding van een chef-kok. Van de medewerkers wil 30% een sportieve activiteit, 32% naar een pretpark en 38% kookles. De kanoërs willen iets actiefs en competitiefs, de pretparkliefhebbers blijken vooral vermaakt te willen worden en de creatieve kokers houden van lekker eten en gezellig iets gezamenlijks doen. Een aantal wil beslist niet kanoën vanwege fysieke problemen en een aantal wil echt niet koken vanwege de diverse diëten die zij volgen.

Je weet zeker dat kiezen voor 'de meeste stemmen', creatief koken, velen zal teleurstellen. Je zet het medewerkersuitje op de agenda van jouw afdelingsoverleg met de boodschap dat er na de bespreking nieuwe ideeën zijn die de managementassistent kan uitwerken tot een voorstel waar ten minste 90% van de medewerkers tevreden over zal zijn.

Na een intensieve brainstormsessie van twintig minuten, waarin iedereen uitgenodigd wordt om 'alles' te roepen wat in hen opkomt, werkt de managementassistent de voorstellen uit, rekening houdend met fysieke problemen, diëten, budget en de wens voor competitie, vermaak, lekker eten en gezellig samen dingen doen.

Het uitje werd ten slotte een tocht in een rondvaartboot van twee uur door de hoofdstad met een puzzeltocht van wat er onderweg te zien was.   >>

>> De medewerkers werden in teams ingedeeld en de competitieve medewerkers waren het meest fanatiek in het vinden van de juiste antwoorden van de puzzel. Onderweg werd een interactief wetenschappelijk museum bezocht waar de sportievelingen zich op diverse manieren fysiek konden inspannen, degenen die graag vermaakt werden, konden zonder veel inspanning de leukste, creatiefste en nieuwste uitvindingen zien en voor degenen die graag gezamenlijk dingen deden was er een workshop 'Samen een digitaal schilderij maken'. Omdat er geen budget meer voor een gezamenlijk diner was, werd de dag afgesloten met een borrel in een Amsterdamse kroeg.

Deze oplossing is een en/en/en in plaats van of/of/of. Geen compromis met matig tevreden medewerkers, maar een creatieve oplossing waar iedereen tevreden over is.

De essentie van synergie is de onderlinge verschillen op waarde schatten. Wat zijn de verschillen in de groep, hoe kunnen we al deze verschillen tot hun recht laten komen? De relatie tussen de delen is ook de kracht waarmee binnen een organisatie een synergetische cultuur gecreëerd kan worden. Volgens Covey is synergie dé manier om een team te vormen, om samen met anderen eenheid en creativiteit mogelijk te maken. 'In ieder mens zit potentiële synergie.' Ieder mens heeft een creatieve en een analytische kant (rechter- en linkerhersenhelft). Is de analytische kant sterk ontwikkeld, oefen dan in creativiteit, van de gebaande wegen afwijken. En andersom. Als beide mogelijkheden benut worden, de analytische en de creatieve kant, dan vindt synergie in jezelf plaats. Die potentiële synergie in jezelf behoort volledig tot de cirkel van invloed. Je kunt erin oefenen om moedig en open te zijn in relaties van wederzijdse afhankelijkheid, om jouw ideeën, gevoelens en ervaringen te uiten zodat je anderen aanmoedigt hetzelfde te doen. Probeer bij een meningsverschil de ander echt te begrijpen en wellicht een nieuwe opvatting te ontwikkelen.

11.9 Stadium 3: Vernieuwing

Stel, je ziet de postbode met een grote stapel post onder zijn arm lopen. Na een paar huizen verdwijnt hij gedurende een aantal minuten en komt met een nieuwe stapel post onder zijn arm terug. Dit proces herhaalt zich een aantal keren. Als hij moe bij jouw huis aankomt, vraag je hem waar zijn kar is. 'Die is kapot, dus ik moet steeds terug naar de auto en alles met de hand doen en ik moet doorlopen want ik heb haast.' Je loopt even met de man mee en vraagt waarom hij geen nieuwe kar heeft. 'Omdat ik die moet bestellen en daar heb ik geen tijd voor', is zijn antwoord.

Zelfvernieuwing: blijven ontwikkelen en vernieuwen

Als je niet tijdig je instrumenten vernieuwt, raak je achterop. Zonder nieuwe kar is de postbode langzamer en kan hij zijn werk niet goed doen. Dat geldt ook voor jezelf, je bent zelf het beste instrument dat je hebt en je hebt invloed op je eigen ontwikkelings- en vernieuwingsproces.

Er zijn vier dimensies van jezelf als instrument om te onderhouden:
1. lichamelijk;
2. geestelijk;
3. spiritueel;
4. sociaal-emotioneel.

'Een gezonde geest in een gezond lichaam' is een oud gezegde, maar het is nog steeds van kracht. Iedereen weet dat gezonde voeding, voldoende beweging en voldoende slaap positief zijn voor je lichaam én geest. De geestelijke ontwikkeling heb je grotendeels te danken aan opleiding en cursussen. Het is zaak de geest scherp te houden door te lezen, te schrijven, na te denken, je een mening te vormen, je mening te herzien, cursussen te volgen en te discussiëren met andersdenkenden. Met de spirituele dimensie bedoelt Covey dat het vernieuwen daarvan richting geeft aan het leven, net als persoonlijk leiderschap. Blijf trouw aan je waarden. Al je overwegingen op dit gebied zijn uiterst persoonlijk en niet minder belangrijk. Hier vind je jouw inspiratie en dat doet iedereen op zijn eigen manier, via gebed of meditatie, muziek, wandelen in de natuur, lezen, yoga, werken in de tuin. Als het goed is, geven deze handelingen energie en vergroten ze de innerlijke rust.

De lichamelijke, spirituele en geestelijke dimensies hangen nauw samen met de eigenschappen zelfinzicht, persoonlijk leiderschap en zelfmanagement. De sociaal-emotionele dimensie daarentegen heeft betrekking op de eigenschappen interpersoonlijk leiderschap, empatische communicatie en creatieve samenwerking (synergie). Succes bij toepassing van deze drie eigenschappen is niet in eerste instantie een kwestie van verstand, maar van gevoel. Het heeft alles te maken met je eigen zekerheid. Als je de zekerheid uit jezelf haalt (principes als centrum) kun je deze drie eigenschappen toepassen.

Bij het zelfvernieuwingsproces is evenwicht tussen de vier aspecten van onze natuur noodzakelijk. Verwaarlozing van een van de dimensies heeft een negatief effect op de rest.

Literatuur

Arets, J. & V. Heijnen (2006), *100 loopbaanversnellers voor iedereen die vooruit wil.* Dordrecht: Academic Service.
Bol, H. (2007), 'Interview met Aysel Erbudak, voorzitter van de Raad van Bestuur Slotervaartziekenhuis Amsterdam'. In: *Management Scope*, decembernummer.
Covey, S.R. (2004). *De zeven eigenschappen van effectief leiderschap.* Amsterdam/Antwerpen: Business-Contact.
Kotter, J.P. (2007), *Leiderschap bij verandering.* Den Haag: Sdu uitgevers.
Lee, F. (2009), *Als Disney de baas was in uw ziekenhuis, 9,5 dingen die u anders zou doen,* Maarssen: Elsevier gezondheidszorg.
Lingsma, M. (2009), *Aan de slag met teamcoaching.* Soest: Uitgeverij Nelissen.
Miedaner, T. (2006), *Coach jezelf naar succes.* Amsterdam: Maarten Muntinga.
Swaab, D. (2010), *Wij zijn ons brein: van baarmoeder tot Alzheimer.* Amsterdam | Antwerpen: Uitgeverij Contact.
Quinn, R.E. e.a. (2004), *Management Briefing, een kader voor managementvaardigheden.* Den Haag: Academic Service.
Vineet Nayar (2012), *Three Leadership Traits that Never Go Out of Style,* Harvard Business Review Blognetwork, 20 augustus.
Weggeman, M. (2207), *Leidinggeven aan professionals? Niet doen!, over kenniswerkers, vakmanschap en innovatie.* Schiedam: Scriptum.

Aanbevolen literatuur

Sitskoorn, M. (2006), *Het maakbare brein. Gebruik je hersenen en word wie je wilt zijn.* Amsterdam: Bert Bakker.
Tiggelaar, B. (2006), *Dromen, Durven, Doen. Het managen van de lastigste persoon op aarde: jezelf.* Amsterdam: Het Spectrum.

Websites

www.ervaar.nl
www.managersonline.nl

Interviews

- Jos de Blok, directeur Buurtzorg Nederland
- Willem de Boer, lid Raad van Bestuur MC groep
- Esther Hiemstra, Manager en SEH-arts MC groep
- Astrid-Odile de Visser, Raad van Bestuur Interzorg

Over de auteurs

Drs. ir. Rob Bots is bedrijfskundige en organisatiekundige. Hij heeft ervaring als ICT-manager bij overheidsbedrijven en in de gezondheidszorg. Hij adviseert over nieuwe toepassingen van ICT in de zorg. Hij is onder meer auteur van het boek *Organisatie en informatie* (6e druk, 2005).
Coauteur van hoofdstuk 8 *Informatie- en communicatietechnologie* (samen met Wendy Jansen).

Marian Frijters (Msc) is sinds februari 2008 werkzaam als relatiemanager huisartsen in een algemeen ziekenhuis. Daarvoor is zij in een ander algemeen ziekenhuis werkzaam geweest als beleidsmedewerker op de afdeling innovatie en bestuur. Verder heeft zij eerdere ervaring als intensive-care- en researchverpleegkundige. Zij heeft de opleiding zorgmanagement aan de iBMG Erasmus Rotterdam gevolgd met als afstudeeronderwerp Interne Marketing.
Coauteur van hoofdstuk 5 *Organiseren en management* (samen met Wendy Jansen).

Monica Grummels is zelfstandig professional op het snijvlak van organisatie- en individuele ontwikkeling. Zij heeft jarenlange ervaring als leidinggevende en opleidingsadviseur in de zakelijke dienstverlening, bij de gemeentelijke overheid en in het hoger onderwijs. Daarnaast coacht zij mensen individueel met loopbaanvragen en op het gebied van persoonlijke ontwikkeling.
Coauteur van hoofdstuk 11 *Leiderschap en (zelf)management* (samen met Janet Turkstra) en redacteur van dit boek.

Drs. Gijs Hiltermann is bedrijfseconoom en als zodanig zelfstandig gevestigd als opleider en adviseur op het gebied van financieel management. De afgelopen jaren is hij steeds sterker betrokken geraakt bij de zorgsector. Hij was tot 2010 tevens parttime verbonden aan de business universiteit Nyenrode als associate professor of business economics. Gijs heeft een groot aantal publicaties op het gebied van financieel management op zijn naam.
Auteur van hoofdstuk 4 *Financieel management* en redacteur van dit boek.

Christine Holtkamp is sinds 1980 werkzaam in de zorgsector. Gestart als verpleegkundige heeft zij zich verder geschoold als sociaal-psychiatrisch verpleegkundige, waar na zij ruim tien jaar als SPV in diverse instellingen in de geestelijke gezondheidszorg heeft gewerkt. Na een managementstudie en een studie in Public Health is zij is als verpleegkundig docent en leidinggevende werkzaam geweest in het zuiden, onder andere in Somalië, Argentinië, Rwanda en Malawi. Vervolgens heeft Christine meerdere jaren als manager in verpleeghuizen, poliklinieken, algemeen ziekenhuis en ambulante GGZ gewerkt. Door deze werkzaamheden en als fractiemedewerker bij een politieke partij op het gebied van zorg heeft zij haar kennis van de Nederlandse zorg kunnen verbreden.

Momenteel is zij werkzaam als zelfstandig adviseur, docent en trainer. Zij geeft onder andere training en colleges aan managers in de zorg op het gebied van kwaliteit en ondernemerschap, projectmatig werken, verandermanagement en leidinggevende vaardigheden. Ook geeft zij training en coaching aan praktijkopleiders, casemanagers en medewerkers van de gemeente.

Daarnaast is zij actief in het ondersteunen van besturen en raden van toezicht, onder andere bij een woningbouwcorporatie en een groot evenement in Antwerpen. En zij is op dit moment verantwoordelijk voor het organiseren van een mensenrechtenconferentie, die in augustus 2013 in Antwerpen zal plaatsvinden. Zij was tot voor kort lid van de Raad van Toezicht bij NU'91, beroepsorganisatie voor Verpleegkundigen en Verzorgenden.

Auteur van hoofdstuk 1 *Trends en ontwikkelingen in de zorg*.

Wendy Jansen is gespecialiseerd in het ontwerpen van organisaties, netwerken en businessmodellen. Zij heeft een groot aantal publicaties op haar naam staan, waaronder *Het Ontwerpen van Effectieve Organisaties*, *Organisatie en Informatie* en *Business Models, Ontwerpen voor de Toekomst*.

Zij is als lector research and innovation werkzaam bij Pro Education en als Research Fellow verbonden aan de Universiteit van Amsterdam en Prima Vera Research.

Coauteur van hoofdstuk 5 *Organiseren en management* (samen met Marian Frijters).
Coauteur van hoofdstuk 9 *Informatie- en communicatietechnologie* (samen met Rob Bots).

Drs. Jurjen de Jong is partner bij Studio 232, bureau voor duurzame verandering & communicatie en houdt zich onder andere bezig met marketing- en veranderingsprocessen in de zorg. Hij studeerde bedrijfskunde aan de Universiteit van Groningen en Stockholm. Bij Accenture was hij betrokken bij de oprichting van de e-business-afdeling en adviseerde hij diverse multinationale ondernemingen

met betrekking tot hun internet- en marketingstrategie. Tijdens veranderingsprocessen houdt Jurjen het menselijke aspect scherp in het oog. Zonder betrokkenheid is een verandering gedoemd te mislukken. Hij adviseert diverse organisaties bij fusies en reorganisaties met betrekking tot de bedrijfskundige processen. Bij het herontwerp stelt hij de behoeften van de klant en de betrokkenheid van de medewerkers centraal. Samen met Janet adviseert hij verschillende organisaties over marketing, klantgerichtheid en het omgaan met weerstand tijdens reorganisaties en veranderprocessen.
Coauteur van hoofdstuk 3 *Marketing en cliëntgerichtheid* (samen met Janet Turkstra).

Drs. *Evelien Ketelaar* is personeel- en organisatieadviseur in de non-profitsector. Zij studeerde personeelswetenschappen aan de Universiteit van Tilburg, volgde een opleiding tot adviseur coach en is gecertificeerd voor de inzet van diverse development-instrumenten en persoonsanalyses. Zij werkt bij Pesant Consultancy, waar zij organisaties in onderwijs, zorg en gemeentelijke overheden adviseert in de ontwikkeling en implementatie van strategisch HRM, processen van werving en selectie, teamontwikkeling, management development en professionalisering. Daarnaast is zij actief in coachingtrajecten (on-the-job) en wordt zij ingezet als interimmanager in (strategische) HR-posities. In relatie tot haar adviestrajecten verzorgt zij vaardigheidstrainingen in bijvoorbeeld functioneringsgesprekken.
Evelien is auteur van diverse publicaties voor personeelsmanagement in het onderwijs.
Auteur van hoofdstuk 7 *Human resource management*.

Drs. *Mario Kieft* is hoofddocent implementation and change aan de Open Universiteit (www.ou.nl/change) en daarnaast mede-eigenaar van het organisatieadviesbureau Zindering.Nu (www.zindering.nu).
Zijn interesse gaat vooral uit naar: het belang van informele netwerken, veranderen ondanks het management, omgaan met macht, omgaan met complexiteit, organiseren 3.0 en doorbreken van defensieve patronen. Hierover geeft hij lezingen en faciliteert workshops.
Als organisatieadviseur is Mario onder andere betrokken bij strategische verander- en ontwikkeltrajecten in (thuis)zorgorganisaties.
Coauteur van hoofdstuk 6 *Organisatieverandering: van managen naar faciliteren* (samen met Jeroen Winkelhorst).

Drs. *Dafir Kramer* is organisatieadviseur op het gebied van strategisch management, organisatiediagnostiek en veranderingsmanagement. Na zijn studie

Strategisch management & Management van verandering aan de Erasmus Universiteit Rotterdam en McGill University Montreal, is hij als adviseur bij verschillende bedrijven werkzaam geweest. In 1998 startte hij zijn eigen adviesbureau DKSC, van waaruit hij (groepen) mensen begeleidt, variërend van de Raad van Bestuur tot de werkvloer bij vraagstukken op het gebied van strategieontwikkeling en organisatieverandering. Zijn opdrachtgevers zijn afkomstig uit velerlei bedrijfstakken en sectoren. Daarnaast doceert hij voor verschillende managementinstituten en universiteiten.

Zijn interesse richt zich op het betekenisvol maken van strategische vraagstukken binnen en tussen alle geledingen binnen de organisatie.

Auteur van hoofdstuk 2 *Strategie*.

Drs. Lars Nieuwenhoff is directeur/eigenaar van INN4CARE, een bureau dat adviseert op het gebied van innoveren en inzetten van technologie in de zorg. Na zijn opleiding aan de Koninklijke Militaire Academie, heeft hij zes jaar als beroepsofficier verschillende functies bij de Koninklijke Landmacht bekleed, waaronder een uitzending naar voormalig Joegoslavië. In 1995 is hij bedrijfswetenschappen gaan studeren aan de Radboud Universiteit in Nijmegen. Na adviseur te zijn geweest bij Hay Management Consultants en een managementfunctie bij Compaq Computers te hebben bekleed, maakte hij in 2001 de overstap naar de gezondheidszorg. Bij het Slingeland Ziekenhuis, Doetinchem, werd hij directeur facilitair bedrijf. Na acht jaar in de 'cure' maakte hij de overstap naar de 'care'. Bij SiZa (gehandicaptenzorg in Arnhem) werkte hij vier jaar als directeur innovatie. Lars Nieuwenhoff publiceerde op het gebied van HRM & ICT en opleidingen en is gastdocent Innovatiemanagement in de zorg bij IBO Business School.

Auteur van hoofdstuk 9 *Logistiek management*.

Mr. Peter Simons is gezondheidsjurist. Met deze achtergrond verricht hij een viertal functies in de regio Rotterdam. In het verpleegkundig onderwijs verzorgt hij op twee mbo-instellingen de lessen gezondheidsrecht. Hij is auteur van diverse boeken over gezondheidsrecht en medewerker van het vakblad *Nursing*. Hij is voorzitter van een aantal klachtencommissies voor patiënten en werknemers in zorginstellingen en lid van een cliëntenraad van een zorginstelling. Zorginstellingen geeft hij adviezen over de implementatie van de gezondheidswetgeving. In zijn rol als ondernemingsraadslid van een van de scholen is hij nauw betrokken (geweest) bij de implementatie van het Professioneel Statuut voor docenten, een document dat de relatie leidinggevende en professional centraal stelt.

Auteur van hoofdstuk 10 *Gezondheidsrecht*.

Drs. Janet Turkstra is partner bij Studio 232, bureau voor duurzame verandering & communicatie. Zij adviseert diverse instellingen in de gezondheidszorg, het onderwijs en het bedrijfsleven. Zo adviseert en traint zij op het gebied van duurzaamheid, klantgerichtheid en leiderschap bij verandering. Ook geeft zij vaardigheidstrainingen op het gebied van klantgerichte zorg en effectieve communicatie en adviseerde zij verschillende organisaties over hun interne communicatie en het omgaan met weerstand na een fusie. Zij is tevreden als een organisatie betekenisvolle relaties met haar doelgroepen ontwikkelt, haar doelgroepen betrekt in de besluitvorming en haar communicatie goed op de behoeften afstemt.
Janet is initiatiefnemer van Vraagelkaar.nl, een web- en smartphone-applicatie. Vraagelkaar zorgt dat familie, vrienden, buren en bekenden elkaar makkelijk kunnen helpen en wordt ondersteund door gemeenten, onderwijs- en zorginstellingen. Janet studeerde bedrijfskunde aan de Rijksuniversiteit van Groningen nadat zij al eerder de Hogere Hotel Management School in Leeuwarden succesvol afrondde.
Coauteur van hoofdstuk 3 *Marketing en cliëntgerichtheid* (samen met Jurjen de Jong).
Coauteur van hoofdstuk 11 *Leiderschap en (zelf)management* (samen met Monica Grummels).

Drs. Jeroen Winkelhorst MSM is sinds 2010 universitair docent organisatiekunde en verandermanagement aan de Open Universiteit Nederland. Kernthema's zijn: gedeeld leiderschap, omgaan met complexiteit, het nieuwe organiseren en faciliteren van verandering. Daarnaast is hij sinds 2007 eigenaar van organisatieadviesbureau Zindering.NU (www.zindering.nu). Als organisatieadviseur en coach is zijn motto: 'verander op eigen kracht'. Hij begeleidt teams en managers bij veranderprocessen en faciliteert groepsbijeenkomsten; dialoogsessies, workshops, AI tot whole scale interventions. Jeroen coacht professionals op persoonlijke kracht en innerlijk leiderschap. Hierbij maakt hij gebruik van zijn ervaring als zenleraar, waarin hij de waarde van 'aandachtig jezelf zijn' vertaalt naar de werksituatie. Hij beschikt over een ruime ervaring als (programma)manager, organisatieadviseur, facilitator en coach in de non-profitsector.
Coauteur van hoofdstuk 6 *Organisatieverandering: van managen naar faciliteren* (samen met Mario Kieft).

Register

aanbodgericht 93
aanbodgerichte zorg 20, 25
aanvullende verzekeringen 363
absorption costing 156
accountantsverklaring 130
activa 131
active aging 263
activity based costing 154, 155
adhocratie 183, 184
afdelingsvoorraad 326
afdelingsvorming 168
afkeurende verklaring 130
afnemersdimensie 58
afschrijving 137
afschrijvingen 134
afschrijvingsschema 138
afstemmingsmodel 295
Algemeen Fonds Bijzondere Ziektekosten 362
Algemene Wet Bijzondere Ziektekosten (AWBZ) 12, 28, 359
alignment 295
apothekers 32
arbeidsmarkttrends 242
arbeidsovereenkomsten 365
arbeidsparticipatie 242
arbeidsverdeling 167
artikelstandaardisatie 337, 341
A-segment 16, 158

autonomie en regelruimte 261
AWBZ-zorgaanspraken 362

balanced scorecard 81, 267
balans 131, 135
ballonvaarder 206
basispakket 360
basisregistratie 16
Basisset Prestatie-indicatoren 180
basisverzekering 15, 359
baten 141
BCG-matrix 65
beddencapaciteit, OK-capaciteit, verpleegcapaciteit 318, 319
beddenplan 319
bedrijfsmatig 24
bedrijfsmodel 299
bedrijfsresultaat 134, 141
bedrijfsstrategie 52
bedrijfstakanalyse 60
beeldvormende capaciteit 319
begrotingen 159
beheersen 150, 151
beheer van de informatievoorziening 304
behoefte van de cliënt 379
benchmarking 17, 26
beroepstitelgerechtigden 368
beslissen 150

beslissingsondersteuning 280
besluitvormingsproces 120
besturingsplattegrond 318
bestuurbaarheid 169
bestuurlijke spelregels 21
bestuursrecht 372
bestuursstructuur 21
betaling per verrichting 14
betekenis geven 203
betekenisgeving 210
beveiligingsplan 307
bevoorradingsconcepten 326
bezettingsgraad 320
BIG-register 244, 368
binnenkant 218, 220, 225
boekwaarde 137
boodschap 111, 114
bottom-up informatie 123
brancheorganisaties 21
bredere internationale contacten 34
B-segment 16, 158
budget 140, 141, 160, 161
budget constrained evaluatiestijl 163
budgetcyclus 161
budgetevaluatie 163
buitenkant 218
business case 145
business domain 57
businessportfolio 65
businessstrategie 52
businessunit 52

Calamiteiten 368
capaciteit 127, 150, 156
capaciteitsafhankelijke kosten 153
capaciteitsbegrippen 156
capaciteitsmanagement 316
Capaciteitssturing 315
care 12

casemanager 190
casemanagers 186
cash cows 66
Centraal Administratie Kantoor 362
Centraal Bureau voor de Statistiek 13
Centraal Informatiepunt Beroepen
 Gezondheidszorg (CIBG) 129
centraal magazijn 334
Centraal Orgaan Tarieven
 Gezondheidszorg (COTG, later
 genaamd College Tarieven
 Gezondheidszorg, CTG) 14
Centraal Orgaan Ziekenhuistarieven
 (COZ) 12
centrale aansprakelijkheid 374
Centrum Indicatiestelling Zorg (CIZ)
 29, 362
chronische ziekten 13
chronisch zieken 40
civiel recht 373
cliëntbeoordelingen 26
cliëntgericht 83
cliëntgerichte 124
cliëntgerichtheid 383, 385
cliënttevredenheid 91
clusters 171
coach 385, 391
code-Tabaksblat 21
College Bouw Zorginstellingen 363
College Toezicht Zorgverzekeraars 360
College voor zorgverzekeringen (CvZ)
 359
commissie-Dekker 12, 15
committed fixed costs 153
communicatief vaardige professionals
 385
communicatieplan 111, 123
competentiegerichte denken 27
competentie-management 23, 250, 252

competenties 252
complementors 63
complex 203
concernstrategie 52
concurrenten 62
concurrentie 19, 26
concurrentieanalyse 90, 93
concurrentiestrategie 51, 52
consignatievoorraad 326
consument 19
contante waarde 147
continu veranderen 203
coördinatie 173
coördinatiemechanismen 173, 183
corporate communicatie 110, 118
corporate strategy 52
Covey 391, 392
cure 12
current ratio 142
customer intimacy 78
customer service 92

DBC 152
DBC-bekostiging 37
DBC's 24
deelnemingen 135, 138
degressief variabele kosten 153
deskundigheidsgebieden 368
diagnosebehandelingcombinatie (DBC) 15, 157, 364
differentiatie 77
directe kosten 158
directieverslag 129, 130
direct toezicht 174
disconteren 146
disconteringsvoet 146
discretionary fixed costs 153
diversificatie 76
divisies 171, 178

divisiestructuur 177
divisievorm 179
DMU 95
doel 56
doelgroepenbenadering 23
doelgroepkeuze 90, 94
doelstelling 56
doelstellingen van de invoering van DBC's 158
doelstellingen van de organisatie 25
dogs 65
domotica 39, 275
doorstroomactiviteiten 259
DOT (DBC's Op weg naar Transparantie) 16, 24
drie stadia in het leiderschapsproces 393
duaal management 191
dubbelspel 222, 225
dwingend recht 353

economische crisis 24
economische factor 26
economische levensduur 137
economische welvaart 23
eerstelijnszorg 40
efficiëntie 24, 178
eigenaarschap 388
eigenaarschap van ICT 301
eigenbijdrageregeling 28
eigen risico 360
eigen vermogen 133, 136, 139
eilandautomatisering 273
e-learning 27
electieve (uitstelbare) zorg 19
elektronisch patiëntendossier 279
employability 257
engineered costs 153
entrepreneurorganisatie 174

episodische veranderaanpak 203
e-procurement 343
EU-programma voor de volksgezondheid 34
Europese Unie 12
exploitatierekening 131
externe analyse 45, 60
externe toezicht 22
externe verantwoording 151
externe verslaggeving 128

facilitaire dienst 323, 336
faciliteren 201
farmaceutische industrie 31
fasen van aankoopbereidheid 120
FIFO 333
FIFO (First In First Out) 331
financial accounting 128
financiële en productie-indicatoren 26
financiële vaste activa 133, 136, 138
financieren van de organisatie 127
financieringsbeslissingen 150, 151
financieringsoverschot 133, 140
financieringstekort 133, 140
fit 45
flexibiliteit 15
focusstrategie 78
full costing 156
functiedifferentiatie 250, 251
functiedimensie 58
functiegerichte budgettering 14
functiegerichte en taakgerichte indeling 27
functiewaardering 250
functiewaarderingssysteem 240
functionele strategie 51
functionele structuur 168
functionele zelfstandigheid 371

fundamentele 203
FWG 3.0 240
gebeurtenissen na de balansdatum 130, 131
gebruiksartikelen 326
geconditioneerde marktregulering 350
gecontracteerde zorg 19
gedrag 203
gedragsverandering 207
gedwongen opname 351
geestelijke gezondheidszorg (ggz) 36
gemeenschappelijke vertrekpunten 110
gemeente 29, 30
geneeskundige behandelingsovereenkomst 351
geneesmethoden 14
geneesmiddelen 32
gepland 203
geplande 202
gereguleerde marktwerking 20
Geschillencommissie zorginstellingen 374
Geschillencommissie Zorgverzekeringen 361
gezondheidsrecht 347
goed bestuur 20
goede kwaliteit 31
goederenlogistiek 322
goederenstroom 323
goedkeurende verklaring 130
goodwill 137
governance 55
grijpvoorraad 331
groeimodel van Ansoff 75
grondwet 347

handelingsbekwaamheid 352
handicap 38

HKZ (Stichting Harmonisatie
  Kwaliteitsbeoordeling in de
  Zorgsector) 26
hoofdcapaciteiten (bedden, OK,
  IC, CC, verpleging, specialisten,
  beeldvormende technieken 320
Hoofd economische en administratieve
  dienst (HEAD) 127
hoofdkostenplaatsen 155
HR-beleid 236, 244
HR-cyclus 244
HR-effecten 244, 256
HR-instrumenten 250
HRM 236
HRM-strategie 244
HR-strategie 237
huisartsenposten 40
huisregels 357
hulpkostenplaatsen 155
hulpmiddelen 324
human resource management (HRM)
  235
human resource planning (HRP) 237

ICT 30
ICT-beleid 297
ICT-governance 297
ICT-kennis 303
ICT-visie 293
illegalen 359
immateriële vaste activa 133, 137
implementatie 88
indicatiebesluit 363
in-, door- en uitstroom 257
informatiebeveiliging 306
informatie- en
  communicatietechnologie (ICT) 271
informatiekloof 22
informatieplan 293, 296

informatieplanning 293
informatiestrategie 293
informatiesysteemmodel 299
informatietechnologie 35
informed consent 354
infrastructuur 70
ingaande logistiek 69
inkomenssolidariteit 360
inkoopafdeling 340
inkoopcombinatie 337
inkoopcombinaties 335, 341
inkoopcondities 342
inkoopcontract 338
inkoopfunctie 335, 336
inkooplogboek 344
inkooporganisatie 335
inkooppakket 341
Inkoopplanning 337
inkoopproces 335, 337
inkoopteams 336
inkoopvolume 335
inlevingsvermogen 380
innovatie 31
innovatie en ICT in de zorg 33
inputbekostiging 14
inspanningsverbintenis 353
inspecties 22
inspectie voor de gezondheidszorg 26,
  372
Inspectie voor de Gezondheidszorg
  (IGZ) 26
inspireren 379, 384, 386
instroomactiviteiten 257
instrumentarium 324, 331
integraal zorgaanbod 29
integrale kostprijzen 156
intentionaliteit 47
International Accounting Standards
  Board 129

interne analyse 45, 65
interne budgettering 160
interne communicatie 110
interne governance 21
internetbehandeling 34
interne verantwoording 151
investeren 127, 144
investeringsanalyse 147
investeringsartikelen 336
investeringsbegroting 159
investeringsbeslissingen 145, 150
investeringsproject 145
issues 72
ist-situatie 46

jaardocument 128, 129
jaarrekening 129, 131
jobrotation 260
jonggehandicapten 38
Just-In-Time-levering (JIT) 327

kansen en bedreigingen 64
kantelen 169
kanteling 171
kapitaal 133, 139
Kaplan en Norton 81
kasstroomoverzicht 131, 141
kengetal 142
kengetallen 247
kenmerken van management 398
kennisontwikkeling en -toepassing 31
kennispleinen 188
kennisuitwisseling 184
kerncompetenties 68
kernteams 262
kern van persoonlijk leiderschap 398
ketenwerking 273

ketenzorg 358
key prestatie-indicatoren (KPI) 80
kiesbeter 39
klachtencommissie 372
klachtrecht 372
klant 107
klanten 62
klantgerichtheid 20
klant- of regio-indeling 172
klassieke grondrechten 348
KNMP 32
Koninklijke Nederlandse Maatschappij
  ter bevordering van de Geneeskunst
  (KNMG) 12
koopartikelen 326
kortlopende schulden 133, 140
kosten 77, 152
kostenallocatie 154
kostenbeheersing 13, 28
kostenbudgetten 162
kostencalculatie 152
kostendrager 153
kostenplaatsenmethode 154
kostenreductie 283
kostprijs 154
kostprijsformule 156
kritieke succesfactoren (KSF) 80
kwaliteit 18, 19, 25, 26, 176
kwaliteitsdenken 25
kwaliteits- en prestatie-indicatoren 25
kwaliteitsindicatoren 181
kwaliteitsprogramma's 26
kwaliteitsregister 27
kwaliteitsregisters 26
kwaliteitswet zorginstellingen (KWZ)
  366
kwaliteitszorg 25, 266

Landelijk Schakelpunt 282
langdurige zorg 38
langlopende schulden 133, 140
latente belastingvorderingen 138
laterale relaties 185
leider 385, 386, 387
leiderschap 217
leiderschap en management 398
leiderschapsrol 20
leidinggevende heeft drie rollen 385
leidinggevenden 210
levensverwachting 13
leveranciers 62
leveranciersbeheer 339
leveringsflexibiliteit 316
lichamelijk gehandicapten 38
lijnmanagers 186
liquide middelen 142
liquiditeit 131, 132, 142
liquiditeitsbegroting 160
liquiditeitspositie 136, 142
LIS 330
logistiek informatiesysteem 330
Logistiek Informatiesysteem (LIS) 327
logistiek management 311
loyaliteit 387, 388

maatschap 365
Maatschappelijk Verantwoord
  Ondernemen 27
maatstafconcurrentie 17
machineorganisatie 175
macroanalyse 60
macrofactoren 61
magazijnartikelen 326
management 206, 379
managementaccounting 128, 150

managementafhankelijke kosten 153
managementcontract 177
managementinformatie-instrument 27
managementstijl 388
management van menselijk kapitaal
  70
managen 206
manager 385, 388
mantelzorgers 30
marketing als ondernemingsfilosofie
  83, 89
marketingbeleid 87, 88
marketingcommunicatie 110, 119
marketingconcept 85, 89, 90
marketingdoelstellingen 88, 89
marketing en verkoop 69
marketingmix 87, 104
marketingplan 88, 109
marketingplanning 86, 87, 88
marketingstrategie 86
marktanalyse 88
marktonderzoek 83, 90, 94
marktontwikkeling 76
marktordening Gezondheidszorg 19
marktoriëntatie 15
marktpenetratie 75
marktprincipes 12
marktwerking 15, 17, 22, 26, 175
marktwerkingsbeleid 17
masterbudget 162
masterplan 318
Materiaal Advies Commissie (MAC) 342
materiële vaste activa 133, 137
matrixorganisatie 187
matrixstructuur 172
medewerkers 218
media 31

media/inhoudmatrix 122
medische en verpleegkundige artikelen 331
medische technologie 31
medisch manager 193
meso-analyse 62
migranten 35
migratiestromen 35
missie 57, 90, 118
mobiel werken 274
model van Abell 58
moment of truth 97

naamsbekendheid 120
naturapolis 360
Nederlandse Zorgautoriteit (NZa) 138
netto contante waarde 149
netwerkorganisatie 285
netwerkstrategie 53
niet-tastbare bronnen 68
Nieuwe Geneesmiddelenwet 33
nieuwe toetreders 62
nieuwe werken 20
nominale premie 360
normale capaciteit 156

observeerbare 252
Ombudsman Zorgverzekeringen 361
omzet 151
onderlinge afstemming 183
ondernemerschap 17
ondernemingsmissie 93
onderscheidend vermogen 68
ondersteunende activiteiten 69
opbrengsten 141, 146, 152
opdrachtgeverschap 296
operaties 69
operational excellence 78
operationeel beleid 50

operationele begroting 160
operationele beslissingen 150, 151
opleidingstitelgerechtigden 368
opslagmethode 154
organisatiebeleid 294
organisatielandschap 206
organisatiemodellen 167
organisatiestructuur 167, 171
organisatieverandering 201
organisatievorm 178, 181
overconsumptie 34
overheidsdoelen 348
overleg/inhoudmatrix 122
overlopende activa 139
overlopende passiva 140

Paretoprincipe 400
passiva 131
patiënt 290
patiënt centraal 186
patiëntendossiers 355
patiëntengegevens 280
patiëntenlogistiek 311, 312
patiëntenstromenbenadering 23
patiëntenstroombeheersing 317
patiëntenvoorlichting 272
patiëntenzorg 169
patiënttevredenheid 380, 387
performancemanagement 244, 262
perioderesultaat 152
permanent vermogen 136
personeelsactiviteiten 238
personeelsbehoefte 258
personeelsbeleid 256
personeelsbestand 248
personeelsinstrumenten 236, 248
Personeelsontwikkeling en talentmanagement 260
personeelsstromen 257

personeelstekorten 242
personeelsuitkomsten 238
persoonsgebonden budget (PGB) 28
persoonsgebonden of
  persoonsvolgende budgetten 17
PEST-analyse 61
PGB-systeem 30
planning 302
planning en control 265
plichten van de patiënt 357
Prahalad en Hamel 68
precontractuele fase 351
preferentiebeleid 33
prestatiebekostiging 364
prestatie-indicatoren 23, 178
prijzen van medicijnen 32
primaire activiteiten 69
primair proces 166
privacyaspecten 282
privacyschending 281
proactiviteit 400
problematiek 48
procentuele premie 360
procesgericht werken 184
processturing 186
proces van zelfmanagement 399
productie 14
productiebesturing 312, 316
productiecentramethode 154
productiestraat 311
productindeling 169
productiviteit 24
product leadership 78
product-marktcombinatie (PMC) 45
productontwikkeling 76
professionals 262
professional vrijheid 375
Professioneel Statuut 365, 375
professionele autonomie 375

professionele organisatie 181
professionele standaard 375
profit conscious evaluatiestijl 163
programma- of procesmanagers 186
progressief variabele 153
projectmanagement 296
projectmatig werken 173
proportioneel variabele kosten 157
propositie 120
psychologisch contract 240
publieke sector 22

question marks 65

Raad van Bestuur 21
Raad van Commissarissen 22
Raad van Toezicht 21
Raad voor de Jaarverslaggeving 129
Raad voor de Volksgezondheid en Zorg
  (RVZ) 29
rampenopvangplan 334
reactief taalgebruik 395
rechten van de patiënt 354
recht op geheimhouding 356
recht op informatie 355
recht op zelfbeschikking 354
Regeling Jaarverslaggeving
  Zorginstellingen (RJZ) 129
Regeling Verslaggeving WTZi 129
regelmogelijkheden 251
relatie tussen de cliënt en de
  medewerkers 380
reserves 139
respect 24
restitutiepolis 360
resultaatgebieden 178
resultaatgerichte bedrijfsvoering 25
resultaatgerichte(re) sturing 24
resultaatgerichtheid 23

resultaatgericht werken 24
resultaatsverbintenis 353
resultaatverantwoordelijke eenheden
 (RVE) 171
resultaatverantwoordelijke sectoren
 169
resultatenrekening 141
resultatenrekening, staat van baten en
 lasten 131
risicoanalyse 307
risicosolidariteit 360
risicovereveningssysteem 19

schaalvoordelen 67
schriftelijk bevel 367
sectoranalyse 60
segmenten 87, 95
seksueel misbruik 368
selectie 258
semi-dwingend recht 353
service 69
servicegerichtheid 381
Service Level Agreement (SLA) 324
SLA 324
SMART 80, 89, 112
Sociaal Economische Raad
 (SER) 29
sociale grondrechten 348
sociale media 34
social media 115
solidariteit 15, 27, 28
soll-situatie 46
solvabiliteit 142, 143
span of control 171
specialisaties 368
spontaan 203
stadia 393
stakeholders 54
standaardisatie 278, 288

standaardisatie van resultaat 177
standaardisatie van resultaat of output
 177
standaardisatie van vaardigheden 181
standaardisatie van werkprocessen 175
standaardreflexen 203
stars 65
steriele artikelen 331
steriel magazijn 334
sterke en zwakke punten 71
stichting 365
Stichting Klachten en Geschillen
 Zorgverzekeringen (SKGZ) 361
stille reserve 138
strafrecht 373
strategisch beleid 50
strategische groep 64
strategische opties 74, 88
strategisch HRM 241
strategisch issue 72
strategisch vraagstuk 72
stuurgetallen 247
stuurvariabelen 301
Substituten 62
sunk cost 151
sunk costs 153
SWOT-analyse 46, 71
synergetische communicatie 404
synergie 52, 67

taakgroepen 186
tactiek 49
tactisch beleid 50
talentmanagement 237
tastbare bronnen 68
technocratisering 176
technologiedimensie 58
technologieontwikkeling 70
technologische ontwikkelingen 30

telezorgtoepassing 288
terugverdientijd 147, 149
therapeutische exceptie 355
thuis 38
thuiszorg 39
timemanagementmatrix 400
titelbescherming 368
toevertrouwd geheim 357
transactieresultaat 152
transparantie 17, 19, 20
transparantie 19
Treeknormen 361
tuchtrecht 373

uitgaande logistiek 69
uitstroomactiviteiten 264
unieke klantwens 91

vacante verantwoordelijkheden 186
variabel budget 162
variabele kosten 152
vast budget 162
vaste activa 133, 136
vaste kosten 152
vastgoedmanagement 22
veiligheid 26
veiligheidsmanagementsystemen (VMS) 26
veiligheidsprogramma's 26
verandering 201, 204
verandermanagement 206
veranderpraktijk 204
verandertrajecten 201
verantwoorden 151
verantwoorde zorg 39, 366
verbetering van zorgprocessen 187
verbindingstechnieken 185, 186
verbruiksartikelen 331
vergrijzing 13, 14

verkokering 171
vermogenskostenvoet 146
vermogensverstrekkers 136
verpleeghuizen 38
Verpleegkundige Adviesraden 367
verschillenanalyse 162
verschoningsrecht 356
verschraling van het zorgstelsel 28
verschuiving op de arbeidsmarkt 20
verslag van de Raad van Bestuur 130
verstandelijk gehandicapten 38
verwachte/werkelijke capaciteit 156
verwerving activiteiten 70
verzakelijking 23
verzorgingshuis 38
vijfkrachtenmodel 62
visie 57
vlottende activa 133, 135, 136
voorbehouden handelingen 369
voorraad 334
voorraadbeheer 326
voorraad- en beheerkosten 326
voorraadhoogte 326
voorraadpositie 326
voorraden 133, 135, 136, 138
voorzieningen 140
vorderingen 140
vraaggerichte zorg 20, 25
vraaggestuurde zorg 20
vreemd vermogen 133, 136
vrij verkeer van werknemers binnen de eu 36
vrijwilligers 30

waardeketen 68, 278
waarderingsgrondslagen 131
waardesysteem 70
wachtlijsten 14
wachttijden 361

werkelijk aanwezige capaciteit 156
werkelijk aanwezige of maximale
   capaciteit 156
werken met budgetten 161
werving 257
wervingsstrategie 258
Wet beroepen in de individuele
   gezondheidszorg 368
Wet bijzondere medische verrichtingen
   (WBMV) 364
Wet bijzondere opnemingen in
   psychiatrische ziekenhuizen 351
Wet Bijzondere opnemingen in
   psychiatrische ziekenhuizen
   (Bopz) 37
Wet Herziening Overeenkomstenstelsel
   Zorg (HOZ) 157
Wet Integratie Medisch-specialistische
   Zorg (Integratiewet) 193
Wet klachtrecht cliënten zorgsector
   (WKCZ) 372
Wet maatschappelijke ondersteuning
   (Wmo) 29
Wet marktordening gezondheidszorg
   (WMG) 364
Wet op 351
Wet op de Zorgtoeslag (Wzt) 12
Wet Toelating zorginstellingen (WTZi)
   129, 363
wilsonbekwaam 354
wilsovereenstemming 352
winnen/winnen 402
winst- en verliesrekening 131, 160
winst- of verliesverwerking 130
Wmo 29, 30
World Health Organization (WHO) 12

zelfmanagement 286
zelfroosteren 261
zelfstandige behandelcentra 15
zelfvernieuwing 407
ziekenhuizen 15
Zorgautoriteit (NZa) 14
Zorgbrede Governancecode 21
zorginkoopmarkt 18
zorg in netwerken 284
zorginnovatie 283
zorginnovaties 291
zorgketens 40
zorg met kennis 289
zorgondernemerschap 177
zorg op afstand 286
zorg op maat 290
zorgpad 311
zorgpaden 188
zorgpad of -keten 312
zorgpraktijk 204
zorgproces 311, 315
zorgprocessen 189, 278, 280
zorgtoeslag 360
zorgvastgoed 22
zorgverklaring 354
zorgverleningsmarkt 18
zorgverzekeraars 15
Zorgverzekeraars Nederland 32
zorgverzekering 15
Zorgverzekeringswet 359
zorgvisie 295
zorgzwaartepakketten 364
zorgzwaartepakketten (ZZP's) 22
zorgzwaartepakket (ZZP) 28

MIX
Papier aus verantwortungsvollen Quellen
Paper from responsible sources
FSC® C105338

If you have any concerns about our products,
you can contact us on
ProductSafety@springernature.com

In case Publisher is established outside the EU,
the EU authorized representative is:
**Springer Nature Customer Service Center GmbH
Europaplatz 3, 69115 Heidelberg, Germany**

Printed by Libri Plureos GmbH
in Hamburg, Germany